全国中等卫生职业教育护理专业“双证书”人才培养“十二五”规划教材

供护理、助产、涉外护理等专业使用

丛书顾问　文历阳　沈彬

解剖学基础

主　编　刘恒幼　刘　斌　王　丽

副主编　郭　萍　朱福良　张维杰　潘　丽

编　者（以姓氏笔画为序）

万爱军　江苏省镇江卫生学校

王　丽　甘肃省天水市卫生学校

卢秀真　江苏省镇江卫生学校

刘恒幼　贵州省人民医院护士学校

刘　斌　甘肃省天水市卫生学校

朱福良　江西护理职业技术学院

张维杰　宝鸡职业技术学院

陆　斌　甘肃省酒泉卫生学校

陈俊群　江西医学高等专科学校

钟翠芬　广州医学院护理学院

钱　斐　甘肃省天水市卫生学校

高　健　潍坊护理职业学院

郭　萍　甘肃省酒泉卫生学校

温旦木·买买提　新疆维吾尔医学专科学校

潘　丽　广州医学院护理学院

華中科技大學出版社

http://www.hustp.com

中国·武汉

内容简介

本书是全国中等卫生职业教育护理专业“双证书”人才培养“十二五”规划教材。

本书包括基础理论和临床实验两部分。基础理论部分共十一章，包括基本组织、运动系统、消化系统、呼吸系统、泌尿系统、生殖系统、脉管系统、感觉器、神经系统、内分泌系统、胚胎学概要。临床实验部分包括17个重要的相关临床实验，便于学生理论联系实际，巩固所学的理论知识。

本书配有300多幅彩色插图，图文并茂，版式新颖，可供护理、助产、涉外护理等专业使用。

图书在版编目(CIP)数据

解剖学基础/刘恒幼，刘斌，王丽主编. —武汉：华中科技大学出版社，2013.7 (2020.8重印)
ISBN 978-7-5609-8899-3

Ⅰ.①解… Ⅱ.①刘… ②刘… ③王… Ⅲ.①人体解剖学-中等专业学校-教材 Ⅳ.①R322

中国版本图书馆CIP数据核字(2013)第092626号

解剖学基础 刘恒幼 刘 斌 王 丽 主编

策划编辑：荣 静
责任编辑：荣 静
封面设计：范翠璇
责任校对：刘 竣
责任监印：周治超
出版发行：华中科技大学出版社(中国·武汉) 电话：(027)81321913
武汉市东湖新技术开发区华工科技园 邮编：430223
录 排：华中科技大学惠友文印中心
印 刷：武汉市金港彩印有限公司
开 本：880mm×1230mm 1/16
印 张：16.25
字 数：532千字
版 次：2020年8月第1版第8次印刷
定 价：68.00元

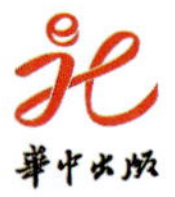

本书若有印装质量问题，请向出版社营销中心调换
全国免费服务热线：400-6679-118 竭诚为您服务
版权所有 侵权必究

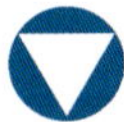

全国中等卫生职业教育护理专业“双证书”人才培养“十二五”规划教材编委会

丛书顾问 文历阳 沈 彬

委 员（按姓氏笔画排序）

马世杰 湖北省潜江市卫生学校
王 梅 北京卫生职业学院
王 懿 甘肃省酒泉卫生学校
王志勇 枣阳市卫生职业技术学校
尤学平 江苏省镇江卫生学校
乌建平 江西医学高等专科学校
艾力·孜瓦 新疆维吾尔医学专科学校
石艳春 内蒙古医科大学
朱梦照 惠州卫生职业技术学院
任卫东 辽宁省营口市卫生学校
刘卫国 呼和浩特市卫生学校
刘波涛 乌兰察布医学高等专科学校
许煜和 新疆伊宁卫生学校
孙学华 淮北职业技术学院
李俊华 贵州省人民医院护士学校
李晓彬 甘肃省酒泉卫生学校
杨永庆 甘肃省天水市卫生学校
杨运霞 安康职业技术学院
杨厚谊 江苏省镇江卫生学校
张 录 乌兰察布医学高等专科学校
张梅松 辽宁省营口市卫生学校
陈天泉 甘肃省天水市卫生学校
林秋红 辽宁省营口市卫生学校
凯赛尔·阿不都克热木 新疆维吾尔医学专科学校
孟宪明 枣阳市卫生职业技术学校
赵小义 陕西省咸阳市卫生学校
晏志勇 江西护理职业技术学院
徐玉梅 潍坊护理职业学院
徐国华 江西护理职业技术学院
徐神恩 江西医学高等专科学校
黄晓华 湖州中等卫生专业学校
董淑雯 潍坊护理职业学院
韩爱国 潍坊护理职业学院

总 序

随着我国经济的持续发展和教育体系、结构的重大调整，职业教育办学思想、培养目标随之发生了重大变化，人们对职业教育的认识也发生了本质性的转变。我国已将发展职业教育作为重要的国家战略之一。《中共中央国务院关于深化教育改革，全面推进素质教育的决定》中提出，在全社会实行学业证书和执业资格证书并重的制度。《国家中长期教育改革和发展规划纲要(2010—2020 年)》中也强调，积极推进学历证书和执业资格证书"双证书"制度，推进职业学校专业课程和执业标准相衔接，完善就业准入制度。护理专业被教育部、卫生部等六部委列入国家紧缺人才专业，予以重点扶持。根据卫生部的统计，到 2015 年我国的护士数量将增加到 232.3 万人，平均年净增加 11.5 万人，这为护理专业的毕业生提供了广阔的就业空间，也对卫生职业教育如何进行高素质技能型护理人才的培养提出了新的要求。护理专业的人才培养应以职业技能的培养为根本，与护士执业资格考试紧密结合，力求满足学科、教学和社会三方面的需求，突出职业教育特色。

为了顺应中等卫生职业教育教学改革的新形势和新要求，在认真、细致调研的基础上，在教育部高职高专医学类及相关医学类教学指导委员会文历阳教授、沈彬教授等专家的指导下，我们组织了全国 30 多所卫生职业院校的 200 多位老师编写了这套秉承"学业证书和执业资格证书并重"理念的全国中等卫生职业教育护理专业"双证书"人才培养"十二五"规划教材。

本套教材编写过程中，力求充分体现以服务为宗旨，以就业为导向，以培养技能型、服务型高素质劳动者为目标，以临床实际应用和技能提高为主线的基本思想，结合护士执业资格考试的"考点"，突出职业教育应用能力培养的特点，充分考虑中等卫生职业学校的学生特点、就业岗位和职业考试的要求，坚持"五性"(思想性、科学性、先进性、启发性、适用性)，强调"三基"(基本理论、基本知识、基本技能)，以"必需、够用"为度，融入学科的新知识、新进展和新技术，力求符合中职学生的认知水平和心理特点，符合社会对护理等相关卫生人才的需求特点，适应岗位对护理专业人才知识、能力和素质的需求。在充分研究、分析已有教材的优缺点的基础上，取其精华，并进行创新，力求建设一套实用性强、适用性广、老师好教学生好学的精品教材。本套教材的编写原则和主要特点如下。

(1) 紧扣教育部制定的新专业目录、新教学计划和新教学大纲的要求编写，随章节配套习题，全面覆盖知识点与考点，有效提高护士执业资格考试通过率。教材内容的深度和广度严格控制在中等卫生职业教育教学要求的范围内，具有鲜明的中等卫生职业教育特色。

(2) 紧跟教改，接轨"双证书"制度。紧跟教育部教学改革步伐，注重学业证书和执业资格证书相结合，提升学生的就业竞争力。

(3) 体现"工学结合"的人才培养模式和"基于工作过程"的课程模式。

(4) 以"必需、够用"为原则，简化基础理论，侧重临床实践与应用。多数理论课程都设有实验或者实训内容，以帮助学生理论联系实践，培养其实践能力，增强其就业能力。

(5) 基础课程注重联系后续课程的相关内容，专业课程注重满足执业资格标准和相关工作岗位需求，以利于学生就业，突出卫生职业教育的要求。

本套教材编写理念新颖，内容实用，符合教学实际，注重整体，重点突出，编排新颖，适合于中等卫生职业教育护理、助产、涉外护理等专业的学生使用。这套规划教材得到了各院校的大力支持和高度关注，它将为新时期中等卫生职业教育的发展作出贡献。我们衷心希望这套教材能在相关课程的教学中发挥积极的作用，并得到读者的喜爱。我们也相信这套教材在使用过程中，通过教学实践的检验和实际问题的解决，能不断得到改进、完善。

全国中等卫生职业教育护理专业“双证书”人才培养“十二五”规划教材
编写委员会

前言

中等卫生职业教育是培养高素质医务人员的重要组成部分，为了顺应中等卫生职业教育教学改革的新形势和新要求，我们以培养学生良好的职业素质为核心，以培养实用型护理人才为目标，力争有效提高中等卫生职业教育护理专业教学质量，为各学科夯实人体形态结构的基础，编写本书。

本教材针对中等卫生职业教育护理专业的学生特点和教学特点，从岗位对护理专业人才知识、能力和素质的需要出发，突出实用性，紧扣教育部制定的新专业目录、新教学计划和新教学大纲的要求，全面覆盖护士执业资格考试的知识点与考点，在内容结构上进行了大胆尝试：以学习目标引导学生，使学生明确学习方向；以案例引导突出重点，使学生学习有所侧重；以知识链接拓宽视野，使学生学习更具全面性；以相关临床实验巩固知识，使学生在学习时能做到理论与实践相结合。

本书包括基础理论和临床实验两部分。基础理论部分共十一章，配有全彩插图，文字简洁，重点突出，图文并茂，立体感强，一目了然，便于理解与记忆。临床实验部分包括 17 个重要的相关临床实验，便于学生理论联系实际，巩固所学的理论知识。本书共有 15 位教学经验丰富的教师参编，在编写过程中集思广益、博采众长，并得到解剖界同仁的热忱支持，在此一并致以诚挚的谢意。

本书在编写过程中由于受时间、地域、学识等方面因素的限制，书中难免存在不足与缺憾，恳请各位同仁予以指正，使之不断完善。

编　者

目 录

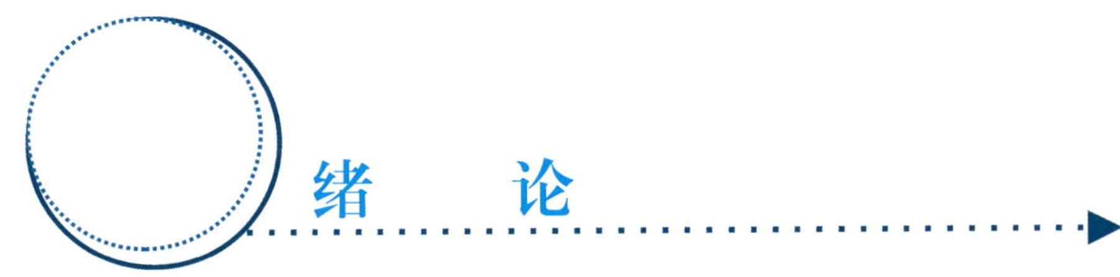

绪　论

学习目标

掌握:解剖学的定义;人体的组成。

熟悉:解剖学学习观点和方法;解剖学的方位术语。

了解:组织学和胚胎学;解剖学的发展简史。

一、解剖学、组织学及胚胎学的定义

(1) 解剖学是用肉眼观察的方法研究正常人体形态结构的科学,以阐明人体结构的各种形态、成因、相互关系及其发展规律为目的。

按研究方法和叙述方式的不同,解剖学可分为系统解剖学和局部解剖学。

① 系统解剖学:将人体器官划分为若干功能系统(如运动系统、消化系统等)来进行描述和研究的解剖学。

② 局部解剖学:在系统解剖学的基础上,按照人体的各个部位(如头、颈、胸、腹、盆、会阴、上肢、下肢等)由浅入深,逐层描述人体各部分的结构形态和相互关系的学科。

(2) 组织学是研究正常人体组织细胞、器官、微细结构的科学。

(3) 胚胎学是研究从受精卵发育为新生个体的过程及其机制的科学,包括生殖细胞的发生、受精、胚胎发育、胚胎与母体的关系及先天畸形等。

二、学习解剖学的重要性

解剖学是医学教育中重要的基础课程,能使医学相关专业学生掌握和了解人体的形态结构、相互位置关系及其发生、发展规律。学习解剖学为学习其他课程(如生理学、病理学等医学基础课程和内科学、外科学等临床课程)奠定了坚实的形态学基础。

三、解剖学发展简史

解剖学是一门历史悠久的传统学科。

我国关于解剖学的记载最早出现在公元前六世纪前后的医学经典著作《黄帝内经》中,其中更有不少内脏的测量记录;世界上第一本解剖学专著则是古希腊的 Alcmaeon 根据动物的解剖资料写成的。

现代解剖学的奠基人比利时的著名解剖学家 Vesalius(1514—1564 年),他在大量人体解剖的基础上写出了全七册的《人体的构造》,为现代解剖学、现代医学的发展开辟了道路。

1867 年,我国第一批西医黄宽在南华医学校任教期间,第一次在中国使用尸体对学生进行解剖教学,开创了我国解剖学教育教学的先河。

近年来,随着科技的进步,解剖学研究方法不断改进和革新,并不断结合有关学科的理论和科技更深入、更细致地研究人体解剖学,使人们更深刻地理解人体的形态结构和功能。今后,不断发展的计算机网络应用技术必将对解剖学的发展起到更大的推动作用。

四、学习解剖学的方法和观点

解剖学是一门形态科学，树立正确的学习观点有助于理解人体正常形态结构的发生、发展规律，在理解的基础上记忆、强化记忆是根本的学习方法。

1. 局部与整体相统一 人体是一个整体，组成人体的系统、器官或细胞在神经、体液的调节下，相互影响、相互协调以完成复杂的生命活动。任何局部的改变不但会影响到相邻的局部，而且会影响到整体。因此，在学习中既要善于从局部联想到整体，也要注意从整体的角度来理解局部的器官、系统等，深刻地把握整体与局部的关系。

2. 进化与发展相秉承 达尔文的进化论表明，人体的形态是经过亿万年、由低级到高级、由简单到复杂的长期发生和演变而来的。即使是在现代文明社会，人体的形态结构仍在变化与发展中。以进化与发展的观点研究人体形态结构，可以更好地认识人体形态结构变化发展的规律。

3. 理论与实践相结合 解剖学是一门实践性很强的学科，学习解剖学是为了更好地认识人体；在理论学习的基础上，必须重视实践，把书本、实验和复习有机结合，充分利用标本、模型、组织切片等学习资源，与教材中的描述与图谱结合起来，并密切结合活体，比较分析其共性和个性，努力学习有关人体形态结构的比较完整的知识。

4. 形态结构与功能相联系 人体的形态结构与功能是相互联系、相互作用的。每一个器官都有特定的功能，其物质基础就是器官的形态结构；而某一方面或某一局部的功能变化均可引起器官的形态结构的改变。因此，在学习过程中一定要将人体的形态结构与其功能联系起来，加深理解、增强记忆。

5. 现代网络技术与传统学习相作用 当今时代是信息时代，基于网络构建的学习平台为人们提供了大量的学习资源（如素材、课件等）和更直观、更逼真的学习感受，应用现代网络信息技术获取信息，也是优化解剖学学习的重要途径。

五、人体的组成

人体由细胞、组织、器官和系统组成。

（1）细胞：人体结构和功能的最基本单位。

（2）组织：形态相似、功能相近的细胞被细胞间质结合在一起，形成组织。人体共有四种基本组织，即上皮组织、结缔组织、肌组织和神经组织。

（3）器官：几种不同的组织组成具有一定形态并完成一定生理功能的结构，称为器官（如心、肺、肝、胃等）。

（4）系统：许多器官共同完成一系列相似的生理功能成为系统。人体共有九大系统，即运动系统、消化系统、呼吸系统、泌尿系统、生殖系统、心血管系统、淋巴系统、内分泌系统和神经系统等（图 0-1）。

（5）内脏：位于胸腔、腹腔内的器官（如呼吸系统、消化系统、泌尿系统、生殖系统等），并借以一定管道与外界直接或间接相通。

六、解剖学的基本术语

（一）解剖学姿势

人体直立、两眼平视、上肢下垂、下肢并拢、手掌和足尖向前即为解剖学姿势。描述人体的任何结构时，均应以此姿势为标准。

（二）解剖学方位

上和下：靠近头的为上，靠近足的为下。

前和后：靠近腹面的为前侧或腹侧，靠近背面的为后侧或背侧。

内侧和外侧：靠近正中面的为内侧，反之为外侧。

浅和深：接近身体表面和器官表面为浅，反之为深。

内和外：凡属空腔器官，靠近腔的为内，远离腔的为外。

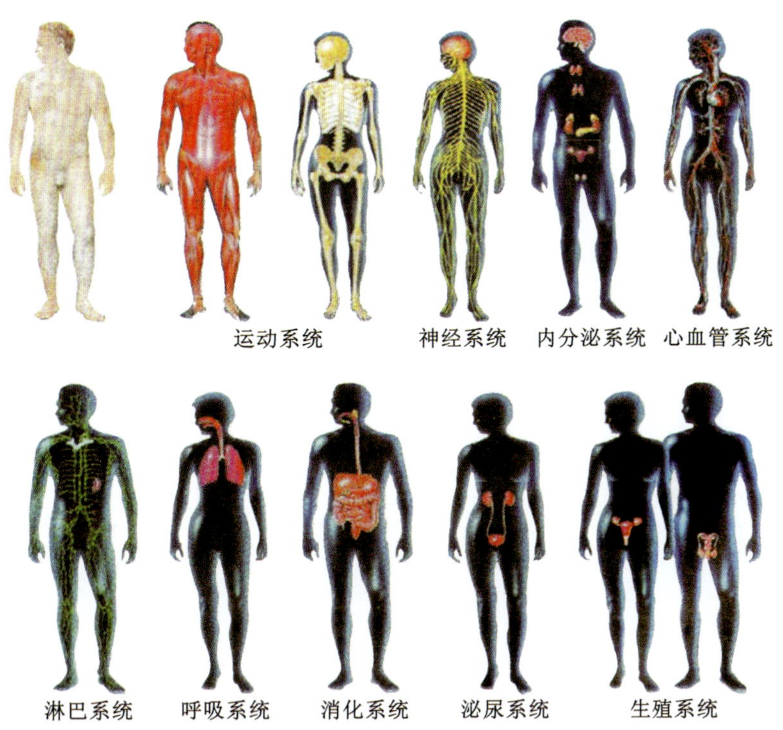

图 0-1 人体系统

近侧和远侧：接近躯干的为近侧，远离的为远侧。

胫侧和腓侧：小腿的内侧和外侧。

尺侧和桡侧：前臂的内侧和外侧。

（三）面

人体或任一局部均可在解剖学姿势下作相互垂直的三个切面（图 0-2）。

（1）矢状面：沿前、后方向将人体分为左、右两部分的纵切面。通过人体正中线的矢状面为正中面，将人体分为左、右对称的两半。

（2）冠状面：沿左、右方向将人体分为前、后两部分的纵切面。

（3）水平面：将人体分为上、下两部分的横切面。

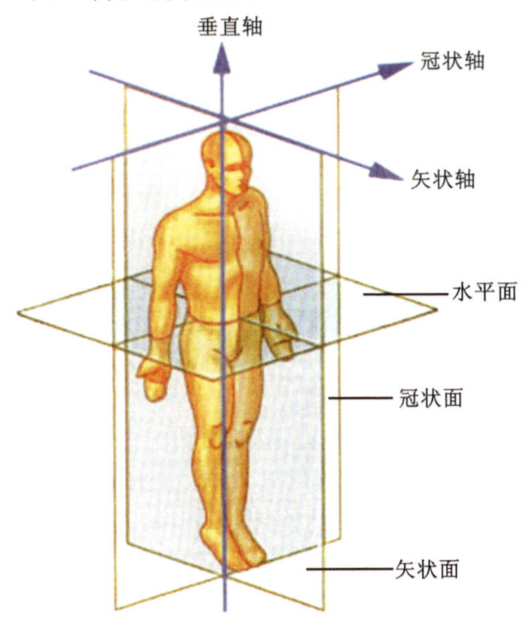

图 0-2 人体的轴和面

（四）轴

（1）垂直轴：上下方向的垂线，与地平面相垂直。

（2）矢状轴：前后方向的水平线，同时与垂直轴和冠状轴相垂直。

（3）冠状轴：左右方向的水平线，同时与垂直轴和矢状轴相垂直。

模拟试题

一、名词解释

1. 解剖学　2. 组织学　3. 胚胎学　4. 组织　5. 器官　6. 系统

二、问答题

1. 简述人体的组成和分部。
2. 结合自身实际，简述解剖学姿势与日常立正姿势有何不同。
3. 简述解剖学方位术语的意义。
4. 结合教材中的知识，归纳、总结出适合自己的学习方法。

■ 刘恒幼 ■

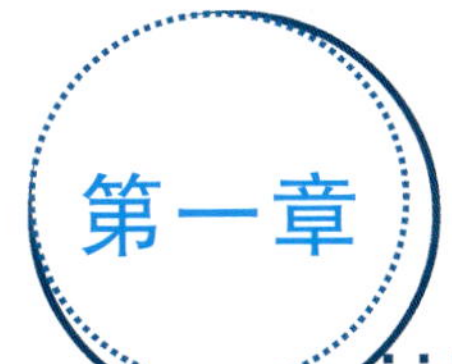

基本组织

学习目标

掌握：被覆上皮的分类；单层上皮的结构及特点；疏松结缔组织的结构和功能；血液的组成，血细胞的分类、形态、功能及正常值；肌组织的分类及结构特点；神经元的构造及分类，突触的概念及化学性突触的结构。

熟悉：固有结缔组织的特点；软骨组织、骨组织的一般结构。

了解：上皮组织的特殊结构；上皮组织的更新与再生；血细胞发生的一般规律。

组织由细胞和细胞间质构成。细胞间质位于细胞之间，对细胞起支持和营养等作用。按形态结构和功能特点不同，基本组织可分为上皮组织、结缔组织、肌组织和神经组织。这四种组织是构成人体各器官的基本成分。

第一节　上皮组织

上皮组织简称上皮，由大量形态较规则、排列紧密的细胞和少量细胞间质构成。依据其形态结构和功能的不同，上皮可分为被覆上皮、腺上皮和特殊上皮三大类。被覆上皮覆盖于体表或衬于体内各种管、腔及囊的内表面；腺上皮是构成腺的主要成分；特殊上皮衬于体内某些管、腔或囊的内表面，能完成特殊的功能（如感觉、生殖等）。一般所说的上皮是指被覆上皮。上皮组织具有保护、吸收、分泌、排泄和感觉等功能。

- 被覆上皮
  - 单层上皮
    - 单层扁平上皮（心、血管内表面）
    - 单层立方上皮（肾小管）
    - 单层柱状上皮（消化道、子宫内表面）
    - 假复层纤毛柱状上层（内衬呼吸道黏膜）
  - 复层上皮
    - 复层扁平上皮（皮肤表面）
    - 变移上皮（内衬泌尿道黏膜）

一、被覆上皮

被覆上皮是指覆盖于体表及各种腔、道、管、囊的内外表面的上皮。其种类较多，但都具有以下共同特征：①细胞间质少；②细胞多且排列紧密，呈层状或膜状；③被覆于体表或衬贴于体腔和有腔器官的内表面，构成器官的边界，所以又称边界组织；④上皮有明显的极性，即朝向有腔器官的腔面或身体表面的一端游离，称游离面，与游离面相对的另一端称基底面，基底面依靠一层均质状的薄膜即基膜，与其深面的结缔组织相连接；⑤上皮组织一般无血管，其营养的获得与代谢产物的排出均靠深部结缔组织的毛细血管，透过基膜经细胞间质完成。根据上皮细胞的层数，被覆上皮分为单层上皮和复层上皮两种。

（一）单层上皮

单层上皮从游离面到基底面只有一层细胞，并呈极性分布，单层上皮按细胞形态不同又分为四种。

1. 单层扁平上皮 由一层扁平细胞紧密排列而成，从表面观察，细胞呈不规则形或多边形，核椭圆形，位于细胞中央，细胞边缘呈锯齿状，相互嵌合。从纵切面上观察，细胞呈梭形，胞质很少。衬于心、血管及淋巴管内腔面的单层扁平上皮称为内皮，薄而光滑，有利于血液和淋巴的流动及物质的透过；分布于胸膜、腹膜和心包表面的单层扁平上皮称为间皮，间皮游离面湿润、光滑，可减少器官活动时与周围结构之间的摩擦，有利于器官活动(图 1-1)。

2. 单层立方上皮 由一层立方形的细胞紧密排列而成。从表面观察，细胞呈多边形。从垂直切面上观察，细胞呈立方形，核圆形，位于细胞的中央。这种上皮分布于小叶间胆管、甲状腺滤泡及肾小管等处。单层立方上皮具有分泌功能和吸收功能(图 1-2)。

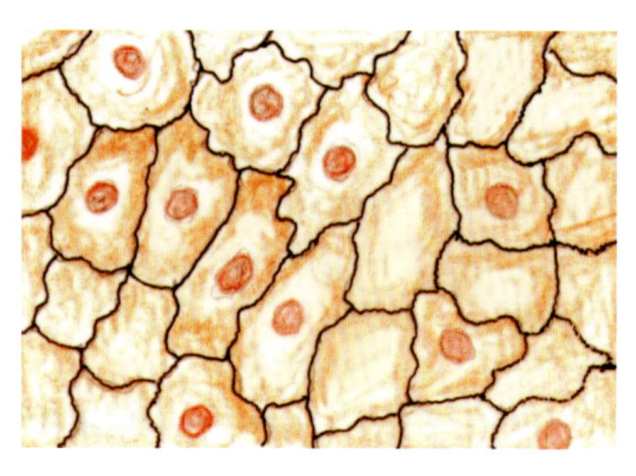

图 1-1 单层扁平上皮

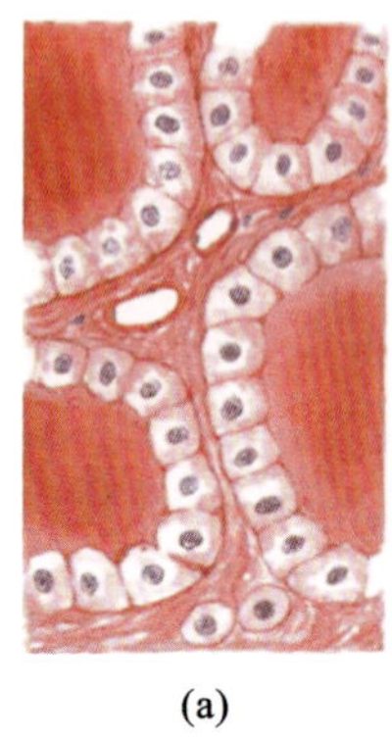

(a)

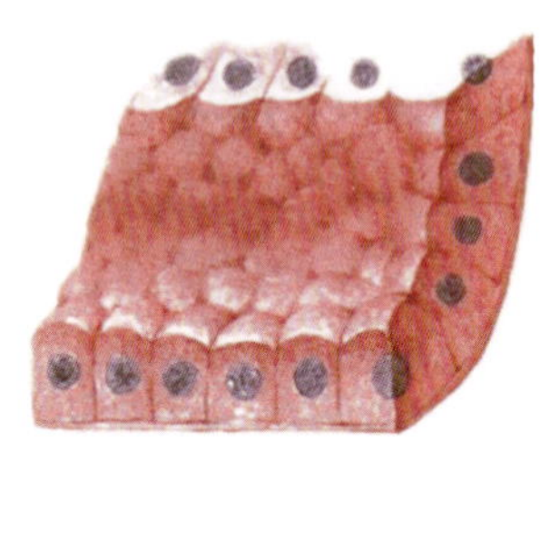

(b)

图 1-2 单层立方上皮

3. 单层柱状上皮 由一层棱柱状细胞紧密排列而成。从表面观察，细胞呈多边形。从纵切面上观察，细胞呈高柱状，核椭圆形，靠近细胞的基底部。某些单层柱状上皮，其柱状细胞间夹有杯状细胞。杯状细胞是分泌黏液的腺细胞，对上皮表面具有润滑和保护作用。这种上皮分布在胃、肠、胆囊和子宫等器官的内表面，具有保护、分泌和吸收等功能(图 1-3)。

4. 假复层纤毛柱状上皮 典型的假复层纤毛柱状上皮由柱状细胞、杯状细胞、梭形细胞及锥形细胞等构成。其中柱状细胞数量最多，其游离面有纤毛。这种上皮每个细胞的基底面都与基膜互相接触，但只有柱状细胞及杯状细胞的顶端抵达上皮游离面。从侧面观察，由于上皮细胞高矮不等，其细胞核的位置不在同一平面上，故看似多层实为一层，称为假复层纤毛柱状上皮，主要分布在呼吸道。柱状细胞的纤毛具有向一个方向摆动的特性，此外，杯状细胞分泌的黏液能黏附尘粒，因而对呼吸道具有保护作用(图 1-4)。

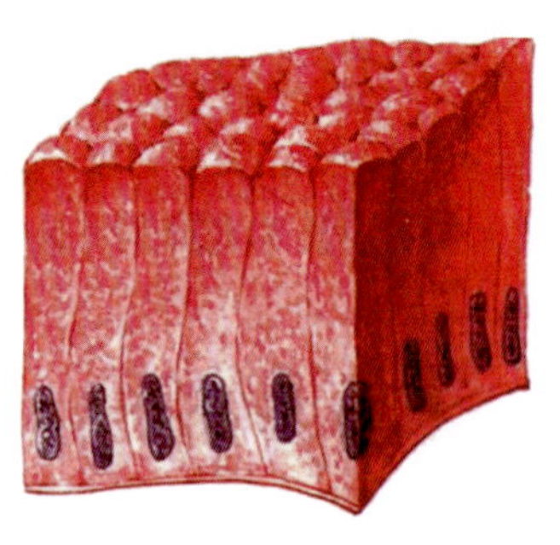

图 1-3 单层柱状上皮

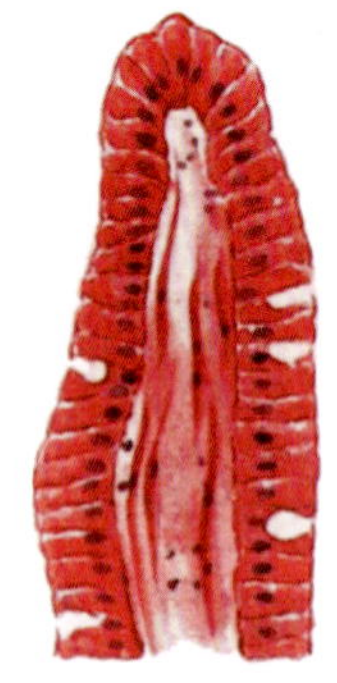

图 1-4 假复层纤毛柱状上皮

(二) 复层上皮

复层上皮由多层细胞构成。其特点如下：浅层细胞抵达游离面，基底层细胞与基膜接触，中间层细胞居中。复层上皮根据其细胞的形态特点又可分为数种，其中主要有复层扁平上皮及变移上皮。

1. 复层扁平上皮 复层扁平上皮又称复层鳞状上皮，由多层细胞紧密排列而成。浅层为数层扁平细胞；中间层为数层多边形细胞，体积较大，细胞境界清楚；紧靠基膜的基底层为一层紧密排列的低柱状或立方形细胞。基底层细胞分裂增殖能力较强，新生的细胞不断向浅层推移，以补充衰老脱落的浅层细胞。上皮基底部借基膜与结缔组织相连接，连接部位形成凹凸不平的连接面，可增加两者的接触面积，以保证上皮组织的营养供应(图1-5)。

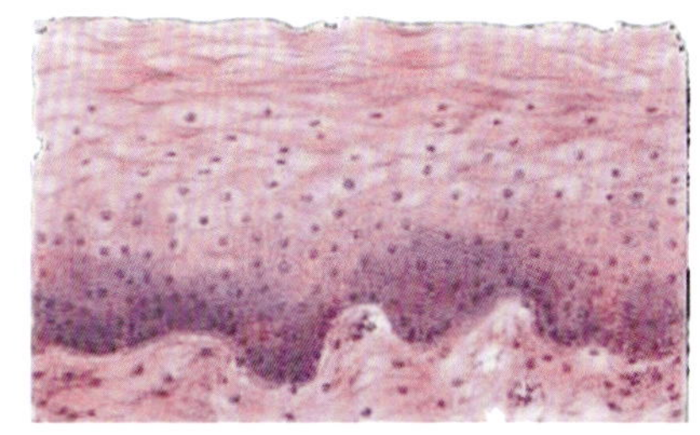

图 1-5 复层扁平上皮

根据复层扁平上皮浅层细胞是否角化,又可分为如下两种:①分布在皮肤表皮,其浅层的扁平细胞没有细胞核,角蛋白丰富,细胞干硬,不断脱落,称为角化复层扁平上皮,具有较强的抗磨损作用;②分布在口腔(硬腭除外)、食管、阴道等处的复层扁平上皮,其浅层的扁平细胞是有核的,角蛋白很少,称为未角化复层扁平上皮。

2. 变移上皮 变移上皮又称移行上皮,主要分布在肾盂、输尿管及膀胱等处。其特点是上皮细胞的大小、形状和层数随器官容积改变而发生变化。当膀胱收缩时,上皮变厚,细胞层数增多。表层细胞呈立方形,胞质较浓密,又称盖细胞,有防止尿液侵蚀的作用;中间层为多边形细胞,切面上呈倒置梨形;基底层细胞呈低柱状。当膀胱扩张时,上皮变薄,细胞层数减少,浅层细胞变扁平(图 1-6)。

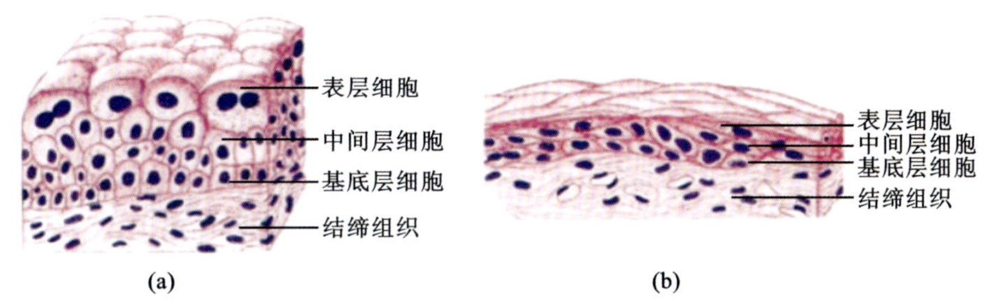

图 1-6 变移上皮

二、上皮组织的特殊结构

由于上皮组织的细胞呈极性分布,而细胞的两极常处在不同环境当中,为了适应相应功能,细胞的游离面、侧面和基底面常特化形成一些结构。

(一)上皮细胞的游离面

1. 微绒毛 上皮细胞的细胞膜及细胞质向细胞表面伸出的细微指状突起,其内含有纵行的微丝,电镜下清晰可见。光镜下所见小肠上皮细胞的纹状缘,即为密集的微绒毛整齐排列而成。微绒毛使细胞的表面积显著增大,有利于细胞的吸收功能。

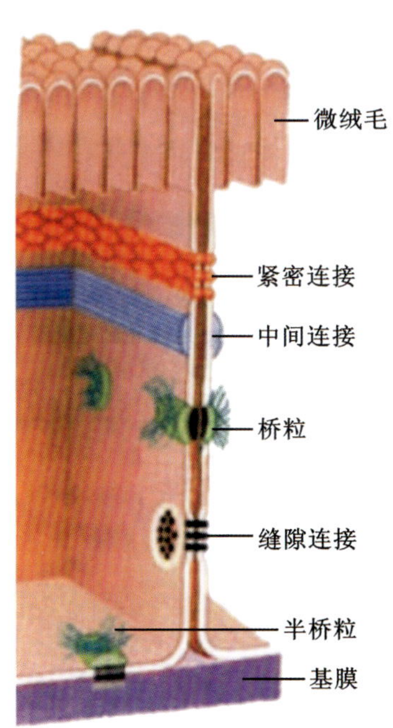

图 1-7 上皮组织的特殊结构

2. 纤毛 上皮细胞的细胞膜和细胞质向表面伸展而形成的较粗长的突起,其内部结构较复杂,主要由微管构成。纤毛具有向一定方向做节律性摆动的能力。呼吸道大部分的腔面为有纤毛的上皮,由于纤毛的摆动,可将被吸入的灰尘和细菌等推向喉口方向而咳出。

(二)上皮细胞的侧面

上皮细胞的侧面是细胞的邻接面,细胞间隙很窄,没有明显的细胞外基质。上皮细胞侧面的特化结构为细胞连接,这些结构只有在电镜下才能观察到(图 1-7)。

1. 紧密连接 紧密连接又称闭锁小带,在上皮细胞靠近游离面处,相邻细胞侧面的细胞膜外层呈嵴状部分融合,围绕在细胞顶部四周,呈桶箍状封闭细胞间隙。紧密连接可阻止大分子物质从细胞间隙进入深部组织,从而保持内环境的稳定。

2. 中间连接 中间连接又称黏着小带,位于紧密连接下方,相邻细胞间有一狭小间隙,其中充满均质状物质。两侧细胞膜的胞质面有少量致密物质,并有很多平行微丝附着。中间连接除具有黏着作用外,还有保持细胞形状和传递细胞间收缩力的作用。

3. 桥粒 桥粒又称黏着斑,位于中间连接的深部。呈斑状连接,相

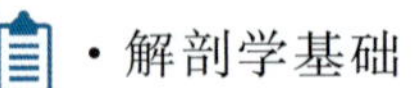

邻细胞间有较宽的间隙，内含低密度的丝状物，其中有一纵行的致密线，在间隙两侧细胞膜的胞质面有致密板，角蛋白丝（张力丝）附着于该板上，起固定和支持作用。桥粒使相邻细胞之间牢固连接，像铆钉一样把细胞连接起来。另外，在上皮与结缔组织相连接面有半桥粒结构。

4. 缝隙连接 缝隙连接又称融合膜，相邻细胞的细胞膜呈间断融合，形成许多规则的小管，成为细胞之间直接相通的管道。缝隙连接有利于细胞间的离子交换和冲动传递。

以上四种连接只要有两个或两个以上同时存在，即称为连接复合体。

（三）上皮细胞的基底面

1. 基膜 基膜为上皮细胞的基底面与深部结缔组织之间的薄膜。由于基膜很薄，在 HE 染色切片上一般不能分辨。其主要成分为糖蛋白、糖胺多糖和蛋白质。电镜下，可分为两层：近上皮层为基板，由上皮细胞分泌产生；近结缔组织层为网板，由网状纤维和基质构成。基膜除具有支持、连接和固定作用外，还是一种半透膜，有利于上皮组织与深部结缔组织进行物质交换。基膜还能引导上皮细胞移动，影响细胞的增殖和分化。

2. 半桥粒 半桥粒位于上皮细胞的基底面，其结构为桥粒的一半，主要作用是将上皮细胞固定在基膜上。

3. 质膜内褶 由上皮细胞基底面的细胞膜折向胞质内形成，内褶间的胞质内含有大量纵向排列的线粒体。其主要作用为扩大细胞基底部的表面积，增强细胞对水和电解质的转运。

三、腺上皮和腺

腺上皮是指由腺细胞组成的以分泌功能为主的上皮。腺是以腺上皮为主要成分构成的器官。腺依据其分泌物的排出方式分为外分泌腺和内分泌腺。外分泌腺的分泌物经导管排到体表或体腔内，如汗腺、唾液腺等；内分泌腺没有导管，其分泌物（主要是激素）经血液和淋巴输送，如甲状腺、肾上腺等。

外分泌腺外包结缔组织被膜，被膜深入腺实质构成腺的间质，腺实质由导管部和分泌部构成。导管部管壁由上皮围成，与腺泡通连，除具有输送分泌物的作用外，有的导管其上皮兼有分泌和吸收功能。分泌部由一层腺上皮细胞围成，中央有腔，与腺的导管部相连，具有分泌功能。分泌部的形状有管状、泡状或管泡状，泡状和管泡状的分泌部常称腺泡。

外分泌腺根据构成腺的腺细胞数量可分为单细胞腺（如杯状细胞）和多细胞腺（如唾液腺）。多细胞腺根据腺导管有无分支，可分为单腺（导管不分支）和复腺（导管有多级分支）；根据腺泡的形态可分为管状腺、泡状腺或管泡状腺；根据分泌物的性质，可分为黏液性腺、浆液性腺和混合性腺。外分泌腺的形态如图 1-8 所示。

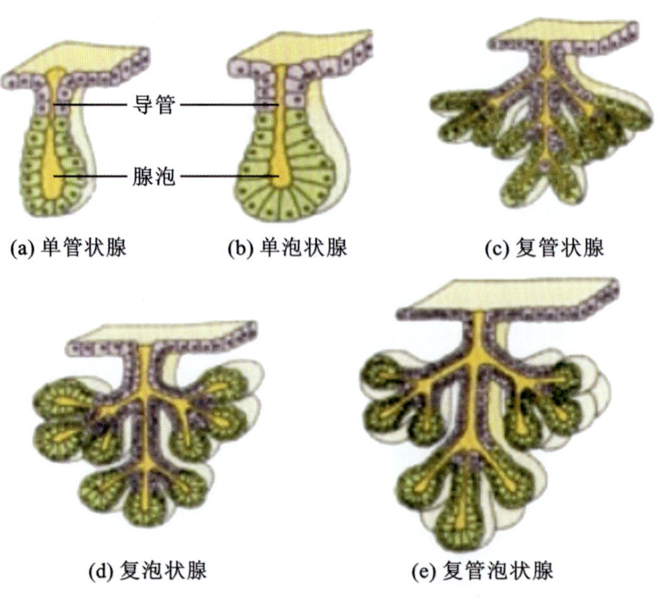

图 1-8 外分泌腺的形态

四、特殊上皮

特殊上皮为具有特殊功能的上皮，包括能感受特定刺激的感觉上皮（如与味觉、嗅觉、听觉和视觉等有关的上皮）和产生生殖细胞的生殖上皮（如生精小管上皮）等。

五、上皮组织的更新与再生

上皮组织具有较强的再生能力。在正常生理状态下，机体内各种上皮细胞也有衰老、死亡、脱落和不断增生补充的现象。皮肤表皮细胞脱落后，随时由表皮基底层细胞增生、递补，这种现象称为生理性更新；由于炎症、外伤所致的上皮损伤，一般由未受损的上皮增殖、分化进行修复，这种现象称为病理性再生。例如，表皮损伤后，由伤口周围的上皮增殖、分化并向伤口表面推移，形成新的上皮，覆盖创面。

第二节 结缔组织

结缔组织由细胞和大量细胞间质构成。细胞间质又可分为无定形、呈均质状的基质及细丝状的纤维和不断循环更新的组织液。体内的结缔组织主要起连接、支持、营养和保护作用。结缔组织是体内分布最广泛、形式最多样的一种组织，包括胶态的固有结缔组织、固态的软骨组织和骨组织、液态的血液。

与上皮组织比较，结缔组织有如下特点：①结缔组织的细胞数量少，但种类多，散在于细胞间质中，无极性分布；②细胞间质多，由基质和纤维构成；③不直接与外界环境接触，因而又称为内环境组织；④都由间充质分化形成。

一、固有结缔组织

固有结缔组织分布广泛，通常所说的结缔组织，即指固有结缔组织。固有结缔组织按其结构和功能的不同分为疏松结缔组织、致密结缔组织、脂肪组织和网状组织等。

（一）疏松结缔组织

疏松结缔组织结构疏松，类似蜂窝，故又称蜂窝组织。临床上所说的蜂窝织炎，即指这种组织的炎症。疏松结缔组织在体内分布很广，常见于体内各细胞之间、组织之间和器官之间，其结构特点是细胞种类多，纤维排列松散，基质含量丰富，具有连接、防御、保护、营养和创伤修复等功能（图 1-9）。

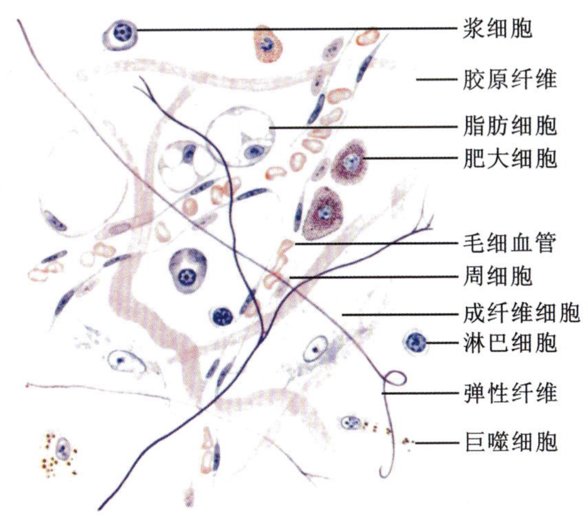

图 1-9 疏松结缔组织铺片

1. 细胞

（1）成纤维细胞：疏松结缔组织中最主要的细胞。成纤维细胞（图 1-10）体积较大，形态不规则，细胞扁平多突起，常紧贴于胶原纤维上；胞核较大，椭圆形，着色浅，核仁明显；胞质弱嗜碱性。电镜下，可见少量细而短的微绒毛，胞质内有丰富的粗面内质网、游离核糖体及发达的高尔基复合体。成纤维细胞能合成

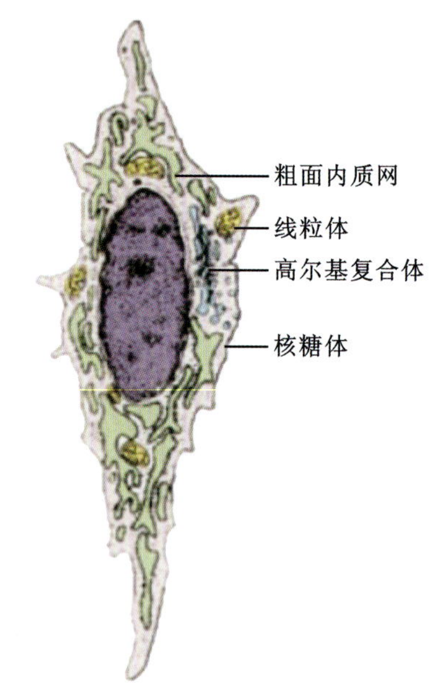

图 1-10 成纤维细胞超微结构模式图

纤维和基质，具有较强的再生能力，在人体发育及创伤修复期间，增殖分裂尤为活跃。当成纤维细胞的功能处于相对静止状态时，称为纤维细胞。纤维细胞体积较小，呈长梭形，扁平多突起；胞核小而染色深，核仁不明显。在某些情况下（如手术及创伤），纤维细胞可转化为功能活跃的成纤维细胞，加速胶原纤维与基质的合成，促进伤口愈合。

成纤维细胞在合成胶原纤维的过程中，不但需要氨基酸，而且也需要维生素 C 等辅助因子的参与。当机体内维生素 C 严重缺乏时，会引起胶原纤维合成障碍。因此，手术及创伤后，适当补充维生素 C，能促进伤口愈合。

（2）脂肪细胞：常单个或成群分布，细胞呈圆形，体积较大；细胞核呈扁圆形，着色深；胞质内充满脂滴，常将胞核挤向一侧。在 HE 染色标本上，脂滴被溶解，使细胞呈空泡状。脂肪细胞能合成和储存脂肪，参与脂类代谢。

（3）未分化的间充质细胞：一种分化程度较低的干细胞，一般分布在毛细血管周围，在生理性再生和发生炎症、创伤时，可分化为各种结缔组织细胞如成纤维细胞，并能分化为新生血管壁的内皮细胞和平滑肌细胞等。HE 染色的标本上，不易辨别。

（4）巨噬细胞：又称组织细胞（图 1-11），广泛分布在疏松结缔组织内，形态多样，有圆形、椭圆形和不规则形等。细胞表面有短而粗的突起，称为伪足；胞核较小而圆，染色较深；染色质致密，细胞质丰富，多为嗜酸性。电镜下，可见胞质内有很多溶酶体、吞饮小泡、吞噬体、微丝和微管等结构。巨噬细胞是血液中的单核细胞进入结缔组织后形成的，主要有如下功能。①变形运动和趋化性：当机体某些部位发生炎性病变时，病变组织及病菌产生的一些化学物质（趋化因子），能刺激巨噬细胞，使之产生活跃的变形运动，聚集于病变部位，这种现象，称为巨噬细胞的趋化，有利于巨噬细胞发挥防御作用。②吞噬作用：巨噬细胞首先借其膜受体识别相应的抗原物质，如体内衰老变性的细胞、肿瘤细胞及异物等，然后将它们吸附在细胞膜上，随即吞入胞体，形成吞噬体或吞饮小泡，再与初级溶酶体融合成为次级溶酶体，吞入的物质最后被酶分解和消化。③参与免疫应答的调节作用：巨噬细胞摄取抗原物质后对其进行加工处理，并把已经处理的抗原物质传递给淋巴细胞，引起淋巴细胞的免疫应答。④合成和分泌作用：巨噬细胞能合成和分泌溶菌酶、干扰素、补体、粒细胞生成素及白细胞介素-1 等生物活性物质。干扰素是一种抗病毒因子；粒细胞生成素能促进中性粒细胞的生成；白细胞介素-1 能影响免疫活性细胞的功能，调节其免疫应答。

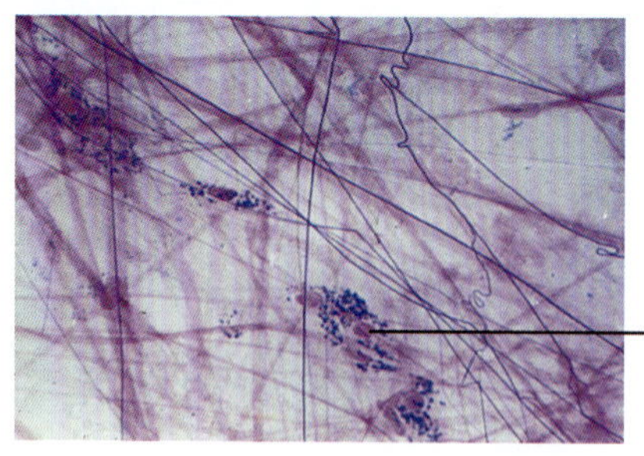

图 1-11 巨噬细胞

（5）肥大细胞：常成群分布于小血管周围，体积较大，呈圆形或卵圆形；胞核小而圆，多居中；胞质内充满粗大的嗜碱性异染颗粒。因颗粒易溶于水，因此，HE 染色的标本上，不易看到。电镜下，肥大细胞除含粗面内质网、高尔基复合体、微丝和微管等细胞器外，胞质内还含有大量膜包颗粒（异染颗粒）和白三烯（即慢反应物质），颗粒内含肝素、组胺及嗜酸性粒细胞趋化因子等物质。肥大细胞受到刺激时，能释放多种介质，引起速发性过敏反应，如荨麻疹、哮喘、过敏性皮炎和过敏性休克等。肥大细胞释放的组胺和白三烯可使毛细血管及微静脉的通透性增加，血浆蛋白和液体渗出，致使局部皮肤水肿，临床上称为荨麻疹；组胺和白三烯还可引起细支气管平滑肌痉挛，造成通气不畅，导致呼吸困难而发生哮喘。肝素有抗凝血作用。嗜酸性粒细胞趋化因子可引导血液中的嗜酸性粒细胞定向聚集于病变部位，从而减轻过敏反应（图 1-12）。

（6）浆细胞：多分布在淋巴器官、消化道、呼吸道的结缔组织内。慢性炎症病灶周围浆细胞明显增多。浆细胞由 B 淋巴细胞分化而来，呈圆形或卵圆形。细胞核呈圆形，多偏于细胞一侧，染色质常呈粗块状，沿核膜内面呈车轮状排列，核仁明显；胞质丰富，呈嗜碱性，近胞核处有一浅染区。电镜下，胞质内可见大量平行排列的粗面内质网、丰富的游离核糖体，浅染区内有发达的高尔基复合体（图 1-13）。浆细胞能合成和分泌免疫球蛋白（Ig），即抗体，参与机体的体液免疫。一种浆细胞只能产生一种特异性抗体。

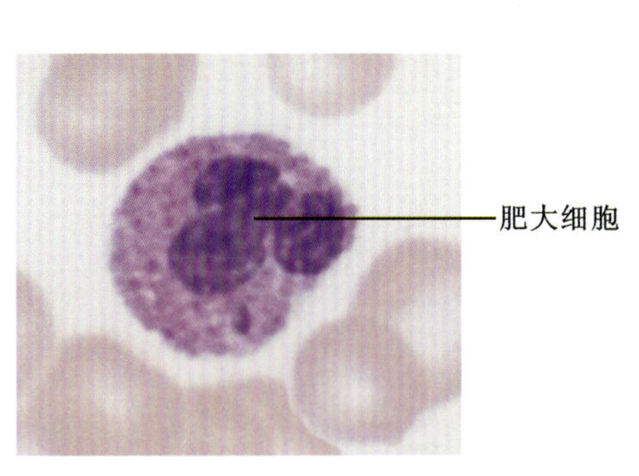

图 1-12 肥大细胞

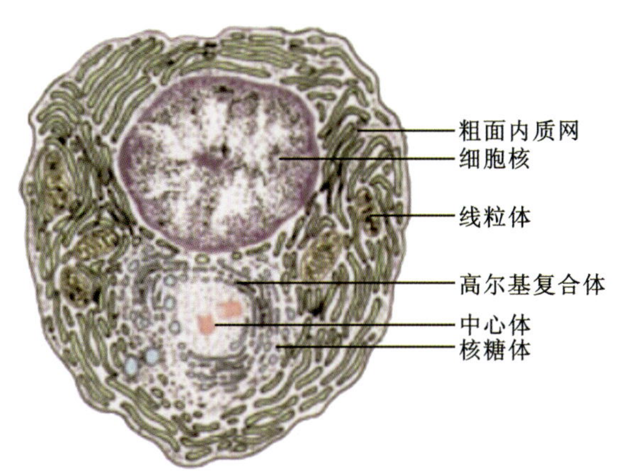

图 1-13 浆细胞超微结构模式图

（7）白细胞：血液内的白细胞，如中性粒细胞、嗜酸性粒细胞、淋巴细胞等，常以变形运动形式穿出毛细血管和微静脉，进入疏松结缔组织内，执行防御功能。

2. 细胞间质

（1）纤维：纤维有三种，包括胶原纤维、弹性纤维和网状纤维。

① 胶原纤维：数量最多，新鲜时呈乳白色，故又称白纤维。HE 染色切片呈粉红色。纤维粗细不等，直径 1～12 μm，呈波浪形，分支互相交织成网。胶原纤维常被黏合质黏合在一起构成胶原纤维束。电镜下可见胶原纤维是由更细的胶原原纤维构成，由于构成胶原原纤维的胶原蛋白分子呈规律性错位排列，形成明暗相间的周期性横纹。

胶原纤维韧性大，抗拉力强，弹性较差，是使结缔组织具有支持作用的物质基础。

② 弹性纤维：新鲜时呈黄色，故又称黄纤维，HE 染色切片上，被染成浅红色，不易与胶原纤维鉴别，但可用特殊染色方法予以显示。弹性纤维可有分支交织成网。电镜下，弹性纤维由均质的弹性蛋白和外周覆盖的微原纤维构成。微原纤维的主要成分为原纤维蛋白。弹性纤维韧性差，弹性好，随着年龄的增长弹性会逐渐减弱。

③ 网状纤维：网状纤维细短而分支较多，常相互交织成网，HE 染色切片上不易着色。用银染法，网状纤维呈黑色，故又称嗜银纤维。网状纤维主要存在于网状组织，也分布于结缔组织与其他组织交界处。

（2）基质：疏松结缔组织中的基质较多，呈胶体状，无一定的形态，充满于纤维、细胞之间，其化学成分主要为蛋白多糖和糖蛋白。蛋白多糖又称黏多糖，是由蛋白质和多糖分子结合而成的大分子复合物；黏多糖的主要成分为透明质酸、硫酸软骨素 A 和 C、硫酸角质素及硫酸乙酰肝素等，其中以透明质酸含量最多。透明质酸的长链分子曲折盘绕分布在基质中，其长链分子上又连接许多蛋白分子和多糖分子，构成具有很多分子微孔的结构，称为分子筛。分子筛具有屏障作用，直径小于其孔径的物质（如氧、二氧化碳及营养物质等）可以自由通过，而直径大于其孔径的物质（如细菌、肿瘤细胞等）不能通过。有些病原菌（如溶血性链球菌）能分泌透明质酸酶，分解透明质酸，从而破坏分子筛的屏障作用，使局部炎症蔓延扩散。肿瘤细胞及蛇毒也含透明质酸酶，同样可以破坏分子筛结构而向周围蔓延扩散。此外，由于透明质酸含许多亲水基团，易与水分子结合，从而使基质呈均质凝胶状，起到细胞外“储水库”的作用。

（3）组织液：从毛细血管动脉端渗出的含有电解质、单糖、气体分子等小分子的血浆成分，进入基质成为组织液。生理状态下基质内的组织液，经毛细血管静脉端和毛细淋巴管回流到血液及淋巴内。组织液不断地循环更新，起着为细胞运送营养物质及运走废物的作用。当病变引起组织液水分过度损失或积留时，可导致组织脱水或水肿。

（二）致密结缔组织

致密结缔组织的特点是细胞和基质成分少，细胞以成纤维细胞为主；纤维成分多，排列紧密，以胶原纤维和弹性纤维为主。依据纤维排列规则与否，致密结缔组织分为规则致密结缔组织和不规则致密结缔组织。肌腱及大部分韧带其纤维平行排列，纤维间可见成行排列的成纤维细胞（腱细胞），属于规则致密结缔组织（图 1-14）；真皮、巩膜、硬脑膜等器官的被膜是由粗大的胶原纤维纵横交织所形成的致密板状结构，属于不规则致密结缔组织。

（三）脂肪组织

脂肪组织主要由大量脂肪细胞构成（图 1-15），并由疏松结缔组织将成群的脂肪细胞分隔成许多脂肪小叶。脂肪组织分布于皮下组织、网膜和系膜等，具有储存脂肪、支持、缓冲、保护、保持体温、参与脂类代谢及产生能量等作用。

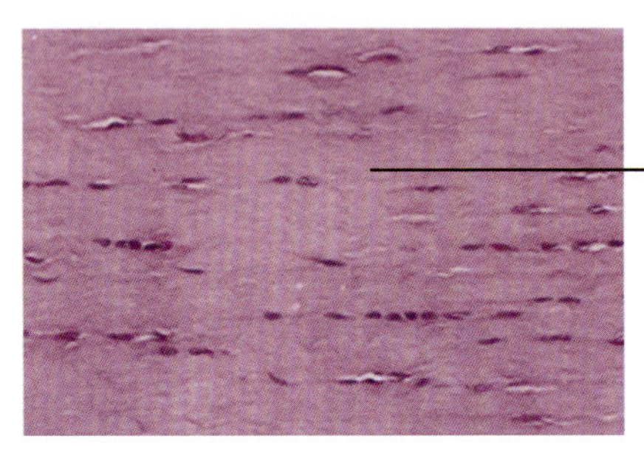

图 1-14　致密结缔组织（肌腱）

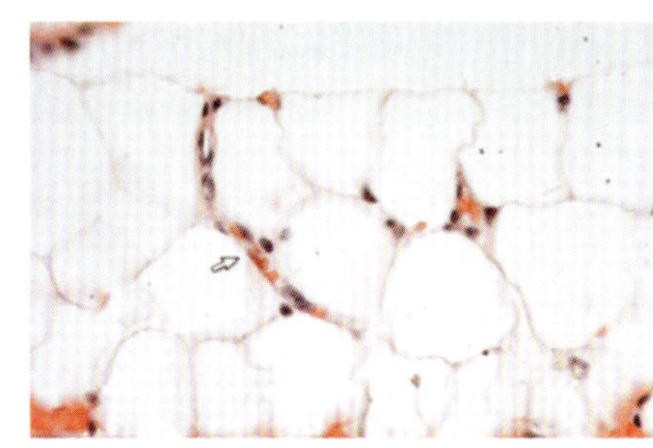

图 1-15　脂肪组织

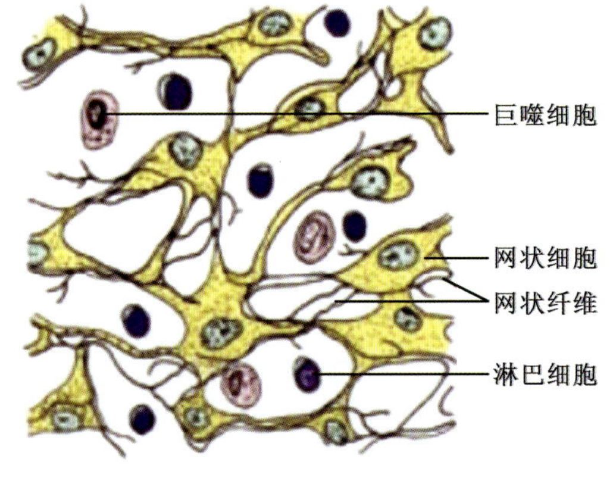

图 1-16　网状组织

（四）网状组织

网状组织主要由网状细胞和网状纤维构成。网状细胞是有突起的星形细胞，相邻细胞突起彼此相互连接成网。网状纤维交织成网，成为网状细胞依附的支架。网状纤维由网状细胞产生。网状组织是构成淋巴组织、淋巴器官及骨髓的结构基础，并为血细胞的发生和淋巴细胞的发育提供适宜的微环境（图 1-16）。

二、软骨组织

软骨组织由软骨细胞和细胞间质构成。软骨组织及其周围的软骨膜构成软骨。

（一）软骨组织的一般结构

1. 细胞间质　细胞间质呈均质状，由基质和纤维构成。基质呈半固体凝胶状，主要成分为蛋白多糖和水分，其中水分占 90%。包埋在基质中的纤维主要有胶原纤维和弹性纤维。

2. 软骨细胞　软骨细胞是软骨组织中唯一的细胞类型，包埋在软骨基质中，其所在的腔隙称为软骨陷窝。软骨细胞的形态与其发育程度有关，靠近软骨周围部的软骨细胞比较幼稚，细胞扁而小，常单个分布；靠近软骨中央部的软骨细胞大而圆，趋于成熟，常成群存在。在同一个软骨陷窝内的多个软骨细胞均由一个细胞分裂增殖而来，称为同源细胞群。

（二）软骨膜

软骨膜是包绕软骨表面的结缔组织膜，可分为两层：外层为致密结缔组织，主要起保护作用；内层较疏松，含有较多的血管和细胞，其中呈梭形的小细胞，称为骨原细胞，可增殖分化为成软骨细胞，对软骨的生长和修复有重要作用。

（三）软骨的分类与分布

软骨是一种器官。软骨组织内没有血管，但由于软骨基质具有良好的可渗透性，从软骨膜的血管渗出的营养物质可抵达软骨深部。

根据基质之间所含纤维成分的不同，通常把软骨分成三种类型（图 1-17），即透明软骨、弹性软骨和纤维软骨。

1. 透明软骨 因新鲜时呈半透明状而得名，主要分布于喉、气管软骨、肋软骨及关节软骨等处。细胞间质由很细的胶原原纤维和基质构成，因纤维和基质折光性一致，故 HE 染色切片上不易显示。基质中含有大量的水分，这是透明软骨呈半透明的重要原因之一。透明软骨具有较强的抗压性，并有一定的弹性和韧性。

2. 弹性软骨 因具有较强的弹性而得名，主要分布于耳廓、会厌等处。细胞间质由大量交织成网的弹性纤维和基质构成。

3. 纤维软骨 纤维软骨主要分布于椎间盘、耻骨联合及关节盘等处。软骨细胞较小而少，成行排列或散在于纤维束之间。细胞间质中含有大量交叉或平行排列的胶原纤维束，基质较少。纤维软骨韧性较大。

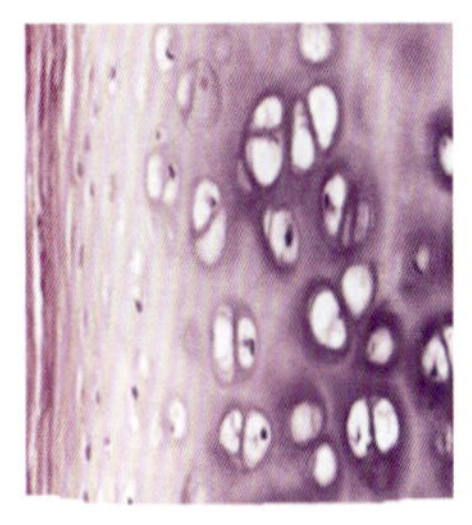
(a) 透明软骨

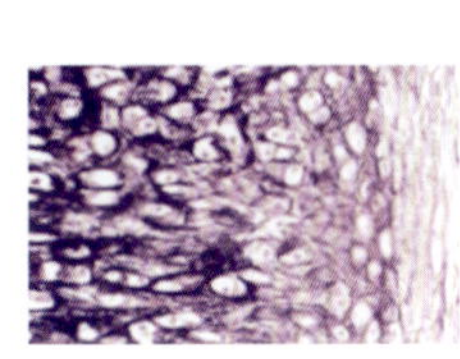
(b) 弹性软骨

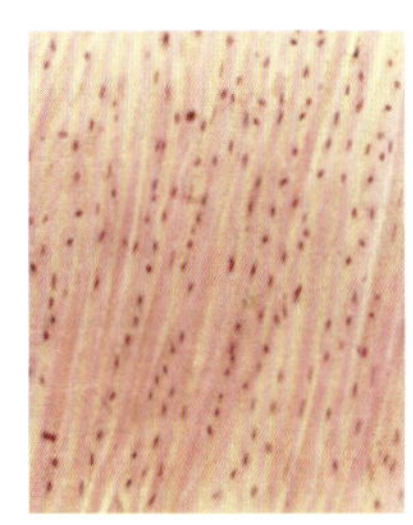
(c) 纤维软骨

图 1-17 软骨

三、骨组织

骨组织是一种坚硬的结缔组织，由骨细胞和钙化的细胞间质构成。

（一）骨组织的一般结构

1. 细胞间质 骨组织的细胞间质是一种钙化的细胞间质，又称骨质，包括有机质和无机质两种成分。有机质含量少，包括大量的胶原纤维和少量的基质；无机质又称骨盐，含量较多，主要为磷酸钙和碳酸钙，此外，还含有极少量的镁、氟等离子，骨盐的存在形式主要为羟基磷灰石结晶。骨盐与血钙、血磷的含量密切相关，三者相互补充，保持动态平衡。

骨胶原纤维被黏合质（黏蛋白）黏合在一起，并由钙盐沉积构成的薄板状结构，称为骨板。体内不论松质骨还是密质骨，都由骨板构成。骨板内或骨板之间由基质形成的小腔，称骨陷窝，骨陷窝周围呈放射状排列的细小管道，称骨小管，相邻骨陷窝的骨小管相互连通。

2. 骨细胞 骨细胞位于骨陷窝内，其突起伸入骨小管内，相邻骨细胞突起彼此相互接触形成缝隙连接，以沟通细胞间的代谢活动。在甲状旁腺素的调节下，骨细胞可促进骨质溶解，这种现象称为骨细胞性溶骨作用，甲状旁腺功能亢进症患者，这种溶骨作用加强，容易引起骨质疏松，发生病理性骨折。

（二）长骨的结构特点

骨是人体的主要支架，对内脏器官有保护作用，同时也是人体内最大的钙库，体内 90%的钙以骨盐的形式储存在骨内。因此，骨与人体钙的代谢关系密切，当机体过度缺钙时，在成人易引起骨质疏松、软化而发生病理性骨折；在儿童易造成骨发育不良性疾病（如佝偻病等）。

骨可分为多种类型，以长骨的结构较为复杂（图 1-18）。长骨由骨干和骨骺两部分构成，表面覆盖有骨膜和关节软骨，内部为骨髓腔，骨髓填充其中。

1. 骨干 主要由密质骨构成，内部有少量松质骨形成的骨小梁。密质骨由规则排列的骨板及分布于骨板内、骨板间的骨细胞构成。骨板按排列方式，可分为如下四种：①外环骨板，位于骨干表面，由几层到十几层环绕骨干平行排列的骨板构成，横穿骨板的管道称为穿通管，其内有来自骨膜的血管、神经，由此管抵达中央管；②内环骨板，位于骨髓腔面，为几层排列不规则的骨板；③哈弗斯系统，又称骨单位，位于内、外环骨板之间，由10～20层呈同心圆排列的筒状骨板构成，是骨密质的主要结构单位，其中央有一条中央管（图1-19），内有血管、神经穿行；④间骨板，位于骨单位之间，排列不规则，是骨改建过程中旧骨单位残留的遗迹。

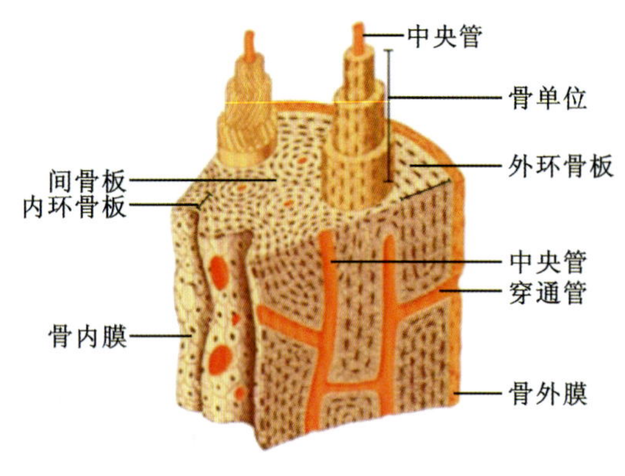

图1-18　长骨结构模式图

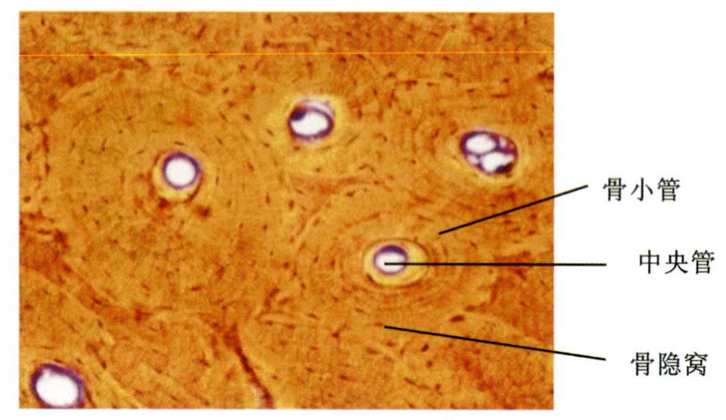

图1-19　长骨骨磨片（横切面）

2. 骨骺　主要由松质骨构成，其表面有薄层的密质骨，与骨干的密质骨相延续。松质骨由许多细片状或针状骨小梁交织而成，骨小梁则由不规则骨板及骨细胞构成。小梁之间有很多空隙，其内含有红骨髓、血管和神经。骨骺的关节面上为由透明软骨构成的关节软骨。

3. 骨膜　由致密结缔组织构成。包绕在骨的外表面的称骨外膜；覆盖在骨髓腔、骨小梁及中央管内表面的称骨内膜。骨膜内层富含血管、神经和骨原细胞，它能增殖分化为成骨细胞，具有造骨的功能。骨膜对骨的生长、骨折后的修复有很重要的作用，故临床处理骨折时，应尽可能保留骨膜，以利于骨的修复。

4. 骨髓　骨髓是人体的造血组织，位于身体许多骨骼内。成年人的骨髓分为两种，即红骨髓和黄骨髓。红骨髓能制造红细胞、血小板和各种白细胞。

（三）骨的发生、再生和影响因素

骨起源于间充质。胚胎时期骨的发生有两种形式，即膜内成骨和软骨内成骨。膜内成骨是间充质先形成结缔组织薄膜，然后由膜内间充质直接形成骨组织；软骨内成骨是间充质先分化形成软骨雏形，然后在软骨雏形的基础上，由新生骨组织替代成骨。骨发生虽有两种方式，但其基本过程是相同的，即间充质细胞在骨组织发生处分化形成骨原细胞，骨原细胞进一步分裂分化为成骨细胞，成骨细胞分泌类骨质，其本身包埋其中形成骨细胞，类骨质经钙化形成骨质。

骨的再生能力较强。骨折后，只要及时采取正确的措施，一般均可完全愈合。全过程包括急性炎症期、修复期及改建期。

骨的发生发育与遗传因素有关。母体的营养物质和维生素缺乏或中毒性疾病，都可改变胚胎的发育环境，或继发地改变代谢及内分泌活动，从而影响胚胎时期骨的发生发育；出生后，除先天遗传因素外，环境、气候及社会因素，主要的氨基酸、钙、磷和各种维生素及某些激素和一些生物活性物质都能影响骨的发生和再生。

四、血液

血液在心血管系统中往复循环，是一种红色液态的结缔组织。健康成年人的血液总量为4000～5000 mL，占体重的7%～8%。血液具有一定的黏稠性，并保持相对恒定的比重、酸碱度、渗透压和化学成分，为各种组织、细胞进行生理活动提供条件。

（一）血液的组成

血液由血浆和血细胞组成。在盛有血液的试管内加入适量的抗凝剂（如肝素或枸橼酸钠），经自然沉降或离心沉淀后，可明显分出三层：上层为淡黄色的血浆，下层为暗红色的红细胞，中间薄层为乳白色的白细胞和血小板（图 1-20）。

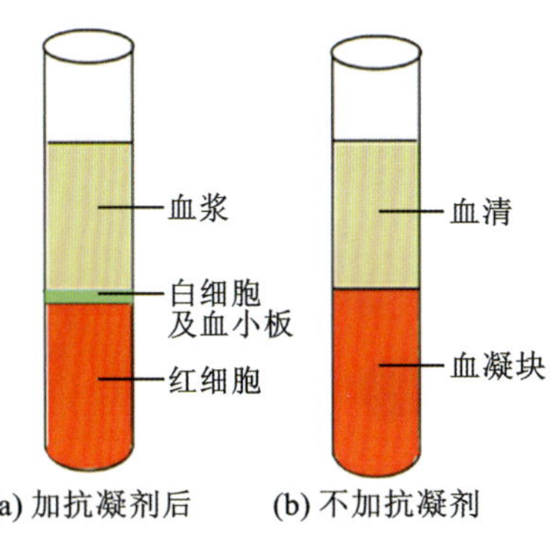

图 1-20　血浆、白细胞、红细胞比例

血浆相当于一般结缔组织的细胞间质，约占血液容积的 55%，为淡黄色的液体，其中水分约占 90%，其余为血浆蛋白（如白蛋白、球蛋白、纤维蛋白原等）、酶、营养物质（如糖、脂类、维生素等）、代谢产物、激素及无机盐等。血液离开血管后，溶解状态的纤维蛋白原将转变成不溶解状态的纤维蛋白，于是会凝固成血块，同时析出淡黄色透明的液体，称为血清。血清相当于一般结缔组织的基质。血细胞约占血液容积的 45%，包括红细胞、白细胞和血小板。在正常生理情况下，其形态、数量、比例都相对恒定，当机体发生某些疾病时，它们可发生明显变化，故血液检查成为临床上了解机体状况和诊断疾病的重要依据之一。血细胞的形态结构，通常采用 Giemsa 染色的血液涂片标本进行光镜观察。

（二）血细胞

1. 红细胞　红细胞是血液中数量最多的一种细胞，健康成人的血液中红细胞的平均值男性为（$4.5 \sim 5.5) \times 10^{12}$/L，女性为（$3.5 \sim 4.5) \times 10^{12}$/L。红细胞呈双凹圆盘状，表面光滑，直径约为 7.5 μm，中央较薄，周缘较厚。扫描电镜下可清楚地显示红细胞这种形态特点（图 1-21），而在血液涂片的标本上可见中央染色较浅，周缘较深。红细胞的这种特殊形态使其具有较大的表面积，从而最大限度地适应其功能，携带氧和二氧化碳。

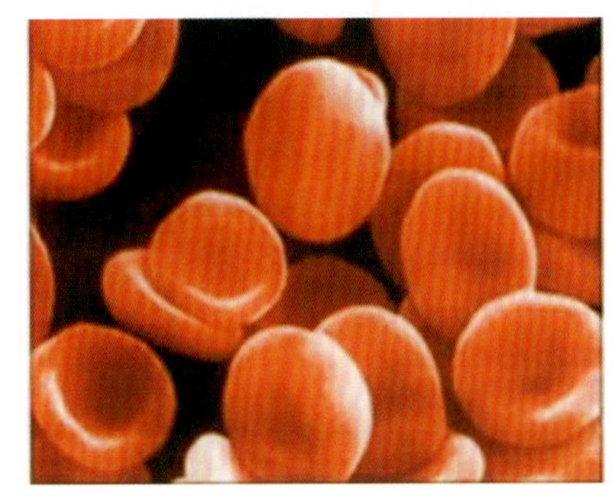
图 1-21　红细胞扫描电镜模式图

成熟的红细胞无细胞核及细胞器，在胞质中充满大量血红蛋白（Hb），Hb 的正常含量男性为120～150 g/L，女性为 110～140 g/L。Hb 使血液呈现红色，在生理状态下，新鲜单个红细胞呈淡绿色，聚集成团时呈红色；Hb 是一种碱性蛋白质，由珠蛋白和含铁血红素结合而成，它具有与氧和二氧化碳结合的能力。当血液流经肺泡周围的毛细血管时，由于肺内氧分压高，二氧化碳分压低，Hb 就与氧结合，释放出二氧化碳；在组织内，由于氧分压低，二氧化碳分压高，Hb 释放出氧，而与二氧化碳结合，并运走二氧化碳。一氧化碳和氰化物与 Hb 的亲和力大于氧与 Hb 的亲和力，一旦机体吸入过多的一氧化碳（如煤气中毒）时，能与氧结合的 Hb 就会大大减少，从而使机体出现缺氧性呼吸困难。

红细胞在血液中虽很稠密，却能在血管中畅流，这是因为其具有一定的弹性和可塑性，不仅能维持外形，而且能改变形态，有利于通过直径比其小的毛细血管。红细胞的渗透压和血浆渗透压相等，使出入红细胞的水分保持平衡。当血浆渗透压过低时，过多水分进入红细胞，使红细胞膨胀甚至破裂；反之，若血浆的渗透压过高时，红细胞内的水分析出过多，使红细胞皱缩。上述情况均会使 Hb 溢出到细胞外，这种红细胞结构受破坏后导致 Hb 逸出的现象称为溶血。

网织红细胞是一种未完全成熟的红细胞，在正常成年人的外周血中，占红细胞总数的 0.5%～1.5%，新生儿可达 3%～6%，这表明新生儿造血功能旺盛。网织红细胞的直径略大于成熟红细胞，在常规染色的血液涂片中不能与成熟红细胞区分。但新鲜血液经煌焦油蓝染色后，可见网织红细胞的胞质内有染成蓝色的细网或颗粒，这些结构是由红细胞在成熟过程中尚未完全消失的核糖体所致。核糖体的存在，表明网织红细胞仍有合成血红蛋白的功能，红细胞完全成熟时，核糖体消失，血红蛋白的含量即不再增加。外周血中网织红细胞的数量，可作为了解骨髓造血功能及某些血液病的诊断、疗效判断的指标之一。

红细胞的数量可随生理状况而变化，一般婴幼儿高于成年人，运动时高于安静状态，高原地区的居民高于平原地区的居民。当血液中红细胞低于 3×10^{12}/L 或 Hb 低于 100 g/L 时，称为贫血。红细胞外形发生畸变时，称为异形红细胞。

红细胞的平均寿命约 120 天。衰老的红细胞多在脾、骨髓和肝等处被巨噬细胞吞噬，同时由红骨髓生成和释放同等数量的红细胞进入外周血，以维持红细胞数量的相对恒定。

2. 白细胞　白细胞（图 1-22）是一种无色有核的血细胞，细胞呈圆形，一般比红细胞大，能变形穿过毛

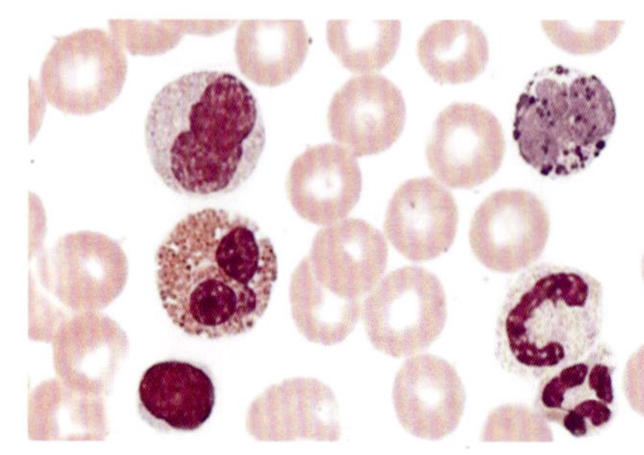

图 1-22　正常五种白细胞(血涂片)

细血管壁进入周围组织中，具有防御和免疫功能。健康成人血液中的白细胞总数为$(4\sim10)\times10^{12}$/L，男女无明显差别，婴幼儿稍高于成人。血液中白细胞的数值可受各种生理因素的影响而增减，如劳动、运动、饭后及妇女月经期均略有增多。在疾病状态下，白细胞总数及各种白细胞的百分比值皆可发生改变。

血液内白细胞数量虽少，但种类较多。光镜下，根据白细胞胞质中有无特殊颗粒，可将其分为有粒白细胞和无粒白细胞两类。有粒白细胞又根据特殊颗粒的嗜色性，分为中性粒细胞、嗜酸性粒细胞、嗜碱性粒细胞(图 1-23)。无粒白细胞分为单核细胞和淋巴细胞两种(图 1-24)。

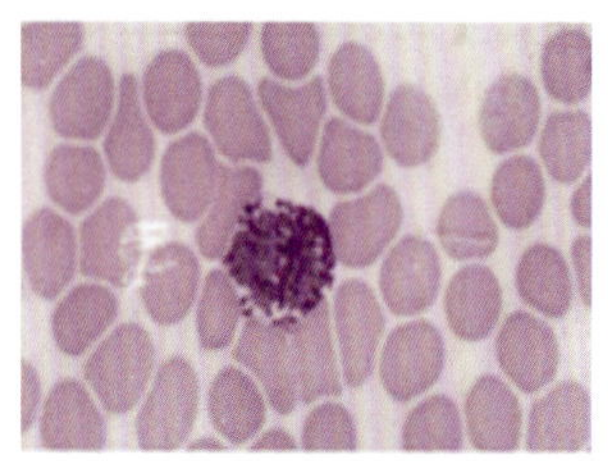

(a) 嗜碱性粒细胞

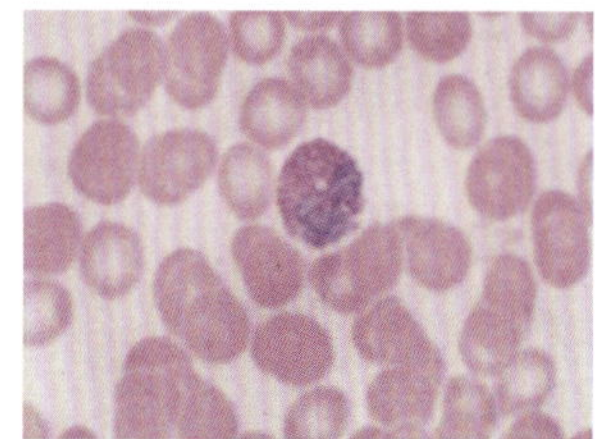

(b) 嗜酸性粒细胞

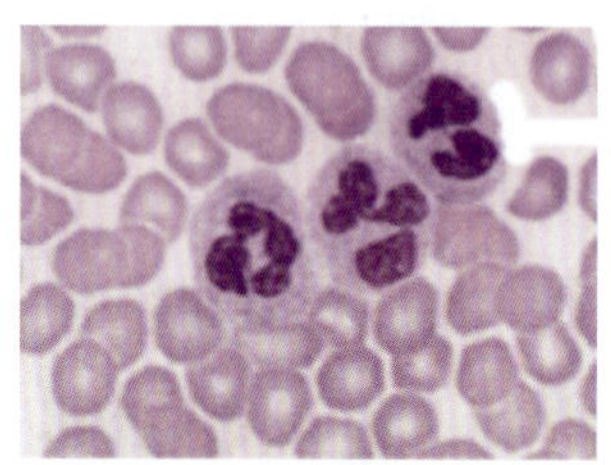

(c) 中性粒细胞

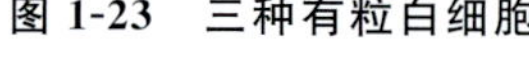

图 1-23　三种有粒白细胞

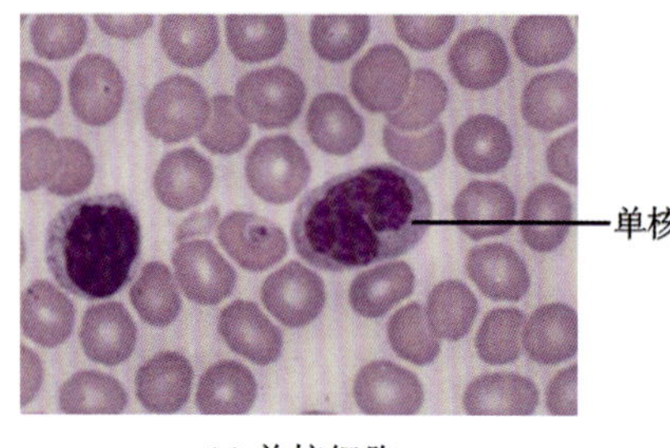

(a) 单核细胞

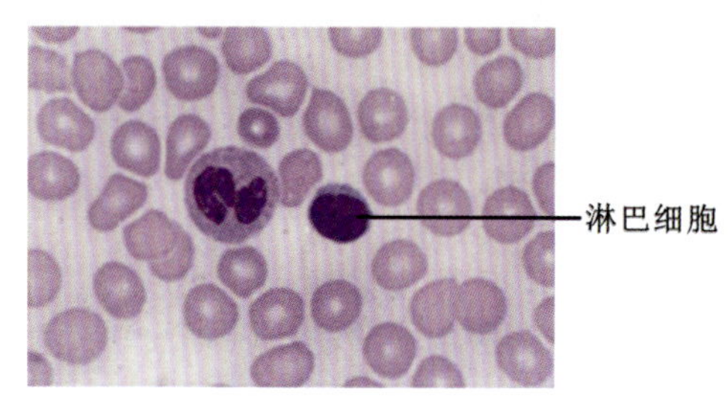

(b) 淋巴细胞

图 1-24　两种无粒白细胞

1) 中性粒细胞　中性粒细胞占白细胞总数的 50%～70%，是白细胞中数量最多的一种，细胞呈圆形，直径 10～12 μm。细胞核的形态多样，一般为 2～3 叶，叶间细丝相连，偶见 5 叶。幼稚的中性粒细胞呈杆状，不分叶，细胞越接近衰老，核分叶越多。杆状核白细胞较幼稚，占粒细胞总数的 5%～10%。临床血液涂片检查时，杆状核白细胞增多，称核左移，常出现在机体严重感染时；4～5 叶核的白细胞增多，称为核右移。中性粒细胞的胞质染成粉红色，含有许多细小而分布均匀的淡紫色或淡红色颗粒。电镜下，颗粒有膜包被，可分嗜天青颗粒和特殊颗粒两种：①嗜天青颗粒，数量较少，占颗粒总数 20%，光镜下着色呈淡紫色，内含过氧化物酶和其他水解酶，是一种溶酶体，能消化分解吞噬的异物；②特殊颗粒，数量较多，占颗粒总数的 80%，光镜下着色呈淡红色，内含碱性磷酸酶、吞噬素和溶菌酶等物质。吞噬素具有杀菌作用，溶菌酶能溶解细菌表面的糖蛋白。中性粒细胞具有活跃的变形运动和吞噬功能。当机体某一部位受到细菌侵犯时，中性粒细胞对细菌产物及受感染组织释放的某些化学物质具有趋化性，能以变形运动穿出毛细血管，聚集到细菌侵犯部位，大量吞噬细菌和异物并进行消化、分解。由此可见，中性粒细胞在体内起着重要的防御作用。在执行防御活动中，有些中性粒细胞本身也会变性坏死为脓细胞。中性粒细胞在血液中可停留 6～7 h，在组织中存活 1～3 天。

2) 嗜酸性粒细胞　嗜酸性粒细胞占白细胞总数的 0.5%～3%，细胞呈圆形，体积比中性粒细胞略大，直径 12～14 μm，核常为 2 叶，叶间有细丝相连，胞质内充满粗大、分布均匀的橘红色嗜酸性颗粒。电镜下，颗粒多呈椭圆形，有膜包被，内含电子密度高的方形或圆形结晶体，主要由碱性蛋白质组成，内含酸性磷酸酶、芳基硫酸酯酶、过氧化物酶和组胺酶等，结晶体周围为电子密度低的基质。故颗粒也是一种溶酶体。嗜酸性粒细胞也能做变形运动，并具有趋化性。它能吞噬抗原抗体复合物，释放组胺酶灭活组胺，从而减轻过敏反应。嗜酸性粒细胞还能借助抗体与某些寄生虫表面结合，释放颗粒内物质，杀灭寄生虫。故嗜酸性粒细胞具有抗过敏和抗寄生虫作用。在过敏性疾病（如过敏性鼻炎、支气管哮喘等）或寄生虫病时，血液中嗜酸性粒细胞会明显增多。它在血液中一般仅停留数小时，在组织中可存活8～12天。

3）嗜碱性粒细胞　嗜碱性粒细胞占白细胞总数的0～1%，是白细胞中数量最少的一种，细胞呈圆形，直径10～11 μm，大小近似中性粒细胞。胞核分叶或呈S形或不规则形，着色较浅，常被胞质颗粒掩盖；胞质内充满大小不等、分布不均匀、染成紫蓝色的嗜碱性颗粒。电镜下，颗粒多呈圆形或卵圆形，有膜包被，颗粒内充满着更细小的微粒。组织化学研究证明，颗粒内含有肝素、组胺等。肝素有抗凝血作用，组胺参与机体过敏反应。嗜碱性粒细胞在组织中可存活12～15天。

4）单核细胞　单核细胞占白细胞总数的3%～8%，是血细胞中体积最大的一种细胞，直径14～20 μm。细胞呈圆形或卵圆形。胞核形态多样，有卵圆形、肾形、马蹄形或不规则形等，核常偏位，染色质颗粒细而松散，故着色较浅；胞质较多，呈弱嗜碱性，染成深浅不匀的灰蓝色，内有许多细小的嗜天青颗粒，内含过氧化物酶、酸性磷酸酶等物质，这些酶与单核细胞的吞噬功能有关。电镜下，细胞表面有皱褶和短的微绒毛，胞质内有许多溶酶体吞噬泡、线粒体和粗面内质网。单核细胞具有活跃的变形运动、明显的趋化性和一定的吞噬功能。单核细胞在血液中停留1～2天后，即离开血管进入结缔组织成为巨噬细胞。

5）淋巴细胞　淋巴细胞占白细胞总数的20%～30%，细胞体呈圆形或椭圆形，大小不等，直径6～16 μm。依其体积的大小分为大、中、小三种类型，即直径6～7 μm的为小淋巴细胞，直径8～10 μm的为中淋巴细胞，直径11～16 μm的为大淋巴细胞。外周血中的淋巴细胞大多数属于小淋巴细胞。三种淋巴细胞的共同结构特征如下：细胞核呈圆形，一侧常有淋巴细胞嗜天青颗粒小凹陷，染色质致密呈块状，着色深，染成深紫蓝色，胞质很少，在核周围呈现一窄带，呈嗜碱性，染成天蓝色；内含少量嗜天青颗粒。电镜下，淋巴细胞的胞质内主要是大量的游离核糖体，其他细胞器均不发达。

根据其发生部位、表面特征、寿命长短和免疫功能的不同，淋巴细胞至少可分为T淋巴细胞、B淋巴细胞、杀伤（K）细胞和自然杀伤（NK）细胞四类。血液中的T淋巴细胞约占淋巴细胞总数的75%，主要参与细胞免疫，并具有免疫调节功能。B淋巴细胞占淋巴细胞总数的10%～15%，B淋巴细胞受抗原刺激后增殖分化为浆细胞，产生抗体，参与体液免疫。K细胞和NK细胞占淋巴细胞总数的5%～7%，可直接杀伤靶细胞。

3. 血小板　血小板是骨髓中巨核细胞胞质脱落下来的小块，故无细胞核，但表面有完整细胞膜。其正常值为$(100\sim300)\times10^{12}/L$。在血涂片中，血小板呈多角形，常聚集成群。中央部分有着蓝紫色的颗粒，称颗粒区；周边部呈均质浅蓝色，称透明区。电镜下，血小板的膜表面有糖衣，细胞内无核，但有小管系、线粒体、微丝和微管等多种细胞器，以及血小板颗粒和糖原颗粒等（图1-25）。

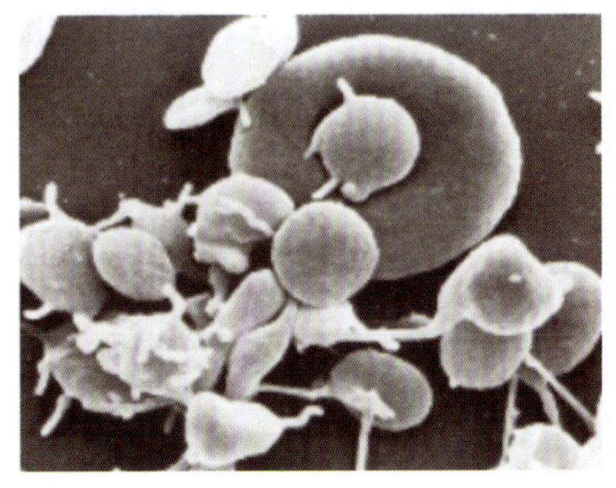

图1-25　血小板超微结构模式图

血小板在止血、凝血过程中起重要作用。血小板寿命为7～14天。血液中的血小板低于$100\times10^9/L$时，就会引起皮下出血，临床上称为血小板减少性紫癜；低于$50\times10^9/L$时，则有出血危险。

（三）骨髓与血细胞的发生

在生命活动过程中，血细胞不断进行更新。血细胞不断衰老和死亡，由新生的血细胞不断补充，使外周血液循环中的血细胞数量和质量保持动态平衡。

1. 造血器官　个体发育的不同时期分别由不同的器官造血。早在胚胎第2周末，由卵黄囊的血岛生成。当胚胎建立血液循环后，造血干细胞随血液循环依次转移到肝、脾、骨髓等器官分化成血细胞，出生后直至终身，红骨髓成为最主要的造血器官，脾和淋巴结等淋巴器官、淋巴组织只产生淋巴细胞。

红骨髓主要由造血组织和血窦构成。造血组织由网状组织和造血细胞构成，其中网状组织构成造血组织的支架，网孔中充满不同发育阶段的各种血细胞，以及少量造血干细胞、巨噬细胞、脂肪细胞和间充质细胞等。红骨髓内血窦丰富，网状细胞的突起彼此相互连接形成的网架与造血基质细胞（如血窦内皮细胞、巨噬细胞等）共同组成造血诱导微环境。该微环境对造血细胞的生长、发育极为重要，可调节造血干细胞的增殖与分化。

胎儿及婴幼儿时期的骨髓都是红骨髓，大约从 5 岁开始，长骨干的骨髓腔内出现脂肪组织，并随年龄增长而增多，变为黄骨髓，其内仅有少量的幼稚血细胞，故黄骨髓不具有造血功能，但仍保持着造血潜能，当机体需要时可转变为红骨髓进行造血。成人红骨髓主要分布在扁骨、不规则骨和长骨骺端的骨松质内，造血功能活跃。

2. 造血干细胞和造血祖细胞

1）造血干细胞　生成各种血细胞的始祖细胞，又称多能干细胞，出生后，造血干细胞主要存在于红骨髓，其次是脾和淋巴结，外周血中极少。在一定环境条件下，造血干细胞不但具有自我复制能力，且可终身保持恒定的数量，还具有多向分化能力。

2）造血祖细胞　造血干细胞分化而来的分化方向确定的干细胞，又称定向干细胞。造血祖细胞的增殖能力有限，只能依靠造血干细胞的增殖来补充。

3. 血细胞发生的一般规律　各种血细胞的分化发育过程一般都经历原始、幼稚和成熟三个阶段。原始及幼稚阶段在造血组织内完成，成熟后进入外周血，骨髓涂片检查，是血液病诊断的重要依据。

血细胞发生过程中，血细胞的结构、数量都处在动态变化中，比较复杂，各种血细胞发生的具体过程也有差别，但一般都具有如下变化规律：①胞体由大变小（巨核细胞则由小变大）。②胞核由大变小（巨核细胞的核由小变大，呈分叶状）。红细胞的核最后消失，粒细胞的核由圆形逐渐变成杆状乃至分叶。②核内染色质由细疏逐渐变粗密，核仁由明显渐至消失，胞核的着色由浅变深。③胞质的量由少逐渐增多，胞质嗜碱性逐渐变弱，但单核细胞和淋巴细胞仍保持嗜碱性，胞质内的特殊结构如红细胞中的血红蛋白、粒细胞中的特殊颗粒均由无到有，并逐渐增多。④细胞分裂能力从有到无，但淋巴细胞仍保持很强的潜在分裂能力。

第三节　肌　组　织

肌组织主要由肌细胞构成，肌细胞之间有少量的结缔组织及丰富的血管、淋巴管和神经。肌细胞的形态呈细长纤维状，故称肌纤维，肌纤维的细胞膜称为肌膜，细胞质称为肌质，肌质内的滑面内质网称为肌质网，是储存与释放钙的细胞器，肌质中有许多与肌纤维长轴平行排列的肌丝，肌丝是保证肌纤维舒缩功能的主要物质基础。根据结构和功能特点，肌组织分为三类，即骨骼肌、心肌和平滑肌。

一、骨骼肌

骨骼肌一般借肌腱附着于骨骼，其收缩迅速而有力，并受意识支配，属随意肌，因骨骼肌纤维有明显的横纹，又称横纹肌。

每块骨骼肌周围包裹的结缔组织膜，称为肌外膜。骨骼肌内部被结缔组织分隔成许多肌束，包绕肌束的结缔组织称为肌束膜，肌束内有许多平行排列的肌纤维，肌纤维周围的少量结缔组织称为肌内膜。

（一）骨骼肌纤维的光镜结构

骨骼肌纤维一般呈细长圆柱状，直径为 10～100 μm，长短不一，短的仅数毫米，长的可超过 40 cm。细胞核呈扁椭圆形，一条骨骼肌纤维有数个甚至几百个细胞核，位于细胞周缘，紧靠肌膜，核染色质较少，着色较浅。

肌质内含有大量与肌纤维长轴平行排列的肌原纤维。在骨骼肌纤维的横切面上，肌原纤维呈点状；在纵切面上，呈细丝状。每条肌原纤维都有许多色浅的明带和色深的暗带，明带和暗带交替排列，相邻肌原纤维的明带和暗带都整齐地排列在同一平面上，所以整条骨骼肌纤维显示出明暗相间的横纹。明带又称 I 带，暗带又称 A 带。在电镜下，A 带中央有一条浅色窄带称为 H 带，H 带中央有一条深色的 M 线，I 带中央则有一条深色的 Z 线。相邻两条 Z 线之间的一段肌原纤维称为肌节，每个肌节均由 1/2 I 带、A 带及 1/2 I 带组成。肌节是骨骼肌收缩和舒张的基本结构与功能单位。

（二）骨骼肌纤维的超微结构

1. 肌原纤维　在电镜下，肌原纤维由大量的粗肌丝和细肌丝构成，它们有规律地平行排列，组成 I

带、A带。粗肌丝长约1.5 μm，位于肌节的A带，中间固定于M线上，两端游离。细肌丝长约1 μm，一端固定在Z线上，另一端游离，插入粗肌丝之间，伸达H带外缘。因此，I带内只有细肌丝，A带中央的H带内只有粗肌丝，除H带以外的A带内则既有粗肌丝又有细肌丝。横切面上，每条粗肌丝周围均匀排列着6条细肌丝；而每条细肌丝周围只有3条粗肌丝。骨骼肌肌原纤维结构如图1-26所示。

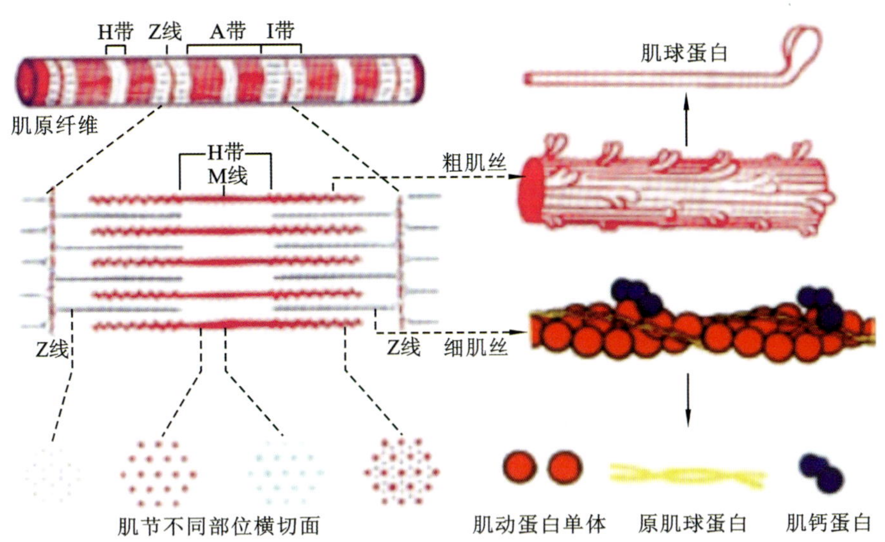

图1-26 骨骼肌肌原纤维结构示意图

粗肌丝由许多肌球蛋白分子有序排列组成。肌球蛋白(myosin)形如豆芽，分为头和杆两部分。头、杆之间类似关节，可以屈曲转动。M线两侧的肌球蛋白对称排列，头部朝向粗肌丝的两端并露出表面，称为横桥。横桥与肌动蛋白结合，激活肌球蛋白头部的ATP酶，分解ATP释放能量，使横桥发生屈伸运动。

细肌丝由肌动蛋白、原肌球蛋白和肌原蛋白组成。原肌球蛋白和肌原蛋白属于调节蛋白，在肌收缩中起调节作用。肌动蛋白由许多球形单体相互连接成串珠状，并缠绕形成双股螺旋链。每个球形肌动蛋白单体上都有一个可以与肌球蛋白头部相结合的位点。原肌球蛋白是由较短的双股螺旋多肽链组成，首尾相连，嵌于肌动蛋白双股螺旋链的浅沟内。肌原蛋白由3个球形亚单位组成。

2. 肌膜与横小管 肌膜与运动神经纤维的终末共同形成运动终板，运动终板是神经纤维将神经冲动传给肌纤维的结构。

肌膜向肌质内凹陷形成的小管，由于走行方向与肌纤维长轴垂直，故称横小管，或称T小管，位于A带与I带交界处。同一水平的横小管在细胞内分支吻合，并环绕在每条肌原纤维的周围。横小管将肌膜的兴奋冲动迅速传到细胞内，引起同一条肌纤维上每个肌节的同步收缩。

3. 肌质网 肌质网是肌纤维内特化的滑面内质网，位于横小管之间，它包绕着每一条肌原纤维，并沿其长轴纵行排列且分支吻合，形成连续的管状系统，又称纵小管或L小管。位于横小管两侧的肌质网膨大呈囊状，称为终池，每条横小管及其两侧的终池共同组成三联体。肌质网的膜上有丰富的钙泵(一种ATP酶)，具有调节肌质中Ca^{2+}浓度的作用。

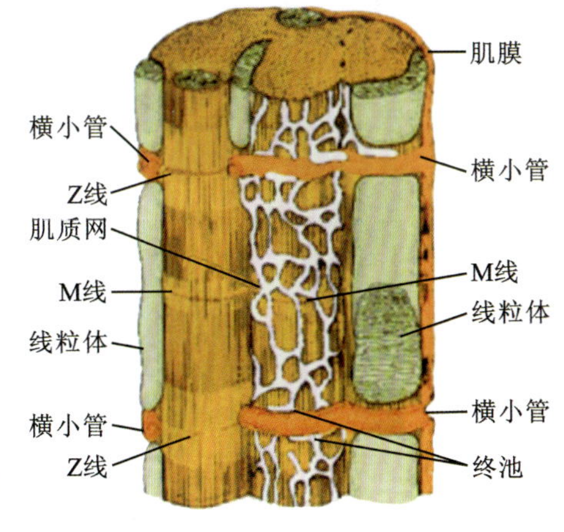

图1-27 骨骼肌纤维超微结构模式图

另外，肌质内还有大量线粒体、糖原及少量脂滴和肌红蛋白。线粒体产生ATP，供给能量(图1-27)；糖原和脂滴是肌纤维内储备的能源；肌红蛋白使肌肉呈红色，并能与氧结合，起到储存氧的作用。

(三) 骨骼肌纤维的收缩原理

骨骼肌纤维的收缩机制为肌丝滑动原理。其过程大致如下：①运动终板将神经冲动传给肌膜；②肌膜的兴奋由横小管迅速传向终池；③肌质网膜上的钙泵，将大量Ca^{2+}转运到肌质内；

④Ca^{2+}与肌原蛋白结合，使肌原蛋白的构型及位置发生改变；⑤原来被原肌球蛋白掩盖的肌动蛋白位点暴露，迅即与肌球蛋白的头部接触；⑥肌球蛋白头上的ATP酶被激活，分解ATP并释放能量；⑦肌球蛋白的头及杆发生屈曲转动，将肌动蛋白拉向M线；⑧细肌丝向A带内滑入，H带和I带变窄，A带长度不变，肌节缩短；⑨收缩完毕，肌质内Ca^{2+}被泵入肌质网内，肌质内Ca^{2+}浓度降低，肌原蛋白恢复原来构型，原肌球蛋白恢复原位又掩盖肌动蛋白位点，肌球蛋白头与肌动蛋白脱离接触，骨骼肌则处于松弛状态（图1-28）。

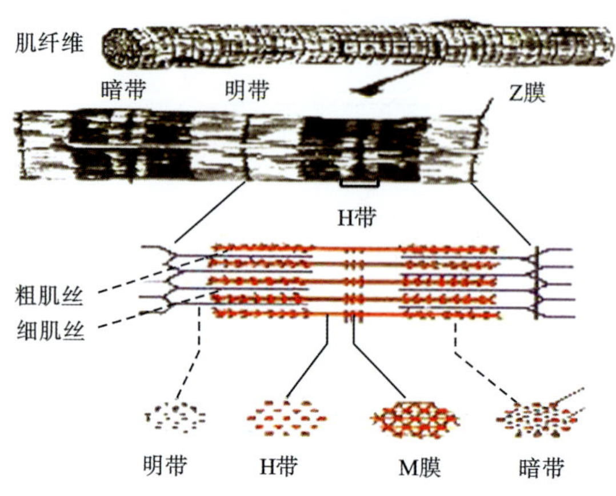

图1-28　骨骼肌收缩原理示意图

二、心肌

心肌主要分布于心脏和邻近心脏的大血管根部，其收缩具有自动节律性，缓慢而持久，不易疲劳，但不受意识支配，故属不随意肌。

（一）心肌纤维的光镜结构

心肌纤维呈短圆柱状，多数有分支，且彼此连接成网。相邻心肌纤维的连接处形成闰盘，在一般染色标本中其着色较深，呈横行或阶梯状粗线。细胞核1～2个，呈卵圆形，位于细胞中央。肌质较丰富，多聚在核的两端，内含丰富的线粒体、糖原及少量脂滴和脂褐素。心肌纤维在纵切面上也显示横纹，但不如骨骼肌纤维明显。

（二）心肌纤维的超微结构

心肌纤维没有独立的肌原纤维，肌丝成束，形成肌丝束或肌丝区，横小管较粗，位于Z线水平，一个肌节仅一个横小管，肌质网较稀疏，在心室肌比在心房肌发达，终池扁小，多仅横小管一侧有终池，故三联体很少，多为二联体。因此心肌纤维储Ca^{2+}能力较骨骼肌纤维差，必须不断从体液中摄取Ca^{2+}，线粒体多，分布于肌原纤维之间和肌膜下方，为心肌收缩提供大量的能量，闰盘呈阶梯状，横向部分为中间连接和桥粒，起牢固的连接作用；纵向部分为缝隙连接，能传递冲动，使心室肌或心房肌分别产生同步收缩（图1-27）。

三、平滑肌

平滑肌广泛分布于血管壁和许多内脏器官，又称内脏肌。平滑肌的收缩呈阵发性，缓慢而持久，不受意识支配，属不随意肌。

（一）平滑肌纤维的光镜结构

平滑肌纤维呈长梭形，无横纹，一般长200 μm，细胞核只有一个，呈长椭圆形，位于细胞中央，收缩时可扭曲呈螺旋形。在横切面上，平滑肌纤维呈大小不等的圆形断面，大的断面为肌纤维中央部分，可见圆形胞核，小的断面为肌纤维的两端，只含肌质。平滑肌纤维除少数在内脏器官中呈单个分散存在外，绝大部分平行成束或成层排列。

(二) 平滑肌纤维的超微结构

平滑肌纤维内若干粗肌丝和细肌丝聚集成一个肌丝单位,但不形成肌原纤维,无横纹结构。肌膜也向内凹陷只形成小凹,不形成横小管。肌质网不发达,呈小管状,位于肌膜下和小凹附近。细胞核两端的肌质较丰富,内含线粒体、高尔基复合体、粗面内质网、游离核糖体及少量脂滴。相邻平滑肌纤维之间有缝隙连接,便于化学信息和神经冲动的传递,使成束、成层的平滑肌纤维同时收缩,从而形成一个功能整体。

第四节 神经组织

神经组织由神经细胞和神经胶质细胞构成。神经细胞是神经系统的基本结构和功能单位,又称为神经元,具有接受刺激、传导冲动和整合信息的能力。有些神经元(如下丘脑神经元)还具有内分泌功能,称为神经分泌神经元。神经胶质细胞对神经元起支持、保护、绝缘和营养等作用。

一、神经元

神经元是神经组织的主要成分,是一种多突起的细胞,其大小不一,形态多样,但一般都分为胞体和突起两部分,突起又分为树突和轴突两种(图 1-29)。

(一) 神经元的结构

1. 胞体 胞体是神经元功能活动的中心,位于中枢神经系统的大、小脑皮质和脑干、脊髓灰质及周围神经系统的神经节内。胞体大小不一,形态多样,有圆形、锥体形、梭形及星形等。

(1) 细胞膜:一种单位膜,它在接受刺激、传导神经冲动和信息处理中起重要作用。细胞膜膜蛋白的种类、数量、结构和功能决定了神经元细胞膜的作用性质,有些膜蛋白是钠通道、钾通道或钙通道等离子通道;有些膜蛋白是受体,可与相应的化学物质(神经递质)结合,使离子通道开放,膜的离子通透性及膜内外电位差发生变化,从而产生神经冲动。

(2) 细胞核:神经元的细胞核大而圆,位于胞体中央,以常染色质为主,故着色较浅,核仁大而明显。

(3) 细胞质:又称核周质,其内除含有线粒体、高尔基复合体、中心体及溶酶体等一般细胞器外,还含有两种神经元特有的细胞器。

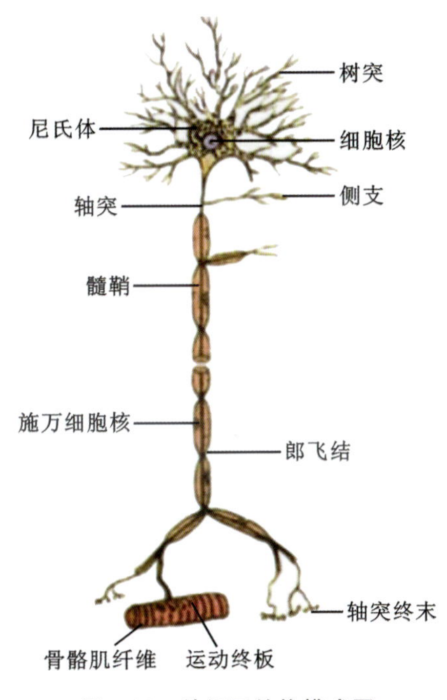

图 1-29 神经元结构模式图

① 嗜染质:又称尼氏体,呈嗜碱性,光镜下为颗粒状或小块状,染成紫蓝色,分散在核周质及树突内。电镜下,嗜染质由大量平行排列的粗面内质网和散在其间的游离核糖体构成,能合成蛋白,产生神经递质的相关酶类。当神经元受损时,嗜染质减少或消失;当神经元功能恢复时,嗜染质重新出现或增多,因此,嗜染质可作为神经元功能状态的一种标志。

② 神经原纤维:在镀银染色切片中,神经原纤维被染成棕黑色,呈细丝状,在胞体内相互交织成网,并伸入到树突和轴突内。电镜下,神经原纤维由许多神经丝和神经微管聚集而成。它除具有支持神经元的作用外,还参与营养物质、神经递质及离子等物质的运输。多极神经元及突触超微结构如图 1-30 所示。

2. 突起 由神经元的细胞膜和细胞质突出形成,分树突和轴突两种。

(1) 树突:从胞体发出的一至多个突起,呈放射状,胞体起始部分较粗,经反复分支而变细,形如树枝状。胞质内含有尼氏体、线粒体和平行排列的神经原纤维等,但无高尔基复合体。在特殊银染标本上,树突表面可见许多棘状突起,长 0.5～1.0 μm,粗 0.5～2.0 μm,称为树突棘,是形成突触的部位。树突棘和树突的分支,能扩大神经元接受刺激的表面积。树突具有接受刺激并将冲动传入细胞体的功能。

(2) 轴突:每个神经元只有一个胞体发出轴突,起始处呈圆锥形,称轴丘,其中没有尼氏体,主要有神

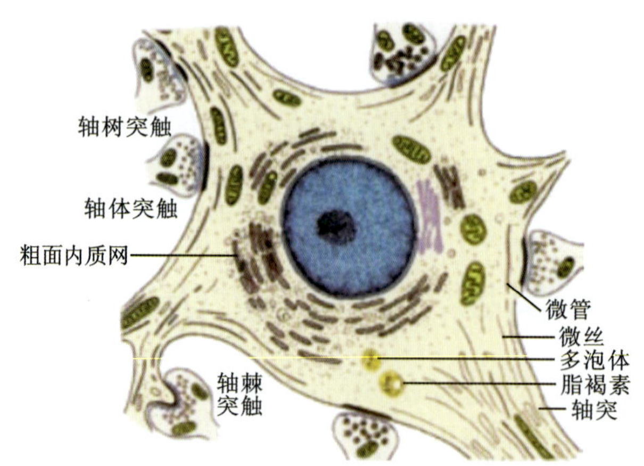

图 1-30　多极神经元及突触超微结构模式图

经原纤维分布。轴突自胞体伸出后，开始的一段，称为起始段，长 15～25 μm，通常较树突细，粗细均一，表面光滑，分支较少，无髓鞘包绕。离开胞体一定距离后，有髓鞘包绕，即为有髓神经纤维。轴突末端多呈纤细分支，称轴突终末，与其他神经元或效应细胞接触。轴突表面的细胞膜，称为轴膜，轴突内的胞质称为轴质或轴浆。轴质内有许多与轴突长轴平行的神经原纤维和细长的线粒体，但无尼氏体和高尔基复合体，因此，轴突内不能合成蛋白质。轴突成分代谢更新以及突触小泡内神经递质，均在胞体内完成，通过轴突内微管、神经丝流向轴突末端。轴突的主要功能是传导神经冲动。

（二）神经元的分类

1. 按神经元的突起数目分类　可将神经元分为三类（图 1-31）：①双极神经元，有一个轴突、一个树突，如耳蜗神经节的双极神经元；②假单极神经元，从胞体只发出一个突起，但离胞体不远处，突起即分为两支，一支为周围突，随脊神经分布于外周的感受器，另一支为中枢突，伸向中枢神经系统，如脑神经节和脊神经节的感觉神经元；③多极神经元，有一个轴突、多个树突，如脊髓前角运动神经元。

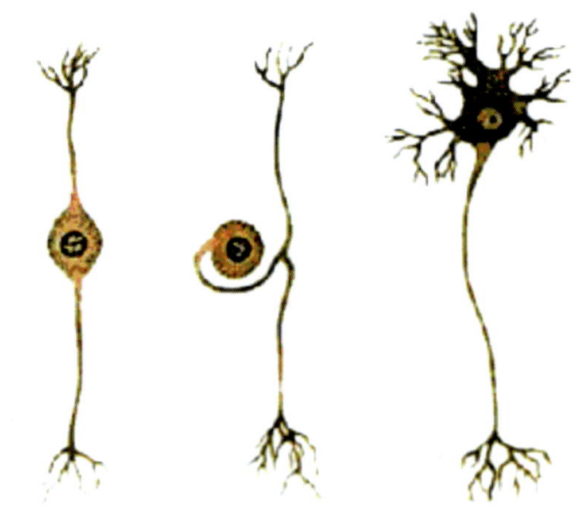

(a) 双极神经元　(b) 假单极神经元　(c) 多极神经元

图 1-31　神经元分类（按神经元的突起数目分类）

2. 按神经元的功能分类　可将神经元分为三类：①感觉神经元，也称传入神经元，多为假单极神经元，胞体主要位于脑、脊神经节内，其周围突的末梢分布在皮肤和肌肉等处，接受刺激，将刺激经中枢突传向中枢；②运动神经元，也称传出神经元，常为多极神经元，胞体主要位于脑、脊髓的灰质和植物神经节内，将神经冲动经其轴突传至肌肉或腺体等效应器；③中间神经元，也称联络神经元，介于前两类神经元之间，人类神经系统中，中间神经元数量最多，约占神经元总数的 99%，构成中枢神经系统内的复杂网络。

3. 按神经元释放神经递质的性质分类　可将神经元分为四类：①胆碱能神经元；②胺能神经元；③肽能神经元；④氨基酸能神经元。

（三）突触

突触是神经元与神经元之间，或神经元与效应细胞（肌细胞、腺细胞）之间的一种特化的细胞连接。它是神经元之间在功能上发生联系的部位，是神经元传递信息的重要结构。

1. 突触的类型 根据两个神经元之间所形成的突触部位，分为不同的类型。最常见的是轴-树突触或轴-体突触，即一个神经元的轴突终末与另一个神经元的树突或胞体的连接。此外还有轴-轴突触、树-树突触和体-树突触等。按传递信息的方式不同，突触可分为两类：①化学突触（图 1-32）：以神经递质作为信息传递的媒介，是最常见的一种连接方式。②电突触：一种缝隙连接，是以电流（电信号）为媒介传递信息。通常一个神经元有许多突触，可接受多个神经元传来的信息。

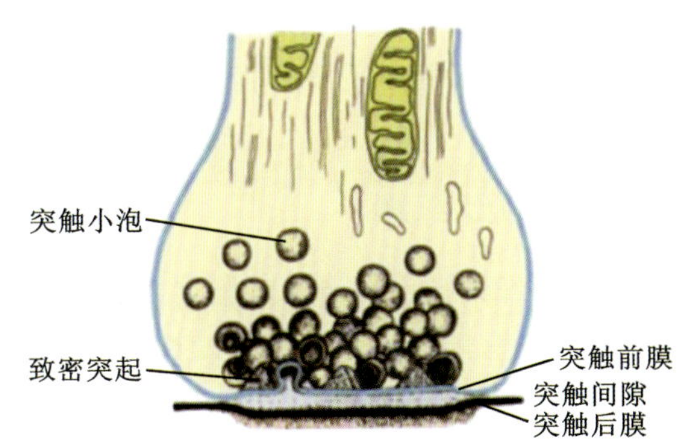

图 1-32 化学突触模式图

2. 化学突触的结构 在银染色标本中，光镜下可见轴突终末呈球状或纽扣状膨大，并附着在另一个神经元的树突或胞体的表面。电镜下观察，突触由三部分组成，即突触前部、突触间隙和突触后部。突触前部和突触后部相对应的细胞膜较其余部位略增厚，分别称为突触前膜和突触后膜，两膜之间的狭窄间隙称为突触间隙。

突触前部是指前一神经元的轴突终末结构，其靠近突触前膜侧的轴质内含有大量突触小泡和少量线粒体、滑面内质网、微管和微丝等。突触小泡的大小不一，形态多样，多为圆形，亦有扁平形，内含神经递质。神经递质分为两类，一类为肽类递质（如脑啡肽、P 物质），另一类为非肽类递质（如乙酰胆碱、去甲肾上腺素、多巴胺）。

突触后部是与突触前膜相对应的神经元树突或胞体的细胞膜特化增厚部分。突触后膜表面有受体，受体的种类很多，并具有特异性，即一种受体只能与一种相应的神经递质结合。

突触间隙是突触前膜与突触后膜之间狭小的间隙，宽 20～30 nm。当神经冲动传到突触前膜时，突触小泡与突触前膜紧贴，并将神经递质以出胞的方式释放到突触间隙内，神经递质与突触后膜上的相应受体结合，从而改变了突触后膜对离子的通透性，引起突触后膜的兴奋性变化或抑制性变化，进而引起突触后膜神经元的兴奋或抑制。随后神经递质被相应的酶（如乙酰胆碱酶）水解而失去活性，这样就保证了突触传递冲动的敏感性。由神经递质所传递的冲动是单向的。

二、神经胶质细胞

神经胶质细胞也是一种多突起的细胞，但无树突和轴突之分，广泛分布于神经系统中，根据其分布的位置不同，分为中枢神经系统的神经胶质细胞和周围神经系统的神经胶质细胞。

（一）中枢神经系统的神经胶质细胞

1. 星形胶质细胞 胶质细胞中体积最大、数量最多的一种细胞。细胞体呈星形，核大，多为圆形或卵圆形，染色较浅，胞体上发出许多突起。星形胶质细胞可又分为纤维性星形胶质细胞（主要分布在白质内）和原浆性星形胶质细胞（多分布在灰质中）两种。

星形胶质细胞的突起呈薄膜状，覆盖在神经元胞体及突起周围构成胶质膜，以防止神经递质的扩散，在传导过程中起绝缘作用，并参与构成血脑屏障。中枢神经系统损伤时，星形胶质细胞增生、肥大，并填充缺损的空隙，从而形成胶质瘢痕。

2. 少突胶质细胞 分布于神经元胞体附近和有髓神经纤维周围，胞体较星形胶质细胞小，呈椭圆形，核圆，染色较深，突起末端扩展成扁平薄膜，反复包绕神经元的轴突，形成中枢神经系统中有髓神经纤维的髓鞘。

3. 小胶质细胞 分布在灰质和白质内，是胶质细胞中体积最小的一种。胞体细长或椭圆，核小、染色深，突起细长、有分支，表面有许多小棘突。电镜下胞质内有较多溶酶体和吞饮小泡。小胶质细胞来源于血液中的单核细胞，属单核吞噬细胞系统，具有吞噬功能。

4. 室管膜细胞 分布在脑室及脊髓中央管的腔面，形成单层上皮，称室管膜，参与脉络丛的构成。

（二）周围神经系统的神经胶质细胞

1. 神经膜细胞 神经膜细胞又称施万细胞，包裹在周围神经纤维轴突的外面，可形成髓鞘。神经膜细胞的外面有一层基膜，对周围神经纤维的再生起重要的诱导作用。

2. 卫星细胞 卫星细胞又称被囊细胞，是神经节内包裹神经元胞体的扁平细胞，核圆形或卵圆形，染色较深。

三、神经纤维

神经纤维是由神经元的轴突或长树突（统称轴索）及包裹在它外面的神经膜细胞或少突胶质细胞构成，可分为有髓神经纤维和无髓神经纤维。

（一）有髓神经纤维

1. 周围神经系统的有髓神经纤维 由中央的轴索及周围的髓鞘和神经膜构成。神经膜由神经膜细胞的外层胞膜与其外面的基膜共同形成。一个神经膜细胞只包裹一段轴索，故髓鞘和神经膜呈节段性，相邻节段间的缩窄部无髓鞘，称为郎飞结，两节之间的一段纤维称结间体。电镜下，髓鞘为明暗相间的板层结构，由神经膜细胞的细胞膜反复并呈同心圆状包裹轴索相互融合而成，髓鞘的化学成分主要是髓磷脂和蛋白质，新鲜时呈闪亮的白色，但在常规染色标本上，因髓磷脂被溶解，只保留网状的蛋白质，故呈空白细网状。大多数脑神经和脊神经就属于此类。

2. 中枢神经系统的有髓神经纤维 结构基本与周围神经系统的有髓神经纤维相同，所不同的是其髓鞘是由少突胶质细胞突起末端的细胞膜反复包绕而成，纤维外表面没有基膜包裹。

神经纤维的功能是传导神经冲动。有髓神经纤维较粗，并有郎飞结，加上髓鞘的绝缘作用，故冲动的传导是通过郎飞结的轴膜呈跳跃式传导，因此，结间体越长，跳跃的距离越长，传导的速度也越快。

（二）无髓神经纤维

1. 周围神经系统的无髓神经纤维 由较细的轴索和包裹在外面的神经膜细胞构成。神经膜细胞不形成髓鞘，故无郎飞结，而且一个神经膜细胞可包裹许多条轴索。神经膜细胞外面亦有基膜（图 1-33）。

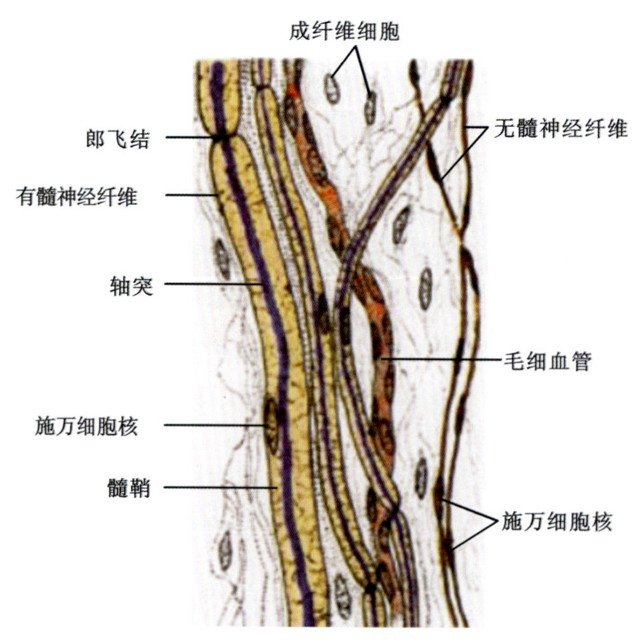

图 1-33 周围神经系统的无髓神经纤维

2. 中枢神经系统的无髓神经纤维 轴索外面没有任何髓鞘，因此轴索裸露，与有髓神经纤维混杂在一起。

无髓神经纤维因无髓鞘和郎飞结，神经冲动是通过轴膜沿着轴索作连续传导的，故其传导速度比有髓神经纤维的慢。

四、神经末梢

神经末梢为神经纤维的末端部分，分布在各种器官和组织内，按其功能的不同，分为感觉神经末梢和运动神经末梢两大类。

（一）感觉神经末梢

感觉神经末梢是感觉神经元（假单极神经元）周围突的终末部分，与周围组织共同组成感受器。按其结构不同可分为游离神经末梢和有被囊神经末梢两类。

1. 游离神经末梢 由感觉神经元周围突的终末细小分支形成，裸露而无髓鞘，主要分布在表皮、角膜上皮、黏膜上皮及某些结缔组织内，能感受痛觉、温度觉的刺激（图 1-34(a)）。

2. 有被囊神经末梢 种类很多，但外面都有结缔组织被囊包裹，常见的有以下几种。

(1) 触觉小体：椭圆形小体，外有结缔组织被囊，有髓神经纤维进入被囊时失去髓鞘，裸露的轴索分支盘绕在扁平细胞（触觉细胞）之间。触觉小体分布于皮肤真皮乳头层，以手指掌侧和足底皮肤最为丰富，能感受触觉（图 1-34(b)）。

(2) 环层小体：一般呈卵圆形，中央为一棒状圆柱体，其外面包绕着多层由扁平细胞和结缔组织围成的同心圆被囊，裸露的轴索伸入圆柱体内。环层小体广泛分布于皮肤真皮网状层、胸膜、腹膜及肠系膜等处，能感受压觉和振动觉（图 1-34(c)）。

(3) 肌梭：分布在骨骼肌内的梭形小体，内有几条细小的骨骼肌纤维，称为梭内肌纤维。裸露的轴索进入肌梭后，呈环状包绕梭内肌纤维的两端。肌梭是本体（深）感受器，主要感受骨骼肌纤维的伸缩变化，在调节骨骼肌的活动中起重要作用（图 1-34(d)）。

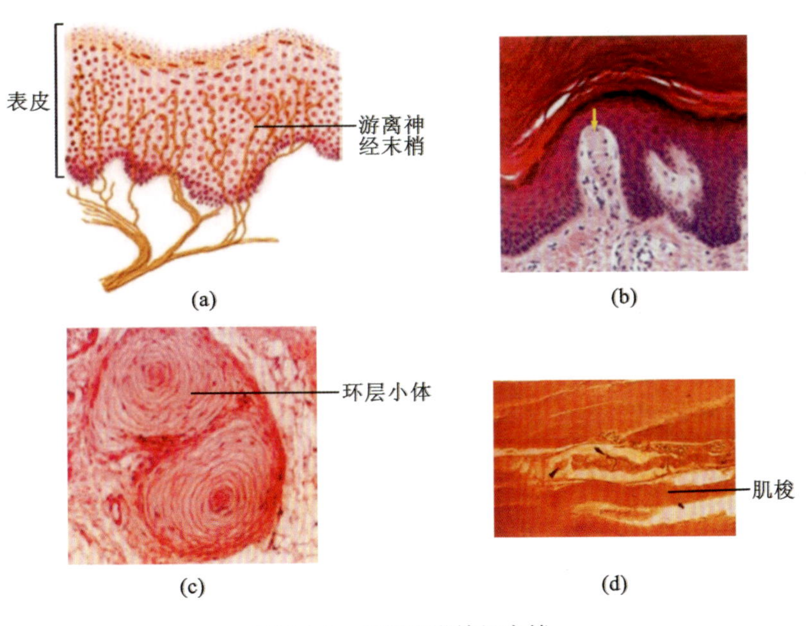

图 1-34 各种感觉神经末梢

（二）运动神经末梢

运动神经末梢是运动神经元轴突的终末部分，分别与骨骼肌、平滑肌及腺体组成相应的效应器，按其功能及分布可分为如下两类。

1. 内脏运动神经末梢 分布于心肌、平滑肌及腺体等处，较细，无髓鞘，其轴突终末分支常呈串珠样膨体，附着在肌细胞、腺细胞表面。

2. 躯体运动神经末梢 分布于骨骼肌，轴突终末分支在接近肌纤维处失去髓鞘，裸露的轴突在骨骼肌纤维表面反复分支，其末端呈爪样或花朵状附着在骨骼肌膜上，称运动终板。电镜下运动终板的结构与突触相同，故运动终板是一种神经-肌连接。

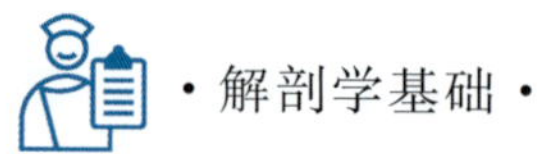

小　结

一、被覆上皮的分类及结构

- 被覆上皮
  - 单层上皮
    - 单层扁平上皮：一层扁平细胞构成，分内皮和间皮
    - 单层立方上皮：一层立方形细胞构成
    - 单层柱状上皮：一层棱柱状细胞构成
    - 假复层纤毛柱状上皮：由柱状、杯状、梭形、锥形细胞构成
  - 复层上皮
    - 复层扁平上皮：由浅入深由扁平细胞、多边形细胞和低柱状或立方形细胞构成
    - 变移上皮：细胞大小、形状和层数随器官容积改变而发生变化

二、疏松结缔组织的构成及结构特点

- 细胞
  - 成纤维细胞：多突起，扁平状，核大，核仁明显，胞质弱嗜碱性
  - 巨噬细胞：形态多样，核小，染色质致密，胞质嗜酸性
  - 脂肪细胞：呈空泡状，核被挤向一侧
  - 浆细胞：核小，偏居一侧，核内染色质呈车轮状排列，胞质嗜碱性
  - 肥大细胞：核小居中，胞质内充满粗大的嗜碱性异染颗粒
  - 未分化的间充质细胞：分化程度较低的干细胞
  - 白细胞：以变形运动形式穿出毛细血管和微静脉
- 细胞间质
  - 纤维
    - 胶原纤维：呈波浪形，有分支，交织成网
    - 弹性纤维：较细，有分支，交织成网
    - 网状纤维：细短，分支交织成网，嗜银染色
  - 基质：主要成分为蛋白多糖和糖蛋白，前者以透明质酸含量最多

三、骨骼肌的结构及功能

- 光镜结构：细长圆柱状，核呈扁椭圆形，紧靠肌膜，肌质内有大量平行排列的肌原纤维
- 超微结构
  - 肌管
    - 横小管：肌膜向肌质内凹陷形成，是兴奋传入的通道
    - 纵小管：末端膨大为终池，储存 Ca^{2+}
  - 肌原纤维
    - 粗肌丝：由肌球蛋白分子组成，位于肌节的 A 带，中间固定于 M 线上，周围有横桥
    - 细肌丝
      - 肌动蛋白：有与横桥结合的位点
      - 原肌球蛋白：位于肌动蛋白和横桥之间
      - 肌原蛋白：能与 Ca^{2+} 结合

四、神经元的构造及分类

- 神经元
  - 形态
    - 胞体：核大而圆，核仁明显，胞质内含嗜染质和神经原纤维
    - 突起
      - 树突：一至多个，呈树枝状分支
      - 轴突：只有一个
  - 分类
    - 按突起数目分：多极神经元、双极神经元、假单极神经元
    - 按功能分：感觉神经元、运动神经元、中间神经元

五、血液的组成及各种血细胞的分类

- 血浆
  - 水：约占 90%
  - 溶质（主要成分）
    - 血浆蛋白：主要是白蛋白，形成血浆胶体渗透压
    - 无机盐：主要是 NaCl，形成血浆晶体渗透压

血细胞分为如下三类

红细胞：呈双面凹圆盘状，无核，胞质内含血红蛋白

白细胞
- 中性粒细胞：核分 2～3 叶，胞质内含大小一致、分布均匀、细小的淡紫色或淡红色颗粒
- 嗜酸性粒细胞：核分 2 叶，胞质内含大小一致、分布均匀、粗大的橘红色颗粒
- 嗜碱性粒细胞：核呈 S 形或不规则形，胞质内含大小不等、分布不均匀的紫蓝色颗粒
- 淋巴细胞：大小不一，核呈深紫蓝色，胞质呈带环绕胞核，染成天蓝色
- 单核细胞：核呈肾形或马蹄形等，染色淡，胞质呈深浅不匀的灰蓝色

血小板：多角形，中央蓝紫色，周围浅蓝色

朱福良

模拟试题

一、名词解释

1. 间皮　2. 微绒毛　3. 腺上皮　4. 肌节　5. 横小管　6. 神经纤维　7. 神经末梢　8. 突触　9. 血清

二、填空题

1. 人体的基本组织分四类，即________、________、________和________。

2. 上皮组织由排列密集的________和少量的________构成。朝向体表或有腔器官表面的一端称________，相对的另一面为________。

3. 结缔组织分布广泛，形态多样，包括________、________、________和________四类。

4. 疏松结缔组织中具有合成纤维和基质功能的细胞是________，能合成和分泌免疫球蛋白的细胞是________。

5. 根据软骨基质中所含纤维成分和数量的不同分为________、________和________。

6. 肌组织可分为________、________和________三类。

7. 神经组织由________和________构成。

8. 神经元的形态多样，但都可分为________和________两部分。

9. 神经元按功能不同分为________、________和________。

10. 血液由________和________构成，血液总量约占体重的________。

11. 正常红细胞的数量，男性为________，女性为________。外周血中网织红细胞约占红细胞总数的________。

三、选择题

【A1 型题】

1. 被覆上皮的特点不包括(　　)。
A. 细胞多且排列紧密　B. 上皮细胞有极性　C. 有丰富的血管
D. 有丰富的神经末梢　E. 基底面有基膜

2. 下列何处的上皮称为内皮？(　　)
A. 胃黏膜　B. 心内膜　C. 气管黏膜　D. 肾小管上皮　E. 子宫内膜

3. 下列哪种上皮无分泌功能？(　　)
A. 单层立方上皮　B. 间皮　C. 单层柱状上皮
D. 假复层纤毛柱状上皮　E. 复层扁平上皮

4. 单层柱状上皮分布于(　　)。
A. 胃　B. 气管　C. 膀胱　D. 食管　E. 以上都不是

5. 假复层纤毛柱状上皮的特点不包括(　　)。
A. 柱状细胞含量最多　B. 属于单层上皮　C. 细胞高矮不一
D. 所有细胞都附着于基膜上　E. 上皮游离面均有纤毛

6. 光镜下观察一上皮组织切片：靠基膜处细胞为立方形，中间数层细胞为多边形，浅层细胞近似大立方形，这种上皮为(　　)。

A. 复层扁平上皮　　B. 变移上皮　　C. 单层立方上皮
D. 假复层纤毛柱状上皮　　E. 单层柱状上皮

7. 复层扁平上皮中哪一层细胞有较强的分裂增殖能力？(　　)

A. 表层扁平形细胞　　B. 中间多边形细胞　　C. 基底层扁平细胞
D. 基底层矮柱状细胞　　E. 以上都不是

8. 下列哪项不属于结缔组织的功能？(　　)

A. 支持　　B. 连接　　C. 营养　　D. 传递冲动　　E. 保护

9. 固有结缔组织不包括(　　)。

A. 骨组织　　B. 疏松结缔组织　　C. 网状组织　　D. 脂肪组织　　E. 致密结缔组织

10. 在疏松结缔组织中含量最多的细胞是(　　)。

A. 肥大细胞　　B. 巨噬细胞　　C. 浆细胞　　D. 脂肪细胞　　E. 成纤维细胞

11. 下列哪项不属于巨噬细胞的功能？(　　)

A. 变形运动　　B. 吞噬细菌、异物
C. 参与免疫应答的调节　　D. 参与过敏反应
E. 合成和分泌生物活性物质

12. 核内染色质呈车轮状排列的细胞是(　　)。

A. 成纤维细胞　　B. 浆细胞　　C. 肥大细胞　　D. 脂肪细胞　　E. 巨噬细胞

13. 肥大细胞的颗粒中不含(　　)。

A. 肝素　　B. 组织胺　　C. 免疫球蛋白　　D. 白三烯　　E. 以上都不对

14. 主要分布于造血器官的组织是(　　)。

A. 疏松结缔组织　　B. 致密结缔组织　　C. 网状组织
D. 脂肪组织　　E. 以上都不是

15. 常黏合在一起构成纤维束，呈波浪形，韧性大、抗拉力强的纤维是(　　)。

A. 胶原纤维　　B. 弹性纤维　　C. 网状纤维　　D. 肌原纤维　　E. 神经原纤维

16. 下列有关骨骼肌纤维结构特点的叙述，错误的是(　　)。

A. 细胞核均位于肌膜下
B. 肌质中有大量平行排列的肌原纤维
C. 相邻两条 M 线间的肌原纤维称肌节
D. 所有肌原纤维的明带和暗带排在同一平面上
E. 肌纤维有明暗相间的横纹

17. 横小管的作用是(　　)。

A. 储存 Ca^{2+}　　B. 收缩　　C. 传入兴奋的通道
D. 血液流动的通道　　E. 以上都不对

18. 下列有关心肌的微细结构的叙述，错误的是(　　)。

A. 纤维呈短柱状　　B. 纤维分支吻合成网　　C. 核位于肌膜下
D. 肌纤维连接处形成闰盘　　E. 肌纤维有明暗相间的横纹

19. 分布到内脏器官的肌主要是(　　)。

A. 平滑肌　　B. 骨骼肌　　C. 心肌
D. 平滑肌和心肌　　E. 三种肌都是

20. 骨骼肌肌质网终池内储存的与肌收缩有关的离子是(　　)。

A. K^{+}　　B. Na^{+}　　C. Ca^{2+}　　D. Mg^{2+}　　E. Fe^{3+}

21. 骨骼肌兴奋-收缩耦联的结构基础是(　　)。

A. 横管　　B. 纵管　　C. 终池　　D. 三联体　　E. 肌浆

22. 肌肉兴奋-收缩的耦联因子是(　　)。

A. Ca^{2+}　　B. ATP　　C. ATP 酶　　D. cAMP　　E. 以上都不是

23. 相继刺激落在肌肉收缩的收缩期内引起的收缩为(　　)。

A. 单收缩　　B. 强直收缩　　C. 等长收缩　　D. 等张收缩　　E. 以上都不是

24. 当新刺激落在肌肉前一个收缩进程的舒张期时,引起(　　)。

A. 单收缩　　B. 不完全强直收缩　　C. 完全强直收缩

D. 等张收缩　　E. 等长收缩

25. 神经元内合成神经递质的细胞器是(　　)。

A. 线粒体　　B. 内质网　　C. 尼氏体　　D. 神经原纤维　　E. 内网器

26. 下列有关神经元形态结构的描述,错误的是(　　)。

A. 胞体形态多样　　B. 核大,核仁明显

C. 有许多树突和轴突　　D. 胞质内含尼氏体

E. 胞质内含神经原纤维

27. 运动终板是指(　　)。

A. 分布于心肌、平滑肌的运动神经末梢　　B. 游离神经末梢

C. 有被囊的神经末梢　　D. 分布到骨骼肌的躯体运动神经末梢

E. 分布到腺体的运动神经末梢

28. 中性粒细胞的功能是(　　)。

A. 参与体液免疫　　B. 参与细胞免疫　　C. 产生慢反应物质

D. 参与过敏反应　　E. 具有变形运动和吞噬功能

29. 具有特异性免疫作用的白细胞是(　　)。

A. 嗜酸性粒细胞　　B. 嗜碱性粒细胞　　C. 淋巴细胞

D. 中性粒细胞　　E. 单核细胞

【A2 型题】

30. 12 岁女孩,手和前臂不慎被开水烫伤,伤处出现大小不等的水疱,并有剧烈的疼痛。这种感觉由下列哪种神经末梢感受?(　　)

A. 游离神经末梢　　B. 触觉小体　　C. 环层小体

D. 肌梭　　E. 运动终板

31. 中年男性,以右下腹持续性疼痛伴发热、恶心、呕吐前来就诊,体检右下腹有明显的压痛和反跳痛,初步诊断为急性阑尾炎。此时为该患者做血常规检查,下列哪种细胞增高?(　　)

A. 中性粒细胞　　B. 嗜酸性粒细胞　　C. 单核细胞

D. 嗜碱性粒细胞　　E. 淋巴细胞

32. 13 岁女孩,消瘦,偏食,家长带其前来就诊。经询问病史和做血液检查,该患者红细胞数和血红蛋白含量均低于正常值,初步诊断为贫血。正常血红蛋白含量为(　　)。

A. 100～150 g/L　　B. 110～150 g/L　　C. 110～160 g/L

D. 120～150 g/L　　E. 120～160 g/L

四、问答题

1. 何种被覆上皮耐摩擦?简述其基本结构。
2. 简述疏松结缔组织中成纤维细胞、浆细胞的形态和功能。
3. 简述神经元的形态构造。
4. 简述红细胞的形态、功能及正常值。
5. 简述有粒白细胞的形态及功能。
6. 所学过的基本组织中,哪些细胞具有吞噬功能?它们之间有联系吗?

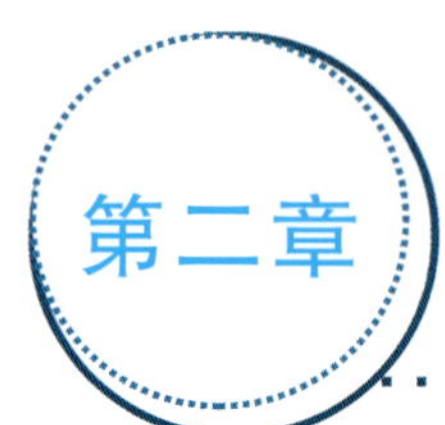

第二章 运动系统

学习目标

掌握：骨的分类；椎骨、肋、胸骨、上肢骨和下肢骨的形态和位置；骨盆的组成、分部和女性骨盆的特点；颅骨、躯干及四肢骨的骨性标志；关节的基本构造；肩关节、肘关节、髋关节、膝关节的组成、结构特点和运动；肌的分类、构造；三角肌、臀大肌的形态、位置、结构特点和作用；膈肌、腹直肌、腹外斜肌、腹内斜肌、腹横肌、腹股沟管的形态、位置及通过物；全身的肌性标志。

熟悉：骨的构造，颅的整体观及新生儿颅的特点；脊柱的组成，胸廓的形态、组成及连结；桡腕关节、距小腿关节的组成和运动；颈肌形态和位置，腹直肌鞘的构成和形态特点。

了解：骨连结的概念，颅骨的连结形式，上下肢带骨的连结，骨的可塑性；躯干肌组成，臂肌、大腿肌分群，盆骶肌的概念。

人们每天都要进行各种各样的运动，这些运动都要依赖运动系统来完成。那么运动系统是如何构成的呢？运动系统由骨、骨连结和骨骼肌组成，全身的骨借骨连结构成了人体的支架——骨骼（图 2-1）。不同部位的骨在形态、结构、功能方面有哪些不同？它们是如何连结及运动的？现在我们带着这些问题来学习骨与骨连结。

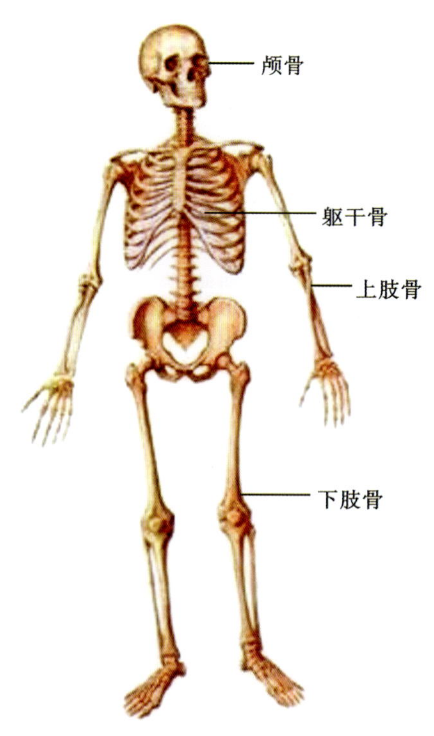

图 2-1　全身骨骼

第一节　骨与骨连结

一、概述

（一）骨

骨主要由骨组织构成，外覆骨膜，内含骨髓，有丰富的血管、淋巴管和神经。活体骨具有生长发育及自我修复的再生能力。

1. 骨的分类

成人共有 206 块骨，按部位可分为颅骨、躯干骨和四肢骨，按形态可分为长骨、短骨、扁骨和不规则骨四类（图 2-2）。

（1）长骨：呈长管状，两端膨大的部分称骺，中间为干（体）。长骨内部空腔称髓腔，容纳骨髓。长骨主要分布于四肢，如肱骨、股骨等。

（2）短骨：呈立方形，多成群分布于较灵活的部位，如腕骨、跗骨等。

（3）扁骨：呈板状，主要构成颅腔、胸腔和盆腔的壁，起保护作用，如颅盖骨、胸骨等。

（4）不规则骨：形状不规则，如椎骨等。

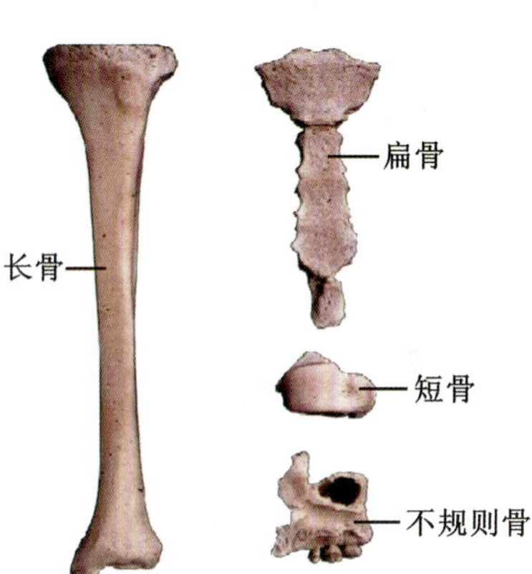

图 2-2　骨的形态

2. 骨的构造

骨由骨膜、骨质和骨髓三部分构成，并有血管、淋巴管和神经等结构（图 2-3）。

（1）骨膜：一层致密的结缔组织膜，被覆于骨的内、外表面（关节面除外），分别称为骨外膜和骨内膜。骨膜含有丰富的血管、淋巴管和神经，也含有成骨细胞和破骨细胞。对骨的生长、营养及再生有重要作用。当骨膜剥离时，骨不易修复，甚至可能坏死，故手术时要尽量保留骨膜。

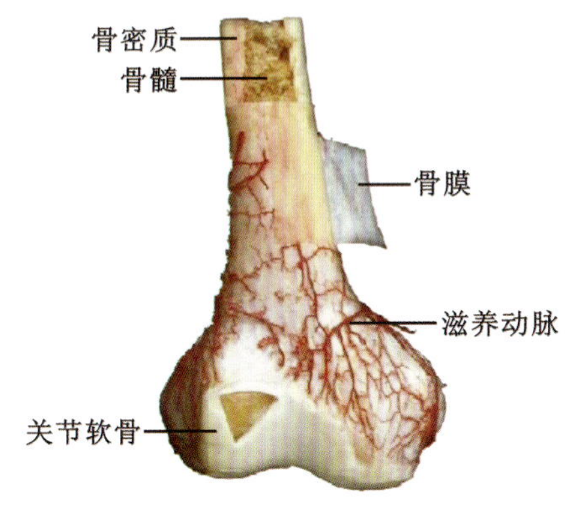

图 2-3　骨的构造

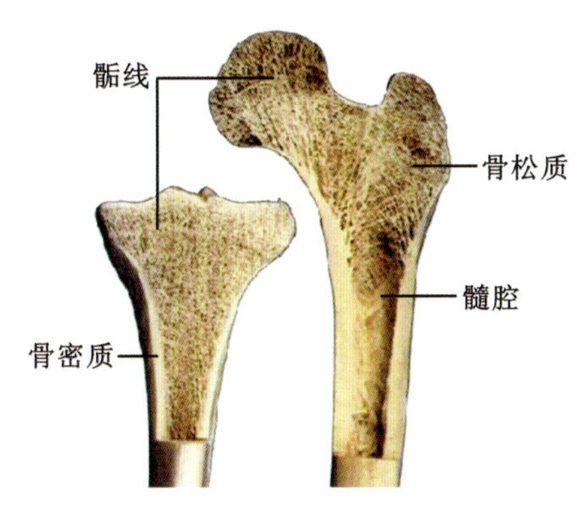

图 2-4　骨质

（2）骨质：由骨组织构成，分为骨密质和骨松质（图 2-4）。

① 骨密质：致密坚硬，耐压性较强，配布于骨的表面。

② 骨松质：由骨小梁构成，结构疏松，配布于长骨的两端，短骨、扁骨和不规则骨的内部。颅盖骨内、外两层为骨密质，分别称为内板和外板，二板之间的骨松质称为板障，内有板障静脉通过。

（3）骨髓：充填于骨髓腔和骨松质间隙内，分为红骨髓和黄骨髓。

① 红骨髓：呈红色，具有造血功能。胎儿和婴幼儿（5 岁前）全身所有骨内均为红骨髓，随着年龄的增长，红骨髓逐渐减少，成年后仅分布于长骨两端、短骨、扁骨和不规则骨的骨松质内并终生保留。临床上常在髂前上棘、胸骨等处行骨髓穿刺术，以获取骨髓来检查骨髓内血细胞状况。

② 黄骨髓：呈黄色，位于长骨骨干内。在5岁以后，原有的红骨髓被大量的脂肪组织所代替，由红色转变成黄色。黄骨髓无造血功能，但在慢性失血过多或重度贫血时，部分黄骨髓可转化为红骨髓，恢复其造血功能。

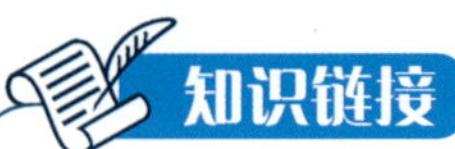

骨髓穿刺术

骨髓穿刺术是采集骨髓的临床常用技术，主要用于骨髓细胞学、细菌学检查。最常用的穿刺部位是髂骨，包括髂结节、髂前上棘和髂后上棘，必要时还可从胸骨或腰椎棘突等部位抽取。

3. 骨的化学成分和物理特性

骨含有有机质和无机质两种化学成分。有机质主要是骨胶原纤维和黏多糖蛋白，构成骨的支架，赋予骨弹性和韧性；无机质主要是碱性磷酸钙，使骨坚硬挺实。骨的物理特性随化学成分的改变而发生改变。

知识拓展

成年骨组织中有机质和无机质的比例为3∶7时是最为合适的比例，使骨的硬度、弹性和韧性达到最佳，具有最大的抗压能力；幼年骨组织中有机质较多，弹性大而硬度小，外伤时不易发生骨折或折而不断，临床上称为青枝骨折；老年骨组织中无机质相对较多，脆性大，易发生粉碎性骨折。

4. 骨的发生和生长

骨发生于中胚层的间充质。颅顶骨和面颅骨的发生属于膜化骨，四肢骨（锁骨除外）和颅底骨的发生属于软骨化骨。

骨的生长：小儿长骨的干与骺之间有一部分为软骨，称为骺软骨。骺软骨不断生长，又不断骨化，使骨的长度增长。成年后骺软骨全部骨化，长骨则不能继续增长了，原骺软骨处留有一线状痕迹，称为骺线。

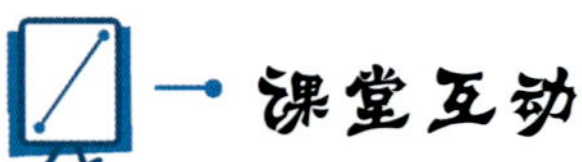

根据所学知识判断你自己的身高能否再增长？

（二）骨连结

骨与骨之间的连结装置称为骨连结，分为直接连结和间接连结两大类。

1. 直接连结 骨与骨之间借纤维结缔组织、软骨或骨直接相连，其间没有腔隙且稳固，活动性较小或不活动，分为以下三类：①纤维连结；②软骨连结；③骨性结合。

2. 间接连结 间接连结即关节，又称滑膜关节。

（1）关节的基本结构（图2-5）。

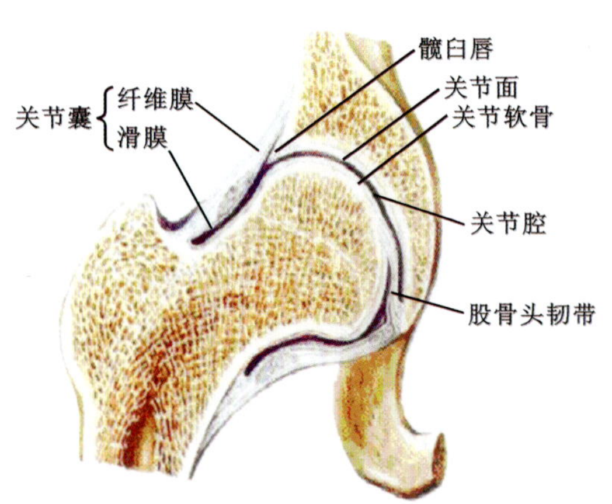

图2-5 关节的基本结构

① 关节面：参与构成关节的骨的接触面，多为一凸一凹，凸者即关节头，凹者即关节窝。关节面上覆盖有薄层关节软骨，光滑而富有弹性，可减少运动时关节面的摩擦，缓冲震荡和冲击。

② 关节囊：由纤维结缔组织膜构成的囊，附着在关节软骨周缘并与骨膜融合连续。它包围关节，封闭关节腔。关节囊可分内、外两层：外层为纤维膜，厚而坚韧，富含血管和神

经；内层为滑膜，柔软而光滑，可分泌滑液，有润滑和营养软骨的作用。

③ 关节腔：关节面和关节囊滑膜围成的密闭腔隙。腔内为负压，含少量滑液，对维持关节的稳固性有一定作用。

(2) 关节的辅助结构：有些关节除具备基本结构外，还有一些辅助结构，如韧带、关节盘、关节唇等，可增加关节的稳固性或灵活性。

(3) 关节的运动形式：①屈、伸；②内收、外展；③旋转；④环转。

二、躯干骨及其连结

躯干骨包括椎骨、胸骨和肋三部分，借骨连结参与构成脊柱和胸廓。

(一) 脊柱

脊柱由 24 块椎骨、1 块骶骨、1 块尾骨及椎骨的连结构成。

1. 椎骨

椎骨共有 24 块，分别为颈椎 7 块、胸椎 12 块、腰椎 5 块。幼儿时有 5 块骶椎和 4 块尾椎，成年后 5 块骶椎和 4 块尾椎分别骨化为 1 块骶骨和 1 块尾骨。

(1) 椎骨的一般形态：属不规则骨，分为椎体和椎弓两部分，两部之间围成椎孔。所有椎孔相连形成椎管，椎管内容纳脊髓。

(2) 各部椎骨的特征：

① 颈椎：椎体较小，棘突末端分叉，横突上有一小孔称为横突孔，有椎动脉和椎静脉通过。颈椎的椎孔较大，呈三角形。第 1 颈椎又名寰椎，呈环形，没有椎体。第 2 颈椎又名枢椎，椎体上面伸出一个齿突，与寰椎齿突凹相关节(图 2-6)。第 7 颈椎又名隆椎，棘突特别长，末端不分叉，体表易触摸，是确定椎骨序数的标志(图 2-7)。

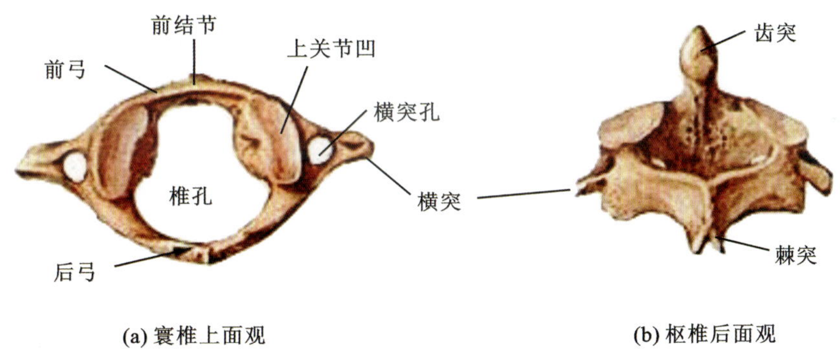

图 2-6 寰椎和枢椎

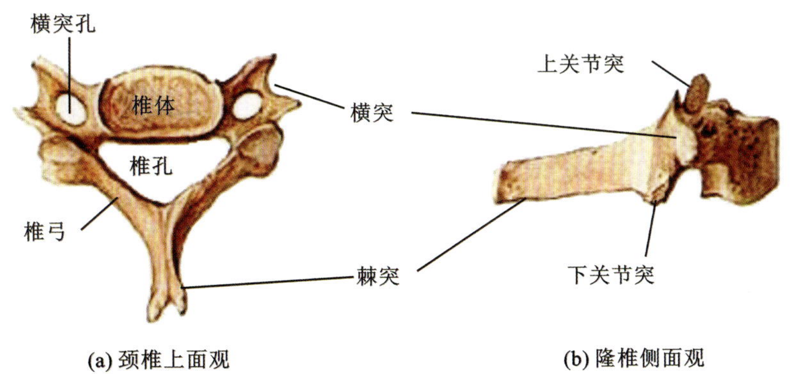

图 2-7 颈椎和隆椎

② 胸椎(图 2-8)：有椎体肋凹和横突肋凹，棘突较长且向后下方倾斜，所有胸椎棘突连在一起呈叠瓦状。

(a) 右侧面观　　(b) 上面观

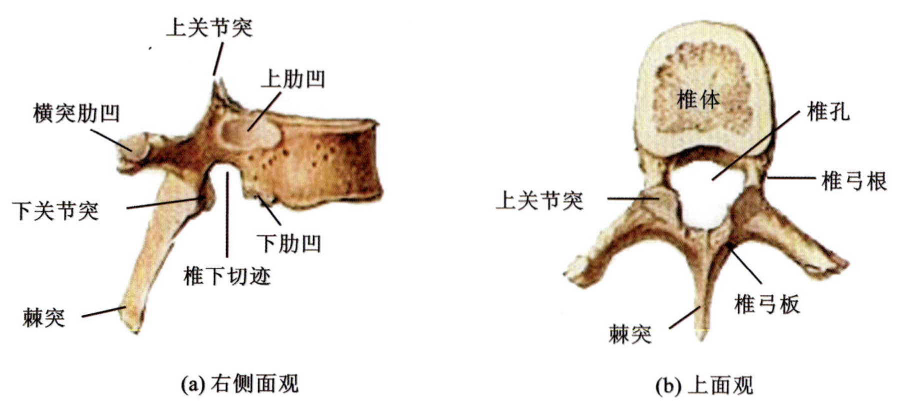

图 2-8　胸椎

③ 腰椎(图 2-9):椎体最大,棘突宽短呈板状,并于矢状水平位后伸。腰椎棘突间隙较宽,临床上常选第 3～4 或第 4～5 腰椎间隙做穿刺。

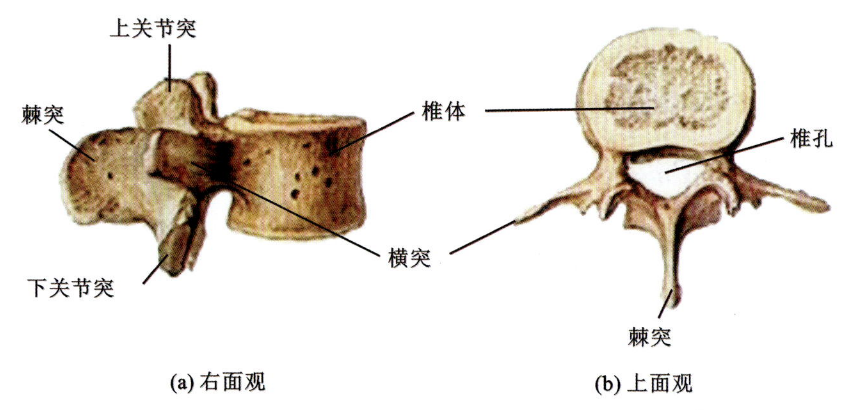

(a) 右面观　　(b) 上面观

图 2-9　腰椎

课堂互动

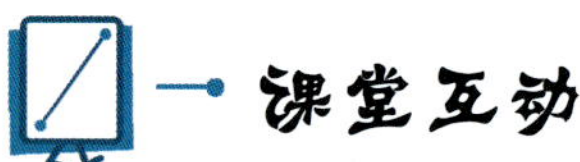

你会对腰椎穿刺准确定位吗?

2. 骶骨

骶骨由 5 块分离的骶椎融合而成,呈三角形,前面观如图 2-10 所示,后面观如图 2-11 所示。骶管裂孔两侧有突出的骶角,临床上以其为标志进行骶管麻醉。

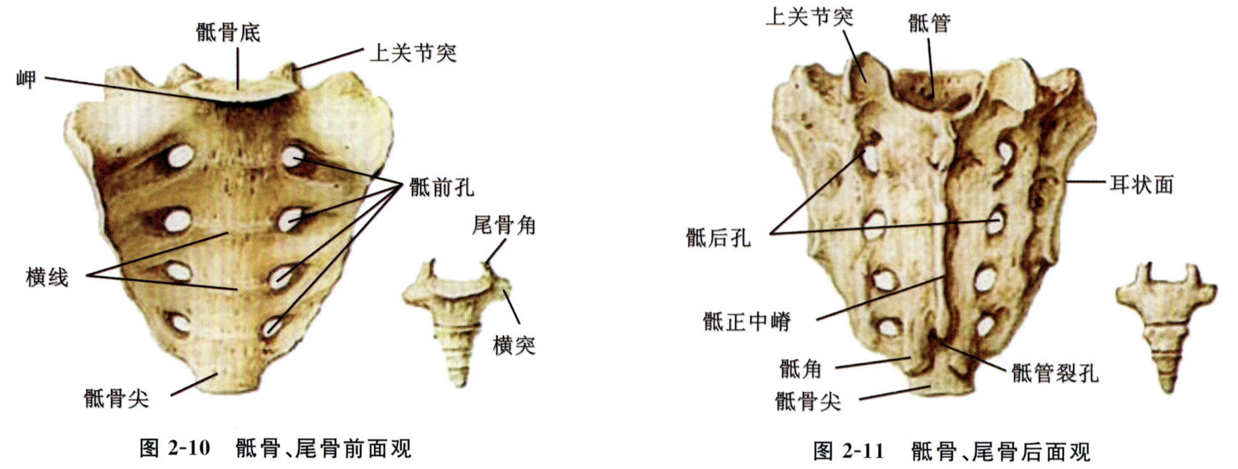

图 2-10　骶骨、尾骨前面观

图 2-11　骶骨、尾骨后面观

3. 尾骨　由 4 块尾椎融合而成,人类在进化过程中退化。

案例分析

患者，男，43 岁，重体力工人，腰痛伴左腿痛反复发作半年。疼痛时轻时重，轻时可参加轻体力劳动，但走路多或弯腰持重物时，可引起或加重疼痛。疼痛部位在腰下部、左侧臀部和大腿后侧，有时可放射至左小腿后侧，并有麻木感及刺痛感。疼痛严重时，卧床休息几天便能缓解。

体格检查：脊柱于腰段向右侧凸，在第 4、5 腰椎棘突间隙有压痛点，于左侧大转子与坐骨结节连线中点有压痛，且沿左腿后侧放射到足跟，左侧下肢上举时疼痛明显。

提示：腰椎间盘突出症。

课堂互动

该患者为什么会患腰椎间盘突出症？只有了解了椎骨有哪些连结，椎间盘的位置及结构如何，才能解开这个谜团。下面让我们来学习椎骨的连结。

4. 椎骨的连结

（1）椎体间的连结：构成脊柱的椎体间借椎间盘、前纵韧带和后纵韧带相连。

① 椎间盘（图 2-12）：连结相邻两个椎体间的纤维软骨盘，由髓核和纤维环两部分构成。髓核位于椎间盘的中央稍偏后，是柔软富有弹性的胶状物。纤维环环绕在髓核周围，由数层同心圆排列的纤维软骨环构成，质坚韧，其前部较宽，后部较窄，牢固连结相邻椎体，并保护和限制髓核向外膨出。因此，整个椎间盘既坚韧又富有弹性，除对椎体起连结作用外，还可缓冲震荡，起到类似弹簧垫的作用，并保证脊柱能向各个方向运动。当椎间盘纤维环破裂时，髓核容易向后外侧脱出，突入椎管或椎间孔，压迫脊髓或脊神经根，产生相应的临床症状，称为椎间盘突出症。

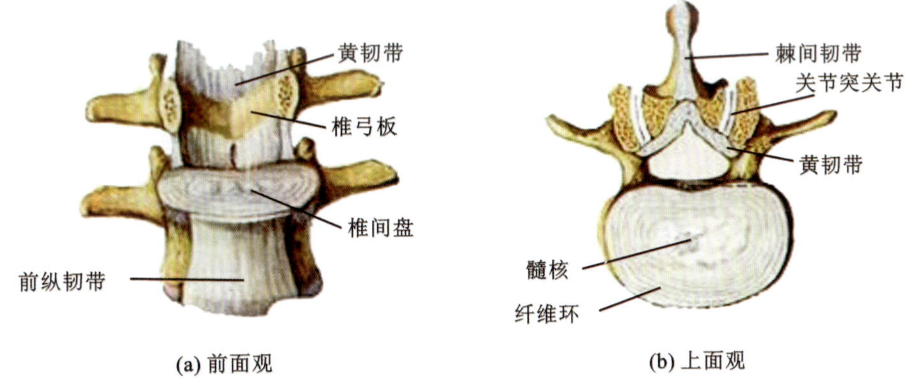

图 2-12　椎间盘

② 前纵韧带（图 2-13）：紧密附着于所有椎体和椎间盘前面的纵长韧带，有防止脊柱过度后伸和椎间盘向前突出的作用。

③ 后纵韧带：位于椎管内椎体和椎间盘后面的纵长韧带，有防止脊柱过度前屈的作用；参与构成椎管前壁。

（2）椎弓间的连结。

① 黄韧带：连结相邻椎弓板之间的短韧带，由黄色的弹性纤维构成，参与围成椎管。

② 棘间韧带：连于相邻棘突之间的短韧带。

③ 棘上韧带：附着于胸、腰、骶椎各棘突尖端的纵长韧带，附着于颈椎棘突的三角形板状韧带称为项韧带。后纵韧带、黄韧带、棘间韧带和棘上韧带都有限制脊柱过度前屈的作用。

④ 关节突关节：由相邻椎骨上、下关节突的关节面构成。

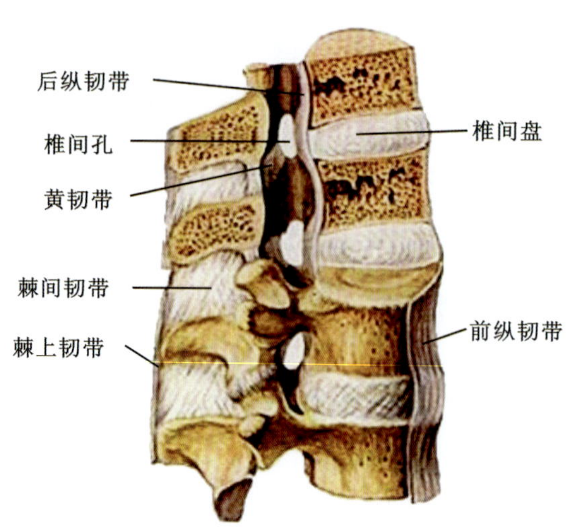

图 2-13　椎体间的连结(正中矢状面)

(3) 脊柱与颅骨间的连结:①寰枕关节;②寰枢关节。

5. 脊柱的整体观和运动

(1) 脊柱的整体观(图 2-14):可见 4 个生理性弯曲,分别为颈曲、胸曲、腰曲和骶曲。其中颈曲和腰曲凸向前,胸曲和骶曲凸向后。这些生理性弯曲增大了脊柱的弹性,对维持人体的平衡及减轻震荡有重要意义。

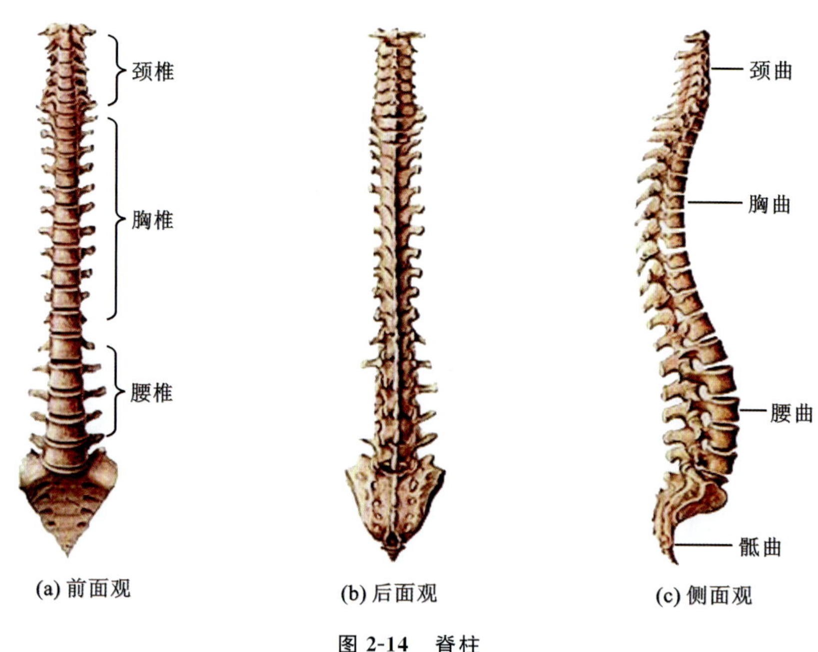

图 2-14　脊柱

(2) 脊柱的运动:脊柱是人体的中轴,具有支持、保护和运动等功能。脊柱可做屈、伸、侧屈、旋转和环转等运动,其中颈部和腰部的运动幅度较大。脊柱的活动度与年龄、性别、锻炼程度有关。由于腰部的运动幅度较大,故腰部损伤也较为常见。

(二) 胸廓

胸廓由 12 块胸椎、12 对肋、1 块胸骨和它们之间的连结共同构成。

1. 肋　肋由肋骨和肋软骨组成。

(1) 肋骨(图 2-15):有 12 对,属于扁骨,细长,呈弓形。其主要结构有肋头、肋颈、肋体、肋结节、肋角和肋沟等。第 1 对肋骨扁宽而短,无肋角和肋沟;第 11、12 对肋骨无肋结节、肋颈和肋角。

(2) 肋软骨:透明软骨,连结于相应的肋骨前端,终生不骨化。上 7 对肋借肋软骨与胸骨直接相连,称真肋;第 8～10 对肋不直接与胸骨相连,称假肋;第 11、12 对肋前端游离于腹肌内,称为浮肋。

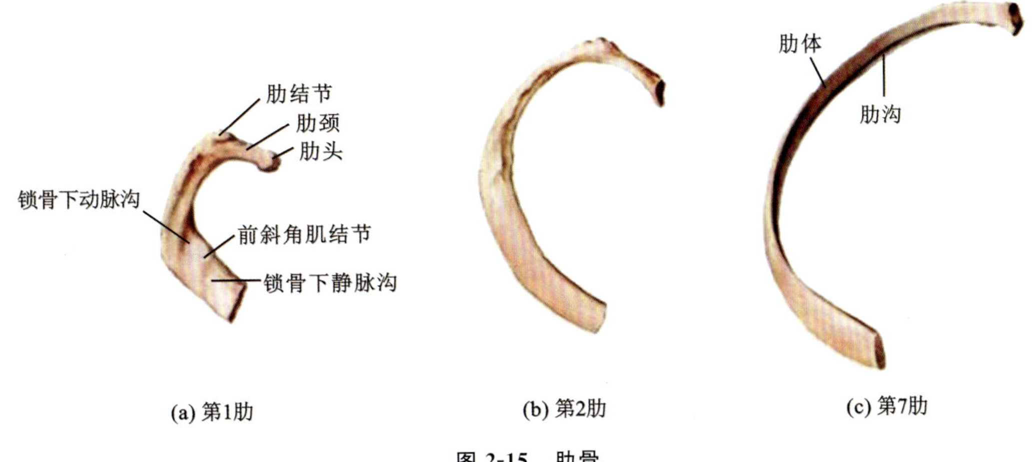

图 2-15 肋骨

2. 胸骨

胸骨位于胸前壁正中，前面微凸，分胸骨柄、胸骨体和剑突三部分(图 2-16)。胸骨柄上缘有颈静脉切迹，两侧有锁切迹连锁骨，外侧缘接第 1 肋。胸骨体呈长方形，外侧缘接第2～7 肋。剑突扁薄，下端游离。胸骨柄与胸骨体相连处，形成微向前凸的横嵴，称胸骨角，外侧与第 2 肋软骨相连，为计数肋序数的标志。

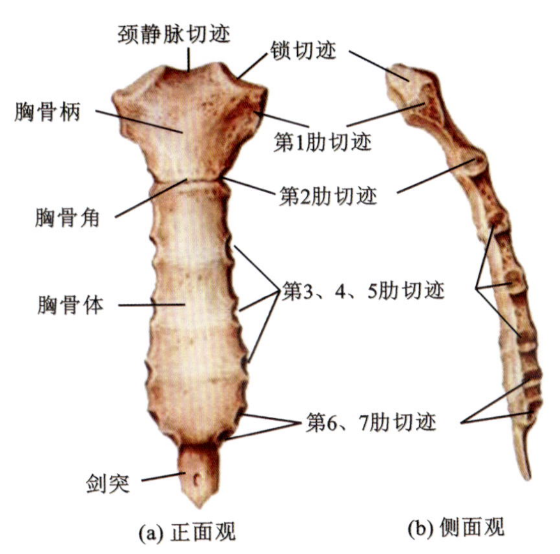

图 2-16 胸骨

3. 胸廓的整体观和运动

胸廓(图 2-17)由 12 块胸椎、12 对肋、1 块胸骨和它们之间的连结共同构成。

(1) 胸廓的连结：

① 肋椎关节：肋骨与脊柱的连结包括肋头关节和肋横突关节。上述两关节在功能上属联动关节，运动时可使胸廓增大或缩小，从而改变胸腔容积，有助于呼吸。

② 胸肋关节：由第 2～7 肋软骨与胸骨相应的肋切迹构成，属于微动关节。第 1 肋与胸骨柄之间借软骨构成胸肋结合。第 8～10 肋软骨依次与上位肋软骨相连构成肋弓。第 11 肋和第 12 肋前端游离于腹肌中。

(2) 胸廓的整体观：胸廓呈上窄下宽、前后略扁的圆锥形，容纳胸腔脏器。胸廓具有上、下两口和前、后、外侧壁。①胸廓上口比较小，由胸骨柄上缘、第 1 肋和第 1 胸椎体围成，向前下倾斜，是胸腔与颈部的通道。②胸廓下口宽而不规则，由第 12 胸椎、第 12 肋及第 11 肋前端、肋弓和剑突围成。两侧肋弓之间的夹角称胸骨下角。剑突与肋弓之间的夹角称为剑肋角，左剑肋角是心包穿刺的常选部位。相邻两肋之间的间隙称为肋间隙。

(3) 胸廓的运动：胸廓除支持和保护胸腔脏器外，还参与呼吸运动。在吸气时，肋前端上举，胸骨上

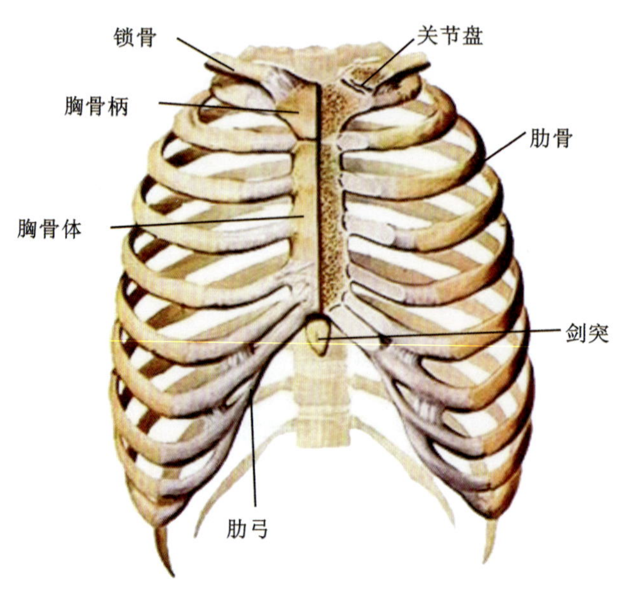

图 2-17　胸廓(前面观)

升,胸廓前后径和横径均加大,胸腔容积增大;呼气时,在重力和胸廓弹性的作用下自然回位,胸腔容积缩小。

三、颅骨及其连结

(一)颅骨

颅骨(图 2-18):成人共 23 块,按颅骨所在的位置分脑颅骨和面颅骨两部分。脑颅骨围成颅腔,容纳脑,面颅骨构成面部支架。

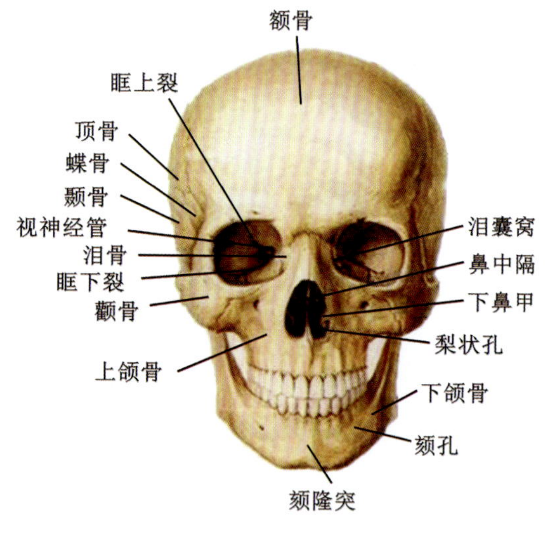

图 2-18　颅骨

1. 脑颅骨

脑颅骨(共 8 块):前方突出的额骨,下方颅底中部有一块形如蝴蝶的蝶骨,其前方有筛骨,后方突出的枕骨,头顶两侧各一块顶骨,两耳处各一块颞骨。

2. 面颅骨

面颅骨(共 15 块):①不成对的:下方的下颌骨,鼻腔正中有一犁骨,位于下颌骨下后方游离的舌骨。②成对的:位于下颌骨上方的一对称上颌骨,紧靠上颌骨后方各有一腭骨,两上颌骨之间前上方形成鼻背的一对鼻骨,上颌骨外上方向向外上突出的一对颧骨,两眶内侧壁各有一小的泪骨,鼻腔外侧壁下方有一对下鼻甲。

(二)颅的整体观

所有颅骨连成的整体结构称为颅,对脑、视器和位听器等有保护和支持作用。

1. 颅的顶面观　颅顶(颅盖)外面呈卵圆形,前窄后宽,光滑隆凸,有三条缝:位于额骨和顶骨之间的冠状缝,位于正中两顶骨之间的矢状缝,后方两侧顶骨与枕骨之间的人字缝等。颅盖内面凹陷,正中有上矢状窦沟,两侧有颗粒小凹、脑回压迹和脑膜中动脉压迹等。

2. 颅的后面观　颅后面可见人字缝,枕骨中央突出部为枕外隆凸,两侧延伸的骨嵴称为上项线。

3. 颅底内面观(图 2-19)　颅底内面:凹凸不平,可分为颅前窝、颅中窝和颅后窝三部分。窝内有很多孔裂,有血管和神经通过。

(1) 颅前窝:由额骨、筛骨和蝶骨构成。正中有一向上的突起称为鸡冠,其两侧的水平骨板称为筛板,筛板上的许多小孔称为筛孔,通鼻腔。筛板较薄,外伤时易发生骨折而导致脑脊液鼻漏。

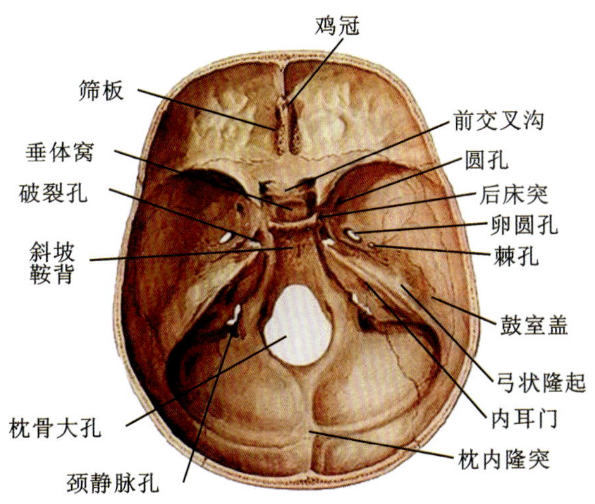

图 2-19 颅底内面观

(2) 颅中窝:主要由蝶骨、颞骨构成。颅中窝中央形似鞍状的突起称蝶鞍,正中有容纳脑垂体的垂体窝,前有视神经管,后为鞍背;垂体窝两侧由前向后依次为眶上裂、圆孔、卵圆孔和棘孔,有神经和血管通过;卵圆孔后方有三叉神经压迹,外侧有鼓室盖和弓状隆起。

(3) 颅后窝:由枕骨和颞骨构成。中央有枕骨大孔,外侧缘有舌下神经管,枕骨大孔后上方高起的骨嵴称为枕内隆凸,其两侧为横窦沟和乙状窦沟,乙状窦沟终末延至颈静脉孔。颞骨岩部后面中部的孔称为内耳门,通内耳道。

4. 颅底外面观(图 2-20) 颅底外面凹凸不平,孔裂甚多,分为前、后两部。前部中央为上颌骨与腭骨构成的骨腭,骨腭前缘和两侧为牙槽弓,正中有切牙孔,后外侧有腭大孔,后方由蝶骨与腭骨围成鼻后孔及分隔鼻后孔的犁骨;前部两侧有颧弓,其后方为下颌窝和关节结节。后部中央为枕骨大孔,其后上方的粗糙隆起称为枕外隆凸,是重要的骨性标志。外侧的椭圆形关节面突起称为枕髁,根部有一开口称舌下神经管外口,枕髁外侧不规则的孔是颈静脉孔,颈静脉孔的前方,从后向前有颈动脉管外口、棘孔、卵圆孔。颈静脉孔后外侧的细长突起称为茎突,粗大的圆形突起称为乳突,也是重要的骨性标志。茎突和乳突之间有茎乳孔。

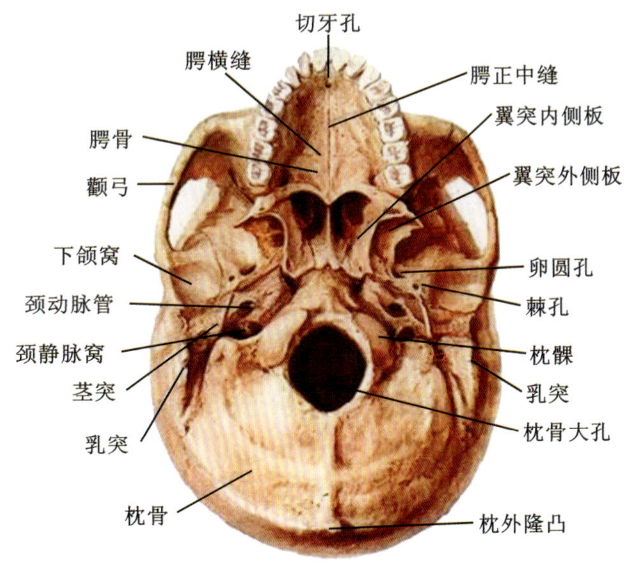

图 2-20 颅底外面观

5. 颅的侧面观(图 2-21) 颅的侧面主要由额骨、顶骨、颞骨、蝶骨和枕骨构成。中部有外耳门,其后有乳突,其前有颧弓,颧弓上方为颞窝,下方为颞下窝。在颞下窝内侧壁的上颌骨与蝶骨之间有一裂隙,称为翼腭窝。颞窝内,额、顶、颞、蝶四骨邻接处构成 H 形缝,称为翼点,此处骨壁薄弱,内面有脑膜中动脉的前支通过，受外力打击时易损伤而导致硬膜外血肿。

6. 颅的前面观(图 2-22) 颅的前面可分为额区、眶、骨性鼻腔和骨性口腔。

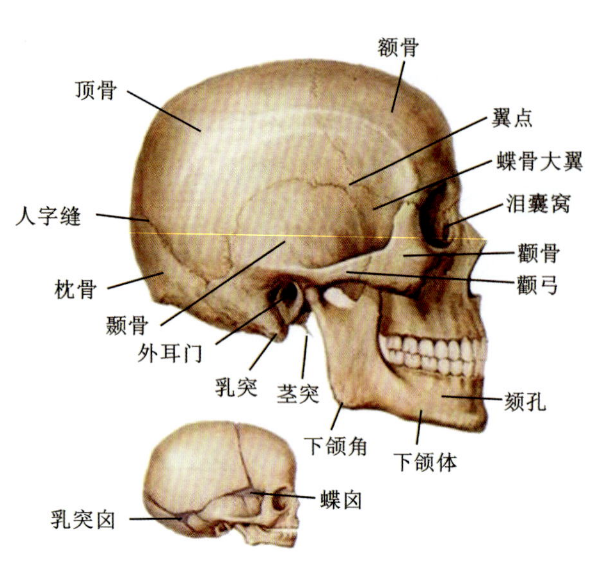

图 2-21 颅的侧面观

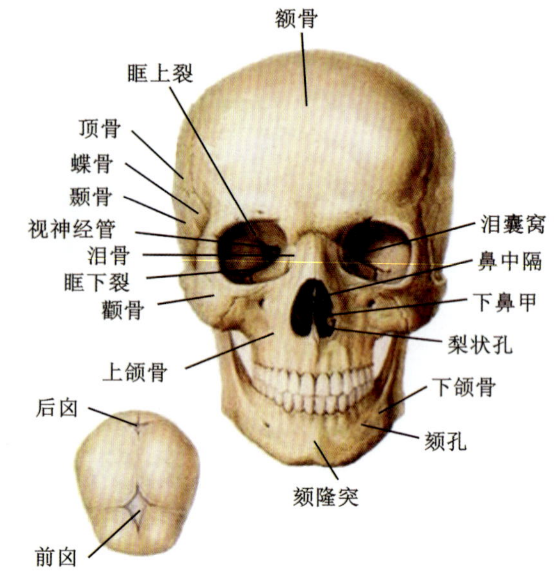

图 2-22 颅的前面观

(1) 眶：四棱锥形深腔，有一尖、一底和四壁。眶上缘的弓形隆起称为眉弓，眉弓间的平坦部称为眉间。

(2) 骨性鼻腔：位于面颅中央，借骨性鼻中隔将其分为左、右两半。骨性鼻中隔由犁骨和筛骨垂直板构成。骨性鼻腔的顶由筛板构成；底为骨腭；外侧壁自上而下有三个突起，分别称为上鼻甲、中鼻甲和下鼻甲，每个鼻甲的下方有相应的鼻道，分别称上鼻道、中鼻道和下鼻道。上鼻甲后上方的浅窝称为蝶筛隐窝。骨性鼻腔前方开口为梨状孔，后方开口为鼻后孔。

(3) 骨性口腔：由上颌骨、腭骨和下颌骨围成。骨性口腔的顶即骨腭，前壁和外侧壁由上、下牙槽及牙围成，向后通咽，底由软组织封闭。

(4) 鼻旁窦(骨性)：共有四对，为鼻腔周围某些颅骨内的含气空腔，分别位于同名颅骨内，分别是额窦、筛窦、蝶窦、上颌窦各一对，这些空腔都与鼻腔相通。

7. 颅骨的连结

(1) 颅骨的直接连结：颅骨间借缝、软骨或骨性结合相连结，彼此间结合极为牢固，对颅内脑组织有很好的保护作用。

(2) 颅骨的关节：颅骨间的关节主要是颞骨与下颌骨之间的颞下颌关节，又称下颌关节(图 2-23)。

① 组成：颞下颌关节由下颌骨的下颌头与颞骨的下颌窝和关节结节构成。

② 构造特点：关节囊内有关节盘，将关节腔分成上、下两部，关节囊前部薄而松弛，使该关节容易向前脱位。

③ 运动形式：颞下颌关节属联动关节，运动灵活，但必须两侧同时运动，从而使下颌骨上提、下降、前进、后退和侧移，主要为适应咀嚼运动的需要。

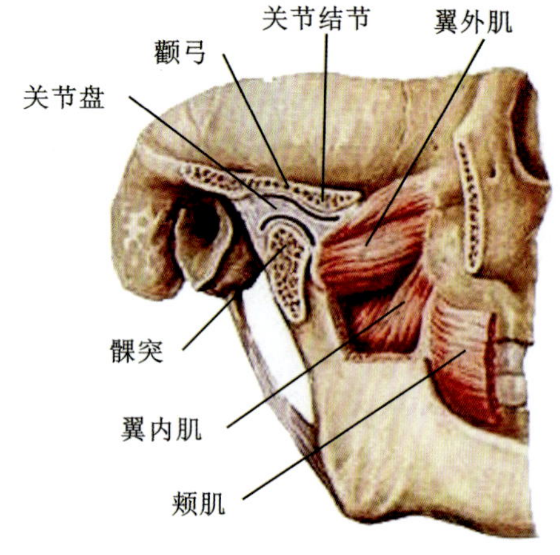

图 2-23 颞下颌关节

(三) 新生儿颅的特征

新生儿脑颅较大，面颅较小，面颅仅占脑颅的 1/8(成人为 1/4)。新生儿颅骨的某些部分尚未发育，骨与骨之间间隙很大，有些部位被结缔组织膜所封闭，称为颅囟，如前囟和后囟。一般前囟在 1～2 岁时闭合，后囟大多在出生后不久即闭合。

知识链接

从出生到7岁,颅的生长最快,因出牙而出现咀嚼运动及鼻旁窦的相继发育,面颅迅速扩大。从7岁到性成熟期,颅的生长趋于缓慢,并逐渐出现性别差异。从性成熟期到25岁,性别差异更加明显,额部前突,下颌角明显。成年后,颅底诸骨的软骨骨化。老年人因牙齿脱落,牙槽变平而面部又显短小。

四、四肢骨及其连结

四肢骨又称附肢骨,主要功能是支持和运动,其连结以关节为主。人类由于直立行走,上肢获得了运动自由而主要参与劳动,在进化过程中逐渐形成运动灵活的关节,而骨渐细小。下肢主要起支持和行走的作用,进化过程中逐渐形成粗壮的骨,而关节相对稳固。

(一)上肢骨及其连结

1. 上肢骨 上肢骨包括锁骨、肩胛骨、肱骨、桡骨、尺骨和手骨,每侧32块,共64块。锁骨和肩胛骨称为上肢带骨,其余称为自由上肢骨。

(1)锁骨:呈"～"形弯曲,横架于胸廓前上方(图2-24),分为一体两端,内侧端粗大称为胸骨端,与胸骨柄的锁切迹相关节;外侧端扁平称为肩峰端,与肩胛骨的肩峰相关节。锁骨支撑肩胛骨向外,保证上肢的灵活运动。

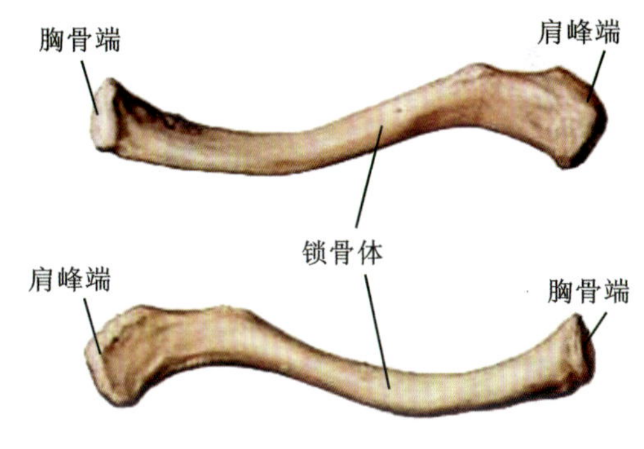

图2-24 锁骨

(2)肩胛骨:位于胸廓后外上方,为三角形的扁骨,有二面、三缘和三角。前面称肋面(图2-25),有一大浅窝,称为肩胛下窝;后面(图2-26)上部有一向前外上方突出的骨嵴,称为肩胛冈,肩胛冈的外侧端为肩峰,肩胛冈的上、下分别称为冈上窝和冈下窝。内侧缘也称脊柱缘,长而薄,外侧缘也称腋缘,上缘外侧有肩胛切迹,切迹外侧的突起称为喙突。上角平对第2肋,下角平对第7肋,易于摸到,它是确定肋骨序数的体表标志。外侧角肥厚,有一梨形的浅窝,称为关节盂,与肱骨头构成肩关节,关节盂上、下方有盂上结节和盂下结节。

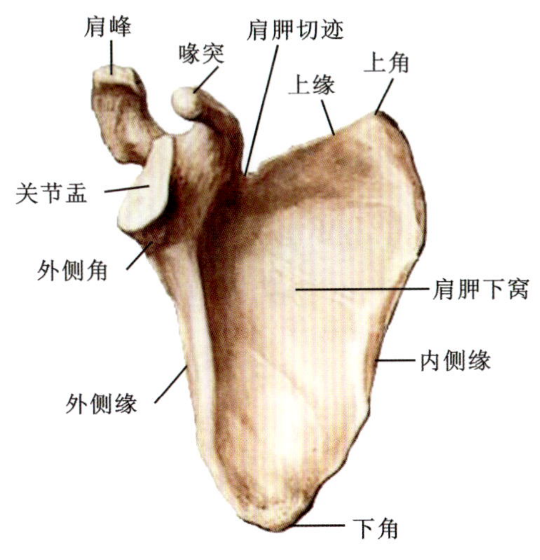

图2-25 肩胛骨前面观

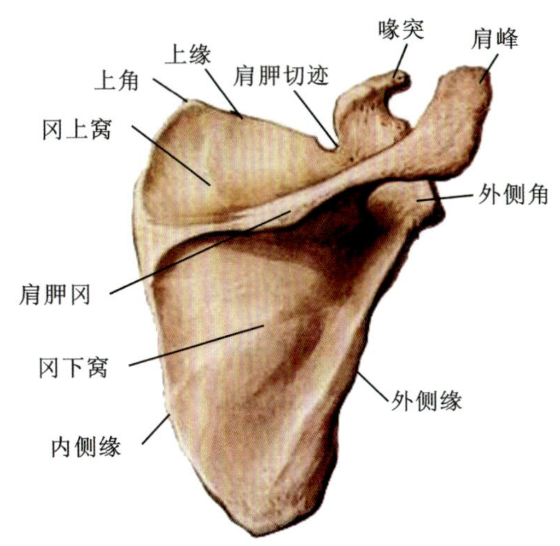

图2-26 肩胛骨后面观

(3)肱骨(图2-27):臂部的长骨,分为一体两端。①上端有朝向内的半球形肱骨头,还有解剖颈、外科颈、大结节、小结节和结节间沟等结构。其中肱骨头与关节盂相关节,外科颈是骨折的好发部位。②肱骨体呈圆柱形,外侧有三角肌粗隆,后面中部有自内上斜向外下的浅沟,称为桡神经沟。③下端有肱骨滑车、肱骨小头、冠突窝、鹰嘴窝、内上髁、外上髁和尺神经沟等结构。肱骨体中段骨折易损伤桡神经，髁上骨折易损伤尺神经。

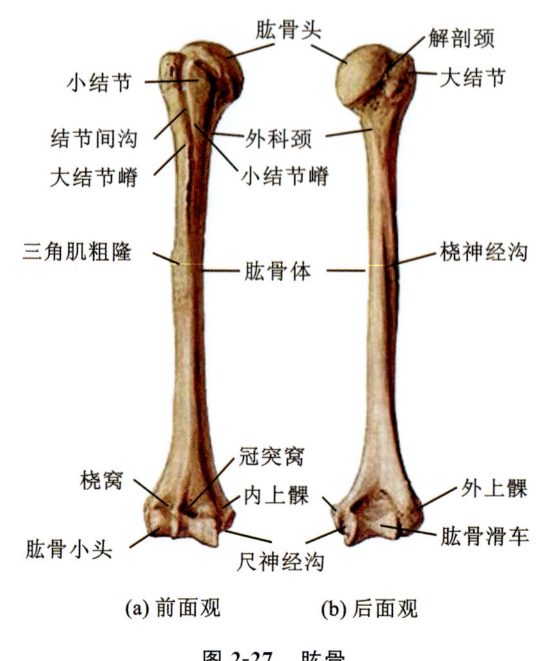

图 2-27　肱骨

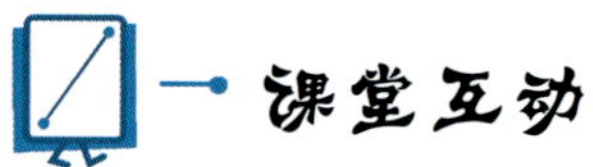

你对肱骨常见骨折易引起的并发症了解多少？如桡神经、尺神经的损伤及临床表现。

（4）桡骨（图 2-28）：位于前臂外侧，属于长骨。①上端的膨大称为桡骨头，桡骨头上面有关节凹，与肱骨小头相关节，桡骨头周围有环状关节面，与尺骨桡切迹相关节，桡骨头的下方有桡骨颈和桡骨粗隆。②桡骨体内侧缘薄锐，称为骨间缘。③下端有桡骨茎突、尺切迹和腕关节面等。

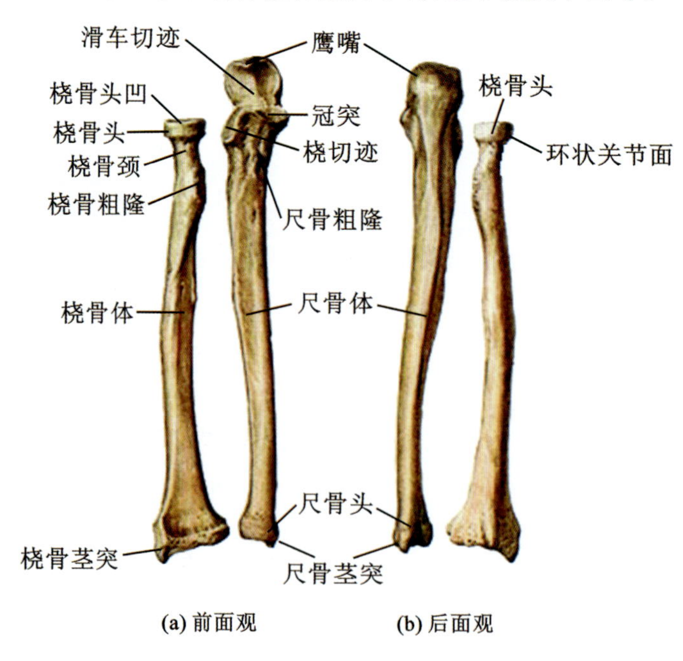

图 2-28　桡骨、尺骨

（5）尺骨：位于前臂内侧，属于长骨。①上端粗大，有鹰嘴、冠突、滑车切迹、桡切迹和尺骨粗隆等。②尺骨体外缘锐利，与桡骨相对。③下端有尺骨头和尺骨茎突。

(6) 手骨(图 2-29):由腕骨、掌骨和指骨组成。

①腕骨:属于短骨,每侧 8 块,分近侧列和远侧列两列。近侧列由桡侧向尺侧依次为手舟骨、月骨、三角骨和豌豆骨。远侧列依次为大多角骨、小多角骨、头状骨和钩骨。②掌骨:属于长骨,每侧 5 块。由桡侧向尺侧依次为第 1～5 掌骨。③指骨:属于长骨,每侧 14 块,拇指有 2 节,其余各指均为 3 节,分别命名为近节指骨、中节指骨和远节指骨。每节指骨近端为底,中间为体,远端为滑车。

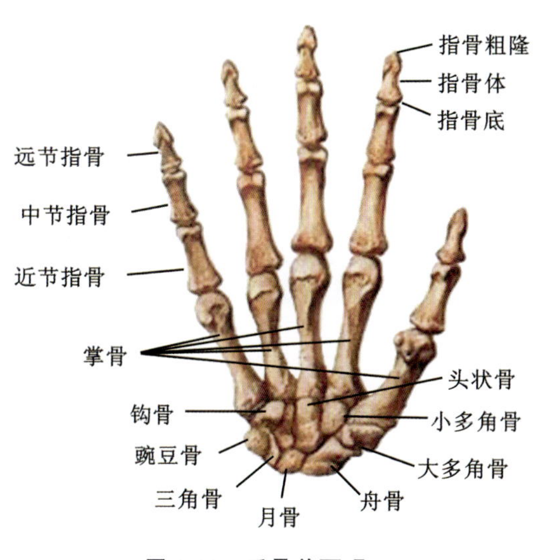

图 2-29 手骨前面观

2. 上肢骨的连结 上肢骨的连结主要有胸锁关节、肩锁关节、肩关节、肘关节、前臂骨的连结和手关节。

(1) 胸锁关节(图 2-30):上肢骨与躯干骨之间唯一的关节。由胸骨的锁切迹和锁骨的胸骨端构成,关节囊内有关节盘。

(2) 肩关节(图 2-31):由肩胛骨的关节盂和肱骨头连接构成。肱骨头大,其关节面也较大,而关节盂浅小,其面积仅为肱骨头面积的 1/4～1/3,因此,在关节盂周缘附有纤维软骨环构成的盂唇,以增加关节面的适应性。肩关节囊薄而松弛,关节囊内有肱二头肌长头肌腱穿过,肩关节上方有喙肩韧带加强,关节的上、前、后均有韧带或肌肉加强,但前下部较薄弱,肱骨头易向前下方脱位。

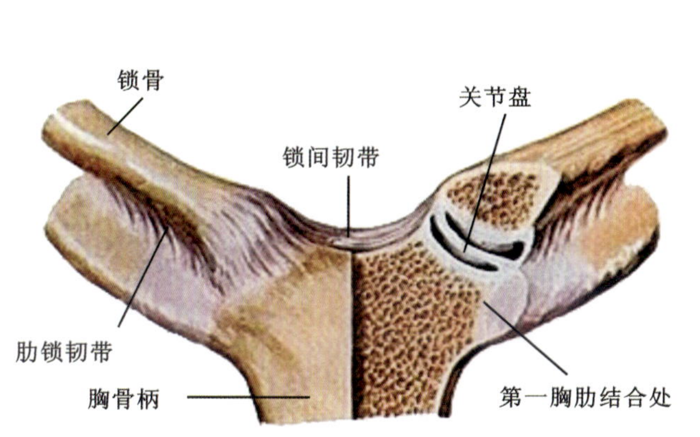

图 2-30 胸锁关节(前面观)

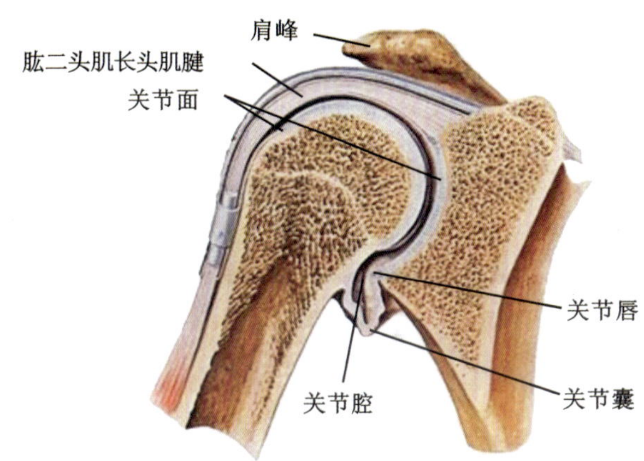

图 2-31 肩关节

肩关节为全身运动最灵活的关节,可做屈、伸、内收、外展、旋转及环转运动。

(3) 肘关节(图 2-32):由肱尺关节、肱桡关节和桡尺近侧关节共同组成,为复合关节。其中,肱尺关节

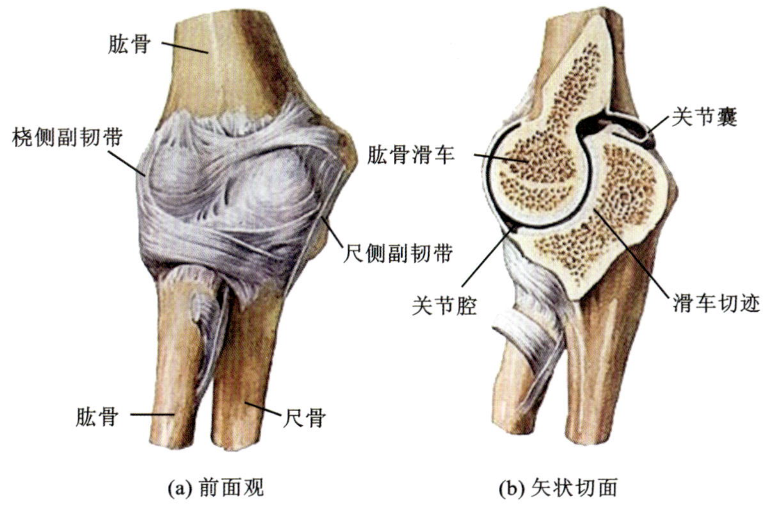

(a) 前面观 (b) 矢状切面

图 2-32 肘关节

由肱骨滑车与尺骨滑车切迹构成，是肘关节的主体部分，只能做屈、伸运动。肱桡关节由肱骨小头与桡骨头关节凹构成，可做屈、伸和旋转运动。桡尺近侧关节由桡骨头环状关节面与尺骨的桡切迹构成，由围绕在桡骨头周围的桡骨环状韧带将其固定，此关节只允许桡骨做旋转运动。

肘关节关节囊前、后壁薄而松弛，两侧分别有桡侧副韧带和尺侧副韧带加强，只能做前屈、后伸运动。桡骨环状韧带可防止桡骨头脱出，幼儿桡骨及环状韧带发育不全，易发生桡骨小头半脱位。

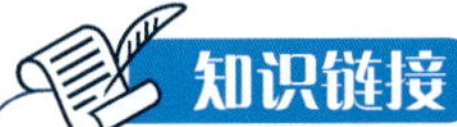

知识链接

肘 关 节

当肘关节在伸直位时，肱骨内、外上髁与尺骨鹰嘴三点可连成一条直线；当肘关节屈至90°时，此三点连线组成一等腰三角形；在肘关节脱位时，上述三点位置关系将发生改变。

（4）前臂骨的连结：前臂骨借桡尺近侧关节、桡尺远侧关节和前臂骨间膜相连。

桡尺近侧关节属于肘关节的一部分，桡尺远侧关节由桡骨尺切迹及关节盘与尺骨头构成。在功能上桡尺近、远侧关节联合运动，可使前臂做旋前、旋后运动。

前臂骨间膜为坚韧的结缔组织膜，连于桡、尺骨体的相对缘。当前臂两骨处于旋前位或旋后位时，骨间膜松弛；当前臂两骨处于半旋前位时，骨间膜紧张。

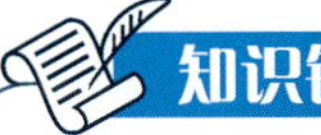

知识链接

前臂骨间膜

由于前臂骨之间的运动是联合运动，临床上要求做前臂骨折外固定或手术时，一定要将骨折端对接整齐，并将前臂固定于半旋前位或半旋后位，以防骨间膜挛缩，否则易影响日后的旋转运动。

（5）手关节：包括桡腕关节、腕骨间关节、腕掌关节、掌指关节和指骨间关节（图2-33）。

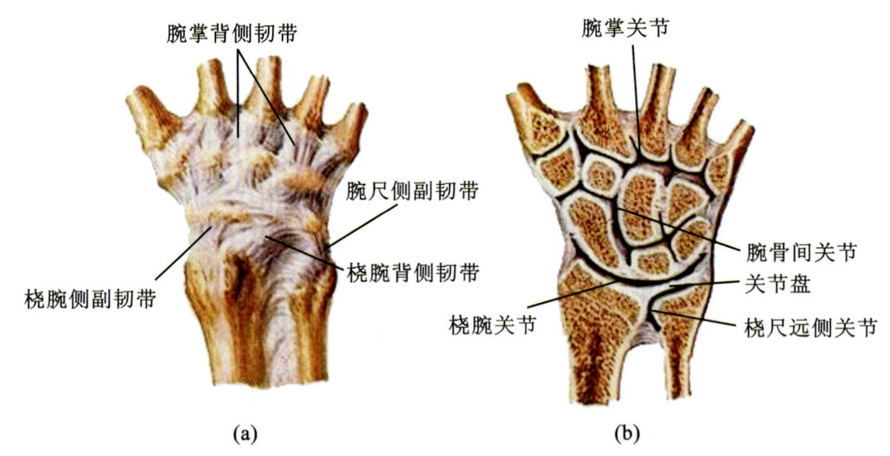

图2-33　腕部韧带和桡腕关节冠状切面

① 桡腕关节：又称腕关节，由桡骨下端的腕关节面和尺骨下方的关节盘与手舟骨、月骨、三角骨构成。关节囊松弛，其前、后及两侧均有韧带加强。可做屈、伸、外展、内收及环转运动。

② 腕骨间关节：位于相邻各腕骨之间，相互之间运动幅度很小。

③ 腕掌关节：由远侧列腕骨与5块掌骨底构成。其中，拇指腕掌关节的关节囊松弛，可做屈、伸、内收、外展、环转和对掌运动，对掌运动属人类特有。

④ 掌指关节：由掌骨头与近节指骨底构成。能做屈、伸、内收、外展和环转运动。手指的内收、外展是以中指中线为准，靠近中线为内收，远离中线为外展。

⑤ 指骨间关节：由各指相邻两节指骨的底与滑车构成，只能做屈、伸运动。

（二）下肢骨及其连结

1. 下肢骨 相对于上肢骨来说，下肢骨一般较粗大，这与下肢骨所承担的支持躯体、承受体重和维持直立行走的功能是一致的。下肢骨分为下肢带骨和自由下肢骨。下肢带骨即髋骨 1 块，自由下肢骨包括股骨、髌骨、胫骨、腓骨各 1 块，跗骨 7 块，跖骨 5 块和趾骨 14 块，每侧计 31 块，共 62 块。

（1）髋骨（图 2-34、图 2-35）：为不规则扁骨。上份扁阔，中份窄厚，下份有一大孔，称闭孔。髋骨由髂骨、坐骨和耻骨融合而成。一般在 15 岁以前，三骨间由软骨连结，15 岁后软骨逐渐骨化而使三骨融为一骨，三骨体融合处为一大而深的窝，称髋臼，朝向外下方，与股骨头相关节；髋臼内有半月形关节面，称月状面，髋臼下缘缺损处称髋臼切迹。左、右髋骨和骶骨、尾骨共同连接而成骨盆。①髂骨：位于髋骨的后上部，分为肥厚的髂骨体和扁阔的髂骨翼。髂骨翼上缘称髂嵴，髂嵴的前、中 1/3 交界处向外侧突出，称髂结节。髂嵴的前、后突起分别为髂前上棘和髂后上棘，它们的下方各有一突起，分别称髂前下棘和髂后下棘。髂骨翼内面平滑稍凹，称髂窝，髂窝的下界为突出的弓状线，髂窝的后部有髂粗隆和耳状面。两侧髂嵴最高点的连线在后正中线上与第四腰椎棘突相交，临床上作为腰椎穿刺时的定位标志。②坐骨：位于髋骨后下部，分坐骨体和坐骨支两部分。坐骨体后下为粗大的坐骨结节，髂后下棘与坐骨结节之间有两个切迹和一个突起，上方大而深的切迹称坐骨大切迹，下方小而浅的切迹为坐骨小切迹，二者间的突起称坐骨棘。③耻骨：位于髋骨前下部，分耻骨体、耻骨上支和耻骨下支三部分。与髂骨融合处形成稍凸的突起称髂耻隆起，耻骨内侧的椭圆形粗糙面称耻骨联合面，耻骨上支的前端有一突起称耻骨结节，向后上延伸有耻骨梳，向内侧延伸有耻骨嵴。耻骨与坐骨围成的大孔称闭孔。

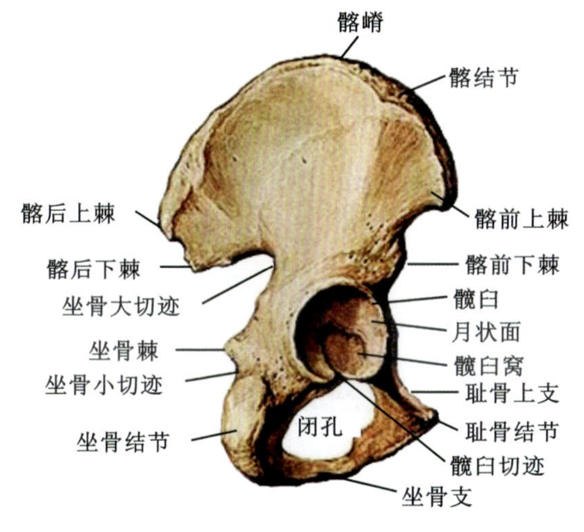

图 2-34 髋骨外面观

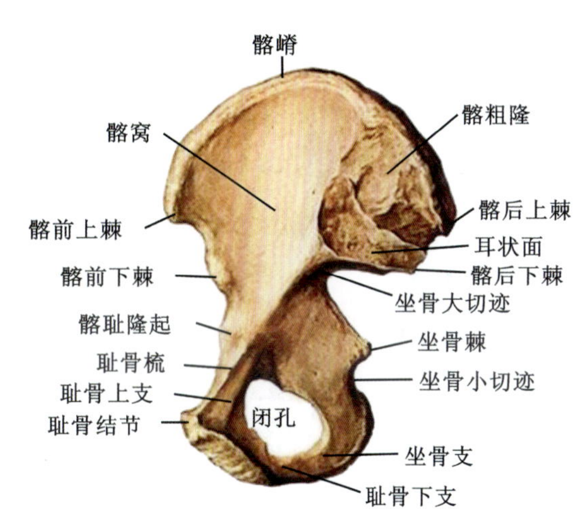

图 2-35 髋骨内面观

（2）股骨（图 2-36）：位于大腿部，为人体最粗最长的长骨，可分一体和两端。①上端显著膨大，向内、上、前方有球形膨大称股骨头，头的下外侧缩细称股骨颈。股骨颈根部有一向外上突出的隆起称大转子，向后内突出的隆起称小转子。大转子是重要的体表标志。②股骨体微向前弯曲，粗壮结实，后方有纵形的骨嵴，称粗线，粗线向外上移行为臀肌粗隆。③下端有两个突向下后的膨大，分别称为内侧髁和外侧髁，两髁的后份之间的深凹称髁间窝，髁的前、下、后面有光滑的关节面。内、外侧髁侧面最突出的部分分别称为内上髁和外上髁，在体表易于摸到，是重要的骨性标志。

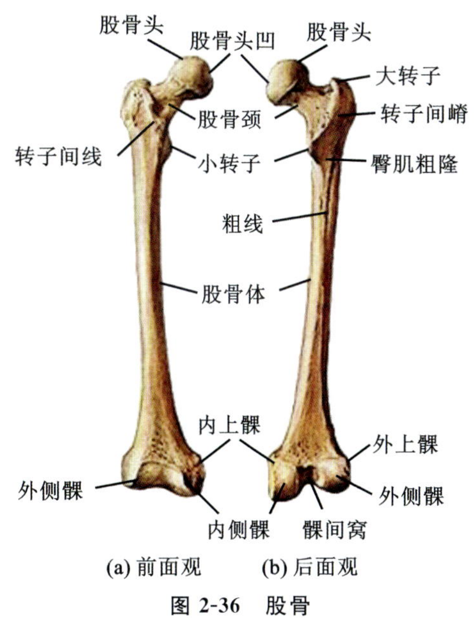

图 2-36 股骨

（3）髌骨：包埋于股四头肌腱内，为三角形的籽骨，底朝上，尖向下，参与膝关节的构成。

（4）胫骨（图 2-37）：三棱柱形粗大的长骨，位于小腿内侧，对支持体重起主要作用，分为一体和两端。上端粗大，形成与股骨内、外侧髁相对应的内侧髁和外侧髁，其上有关节面。外侧髁的后下方有一小关节面称腓关节面，与腓骨头相关节。上端与胫骨体移行处的前面有粗糙隆起，称胫骨粗隆，体表可以摸到，其上附有韧带。胫骨体呈三棱柱形，前缘锐利，体表可以触到。下端稍膨大，内侧有一向下的突起称内踝，是重要的体表标志；下面有关节面与距骨相关节；外侧有一关节面称腓切迹，与腓骨相接。

(5) 腓骨：细长，位于小腿的后外侧，不承受体重，主要作为小腿肌的附着部位，可分为一体和两端。上端膨大称腓骨头，与胫骨相关节。体较细，内侧有骨间缘。下端膨大称外踝，内侧有关节面参与形成距小腿关节。临床上常截取一段带血管的腓骨，进行自身骨移植。

(6) 足骨(图 2-38)：包括跗骨、跖骨和趾骨。①跗骨：属于短骨，相当于手的腕骨。跗骨每侧 7 块，分别为距骨、跟骨、足舟骨、内侧楔骨、中间楔骨、外侧楔骨和骰骨。距骨位于跟骨的上方，可分为头、颈、体三部，距骨体上面有距骨滑车。跟骨位于距骨的下方，后部的膨大称跟结节。②跖骨：位于足的中部，每侧 5 块，共 10 块。属长骨，分为底、体、头三部分。从内侧向外侧依次为第 1～5 跖骨。③趾骨：属于长骨，每侧 14 块，共 28 块。𧿹趾为 2 块，其余各趾均为 3 块，形状和排列与指骨相似，其命名原则与指骨相同。

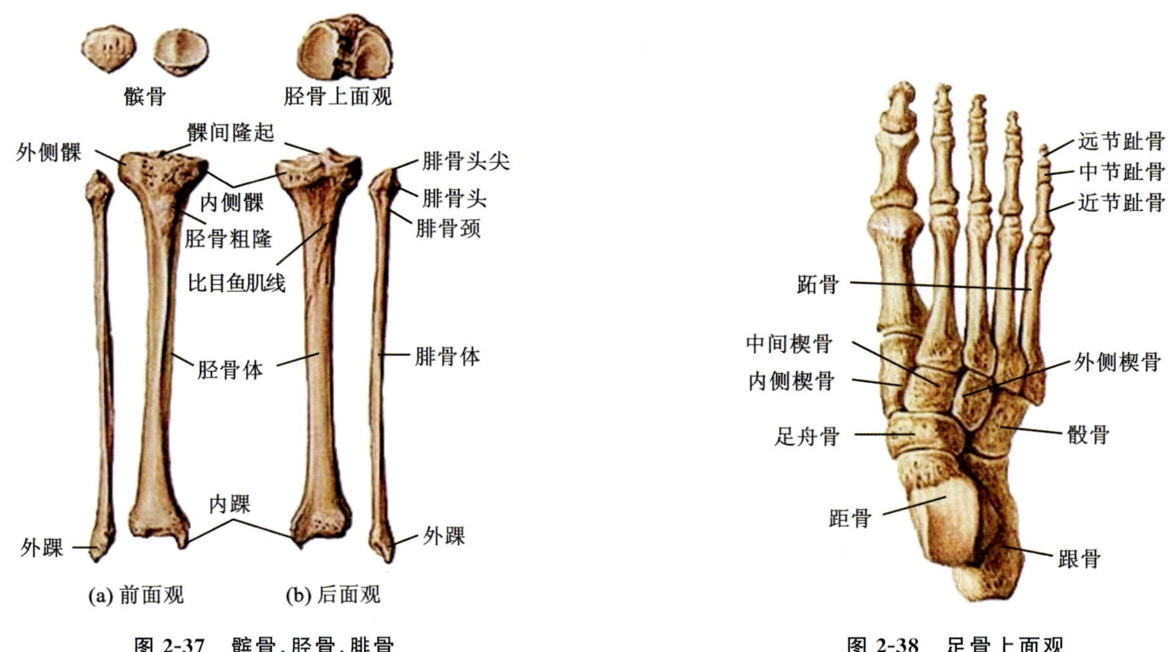

图 2-37 髌骨、胫骨、腓骨

图 2-38 足骨上面观

2. 下肢骨的连结 下肢骨的连结主要有骨盆、髋关节、膝关节和足关节等。因下肢的功能主要为行走、支撑，故下肢骨的连结较上肢骨复杂而牢固。骨盆具有保护盆腔脏器和承受、传递重力的作用，在女性还是胎儿娩出的产道。

(1) 骨盆(图 2-39、图 2-40)：由骶骨、尾骨和左、右髋骨借关节、韧带和软骨连结而成，因形似盆而得名。

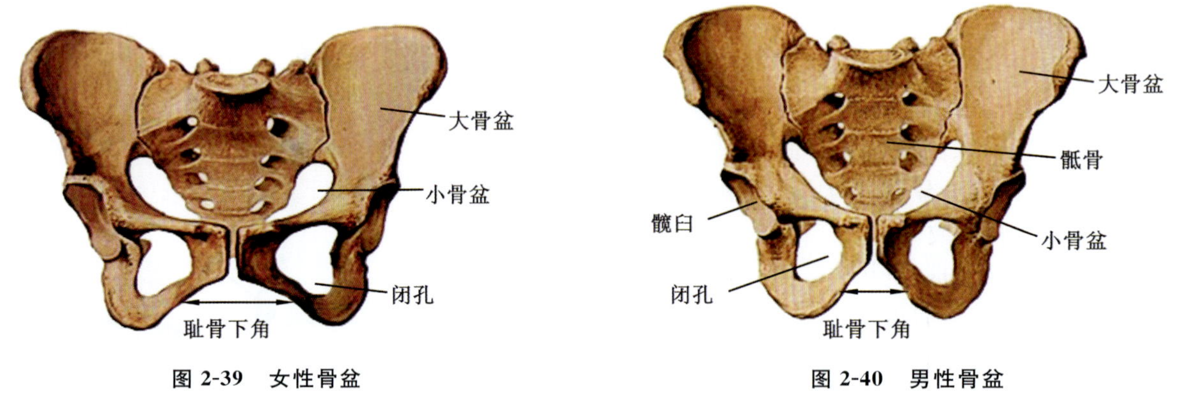

图 2-39 女性骨盆

图 2-40 男性骨盆

① 骨盆的连结：主要有骶髂关节、耻骨联合和一些重要的韧带等。骶髂关节由骶骨的耳状面与髂骨

的耳状面构成，运动幅度极小。耻骨联合由两侧的耻骨联合面借耻骨间盘连结而成，耻骨间盘内往往有一纵形裂隙，女性尤为明显。

骶骨与坐骨之间有骶结节韧带和骶棘韧带(图 2-41)，两韧带将坐骨大切迹和坐骨小切迹分别围成坐骨大孔和坐骨小孔，是臀部、盆腔和会阴部之间的通道，有肌、肌腱、神经和血管等通过。

② 骨盆的分部：以界线为界分为大骨盆和小骨盆。界线是经骶骨岬、弓状线、髂耻隆起、耻骨梳、耻骨结节、耻骨嵴到耻骨联合上缘所作的连线。大骨盆实为腹腔的一部分，又称假骨盆。小骨盆又称真骨盆，有上、下两口：上口由界线组成；下口高低不齐，由后向前为尾骨尖、骶结节韧带、坐骨结节、坐骨支、耻骨下支、耻骨联合下缘围成。两口之间的腔隙称为骨盆腔。两侧的坐骨支与耻骨下支分别构成同侧的耻骨弓，其间的夹角称为耻骨下角，男性为 70°～75°，女性为 90°～100°。

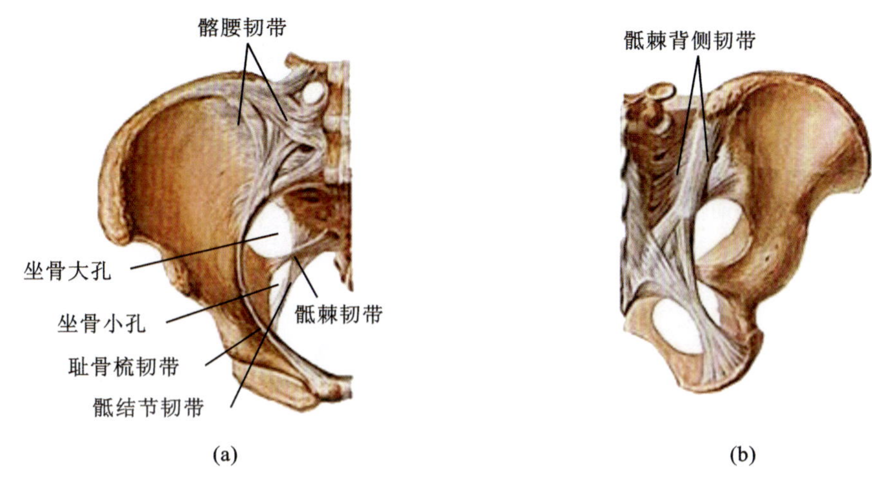

图 2-41 骨盆的韧带

知识链接

骨盆的性别差异(成年男、女性骨盆有一定差异)

区分要点	男 性	女 性
外形	窄长	宽短
上口	心形	椭圆形
下口	较窄	较宽
盆腔	漏斗形	圆桶形
耻骨下角	70°～75°	90°～100°

(2) 髋关节(图 2-42、图 2-43)：由髋臼与股骨头构成。股骨头较小，髋臼较深，关节囊厚而坚韧，周围有许多强劲的韧带加强，如髂股韧带，同时还有许多肌腱加强。关节囊的内上端附着于髋臼的周缘；外下端附着于股骨颈，在前面达转子间线，包裹股骨颈前面的全部，在后面仅包裹股骨颈的内侧 2/3，故股骨颈骨折有囊内骨折和囊外骨折之分。髋关节内有股骨头韧带，连于股骨头凹与髋臼之间，内含营养股骨头的血管。髋关节为多轴关节，是典型的杵臼关节，可做屈、伸、内收、外展、旋内、旋外和环转运动，运动幅度较肩关节小，但其稳固性较大。

(3) 膝关节(图 2-44、图 2-45)：人体最大、结构最复杂的关节。膝关节由股骨内、外侧髁和胫骨内、外侧髁以及髌骨构成。关节囊宽而松弛，各部厚薄不一，前壁有股四头肌腱和髌骨；囊内有前、后交叉韧带，前交叉韧带可防止胫骨前移，后交叉韧带可防止胫骨后移；囊外有胫、腓侧副韧带和髌韧带加强；膝关节内还有内、外侧半月板，内侧半月板较大呈“C”形，外侧半月板较小近似“O”形。半月板一方面加深了关节窝，加强了膝关节的稳定性，另一方面还可同股骨内、外侧髁一起对胫骨内、外侧髁做旋转运动，因而也加

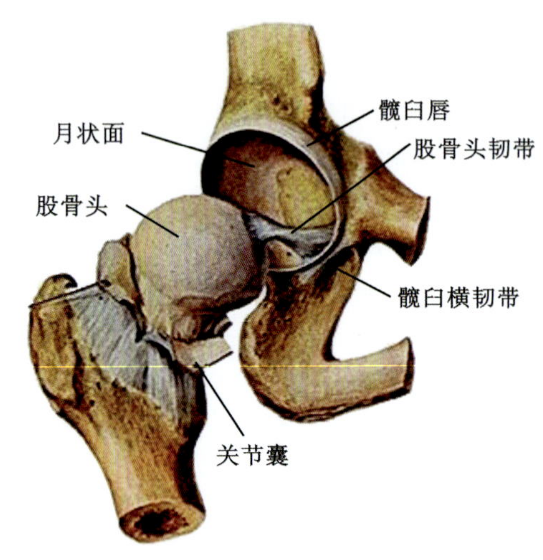

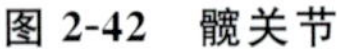

图 2-42　髋关节

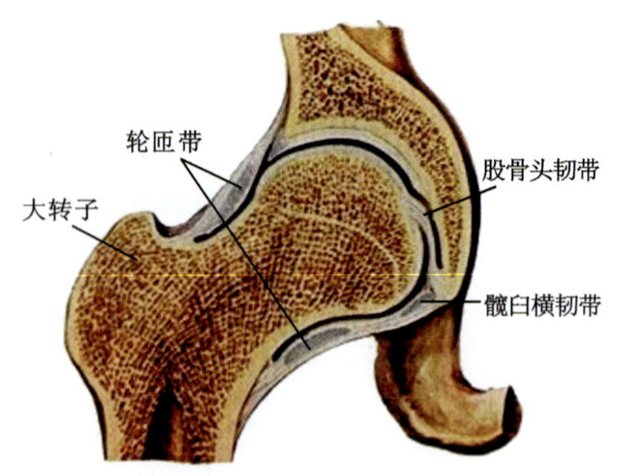

图 2-43　髋关节冠状切面

大了膝关节的灵活性，同时还有弹性缓冲作用。当急骤地伸小腿并有强力的旋转时（如踢足球），半月板退让不及，可发生半月板挤伤甚至破裂，以内侧半月板损伤多见。膝关节主要做屈、伸运动，在半屈位时，可做小幅度的旋转运动。

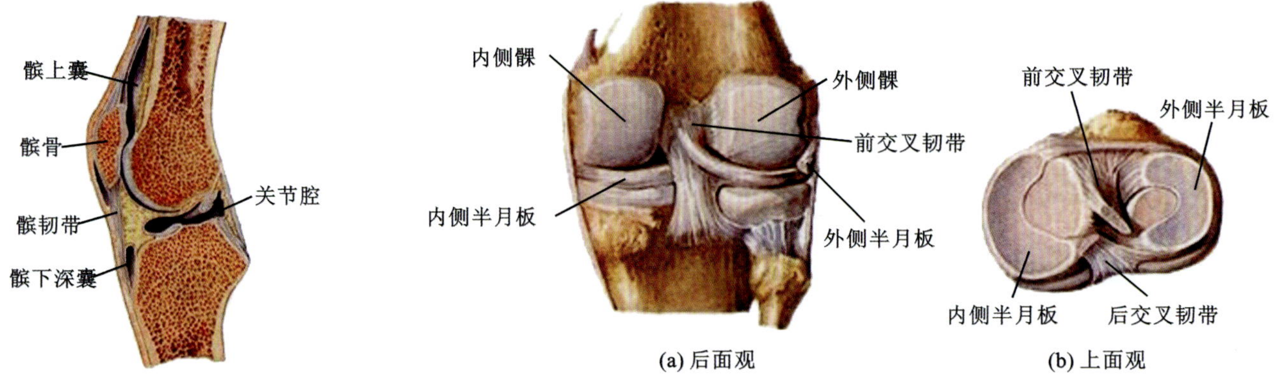

图 2-44　膝关节矢状切面

图 2-45　膝关节腔内

（4）胫、腓骨的连结：上端有胫腓关节，下端有韧带连结，两骨干间有小腿骨间膜。小腿两骨连结紧密，几乎不能运动。

案例分析

患者，男，20 岁，足球比赛带球过人时，突然觉得右膝部剧痛，不能活动。

体格检查：右膝关节周围轻度肿胀并有压痛，关节间隙的外侧压痛明显，膝关节尚能活动，但活动时疼痛加剧而致活动幅度受限，X 线片检查未发现骨骼异常。1 周后肿胀消退，关节逐渐恢复活动，能走路，但始终感到关节不稳定，活动时可听到"咔哒"声。提示：半月板破裂。

（5）足关节：包括距小腿关节、跗骨间关节、跗跖关节、跖趾关节和趾间关节。

距小腿关节：又称踝关节，由胫骨和腓骨下端的关节窝与距骨滑车构成。关节囊前后薄而松弛，两侧较厚，并有韧带加强（图 2-46）。踝关节主要做屈（跖屈）和伸（背屈）运动。跖屈时还可做轻度的内收和外展运动，亦可与距跟关节、距跟舟关节配合进行足内翻和外翻运动（图 2-47）。

（6）足弓：由跗骨、跖骨、足底韧带、肌腱构成的凸向上的弓形结构，可分为纵弓及横弓。足弓的主要功能是保证直立时足底的稳固性，跳跃时起着缓冲震荡作用，行走时对身体重力有着缓冲作用，同时还有保护足底血管和神经免受压迫的作用。

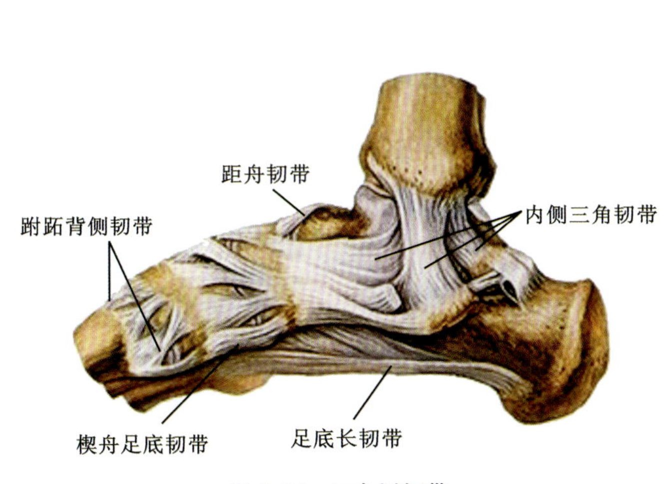

图 2-46　足内侧韧带

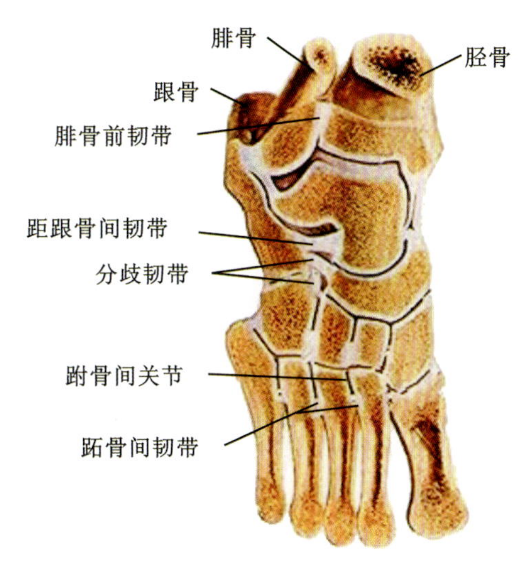

图 2-47　足关节(水平切面)

刘　斌

第二节　骨　骼　肌

一、概述

骨骼肌是运动系统的动力部分，绝大多数附着于骨骼，少数附着于皮肤。骨骼肌数量众多，分布广泛，有 600 多块，约占体重的 40%。每块肌都具有一定的形态、结构、位置和辅助装置，有丰富的血管和淋巴管分布，并接受躯体运动神经的支配，执行一定的功能。

（一）骨骼肌的形态和构造

骨骼肌由肌腹和肌腱两部分构成。肌腹主要由肌纤维组成，色红而柔软，有收缩和舒张功能。肌腱主要由致密结缔组织构成，色白而强韧，无收缩功能，一般位于肌的两端，具有固定肌和传递力的作用。扁肌的腱性部分呈薄膜状，称腱膜。肌的形态多样，按其外形大致可分为长肌、短肌、扁肌和轮匝肌等(图 2-48)。长肌的肌束通常与肌的长轴平行，收缩时显著缩短，可引起较大幅度的运动，多见于四肢。短肌小而短，具有明显的节段性，收缩幅度较小，多见于躯干深层。扁肌扁而薄，多见于胸腹壁，除运动功能外兼有保护内脏的作用。轮匝肌主要由环形的肌纤维构成，位于孔、裂周围，收缩时可关闭孔裂。

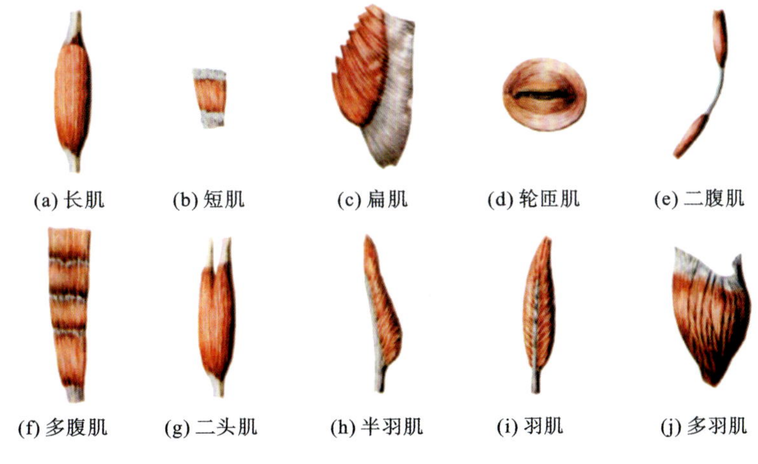

图 2-48　肌的形态

（二）肌的起止和配布

肌通常以两端附着在两块或两块以上的骨面上，中间跨过一个或多个关节。通常把肌接近身体正中面或四肢近侧端的附着点看做肌的起点；把另一端则看做肌的止点。肌收缩时使两骨彼此靠近或分离而产生运动。一般情况下，肌收缩时，止点骨(动点)向起点骨(定点)靠近。

肌在关节周围配布的方式和多少与关节的运动类型相关。每一个关节至少配布有两组运动方向完全相反的肌(如屈肌与伸肌)。这些在作用上相互对抗的肌互称为拮抗肌。此外，关节在完成某一种运动时，通常是几块肌共同配合完成的。这些功能相同的肌称为协同肌。

(三) 肌的辅助装置

在肌的周围有辅助装置协助肌的活动，具有保持肌的位置、减少运动时的摩擦和保护等功能，包括筋膜、滑膜囊、腱鞘和籽骨等。

1. 筋膜 筋膜遍布全身，分浅筋膜和深筋膜两种(图 2-49)。浅筋膜又称皮下筋膜，位于真皮之下，包被全身，由疏松结缔组织构成，富有脂肪、浅动脉、皮下静脉、皮神经、淋巴管等。深筋膜又称固有筋膜，由致密结缔组织构成，位于浅筋膜的深面，包被体壁、四肢的肌和血管、神经等。在四肢，深筋膜插入肌群之间，并附着于骨，构成肌间隔，与包绕肌群的深筋膜构成筋膜鞘，保证其单独活动。深筋膜还包绕血管、神经形成血管神经鞘。

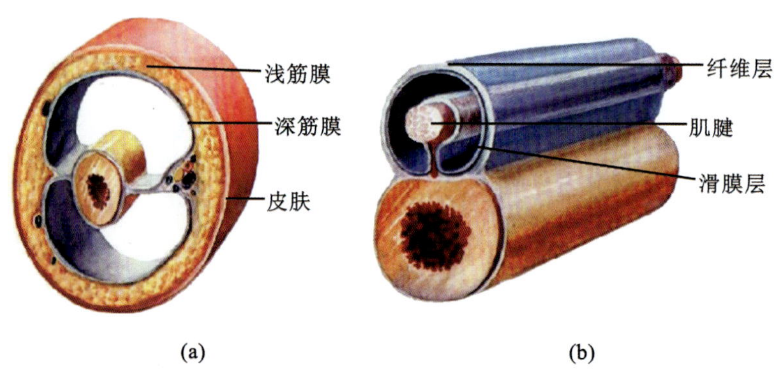

图 2-49 肌的辅助装置

2. 滑膜囊 滑膜囊为封闭的结缔组织囊，壁薄，内有滑液，多位于肌腱与骨面相接触处，以减少两者之间的摩擦。

3. 腱鞘 腱鞘是包围在长肌腱外面的双层圆筒形鞘管，存在于活动性较大的部位，如腕、踝、手指和足趾等处。分纤维层和滑膜层两部分。纤维层位于外层，与周围结缔组织相连，起着滑车和约束肌腱的作用。滑膜层位于纤维层深面，分为壁层和脏层，壁层贴在纤维层的内面和骨面，脏层包在肌腱的表面，脏、壁两层之间互相移行，形成一个密闭的鞘管，内含少量滑液，使肌腱能在鞘管内自由滑动。

二、头颈肌

(一) 头肌

头肌可分为面肌和咀嚼肌两部分。

1. 面肌 面肌位于面部和颅顶。面肌为扁薄的皮肌，位置浅表，大多起自颅骨，止于面部皮肤，主要分布于口、眼、鼻等孔裂周围，可分为环形肌和辐射肌两种，有闭合或开大上述孔裂的作用，同时牵动面部皮肤产生各种表情，故又叫表情肌。

(1) 枕额肌(图 2-50)：位于颅顶，左、右各一块，扁阔而薄，由两个肌腹和中间的帽状腱膜构成。前方的肌腹位于额部皮下称额腹，后方的肌腹位于枕部皮下称枕腹，它们与颅部的皮肤和皮下组织紧密结合共同组成头皮。枕腹可向后牵拉帽状腱膜，额腹收缩时可提眉并使额部皮肤出现皱纹。

(2) 眼轮匝肌：位于眼裂周围的环形肌，有闭合眼睑的作用。

(3) 口轮匝肌：位于口裂周围的环形肌，有闭合口裂的作用。

2. 咀嚼肌 配布于下颌关节周围，参与完成咀嚼运动，包括咬肌、颞肌、翼内肌、翼外肌。

(二) 颈肌

颈肌依其所在位置分为浅、深两群。

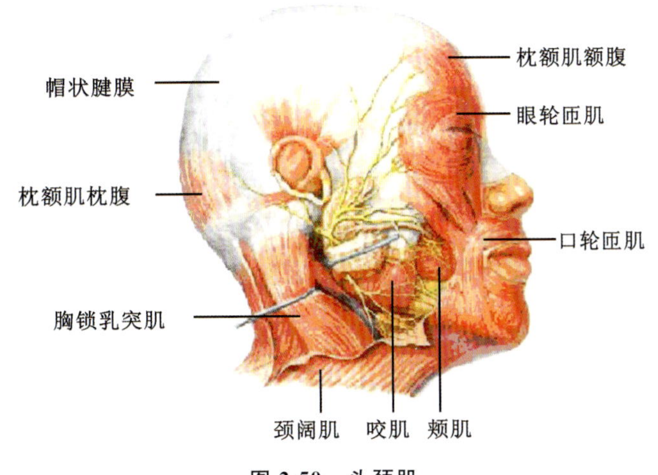

图 2-50　头颈肌

1. 颈阔肌　位于颈部浅筋膜中，为一皮肌，薄而宽阔，起自胸大肌和三角肌表面的筋膜，向上止于口角等处（图 2-50）。作用：拉口角向下，并使颈部皮肤出现皱褶。

2. 胸锁乳突肌　斜行于颈部两侧，大部分为颈阔肌所覆盖，起自胸骨柄前面和锁骨的胸骨端，二头会合斜向后上方，止于颞骨的乳突（图 2-50）。作用：一侧收缩使头向同侧倾斜，脸转向对侧；两侧同时收缩使头后仰。

3. 舌骨上肌群　位于舌骨与下颌骨及颅底之间。共有 4 对，即二腹肌、下颌舌骨肌、茎突舌骨肌和颏舌骨肌。作用：上提舌骨，帮助吞咽。

4. 舌骨下肌群　位于颈前部舌骨下方正中线两侧，共有 4 对，即胸骨舌骨肌、肩胛舌骨肌、胸骨甲状肌和甲状舌骨肌。作用：下降舌骨和喉。

三、躯干肌

躯干肌可分为背肌、胸肌、膈、腹肌和会阴肌。

（一）背肌

背肌位于躯干背侧面，分浅、深两群。

1. 背浅肌

（1）斜方肌：位于项部和背上部（图 2-51），单侧呈三角形，两侧合在一起呈斜方形。起自上项线、枕外隆突、项韧带、第七颈椎和全部胸椎的棘突，上部的肌束斜向外下方，中部的平行向外，下部的斜向外上方，止于锁骨外侧 1/3 部、肩峰及肩胛冈。作用：使肩胛骨向脊柱靠拢，上部肌束可上提肩胛骨，下部肌束使肩胛骨下降；如果肩胛骨固定，一侧肌收缩使颈向同侧屈、脸转向对侧，两侧同时收缩可使头后仰。该肌瘫痪时，产生“塌肩”。

（2）背阔肌：全身最大的扁肌（图 2-51），位于背的下半部及胸的后外侧，起自下 6 个胸椎棘突、全部腰椎棘突、骶正中嵴和髂嵴后份，肌束向外上方集中，以扁腱止于肱骨小结节嵴。作用：使肱骨内收、旋内和后伸；上肢上举固定时，可引体向上。

（3）肩胛提肌：位于颈部两侧、斜方肌的深面（图 2-51）。起自上 4 个颈椎的横突，止于肩胛骨内侧角。作用：上提肩胛骨。

（4）菱形肌：位于背上部斜方肌的深面，呈菱形（图 2-51）。起自第 6、7 颈椎和 1～4 胸椎的棘突，止于肩胛骨的内侧缘。作用：使肩胛骨向脊柱靠拢并略向上。

2. 背深肌　背深肌在脊柱两侧排列，分为长肌和短肌。长肌位置较浅，主要有竖脊肌；短肌位于深部。竖脊肌为背肌中最长、最大的肌，纵列于躯干的背面、脊柱两侧的沟内、浅群肌的深面（图 2-51）。起自骶骨背面和髂嵴的后份，向上分出三束肌束，沿途止于椎骨和肋骨，并到达颞骨乳突。作用：使脊柱后伸和仰头，一侧收缩使脊柱侧屈。

胸腰筋膜：包裹竖脊肌，可分浅、深两层。浅层在竖脊肌的表面，上部向外与肋角结合，腰部显著增厚

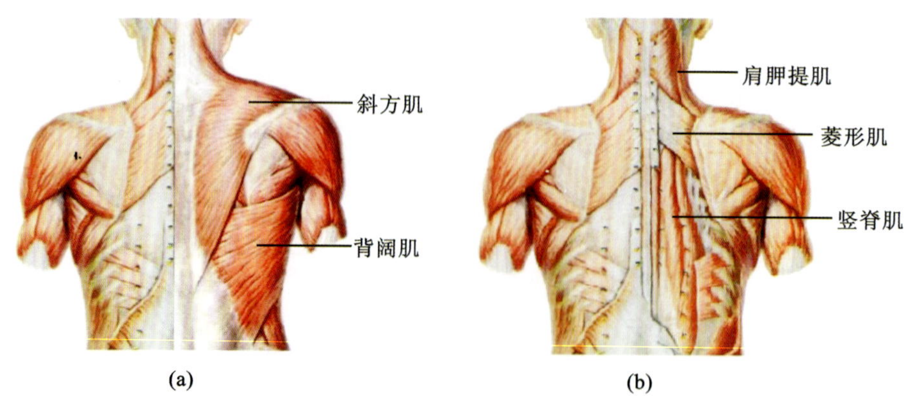

图 2-51　背肌

且与背阔肌的腱膜紧密结合，此部在竖脊肌的外侧缘与深层会合构成竖脊肌鞘。

（二）胸肌

胸肌分为胸上肢肌和胸固有肌两部分。

1. 胸上肢肌

（1）胸大肌：呈扇形，覆盖胸廓前壁的大部（图 2-52）。起自锁骨的内侧、胸骨和第 1～6 肋软骨等处，各部肌束聚合向外，止于肱骨大结节。作用：使肩关节内收、旋内、前屈；上肢固定时，可上提躯干，也可提肋助吸气。

（2）胸小肌：位于胸大肌深面（图 2-53），呈三角形。起自第 3～5 肋骨的前面，止于肩胛骨的喙突。作用：拉肩胛骨向前下方；肩胛骨固定时，可提肋助吸气。

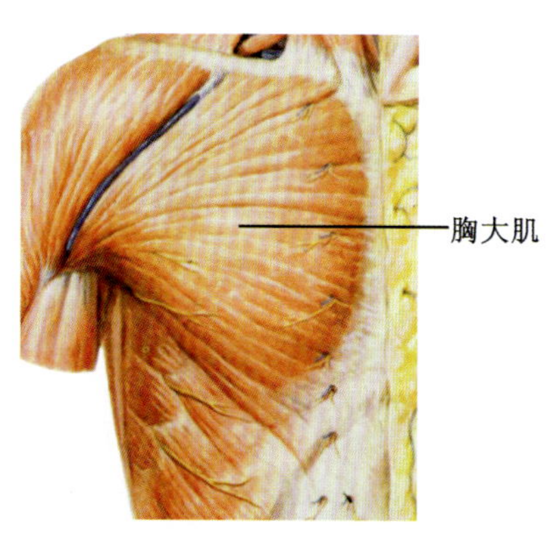

图 2-52　胸大肌

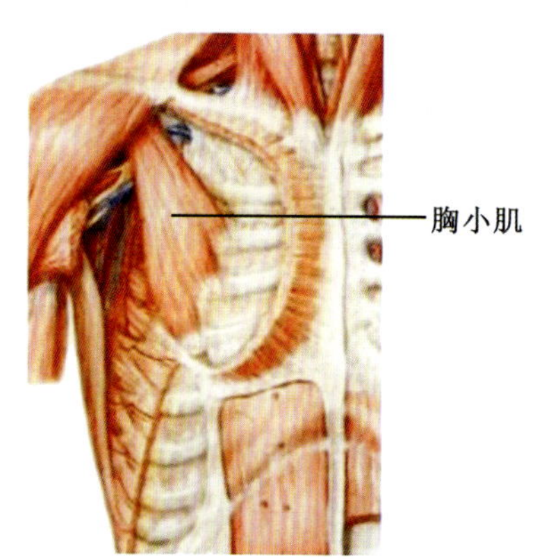

图 2-53　胸小肌

（3）前锯肌：位于胸廓侧壁，为一广阔并与胸廓的凸隆一致的肌（图 2-54）。以数个肌齿起自上 8 个或 9 个肋骨，肌束斜向后内方，经肩胛骨的前面，止于肩胛骨内侧缘和下角。作用：拉肩胛骨向前和紧贴胸廓；下部肌束使肩胛骨下角旋外，助臂上举；肩胛骨固定时，可提肋助深吸气。

2. 胸固有肌

（1）肋间外肌：共 11 对，位于各肋间隙的浅层（图 2-55）。起自上位肋骨的下缘，肌束斜向前下，止于下位肋骨的上缘。作用：提肋助吸气。

（2）肋间内肌：位于肋间外肌的深面，肌束方向与肋间外肌相反（图 2-55）。作用：降肋助呼气。

（三）膈

膈是向上膨隆呈穹隆形的扁肌，膈的肌纤维起自胸廓下口的周缘和腰椎前面，各部肌束均止于中央的中心腱（图 2-56）。膈上有三个裂孔：在第 12 胸椎体前方为主动脉裂孔，有主动脉和胸导管通过；主动脉裂孔的左前上方，约第 10 胸椎水平，为食管裂孔，有食管和迷走神经通过；在食管裂孔的右前上方的中心腱内约在第 8 胸椎水平，为腔静脉孔，有下腔静脉通过。作用：膈为主要的呼吸肌，收缩时，膈穹隆下降，胸腔容积扩大，以助于吸气；舒张时，膈穹隆上升恢复原位，胸腔容积减小，以助于呼气；膈与腹肌同时收缩，则

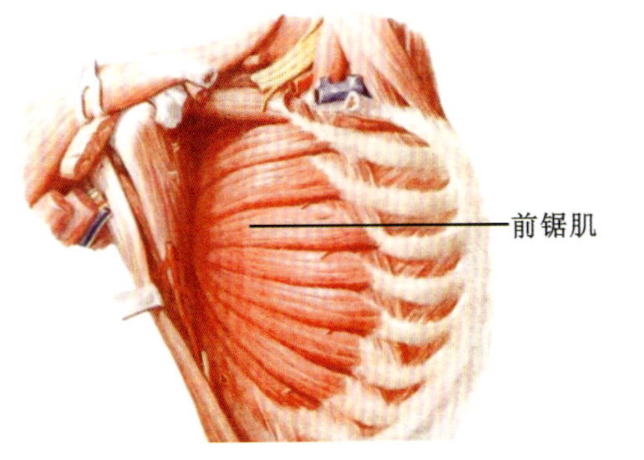

图 2-54 前锯肌

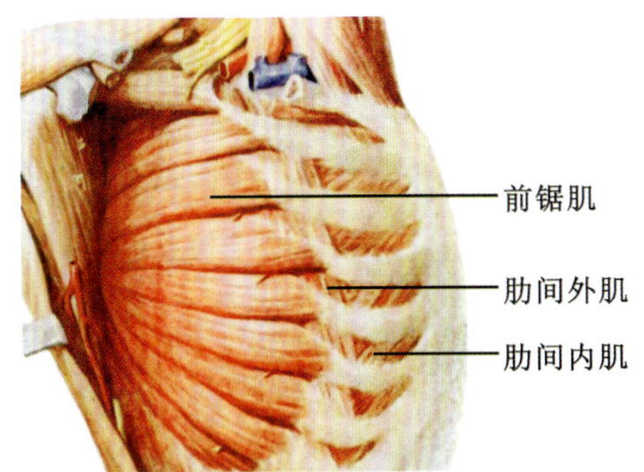

图 2-55 胸固有肌

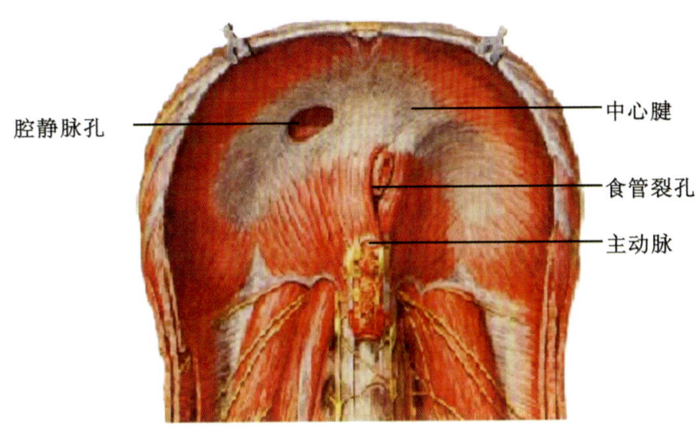

图 2-56 膈

能增加腹压，协助排便、呕吐、咳嗽、打喷嚏及分娩等活动。

（四）腹肌

腹肌位于胸廓与骨盆之间，参与腹壁的组成，按其部位可分为前外侧群、后群两部分。

1. 前外侧群（图 2-57） 前外侧群构成腹腔的前外侧壁，包括带形的腹直肌和三块宽阔的扁肌：腹外斜肌、腹内斜肌和腹横肌（图 2-58）。

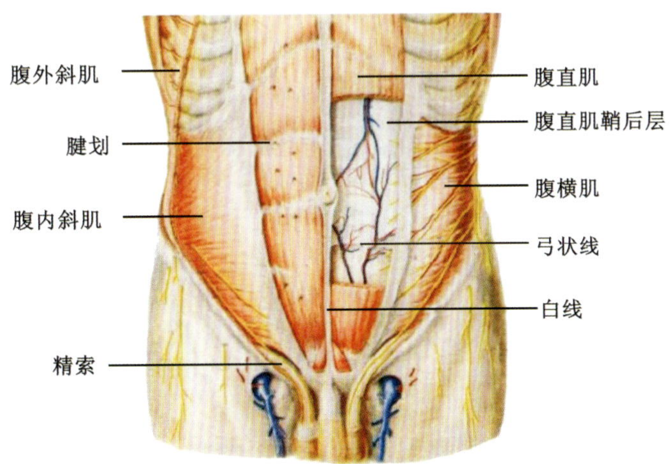

图 2-57 腹肌（前外侧群）

（1）腹外斜肌：为宽阔扁肌，位于腹前外侧部的最浅层，以 8 个肌齿起自下 8 个肋骨的外面，肌束由外上斜向前内下，大部分在腹直肌外侧缘移行为腱膜，经腹直肌前面至腹正中线处与对侧腱膜相互交织，构成腹直肌鞘的前层和白线。腱膜的下缘卷曲增厚，连于髂前上棘与耻骨结节之间，称为腹股沟韧带。在耻骨结节外上方，腱膜形成三角形的裂孔，为腹股沟管浅（皮下）环。

（2）腹内斜肌：在腹外斜肌深面，起自胸腰筋膜、髂嵴和腹股沟韧带外侧 1/2，肌束呈扇形，大部分斜向

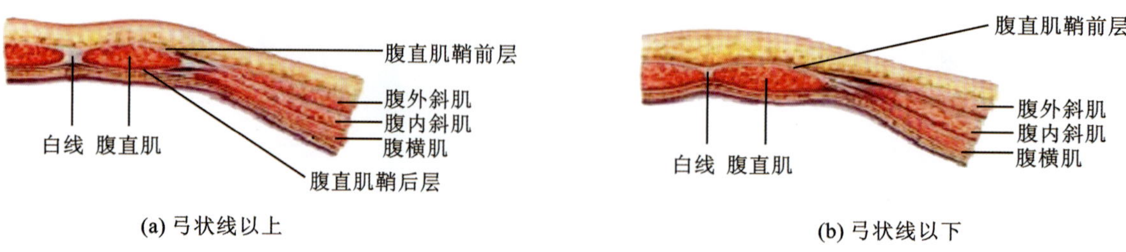

图 2-58 腹直肌鞘及腹白线

前上方,至腹直肌外侧缘移行为腱膜,再分为前、后两层,分别与腹外斜肌和腹横肌的腱膜构成腹直肌鞘的前、后层,至腹正中线处参与构成白线。腹内斜肌下部起于腹股沟韧带的肌束行向前下,越过精索前面,延续为腱膜,与腹横肌的腱膜会合形成腹股沟镰(联合腱)。腹内斜肌的最下部发出一些细散的肌纤维,包绕精索、睾丸和阴囊,称为提睾肌,收缩时可上提睾丸。

(3) 腹横肌:在腹内斜肌深面,起自下 6 个肋软骨的内面、胸腰筋膜、髂嵴和腹股沟韧带的外侧 1/3,肌束横行向前内,在腹直肌的外侧缘移行为腱膜,参与构成腹直肌鞘的后层,止于白线。腹横肌最下部的肌束和腱膜下缘的内侧分别参与构成提睾肌和腹股沟镰。

(4) 腹直肌:位于腹前壁正中线的两旁的腹直肌鞘中,为上宽下窄的带状肌,起自耻骨联合和耻骨嵴,止于剑突和第 5～7 肋软骨的前面。肌的全长被 3～4 条横行的腱划分成几个肌腹,腱划与腹直肌鞘的前层紧密结合。

腹前外侧群肌的作用:保护腹腔脏器;当腹肌收缩时,可增加腹内压以完成排便、分娩、呕吐和咳嗽等生理功能;能使脊柱前屈、侧屈与旋转,还可降肋助呼气。

2. 后群 后群有腰大肌和腰方肌,腰大肌将在下肢中叙述。腰方肌位于腹后壁,在脊柱两侧,作用:下降和固定第 12 肋,并使脊柱侧屈。

3. 腹肌的结构

(1) 腹直肌鞘:包绕腹直肌,由腹前外侧壁三块扁肌的腱膜形成(图 2-58)。前层由腹外斜肌腱膜与腹内斜肌腱膜的前层构成;后层由腹内斜肌腱膜的后层与腹横肌腱膜构成。在脐以下 4～5 cm 处三块扁肌的腱膜全部转到腹直肌的前面构成腹直肌鞘的前层,使后层缺如,因此,腹直肌鞘的后层由于腱膜中断而形成一凸向上方的弧形边界线,称弓状线或半环线,此线以下腹直肌后面与腹横筋膜相贴。

(2) 白线:位于腹前壁正中线上,为左、右腹直肌鞘之间的隔,由两侧三层扁肌腱膜的纤维交织而成(图 2-58)。白线坚韧而少血管,上部较宽,约 1 cm,自脐以下变窄成线状。

(3) 腹股沟管:位于腹前外侧壁的下部,在腹股沟韧带内侧半的上方,是腹前外侧壁下部肌和肌腱之间的裂隙,由外上斜向内下,长约 4.5 cm。在男性有精索通过,在女性有子宫圆韧带通过。腹股沟管的内口称腹股沟管深(腹)环,在腹股沟韧带中点上方约 1.5 cm 处,为腹横筋膜向外的突口,其内侧有腹壁下动脉。腹股沟管的外口即腹股沟管浅(皮下)环。

4. 腹股沟(海氏)三角 位于腹前壁下部(图 2-59),是由腹直肌外侧缘、腹股沟韧带和腹壁下动脉围成的三角区。

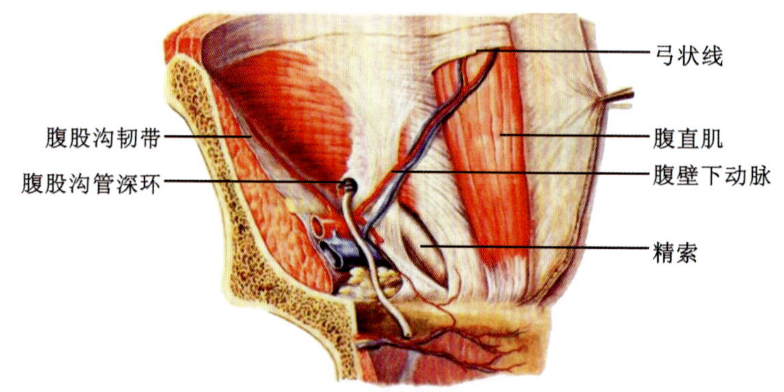

图 2-59 腹股沟三角

知识链接

腹股沟管和腹股沟三角都是腹壁下部的薄弱区。在病理情况下，如腹膜形成的鞘突未闭合，或腹壁肌肉薄弱、长期腹内压增高等，可致腹腔内容物由此区突出形成疝。若腹腔内容物经腹股沟管深环进入腹股沟管，再经腹股沟管浅环突出，下降入阴囊，构成腹股沟斜疝；若腹腔内容物不经腹股沟管深环，而从腹股沟三角处膨出，则为腹股沟直疝。

四、四肢肌

（一）上肢肌

上肢肌分为上肢带肌、臂肌、前臂肌和手肌。

1. 上肢带肌 上肢带肌配布于肩关节周围，运动肩关节并能增强关节的稳固性。

(1) 三角肌：位于肩部(图 2-60)，呈三角形。肱骨上端由于三角肌的覆盖，使肩部呈圆隆形，在肩关节脱位时，此圆隆可消失。作用：外展肩关节，前部肌束可以使肩关节屈和旋内，后部肌束能使肩关节伸和旋外。三角肌的外上 1/3 部，肌质丰厚，且无重要的血管、神经通过，是临床上经常选用的肌内注射部位。

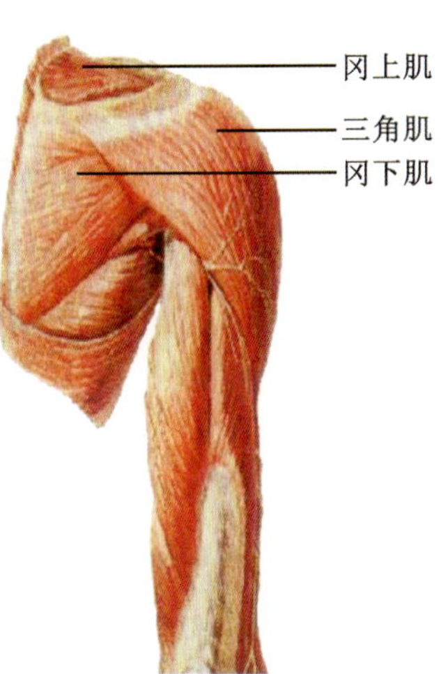

图 2-60 上肢带肌

(2) 冈上肌：位于斜方肌深面(图 2-60)。作用：使肩关节外展。

(3) 冈下肌：位于冈下窝内(图 2-60)，肌的一部分被三角肌和斜方肌覆盖。作用：使肩关节旋外。

(4) 肩胛下肌：呈三角形。作用：使肩关节内收和旋内。

2. 臂肌 臂肌覆盖肱骨，以内侧和外侧两个肌间隔分隔成前、后两群，前群为屈肌，后群为伸肌。

(1) 前群(图 2-61)：包括浅层的肱二头肌和深层的肱肌和喙肱肌。

① 肱二头肌：呈梭形，起端有两个头，两头在臂的下部合并成一个肌腹。作用：屈肘关节；当前臂在旋前位时，能使其旋后；此外，还能协助屈肩关节。

② 喙肱肌：在肱二头肌短头的后内方。作用：协助肩关节屈和内收。

③ 肱肌：位于肱二头肌的深面。作用：屈肘关节。

(2) 后群(图 2-61)：主要有肱三头肌。

肱三头肌起端有三个头，三个头向下以一坚韧的肌腱止于尺骨鹰嘴。作用：伸肘关节，长头还可使肩关节后伸和内收。

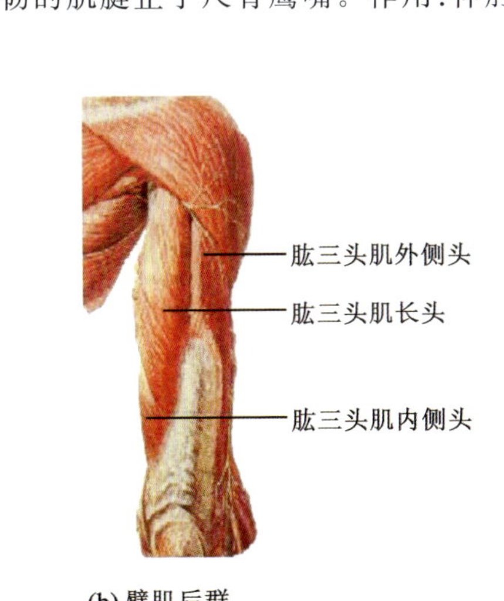

图 2-61 臂肌

3. 前臂肌 前臂肌位于尺、桡骨的周围，分为前（屈肌）、后（伸肌）两群，主要运动腕关节、指骨间关节。除了屈、伸肌外，还配有旋肌，这对于手的灵活运动有重要意义。前臂肌大多数是长肌，肌腹位于近侧，细长的腱位于远侧，所以前臂的上半部膨隆，下半部逐渐变细。

（1）前群（图 2-62）：前群共 9 块肌，分四层排列。第一层有 5 块肌，自桡侧向尺侧依次为：肱桡肌、旋前圆肌、桡侧腕屈肌、掌长肌、尺侧腕屈肌。第二层只有 1 块肌，即指浅屈肌。第三层有 2 块肌，分别是拇长屈肌和指深屈肌。第四层为旋前方肌。

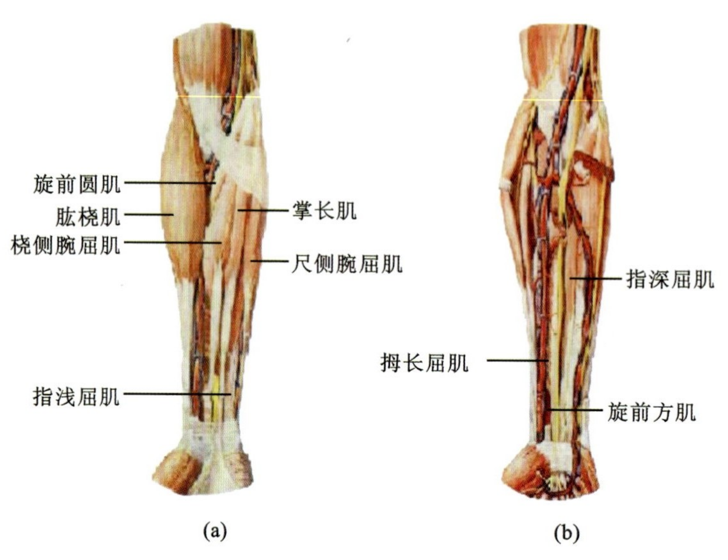

图 2-62 前臂肌前群

（2）后群（图 2-63）：共 10 块肌，分为浅、深两层排列。

① 浅层有 5 块肌，自桡侧向尺侧依次为：桡侧腕长伸肌、桡侧腕短伸肌、指伸肌、小指伸肌、尺侧腕伸肌。

② 深层也有 5 块肌，从上外向下内依次为：旋后肌、拇长展肌、拇短伸肌、拇长伸肌、示指伸肌。

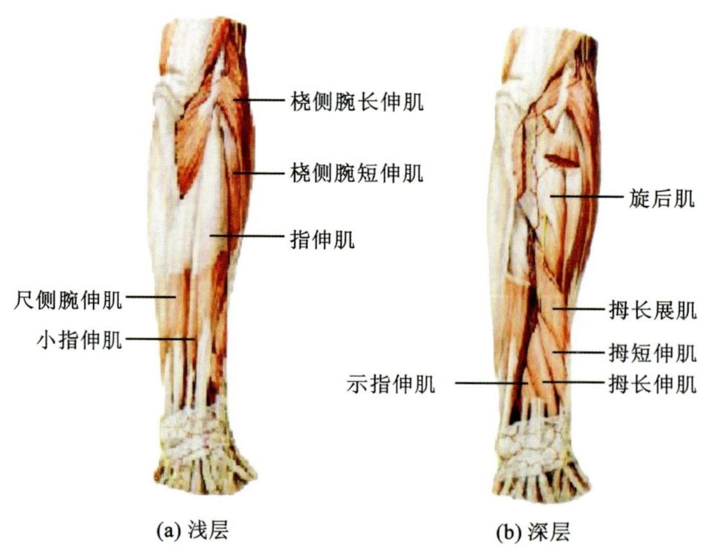

图 2-63 前臂肌后群

4. 手肌 手的固有肌位于手的掌侧，全是短小的肌肉，其作用为运动手指。手肌分为外侧、中间和内侧三群。外侧群较为发达，在手掌拇指侧形成一隆起，称鱼际。前臂肌后群内侧群在手掌小指侧，形成一隆起称小鱼际。中间群位于掌心，包括蚓状肌和骨间肌。

来自前臂的长肌（外部肌）完成手和手指的用力运动，而手的内部肌主要完成手的精细的技巧性动作。

(二) 下肢肌

下肢肌可分为髋肌、股肌、小腿肌和足肌。由于下肢功能主要是维持直立姿势、支持体重和行走，故下肢肌比上肢肌粗壮。

1. 髋肌 髋肌主要起自骨盆的内面和外面，跨过髋关节，止于股骨上部，主要运动髋关节。按其所在的部位和作用，可分为前、后两群。

(1) 前群(图 2-64)：主要有髂腰肌。髂腰肌由腰大肌和髂肌组成。作用：使髋关节屈和旋外。下肢固定时，可使躯干屈，如仰卧起坐。

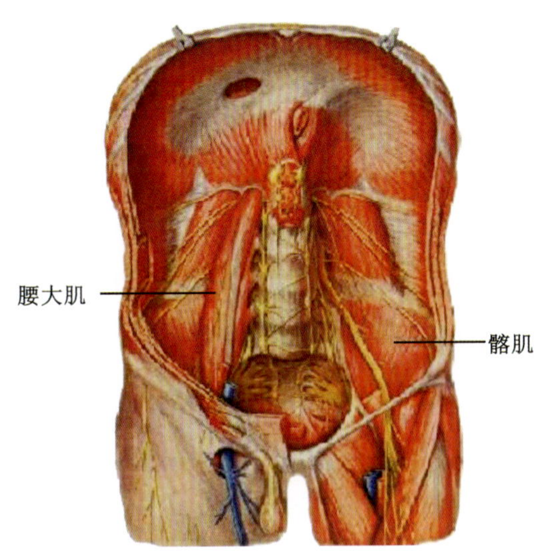

图 2-64 髋肌前群

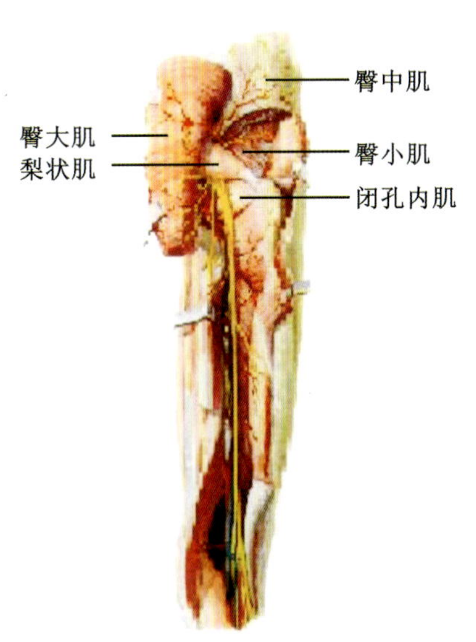

图 2-65 髋肌后群

(2) 后群(图 2-65)：主要位于臀部，故又称臀肌。

① 臀大肌：位于臀部浅层，大而肥厚，形成特有的臀部隆起，覆盖臀中肌下半部及其他小肌。作用：使髋关节伸和旋外。下肢固定时，能伸直躯干，防止躯干前倾，是维持人体直立的重要肌肉。

② 臀中肌：前上部位于皮下，后下部位于臀大肌的深面。

③ 臀小肌：位于臀中肌的深面。作用：二肌作用相同，使髋关节外展，前部肌束能使髋关节旋内，后部肌束则使髋关节旋外。

④ 梨状肌：使髋关节外展和旋外。

⑤ 闭孔内肌：使髋关节旋外。

2. 股肌 股肌(图 2-66)分为前群、后群和内侧群。

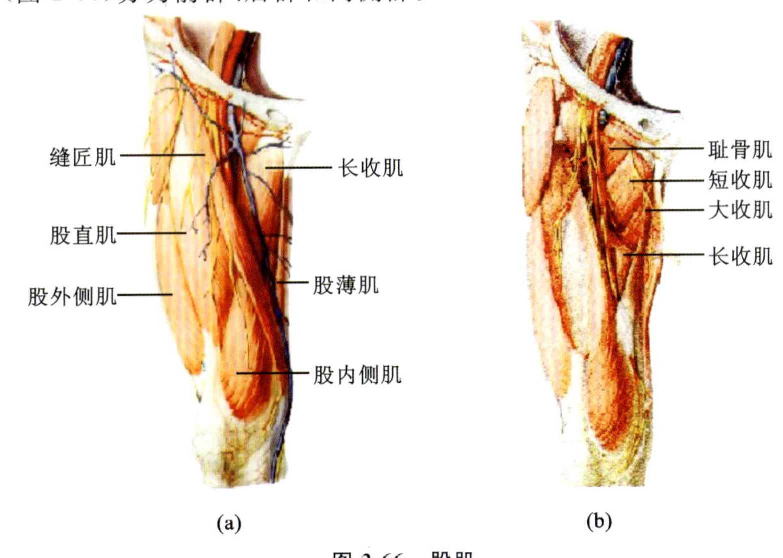

图 2-66 股肌

(1) 前群：

① 缝匠肌：全身最长的肌，呈扁带状。作用：屈髋关节和屈膝关节，并使已屈的膝关节旋内。

② 股四头肌：全身最大的肌，有四个头，即股直肌、股内侧肌、股外侧肌和股中间肌。四个头向下形成一腱，包绕髌骨的前面和两侧，向下续为髌韧带。作用：是膝关节强有力的伸肌，股直肌还可屈髋关节。

(2) 内侧群：共有 5 块肌，位于大腿的内侧，分别是耻骨肌、长收肌、股薄肌、短收肌、大收肌。作用：主要使髋关节内收。

(3) 后群：有股二头肌、半腱肌、半膜肌，跨越髋、膝两个关节。作用：后群 3 块肌可以屈膝关节、伸髋关节。屈膝时股二头肌可以使小腿旋外，而半腱肌和半膜肌使小腿旋内。

3. 小腿肌 小腿肌可分为三群：前群在小腿骨间膜的前面，后群在小腿骨间膜的后面，外侧群在腓骨的外侧面。小腿肌的后群强大，与行走或跑时足的跖屈动作、产生巨大推动力以及维持人体直立姿势有关。

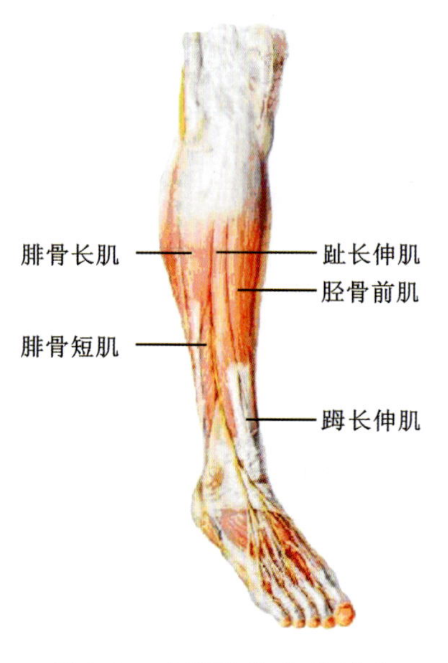

图 2-67 小腿肌前群、外侧群

(1) 前群：有胫骨前肌、趾长伸肌、蹬长伸肌 3 块肌(图 2-67)。三肌都能伸距小腿关节。此外，胫骨前肌还可使足内翻，蹬长伸肌和趾长伸肌还分别有伸蹬指和伸第 2～5 趾的作用。

(2) 外侧群：有腓骨长肌和腓骨短肌(图 2-67)。作用：使足外翻和屈踝关节(跖屈)。此外，腓骨长肌腱和胫骨前肌腱共同形成"腱环"，对维持足横弓，调节足的内翻、外翻有重要作用。

(3) 后群：分浅、深两层。浅层有强大的小腿三头肌，浅表的两个头称腓肠肌，位置较深的一个头是比目鱼肌(图 2-68)。小腿三头肌的肌腹膨大形成小腿后部的膨隆外形，俗称小腿肚。作用：屈踝关节和屈膝关节。在站立时，能固定踝关节和膝关节，以防止身体向前倾斜。深层有 4 块肌(图 2-68)：腘肌、趾长屈肌、蹬长屈肌、胫骨后肌。后三肌都可屈踝关节，此外，趾长屈肌可以屈第 2～5 趾，蹬长屈肌可屈蹬趾，胫骨后肌可使足内翻。

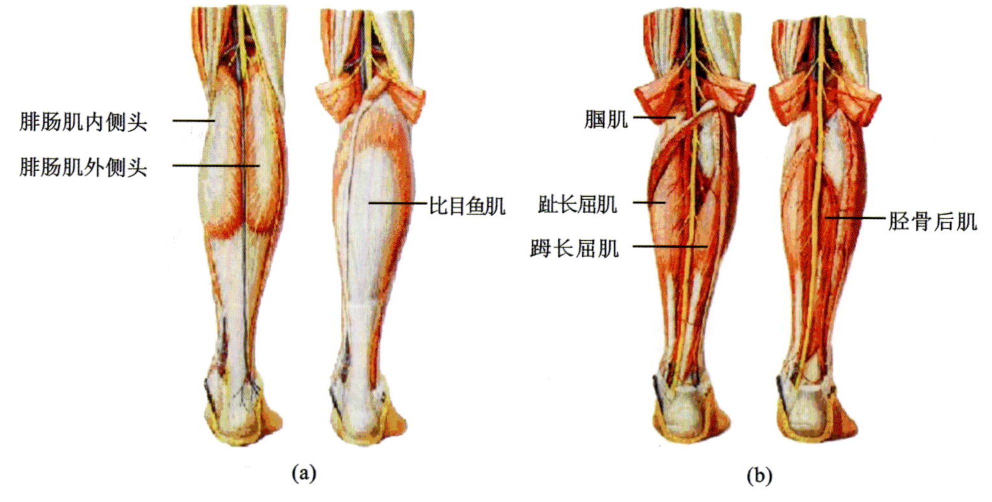

图 2-68 小腿肌后群

4. 足肌 足肌可分为足背肌和足底肌。足背肌较薄弱，为伸蹬趾的蹬短伸肌和伸第 2～4 趾的趾短伸肌。足底肌的主要作用在于维持足弓。

■王 丽■

小 结

在人体某些部位的骨，体表有较明显的隆起或凹陷，临床上常以其定位，称为体表标志(骨性标志或肌性标志）。体表突出的骨性标志部位长期受压时，容易发生压疮。为了更好地掌握全身重要的体表标志，将来服务于临床，现将这部分内容做一小结，并要求学生结合标本，两两间相互触摸全身重要体表标志。

（一）头颈部

1. 乳突 位于外耳下方，其根部前缘的前内方有茎乳孔，面神经由此出颅。乳突后半部的颅骨内面为乙状窦沟。

2. 下颌角 为下颌支后缘与下颌体下缘转折之处，此处骨质较薄，容易骨折。

3. 枕外隆突 位于枕部向后最突出的隆起，其深面为窦汇。

4. 颧弓 位于眶下缘和枕外隆凸之间连线的同一水平面上，下方一横指处为腮腺管。

5. 翼点 颞窝内，额、顶、颞、蝶四骨邻接处常构成 H 形缝，称翼点，此处骨壁薄弱，内面有脑膜中动脉的前支通过，受外力打击时易损伤而导致硬膜外血肿。

6. 第 7 颈椎棘突 项部最突出的隆起，头部前屈时更容易触及，为计数椎骨序数的标志。

7. 颈动脉结节 即第 6 颈椎横突前结节，位于胸锁乳突肌前缘深处，正对环状软骨平面。平环状软骨，在胸锁乳突肌前缘，以拇指向后内加压，可将颈总动脉压向颈动脉结节，达到止血的目的。

8. 咬肌 当牙咬紧时，在下颌角的前上方，颧弓下方可摸到坚硬的条状隆起。

9. 胸锁乳突肌 当头向一侧转动时，可明显看到从前下方斜向后上方呈长条状的隆起。

（二）躯干部

1. 胸骨颈静脉切迹 位于胸骨柄上缘，两侧胸锁关节之间的凹陷，其上方为胸骨上窝。

2. 胸骨角 胸骨柄与胸骨体相连处，形成微向前凸的横嵴称胸骨角，外侧与第 2 肋软骨相连，为计数肋序数的标志。平对第 4 胸椎体下缘水平，也是气管杈、主动脉弓的前后端，心脏上界，食管的第二个狭窄处和胸导管左移处的水平；胸骨角平面是上、下纵隔的分界线。

3. 肩胛下角 自然体位时平对第 7 肋，可作为在背部计数肋序数的标志。

4. 剑突 胸骨下方的突出，位于两侧肋弓之间，剑突与肋弓之间的夹角称剑肋角。左剑肋角是心包穿刺的常选部位。

5. 骶角 沿骶正中嵴向下摸到骶管裂孔，在骶管裂孔的两侧可摸到骶角。

6. 斜方肌 在项部和背上部，可见斜方肌的外上缘的轮廓。

7. 竖脊肌 脊柱两旁的纵形肌性隆起。

8. 胸大肌 胸前壁较膨隆的肌性隆起，其下缘构成腋前壁。

9. 腹直肌 腹前正中线两侧的纵形隆起，肌肉发达者可见脐以上有三条横沟，即为腹直肌的腱划。

（三）上肢

1. 锁骨 横于颈根部两侧的皮下，其全长均可摸到。

2. 肩峰 在锁骨外侧端的外侧，是肩部最高点，是测量上肢长度的定点标志。

3. 肱骨内、外上髁和尺骨鹰嘴 在肘关节两侧及后方的皮下明显突出，三者之间的位置关系常是确定肘关节是否脱位的重要标志。

4. 尺神经沟 在肱骨内上髁的下方和尺骨鹰嘴之间，可摸到一窝，深压时，因压迫尺神经产生前臂尺侧的麻酥感。

5. 桡、尺骨茎突 在腕部内、外侧，桡骨茎突比尺骨茎突稍低。

6. 三角肌 在肩部形成圆隆的外形，其止点在臂外侧中部呈现一小凹。

7. 肱二头肌 当屈肘握拳旋后时，可明显在臂前面见到膨隆的肌腹。在肘窝中央，亦可摸到此肌的肌腱。

8. 肱三头肌 在臂的后面，三角肌后缘的下方可见到肱三头肌长头。

9. 掌长肌 当手用力半握拳屈腕时，在腕前面的中间、腕横纹的上方明显可见此肌的肌腱。

10. 桡侧腕屈肌 握拳时，在掌长肌腱的桡侧，可见此肌的肌腱。

11. 鼻烟窝 在腕背侧面，当拇指伸直外展时，自桡侧向尺侧可见拇长展肌、拇短伸肌和拇长伸肌腱。在后二肌腱之间有深的凹陷，称鼻烟窝。

12. 指伸肌腱 在手背，伸直手指，可见此肌至2～5指的肌腱。

（四）下肢

1. 髂嵴 在腰部下方可摸到横行的隆起，两侧髂嵴最高点的连线，约平对第4腰椎棘突，临床上常作为腰椎穿刺的定位标志。

2. 髂前上棘 在髂嵴的前端，体表可明显看到，是测量骨盆的常用标志。

3. 髂结节 髂嵴的前、中1/3交界处向外侧突出。

4. 耻骨结节 在耻骨联合的外上方可摸到。

5. 坐骨结节 为坐位时的骨盆最低点，常作为测量骨盆的标志。

6. 大转子 在大腿的外上方，当下肢前后摆动时可摸到，它与坐骨结节的连线中点是确定坐骨神经体表投影的标志。

7. 髌骨 位于膝前皮下，明显突出。

8. 胫骨粗隆 位于胫骨上端的前面，突出明显，是髌韧带的止点，也是针灸取穴的标志。

9. 内踝、外踝 分别位于踝关节的内、外侧，居于皮下，突出明显，外踝较内踝低。

10. 跟结节 为足跟骨的突起。

11. 股四头肌 在大腿屈和内收时，可见股直肌在缝匠肌和阔筋膜张肌所组成的夹角内。股内侧肌和股外侧肌在大腿前面的下部，分别位于股直肌的内、外侧。

12. 臀大肌 在臀部形成圆隆外形。

13. 股二头肌 在腘窝的外上界，可摸到它的肌腱止于腓骨头。

14. 趾长伸肌 当背屈时，在踝关节前方，踇长伸肌腱的外侧可摸到此肌的肌腱。在伸趾时，在足背可清晰见到至各趾的肌腱。

15. 小腿三头肌(腓肠肌和比目鱼肌) 在小腿后面，可明显见到该肌膨隆的肌腹及跟腱。

模拟试题

一、名词解释

1. 胸骨角　2. 翼点　3. 界线　4. 腹股沟三角　5. 腹股沟管　6. 腹直肌鞘

二、填空题

1. 骨根据形态可分为________、________、________和________。
2. 正常情况下伸肘关节时，肱骨内、外上髁和尺骨鹰嘴在________；屈肘90°时，三点成________形。
3. 两侧髂嵴最高点连线，平对第________腰椎棘突。
4. 肘关节囊内包含三个关节，为________、________和________。
5. 椎骨由________和________两部分构成。
6. 关节的基本结构为________、________和________。
7. 肌一般由中间的________和两端的________构成。
8. 背肌浅群包括________、________、________和________。
9. 膈有三个裂孔，即________、________和________，分别有________、________和________通过。
10. 股四头肌的四个头分别是________、________、________和________。

三、选择题

【A1型题】

1. 胸骨角平对(　　)。

A. 第一肋软骨　B. 第二肋软骨　C. 第三肋软骨
D. 第四肋软骨　E. 第五肋软骨

2. 具有造血功能的是(　　)。

A. 黄韧带　B. 红骨髓　C. 骨松质　D. 骨密质　E. 黄骨髓

3. 通常进行腰椎穿刺的部位是在( )。
A. 第 12 胸椎～第 1 腰椎之间
B. 第 1～2 腰椎之间
C. 第 2～3 腰椎之间
D. 第 3～4 腰椎之间
E. 第 11～12 胸椎之间
4. 腰椎的特点是( )。
A. 棘突呈板状,水平后伸
B. 棘突末端分叉
C. 棘突长,伸向后下
D. 椎体较小
E. 横突上有横突孔
5. 肱骨下端骨折,易损伤( )。
A. 肌皮神经 B. 正中神经 C. 尺神经 D. 桡神经 E. 股神经
6. 屈颈时,项部最明显的隆起是( )。
A. 第 5 颈椎棘突 B. 第 6 颈椎棘突 C. 第 7 颈椎棘突
D. 第 4 颈椎棘突 E. 第 1 胸椎棘突
7. 肱骨中段骨折,最容易损伤的神经是( )。
A. 尺神经 B. 桡神经 C. 正中神经 D. 肌皮神经 E. 腋神经
8. 臀大肌的作用是( )。
A. 使髋关节屈 B. 使髋关节伸 C. 使膝关节屈
D. 使膝关节伸 E. 使膝关节外旋
9. 胫骨中下 1/3 骨折最常见的并发症是( )。
A. 血管损伤 B. 神经损伤 C. 损伤性骨化
D. 骨筋膜室综合征 E. 骨折延迟愈合
10. 具有囊内韧带的关节是( )。
A. 肩关节 B. 肘关节 C. 腕关节 D. 髋关节 E. 踝关节
11. 关于肋的组成下列哪项是正确的?( )
A. 真肋:1～7 肋,假肋:8～12 肋
B. 真肋:1～5 肋,假肋:6～10 肋,浮肋:11～12 肋
C. 真肋:1～8 肋,假肋:9～12 肋
D. 真肋:1～7 肋,假肋:8～10 肋,浮肋:11～12 肋
E. 以上都不对
12. 骨性鼻中隔的构成为( )。
A. 鼻骨和筛骨 B. 犁骨和筛骨垂直板 C. 额骨和犁骨
D. 泪骨和筛骨 E. 蝶骨和筛骨
13. 膝关节( )。
A. 是人体最大、最复杂的关节
B. 关节面由股骨下端和胫骨上端构成
C. 关节囊包裹着髌骨
D. 滑膜层包裹着关节囊内的所有结构
E. 关节腔被完全分隔为上、下、内、外四个腔
14. 肩关节脱位常见的方位是( )。
A. 上方 B. 后方 C. 前上方 D. 前下方 E. 后上方
15. 骨盆( )。
A. 由骶骨和两侧的髋骨构成
B. 正常位置为两侧髂前上棘和两侧耻骨结节同在一个水平面上
C. 借界线分为大骨盆和小骨盆
D. 骨盆上口呈水平位
E. 上、下口都是前后径大于横径
16. 背阔肌可使肩关节( )。

A. 外展　B. 内收　C. 前屈　D. 旋外　E. 以上均不是

17. 最重要的呼吸肌是(　　)。

A. 腹直肌　B. 膈　C. 肋间肌　D. 胸大肌　E. 胸小肌

18. 可使肩关节外展的是(　　)。

A. 大圆肌　B. 三角肌　C. 小圆肌　D. 肩胛下肌　E. 冈下肌

19. 既能屈髋关节,又能屈膝关节的是(　　)。

A. 长收肌　B. 缝匠肌　C. 股四头肌　D. 股二头肌　E. 耻骨肌

20. 能使足内翻的是(　　)。

A. 胫骨前肌　B. 腓肠肌　C. 腓骨短肌　D. 趾长屈肌　E. 趾长伸肌

21. 构成腹股沟管前壁的是(　　)。

A. 腹外斜肌腱膜　B. 腹直肌　C. 腹横肌腱膜

D. 腹股沟韧带　E. 腹股沟镰

【A2 型题】

22. 6 岁男孩,摔倒时左手撑地,即出现左肘部疼痛、肿胀,桡动脉搏动减弱,最可能的诊断是(　　)。

A. 桡骨头半脱位　B. 桡骨头骨折　C. 肱骨髁上骨折

D. 肱骨干骨折　E. 尺骨鹰嘴骨折

23. 男,40 岁,腰痛伴右下肢放射痛 2 个月,反复发作,与劳累有关,咳嗽、用力排便时可加重疼痛。体格检查:右直腿抬高试验 40°阳性,加强试验阳性。X 线片示:L_4～L_5 椎间隙变窄。其最可能的诊断为(　　)。

A. 急性腰扭伤　B. 第 3 腰椎横突综合征　C. 腰椎管狭窄

D. 腰椎间盘突出症　E. 腰椎结核

24. 男,30 岁,被枪弹击伤右上臂中段。体格检查:垂腕,各手指不能伸直,拇指、示指、中指背侧麻木,肘关节屈伸活动正常。X 线片示:肱骨中段见 1 个弹头形状的金属异物,骨质未见断裂。其最可能的神经损伤是(　　)。

A. 桡神经　B. 正中神经　C. 尺神经

D. 臂丛神经　E. 以上皆不正确

25. 男,54 岁,因外伤造成右肱骨外科颈骨折,臂不能外展,三角肌表面皮肤麻木,考虑是损伤了(　　)。

A. 桡神经　B. 尺神经　C. 腋神经　D. 正中神经　E. 肌皮神经

26. 男,40 岁,重体力劳动工人,腰腿痛,并向左下肢放射,咳嗽、喷嚏时加重。检查腰部活动明显受限,并向左倾斜,直腿抬高试验阳性。病程中无低热、盗汗、消瘦症状。首先考虑的诊断是(　　)。

A. 腰肌劳损　B. 腰椎管狭窄症　C. 腰椎间盘突出症

D. 强直性脊柱炎　E. 腰椎结核

27. 一位 28 岁的男运动员摔跤比赛时造成右侧锁骨中、外 1/3 交界处骨折,查体发现其骨折内侧端向上移位,是因何肌牵拉所致?(　　)

A. 斜方肌　B. 三角肌　C. 锁骨下肌　D. 胸大肌　E. 胸锁乳突肌

28. 女性,职员,上班途中因车祸住院,体检发现股骨下 1/3 骨折,骨折远侧端向后移位,是由下列何肌牵拉所致?(　　)

A. 股二头肌　B. 半腱肌　C. 半膜肌　D. 腓肠肌　E. 比目鱼肌

■ 刘　斌　王　丽 ■

第三章 消化系统

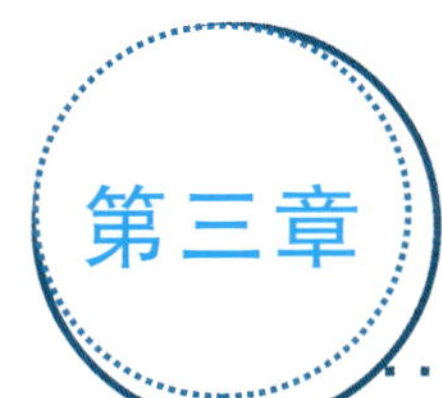

学习目标

掌握：消化系统的组成；口腔、咽、食管、胃、大肠的结构；肝的位置、形态、结构；胆汁的产生和排出过程；腹膜与腹膜腔的概念。

熟悉：胸、腹部标志线和腹部分区；小肠分部及结构特点；唾液腺、胰的结构。

了解：消化管壁的结构；腹膜形成的结构。

第一节 概 述

人们几乎每天都要进餐，大量的食物经口腔进入人体，只有少量的食物残渣从人体排出，大部分的营养物质到哪儿去了？人吃的各种食物为什么能被消化？发胖又是怎么回事？下面和同学们一起进入消化系统的学习。

消化管和消化腺构成了人体的消化系统。

一、消化系统的组成与功能

消化系统由具有通道、吸收和分泌作用的消化管和产生具有消化作用物质的消化腺两部分组成（图3-1）。

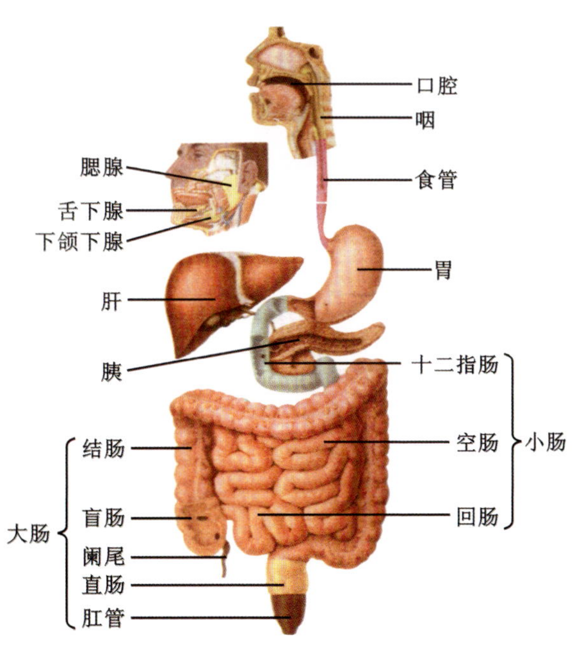

图3-1 消化系统组成

消化管包括口腔、咽、食管、胃、小肠(十二指肠、空肠及回肠)和大肠(盲肠、阑尾、结肠、直肠和肛管),长约 9 m。临床上通常把从口腔到十二指肠的一段,称为上消化道;将空肠以下的部分,称为下消化道。

消化腺是具有分泌消化液作用的腺体,包括唾液腺、肝和胰等大腺体及位于消化管壁内的小腺体。

消化系统的主要功能是消化食物,吸收营养物质和排除粪便。

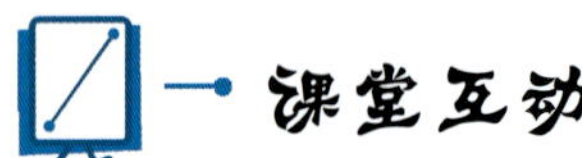

一名学生按解剖学姿势站立,另一学生试着指出站立学生食管、胃及肝的体表投影。

二、胸部标志线和腹部分区

为方便描述各器官的正常位置,通常人为地在胸、腹部体表确定若干标志线和分区(图 3-2、图 3-3)。

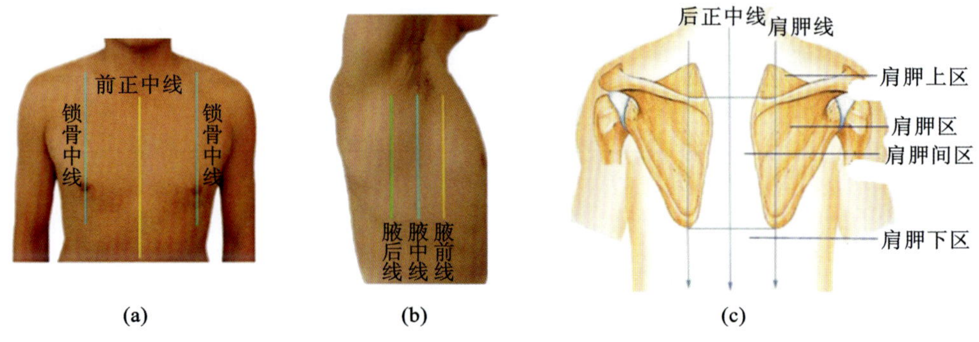

图 3-2 胸部标志线

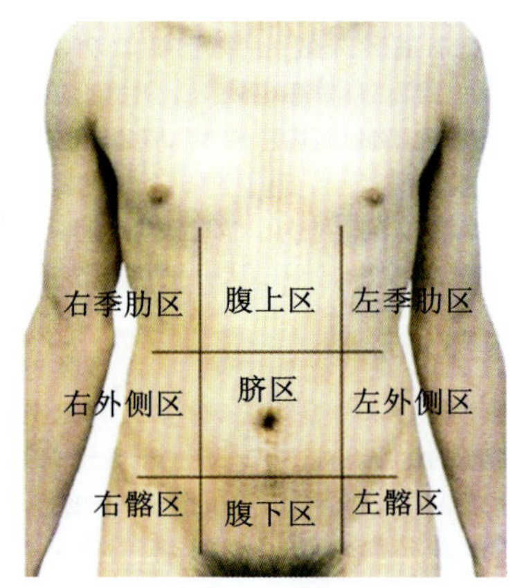

图 3-3 腹部分区

(一) 胸部的标志线

(1) 前正中线:沿人体前面正中作的垂线。

(2) 胸骨线:沿胸骨外侧缘最宽处作的垂线。

(3) 锁骨中线:通过锁骨中点作的垂线。

(4) 腋前线:通过腋前襞作的垂线。

(5) 腋中线:通过腋窝中点所作的垂线。

(6) 腋后线:通过腋后襞作的垂线。

(7) 肩胛线:通过肩胛下角作的垂线。

(8) 后正中线:沿身体后面中线所作的垂线。

(二) 腹部的分区

一般用两条垂直线和两条水平线,将腹部划分为九个区,两条垂直线是通过左、右腹股沟韧带中点向上所作的垂直线。两条水平线，一是左、右肋弓最低点的连线，二是左、右髂前上棘之间的连线。将腹部分成 9 个区：左季肋区、腹上区、右季肋区、左外侧区、脐区、右外侧区、左髂区（左腹股沟区）、腹下区（耻区）和右髂区（右腹股沟区）。

临床上有时也可通过脐部分别作水平线和垂线，将腹部分为左上腹部、右上腹部、左下腹部和右下腹部 4 个区。

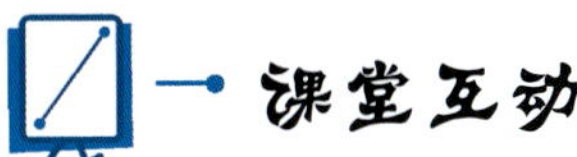

同学们刚入校进行的健康体检，想一想医师腹部触诊时都检查哪些消化器官？

第二节 消 化 管

一、消化管壁的结构

消化管主要由两头通向外界的肌性管道构成，除口腔外，消化管壁结构从内向外分为黏膜、黏膜下层、肌层和外膜四部分（图 3-4）。

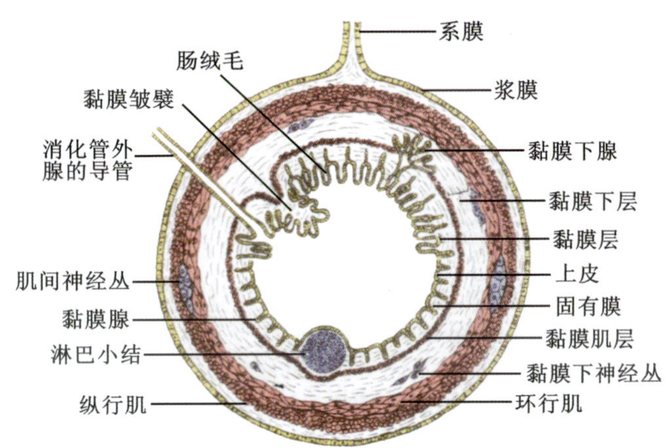

图 3-4 消化管微细结构模式图

（一）黏膜

黏膜为管壁最内层，自内向外包括上皮、固有膜和黏膜肌层三部分，具有消化、吸收和保护功能。

1. 上皮 覆盖管腔内表面，构成黏膜的表层。分布部位不同，上皮的结构和功能各有差异。如口腔、咽、食管和肛管下部的上皮为复层扁平上皮，消化管其他部位的上皮为单层柱状上皮。

2. 固有膜 由结缔组织构成，内含腺、血管、神经、淋巴管和淋巴组织。

3. 黏膜肌层 由 1～2 层平滑肌构成。

（二）黏膜下层

黏膜下层由疏松结缔组织组成，含有较大的血管、淋巴管和黏膜下神经丛。

黏膜和部分黏膜下层共同向消化管腔内突出，形成纵行或环行的黏膜皱襞，增加了黏膜表面积。

（三）肌层

在口腔、咽、食管上段等部位的肌层以及肛门外括约肌为骨骼肌；而其他部位则为平滑肌。肌层一般分两层，内层为环行，外层为纵行。在某些部位，环行肌层可增厚形成括约肌。

（四）外膜

外膜位于最外层，由结缔组织构成。在咽、食管、直肠下部的外膜称纤维膜，具有固定作用；其他部分的外膜含有间皮，可分泌滑液，称浆膜，具有保护和减轻器官之间摩擦的作用。

二、口腔

口腔(图 3-5)为消化管的起始部分,以上、下颌骨和肌为基础,外面覆以皮肤,内面衬以黏膜而构成。口腔借上、下牙弓分为口腔前庭和固有口腔两部分。牙弓与口唇及颊之间的腔隙称为口腔前庭,牙弓以内称为固有口腔。当上、下牙咬合时,口腔前庭和固有口腔仍借上、下牙弓后方的间隙相通。临床上患者牙关紧闭时,可通过此间隙将导管送入固有口腔及咽腔,注入营养物质或急救药物。

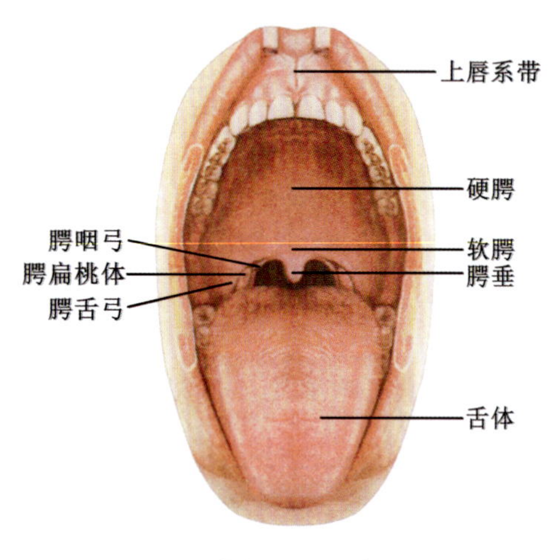

图 3-5 口腔

(一)唇和颊

唇分为上、下两部分。上、下唇的游离缘共同围成口裂,口裂的两端称为口角。上唇上部的正中有一纵行浅沟称为人中沟,其中,上 1/3 交界处为人中穴,临床上针刺该穴可抢救昏迷患者。在上唇的外侧有一浅沟,称为鼻唇沟,面神经麻痹的患者,鼻唇沟变浅或消失。机体缺氧时,唇颜色变为暗红色或绛紫色,临床上称为发绀。

颊为口腔的两侧壁,颊黏膜在平对上颌第二磨牙的牙冠处,有一较小的黏膜隆起,称腮腺乳头,是腮腺导管的开口。

(二)腭

腭前 2/3 由黏膜覆盖骨腭构成,称为硬腭。后 1/3 由肌、肌腱和黏膜构成,称为软腭。软腭后缘游离,其中央部向下突起,称腭垂,又称悬雍垂。腭垂两侧形成前后两个弓形黏膜皱襞,前方的向下附于舌根两侧,称腭舌弓,后方的向下附于咽侧壁,称腭咽弓。两弓间的三角形间隙称扁桃体窝,容纳腭扁桃体。

腭垂、两侧的腭舌弓和舌根共同围成咽峡,是口腔与咽的分界(图 3-5)。

(三)牙

牙是人体最坚硬的器官,嵌入上、下颌骨牙槽内,分别排列成上牙弓和下牙弓。可咬切和磨碎食物,并对发音有辅助作用。

1. 牙的形态 每个牙都分为牙冠、牙颈、牙根。牙冠是露于口腔的部分,洁白而有光泽;牙颈为牙冠和牙根之间稍细部分,外包以牙龈,牙根嵌入牙槽内,借牙周膜与骨质结合;牙根尖部有一孔,称牙根尖孔,有血管、神经出入。

2. 牙的构造 主要由牙质、釉质、牙骨质、牙髓构成,在牙根部和牙颈部牙质的外面包有一层牙骨质,而在牙冠部表面有白色、光亮、坚硬的釉质。釉质是人体中钙化程度最高的组织(图 3-6)。口腔内的乳酸杆菌能使糖类酵解产酸,导致釉质脱落,而产生空洞,临床上称为龋齿。牙内部的腔隙称为牙腔,包括牙冠腔和牙根管,其内容纳牙髓。牙髓由神经、血管、淋巴管和结缔组织组成。若龋洞不断加深,波及牙髓的神经,则可引起剧痛。

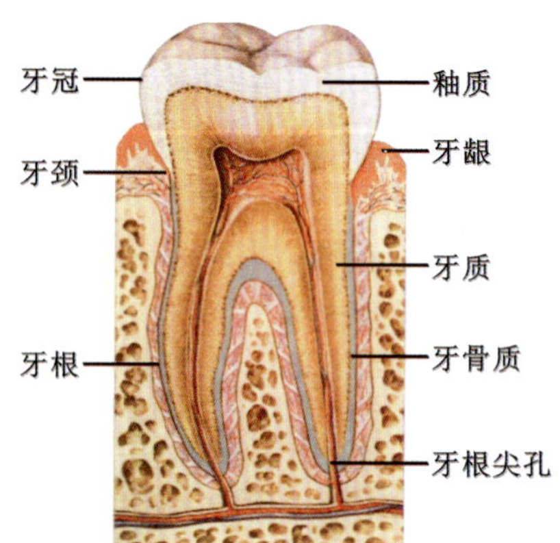

图 3-6 牙的纵切面

3. 牙的分类与排列 人一生有两套牙齿,即乳牙和恒牙。乳牙自出生 6 个月开始萌出,2~3 岁内出齐。乳牙共 20 个。上、下颌左右各 5 个,由前向后为切牙 2 个、尖牙 1 个、磨牙 2 个。恒牙自 6~7 岁开始替换乳牙,至 12 岁左右除第三磨牙外,全部出齐。第 3 磨牙一般在 18~30 岁萌出,也可终生不出,因此恒牙为 28~32 个。恒牙在上、下颌左右各 8 个,由前向后为切牙 2 个、尖牙 1 个、前磨牙 2 个、磨牙 3 个,共 32 个。根据牙的形态和功能不同,乳牙可分为乳切牙、乳尖牙和乳磨牙 3 种。恒牙分为切牙、尖牙、前磨牙和磨牙 4 种。

乳牙和恒牙均以固定的排列形成牙列,乳牙一般用罗马数字Ⅰ~Ⅴ表示,恒牙用阿拉伯数字 1~8 表示(图 3-7、图 3-8)。

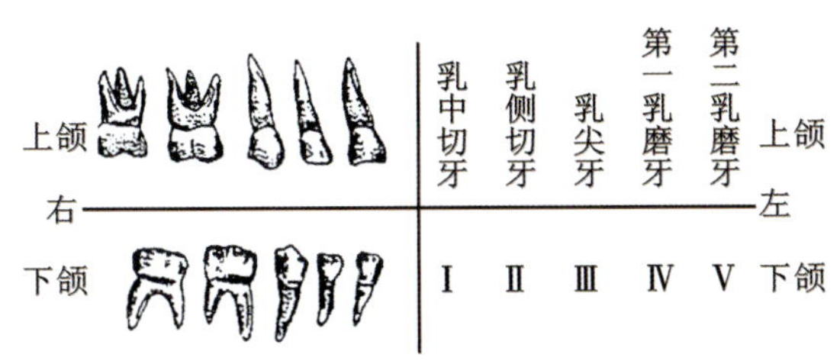

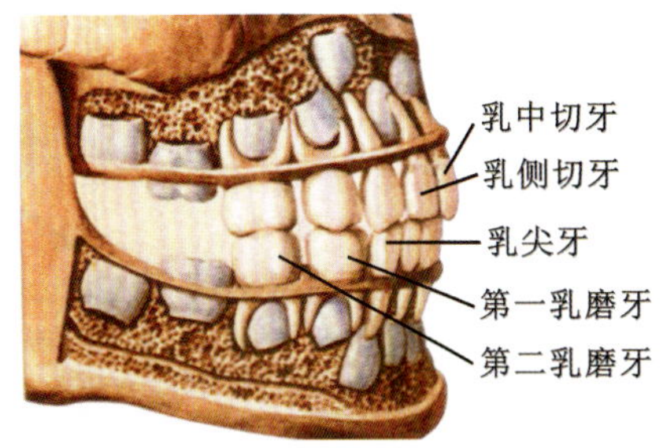

图 3-7 乳牙的名称及符号

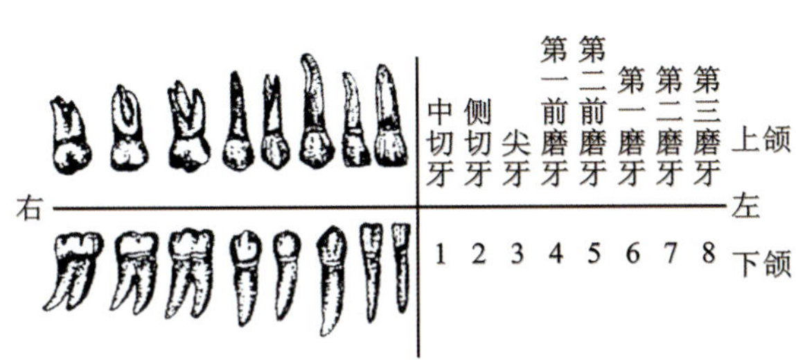

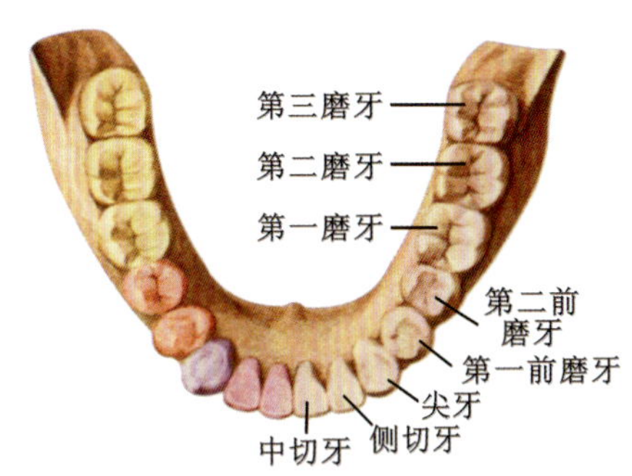

图 3-8 恒牙的名称及符号

4. 牙周组织 牙周组织包括牙龈、牙周膜和牙槽骨等。牙龈是覆盖在牙槽骨的表面和牙颈部周围的口腔黏膜上皮及其下方的结缔组织，正常的牙龈为粉红色，富含血管，质韧，微有弹性，故能承受咀嚼压力，耐受食物的摩擦。牙周膜是一种致密的纤维组织，一端埋入牙骨质，一端连接牙槽骨，实际上是牙齿通过牙周膜被悬吊在牙槽窝中，使牙齿能牢固地固定在颌骨的牙槽窝内，具有一定的弹性，有利于缓冲牙齿承受的咀嚼力。牙槽骨是包围在牙根周围的颌骨的突起部分，形成牙槽窝，牙根直立其中使牙齿和牙槽骨连接在一起，不松动，以便于咀嚼。牙周组织对牙具有支持、连接、固定、营养等作用。

（四）舌

舌位于口腔底，由舌肌构成，表面覆以黏膜，具有感受味觉、协助咀嚼、吞咽食物和辅助发音等功能。

1. 舌的形态 舌的上面有一条“V”形的界沟，将舌分成前 2/3 的舌体和后 1/3 的舌根（图 3-9）。舌体的前端称为舌尖。舌的下面正中有一黏膜皱襞，称为舌系带。在舌系带根部的两侧有一对小的隆起，称为舌下阜，阜顶上有下颌下腺管和舌下腺管的共同开口。由舌下阜向后外侧延伸的黏膜隆起，称为舌下襞，此襞深面藏有舌下腺。

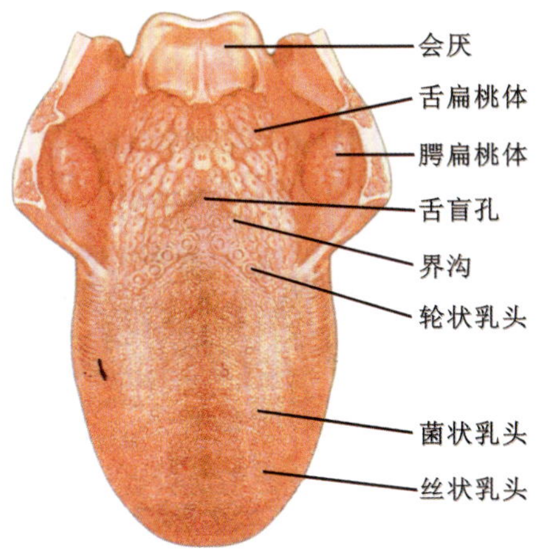

图 3-9 舌的形态

2. 舌的构造

（1）舌肌：为骨骼肌，肌束排列成纵、横、垂直三个方向，收缩时可改变舌的形态。

（2）舌黏膜：呈淡红色，舌上面的黏膜表面有许多小的突起，称为舌乳头。按其形状分为丝状乳头、菌状乳头、轮状乳头。丝状乳头数量最多，呈白色丝绒状，具有一般感觉的功能。菌状乳头数量较少，为红色钝圆形的小突起，散在丝状乳头之间，内含有味蕾，司味觉。轮状乳头最大，有 7～10 个，排列在界沟的前方，其乳头中央隆起，周围有环状沟，沟壁内含有味蕾，司味觉。舌扁桃体位于舌根的黏膜内，由淋巴组织构成。

三、咽

咽呈漏斗形，上起自颅底，下至第 6 颈椎体下缘高度，续于食管，全长约 12 cm。咽是消化管和呼吸道的共同开口，由鼻咽（咽腔鼻部）、口咽（咽腔口部）、喉咽（咽腔喉部）组成（图 3-10）。

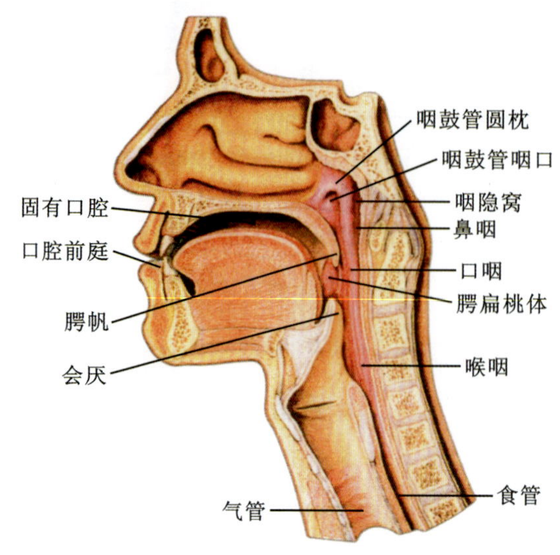

图 3-10　咽的构造

（一）鼻咽

鼻咽位于鼻腔后方，向前借鼻后孔与鼻相通。在侧壁约下鼻甲的后方有咽鼓管咽口，空气可经此口入中耳的鼓室，以维持鼓膜内、外压力的平衡。咽鼓管咽口的后方有一个凹陷，称为咽隐窝，为鼻咽癌的好发部位。咽后上壁的黏膜内有丰富的淋巴组织，称咽扁桃体。

（二）口咽

口咽位于口腔的后方，向前借咽峡与口腔相通，口咽侧壁上有腭扁桃体。

舌扁桃体、腭扁桃体和咽扁桃体，在鼻腔、口腔与咽部相通的部位，共同围成咽淋巴环，具有重要的防御功能。

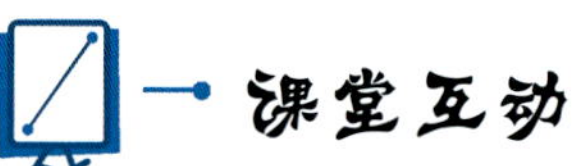
课堂互动

人们常说"咽喉要道"，小儿或老人吃果冻时，果冻会不会进入到呼吸道而引起呼吸困难？

（三）喉咽

喉咽位于会厌上缘平面以下，至第 6 颈椎椎体下缘处与食管相续，其前端经喉口与喉腔相通。在喉口两侧各有一个深窝，称梨状隐窝，是异物容易滞留的部位。

四、食管

（一）食管的位置和分部

食管是输送食物的肌性管道，上端在第 6 颈椎体下缘处与咽相接，向下沿脊柱的前方、气管的后方入胸腔，通过左主支气管后方，再沿主动脉胸部的右侧下行。下段斜跨过主动脉胸部的前方至左侧，穿过膈的食管裂孔至腹腔，续于胃的贲门。食管根据其行程分为颈、胸、腹三段（图 3-11）。

（二）食管的形态及狭窄

食管为消化管最扁窄的部分，长约 25 cm，食管全长有三个生理性狭窄。

1. 第 1 狭窄　位于食管起始处，正对第 6 颈椎体下缘，距中切牙 15 cm。

2. 第 2 狭窄　位于食管与左主支气管交叉处，相当第 4、5 胸椎之间的平面，距中切牙约 25 cm。

3. 第 3 狭窄　位于食管穿过膈的食管裂孔处，相当第 10 胸椎平面，距中切牙约 40 cm。

这些狭窄处是异物容易停留的部位，也是食管癌好发的部位。临床上进行食管插管时，嘱咐受检者做

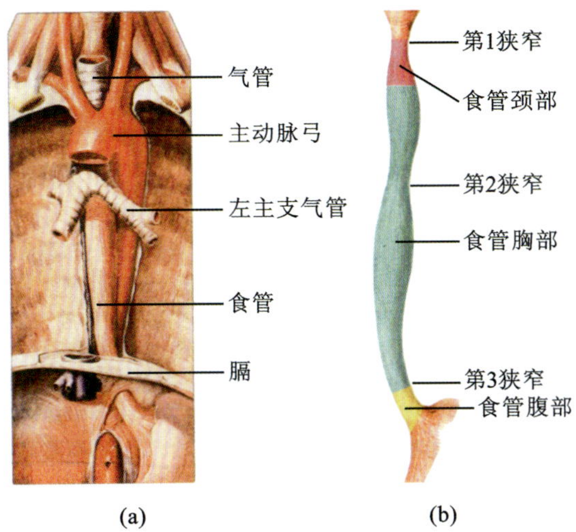

图 3-11 食管与气管、主动脉的位置关系

吞咽动作，注意食管的 3 处狭窄，以免伤及食管。

（三）食管壁的微细结构

1. 黏膜层 上皮为复层扁平上皮，具有保护功能。黏膜层形成 7～10 条纵行黏膜皱襞，食物通过时，管腔扩张，皱襞变平。在食管下端食管复层扁平上皮移行为胃柱状上皮时黏膜颜色明显改变并形成一条白线。

2. 黏膜下层 含有食管腺，其分泌物进入食管可润滑管壁，有利于食物通过。

3. 肌层 上 1/3 为骨骼肌，下 1/3 为平滑肌，中段 1/3 为骨骼肌和平滑肌混合构成。

4. 外膜 较薄，为结缔组织构成的纤维膜。

五、胃

胃是消化管中最膨大的部分。食物由食管入胃，混以胃液经初步消化后，再输送至十二指肠。

课堂互动

人吃的五谷杂粮，都要经过胃，同学们知道用哪些方法可以直接或间接地检查胃的疾病？

（一）胃的形态及分部

胃的形状和大小随内容物多少而不同。成人胃容量可达 3000 mL，极度收缩时可缩成管状。胃有两口、两壁、两缘和四部（图 3-12）。

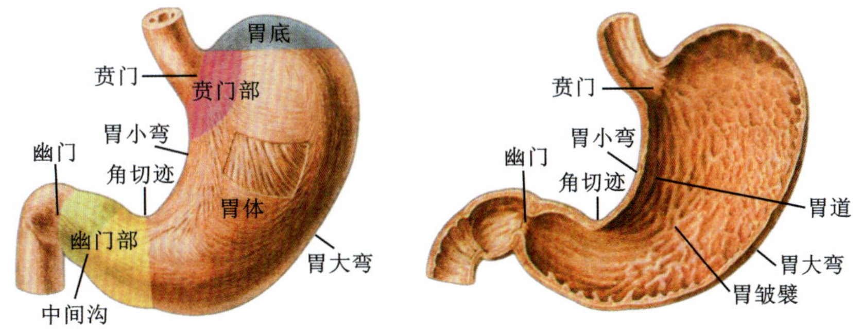

图 3-12 胃的分部、黏膜

1. 两口 入口为食管与胃相续处，称为贲门；出口为胃与十二指肠相续处，称为幽门。

2. 两壁 胃前壁朝向前上方；胃后壁朝向后下方。

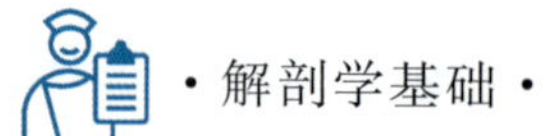

3. 两缘 上缘称为胃小弯，下缘称为胃大弯。

4. 四部 自贲门向左上方膨起的部分称为胃底；胃的中间扩大部分称为胃体；近贲门的部分称为贲门部；近幽门的部分称为幽门部。幽门部紧接幽门而呈管状的部分称为幽门管；幽门管左侧稍膨大的部分称为幽门窦。

（二）胃的位置和毗邻

胃充满到中等程度时，大部分位于左季肋区，小部分位于腹上区。贲门位置较为固定，约在第 11 胸椎的左侧，幽门约在第 1 腰椎的右侧。胃被肝、膈和左肋弓大部分所覆盖。只有前壁一小部分直接贴于腹前壁，也是临床诊胃的部位。胃后壁临近脾、左肾、左肾上腺和胰等器官。

（三）胃壁的结构特点

胃壁由黏膜、黏膜下层、肌层和浆膜构成。黏膜的主要结构特点表现在黏膜的上皮和固有层的胃腺。胃的肌层发达，由外纵、中环和内斜共三层平滑肌构成。在幽门处，胃的环行肌特别厚，形成幽门括约肌，黏膜在此处形成环形皱襞称为幽门瓣，具有防止肠内容物逆流入胃的作用。

胃黏膜在活体呈淡红色、平滑柔软。胃半空或半充盈时，形成许多皱襞，在胃小弯处有 4～5 条恒定的纵行皱襞。黏膜表面形成许多针状小窝，称胃小凹，胃小凹底部有胃腺开口。

1. 上皮 为单层柱状上皮，该上皮细胞能分泌黏液，覆盖于上皮细胞表面，与上皮细胞之间的紧密连接共同构成胃黏膜屏障，有阻止胃液内的盐酸和胃蛋白酶对黏膜自身消化的作用。

2. 固有层 由结缔组织构成，内含大量管状的胃腺。因胃腺的结构和所在部位的差异可分为贲门腺、幽门腺和胃底腺。这些腺体的分泌物经胃小凹排入胃内，形成胃液。

贲门腺和幽门腺分别位于贲门部和幽门部的固有层内，分泌黏液和溶菌酶。

胃底腺位于胃底和胃体的固有层内，数量较多，为分泌胃液的主要腺体，其主要细胞包括两种：

（1）主细胞：又称胃酶细胞，数量较多，分布于胃底腺的中、下部。主细胞分泌胃蛋白酶原，胃蛋白酶原经盐酸激活，而成为有活性的胃蛋白酶，参与蛋白质的分解。

（2）壁细胞：又称盐酸细胞，多分布于胃底腺的中、上部。壁细胞分泌盐酸，盐酸具有杀菌和激活胃蛋白酶原的作用。此外，壁细胞还能分泌内因子，可促进回肠对维生素 B_{12} 的吸收。

六、小肠

小肠为消化管中最长、最弯曲的一段，全长为 5～7 m，是消化食物和吸收营养的最重要部位。小肠由上至下可分为十二指肠、空肠和回肠三部分。

（一）十二指肠

十二指肠为小肠的起始段，全长 25～30 cm，相当于十二个横指并列的距离。上端起于幽门，下端至十二指肠空肠曲与空肠连续。十二指肠呈“C”字形包绕胰头，可分为四部：上部、降部、水平部、升部(图 3-13)。

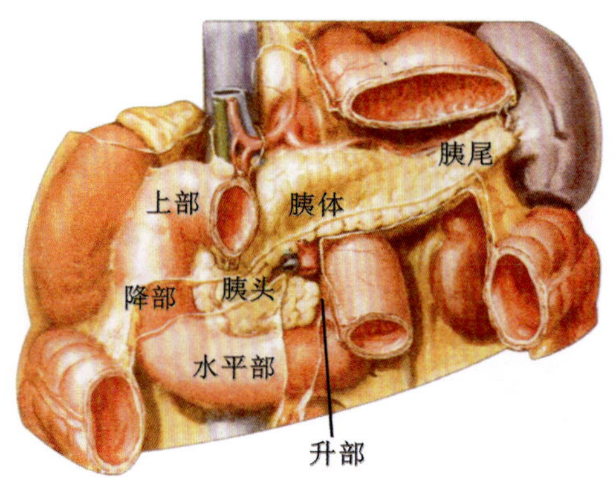

图 3-13 十二指肠和胰

1. 上部 约在第 1 腰椎的右侧起于幽门，行向右后方，至胆囊处急转向下移行为降部。上部短，活动性大，黏膜光滑无环形皱襞，又称为十二指肠球部，是十二指肠溃疡的好发部位。

2. 降部 沿第1～3腰椎右侧下行，至第3腰椎的下缘又急转向左移行为水平部。降部肠腔的左后壁上有一纵行的黏膜皱襞，称十二指肠纵襞，下端有隆起的十二指肠大乳头，有胆总管和胰管的共同开口，胆汁和胰液由此流入十二指肠内。从中切牙至十二指肠大乳头的距离，约为75 cm，胃镜探头通常到达十二指肠降部。

3. 水平部 起于十二指肠降部，自右向左横过脊柱的前方，移行为升部。

4. 升部 自水平部斜向左上方升至第2腰椎左侧，然后向前弯曲形成十二指肠空肠曲，十二指肠空肠曲由十二指肠悬肌（Treitz 韧带）固定在腹后壁，是确认空肠起点的重要标志。

（二）空肠与回肠

空肠和回肠迂曲回旋，盘绕在腹腔中部和下部，其周围被结肠包围。空肠上端起于十二指肠空肠曲，回肠下端与大肠的盲肠相续。空肠与回肠之间无明显界限，空肠约占空、回肠的上2/5，主要位于左上腹；回肠约占空、回肠的下3/5，主要位于脐区和右腹股沟区。空、回肠的表面都被有腹膜，并借腹膜形成的小肠系膜将其固定于腹后壁，其活动范围较大。

（三）小肠黏膜的结构特点

小肠黏膜在管腔内形成大量的环状皱襞和肠绒毛，在固有层内含有大量肠腺。

1. 环状皱襞 从距幽门约5 cm处开始出现，由黏膜层和黏膜下层共同向管腔内突起形成。在小肠不同的部位，黏膜皱襞的高矮、疏密程度不同。

2. 肠绒毛 肠绒毛是上皮和固有层向管腔内突出的细小指状突起，为小肠特有的结构。上皮为单层柱状上皮，其游离面有致密的纹状缘。肠绒毛内有1～2条纵行的毛细淋巴管，称中央乳糜管，其周围有丰富的毛细血管和散在纵行的平滑肌纤维。平滑肌纤维的收缩与舒张，可使微绒毛发生运动变化，有利于物质的吸收和血液、淋巴的流动。环状皱襞、肠绒毛、纹状缘等极大地增加了小肠内表面积，有利于小肠对营养物质的吸收。

3. 肠腺 肠腺是黏膜上皮陷入固有层形成的管状腺，其开口位于相邻绒毛根部之间。肠腺主要由柱状细胞、杯状细胞和潘氏细胞等细胞构成。十二指肠腺能分泌碱性黏液，可保护十二指肠黏膜免受酸性胃液的侵蚀。

4. 淋巴组织 小肠固有层内散布着淋巴组织，是重要的防御结构。淋巴组织在小肠各段分布有所不同：在十二指肠分布较疏散，在空肠有较多的粟状孤立滤泡，在回肠则形成集合淋巴滤泡。

七、大肠

大肠长约1.5 m，在空、回肠的周围形成一个方框，上接回肠，下止于肛门。根据大肠的位置和特点，分为盲肠、结肠和直肠三部分。大肠在外形上与小肠有明显的不同，一般大肠口径较粗，肠壁较薄。盲肠和结肠具有三种特征性结构：结肠带、结肠袋和肠脂垂（图3-14）。

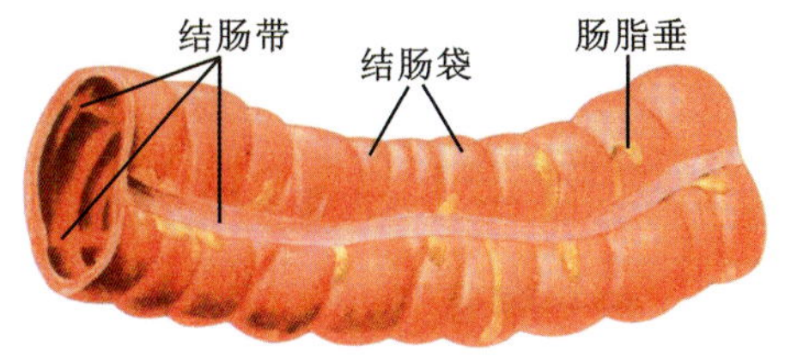

图3-14 结肠的特点

（一）盲肠和阑尾

1. 盲肠 盲肠为大肠起始的膨大盲端，长6～8 cm，位于右髂窝内，向上通升结肠，向左连回肠。回、盲肠的连通口称为回盲口。回盲口处的黏膜折成上、下两个半月形的皱襞，称为回盲瓣，此瓣具有括约肌的作用，可防止大肠内容物逆流入小肠。在回盲瓣的下方约2 cm处，有阑尾的开口。

2. 阑尾 阑尾上端连通盲肠的后内壁，下端游离，一般长7～9 cm（图3-15）。阑尾有系膜，其活动性较大。阑尾根部较固定，其体表投影约在脐和右髂前上棘连线的中、外1/3交界处。临床上称麦氏（Mc Burney）点，急性阑尾炎时该处可有压痛及反跳痛。

（二）结肠

结肠为介于盲肠和直肠之间的部分，分为升结肠、横结肠、降结肠、乙状结肠四部分（图3-16）。

结肠黏膜表面光滑，无肠绒毛，有半环形的结肠半月襞。黏膜内有大量杯状细胞和丰富的淋巴组织。

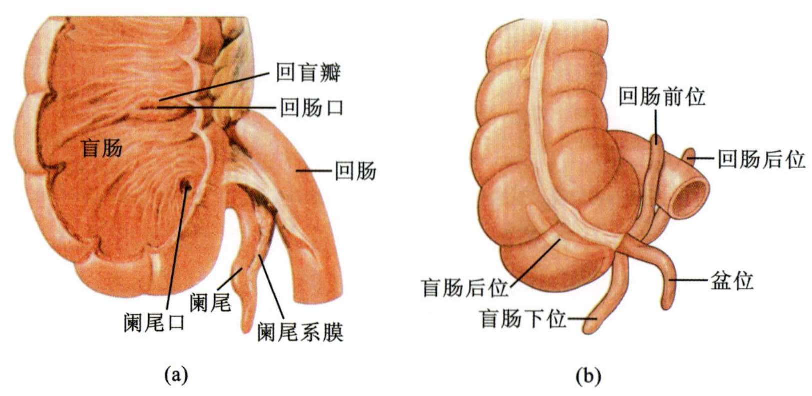

图 3-15　盲肠与阑尾

（三）直肠

直肠于第 3 骶椎前方与结肠相续，沿骶、尾骨前面下行，穿经盆膈与肛管相连，全长 10～14 cm。直肠并不直行，其行程在矢状面上有两个弯曲：上部的弯曲与骶骨的弯曲相一致，凸向后，称骶曲；下部的弯曲，在尾骨尖的前方转向后下，形成一凸向前的弯曲，称会阴曲。在冠状面上，直肠有三个弯曲，中间的弯曲一般较大，凸向左侧，上、下两个弯曲凸向右侧。

直肠的下段肠腔膨大，形成直肠壶腹。直肠内面有 2～3 个由环形平滑肌和黏膜形成的半月形皱襞，称直肠皱襞，其中最大、位置最恒定的直肠皱襞，位于直肠壶腹的右前襞上，距肛门约 7 cm。临床上做直肠镜、乙状结肠镜检查时，应注意直肠的弯曲与横襞，以免损伤肠襞。

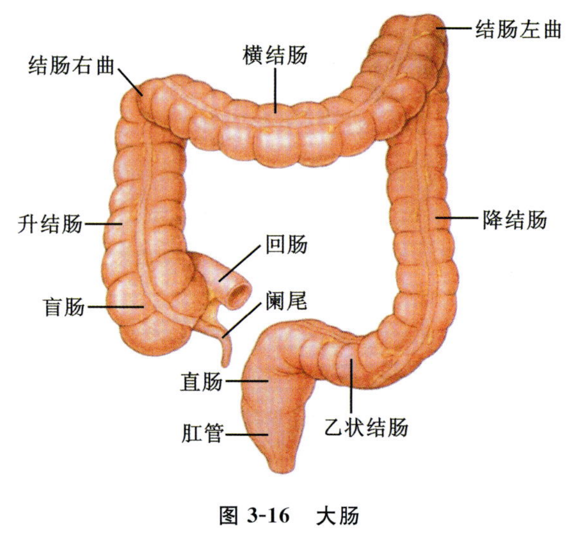

图 3-16　大肠

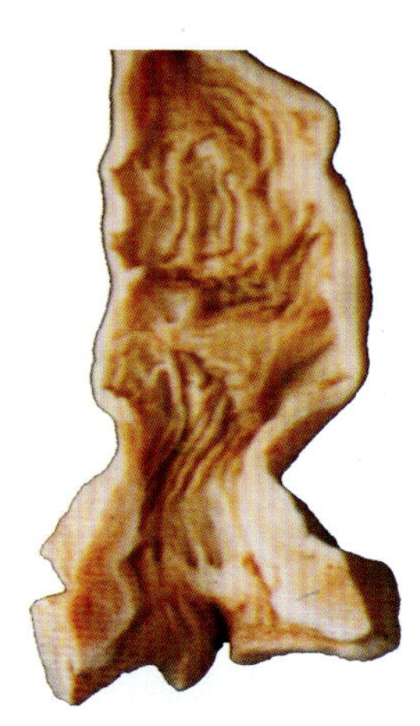

图 3-17　直肠和肛管的内面观

（四）肛管

肛管是盆膈以下的消化管，长 3～4 cm，上端接续直肠，下端终于肛门。

肛管上段的黏膜形成 6～10 条纵行的黏膜皱襞，称为肛柱。各柱的下端有半月形的小皱襞相连，称为肛瓣。在肛瓣与相邻肛柱下端之间有小凹陷，称为肛窦（图 3-17）。窦内腺体分泌物及粪便存积无法排出时易发生感染而形成肛窦炎。

各肛瓣与肛柱的下端，共同连成锯齿状的环形线，称为齿状线，为皮肤和黏膜相互移行的分界线，也是内、外痔的分界线。齿状线以下光滑而略有光泽的环状区域，称为肛梳或痔环。痔环和肛柱的深面有丰富的静脉丛，此丛如淤血扩张则易形成痔，在齿状线以上者称为内痔，以下者称为外痔。

知识链接

结肠镜已经广泛用于临床，它不仅可以直接观察从肛门到盲肠的病变，还可以进行切割、结扎、烧灼等操作。在结肠镜下，每段结肠的空间形状也是不一样的。

肛门周围有内、外括约肌围绕。肛门内括约肌由直肠壁环行平滑肌层增厚而成，收缩时可协助排便；肛门外括约肌是位于肛门内括约肌周围的环行肌束，为骨骼肌，可随意控制肛门。产妇保护会阴主要是保护肛门括约肌。

第三节 消 化 腺

消化腺包括大唾液腺、肝、胰及位于消化管壁内的小腺体。其主要功能是分泌消化液，参与食物的消化。

一、口腔腺

口腔腺又称唾液腺，在口腔周围，共三对，即腮腺、下颌下腺、舌下腺(图 3-18)。它们的分泌液有湿润口腔黏膜、调和食物、分解淀粉和杀菌等作用。

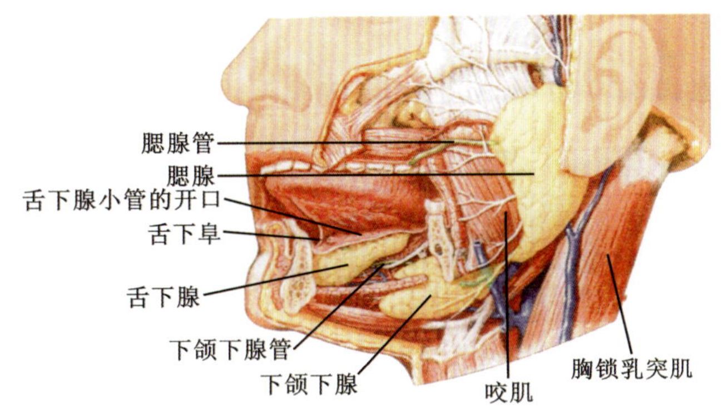

图 3-18 口腔腺的位置

1. 腮腺 唾液腺中最大的一对，略呈三角形，位于耳廓前下方。从腮腺前缘发出的腮腺管，向前横过咬肌的表面，至咬肌前缘再变成直角向内穿过颊肌，开口于平对上颌第二磨牙的颊黏膜上。

2. 下颌下腺 位于下颌骨体的内侧，腺管开口于舌下阜。

3. 舌下腺 位于口腔底舌下襞的深面，腺管开口于舌下阜。

二、肝

肝是人体最大的消化腺。肝重约 1300 g，血液供应丰富，为红褐色，质软而脆，肝主要有分泌胆汁，参与代谢、解毒、防御等功能，胚胎时期还有造血功能。肝受暴力打击时易破裂出血。

(一) 肝的位置

肝主要位于右季肋区和腹上区，小部分延伸至左季肋区，大部分为肋弓所覆盖，仅在腹上区左、右肋弓间露出，并直接接触腹前壁。

1. 肝上界 在右锁骨中线平第 5 肋，在前正中线越过胸骨体和剑突结合处，至左锁骨中线止于第 5 肋间。

2. 肝下界 起自右肋弓最低点，沿右肋弓下缘向左上行，至第 8、9 肋软骨结合处离开肋弓，经剑突下 3～5 cm 斜向左上，至左肋弓第 7、8 肋软骨结合处进入左季肋区。平静呼吸时上、下移动范围 2～3 cm。小儿肝下缘位置较低，露出于右肋弓下。

(二) 肝的形态

肝呈楔形，可分为上、下两面，前、后两缘，左、右两叶(图 3-19)。

1. 上面 肝的上面凸隆，贴膈，矢状位的镰状韧带将肝上面分为左、右两叶。

2. 前、后缘 肝的前缘锐利；肝的后缘钝圆，与脊柱相贴。

3. 下面 肝的下面凹凸不平，与许多内脏接触。有略呈“H”形的左、右两条纵沟和一条横沟，将肝的下面分为右叶、左叶、方叶和尾状叶。左纵沟的前部有肝圆韧带，后部有静脉韧带；右纵沟的前部有胆囊，

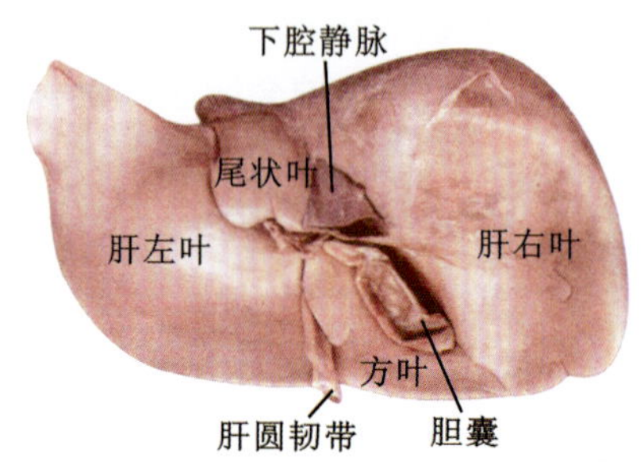

图 3-19 肝的下面观

后部有下腔静脉。连接左、右纵沟中份的横沟为肝门，是肝门静脉、肝固有动脉、肝左右管、淋巴管和神经等出入的部位。

（三）肝的微细结构

肝的表面被覆致密结缔组织被膜，被膜在肝门处随肝固有动脉、肝门静脉和肝管伸入肝内，将肝实质分隔成许多肝小叶。肝小叶间有肝门管区。

1. 肝小叶 肝小叶是肝的基本结构和功能单位，呈多面棱柱形，成人肝有 50 万～100 万个肝小叶。每个肝小叶中央有一条纵行的中央静脉，肝细胞以此为中心放射状排列形成肝板，肝板的横切面称为肝索。肝索由肝细胞构成，肝细胞体积较大，呈多边形。细胞核呈圆形，1 个或 2 个，位于细胞中央，核仁明显。肝索与肝索之间的空隙称肝血窦。肝血窦内有肝巨噬细胞，体积较大，形态不规则，具有很强的吞噬功能。肝血窦的内皮细胞与肝细胞之间狭窄的间隙，称窦周隙，它是肝细胞与血液之间进行物质交换的场所。肝的微细结构见图 3-20。

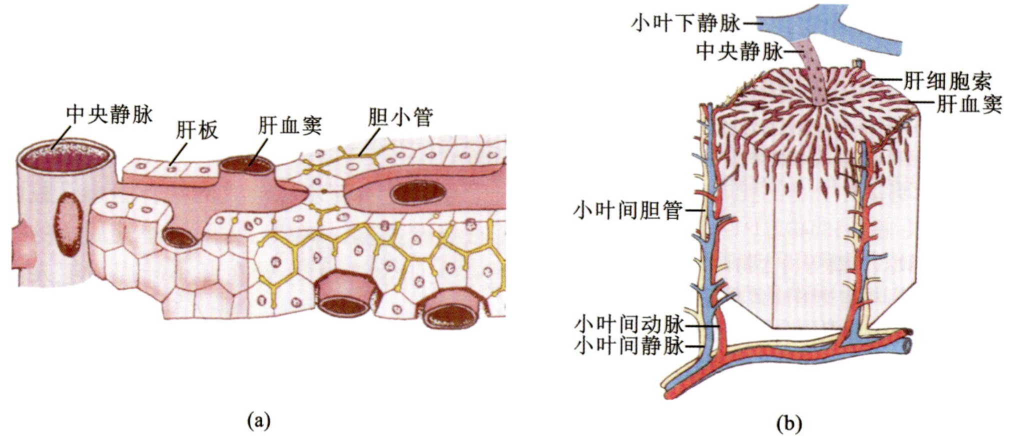

图 3-20 肝的微细结构

相邻的肝细胞之间形成胆小管。肝细胞分泌的胆汁直接流入胆小管，并循胆小管从肝小叶的中央流向周边，汇入小叶间胆管。

2. 肝门管区 在相邻的几个肝小叶之间有较多的结缔组织，内有小叶间动脉、小叶间静脉和小叶间胆管，此区域称肝门管区。小叶间胆管的管腔小，管壁由单层立方上皮构成，细胞核呈圆形，染成紫蓝色。小叶间动脉管腔小而圆，管壁厚，有少量染成红色的环行平滑肌。小叶间静脉管腔大而不规则，管壁薄，着色较浅。

3. 肝内血液循环 肝的血液有两个来源：①肝固有动脉，属于肝的营养性血管。②肝门静脉，属于肝的功能性血管。两者入肝后反复分支，分别形成小叶间动脉和小叶间静脉，血液均进入肝血窦。故肝血窦内的血液为混合血，血液由肝小叶的周边流向中央汇入中央静脉，若干中央静脉离开肝小叶汇合成小叶下静脉。小叶下静脉独立走行于小叶间结缔组织内，最后汇合成肝静脉出肝。

肝固有动脉→小叶间动脉 ↘
肝血窦→中央静脉→小叶下静脉→肝静脉→下腔静脉
肝门静脉→小叶间静脉 ↗

（四）胆囊和肝外胆道

1. 胆囊（图 3-21） 位于右季肋区，肝右纵沟前部内，容积约 50 mL，呈梨形，上面借结缔组织与肝结合。胆囊从前向后可分为胆囊底、胆囊体、胆囊颈、胆囊管。有储存和浓缩胆汁的作用。

胆囊底的体表投影：胆囊底突向肝前缘，位于右锁骨中线与右肋弓交点稍下方，当胆囊发炎时，此处可有压痛。

2. 肝外胆道 包括肝左、右管及肝总管和胆总管。

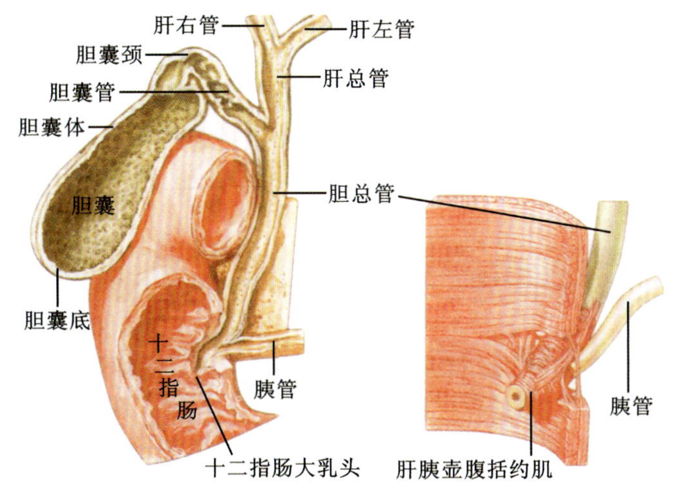

图 3-21 胆囊及肝胰壶腹

肝内的胆小管逐渐汇合成肝左管和肝右管，两管出肝门后汇合成肝总管下行，肝总管与胆囊管汇合，共同形成胆总管。胆总管长 4～8 cm，在肝固有动脉右侧和门静脉前方，下行于十二指肠上部的后方，至胰头处进入十二指肠降部的左后壁，在此处与胰管汇合，汇合处膨大称肝胰壶腹。开口于十二指肠大乳头。在开口周围有肝胰壶腹括约肌（Oddi 括约肌），可控制胆汁和胰液的排出。小肠内蛔虫如钻入胆总管，由于括约肌和胆道平滑肌痉挛性收缩，可引起腹上区剧烈疼痛。胆汁的分泌和排出途径如下：

肝细胞分泌的胆汁→胆小管→小叶间胆管→肝左、右管→肝总管→胆总管→十二指肠大乳头→十二指肠

（肝总管⇄胆囊管⇄胆囊：肝总管→胆囊管→胆囊；胆囊→胆囊管→胆总管）

三、胰

胰是人体第二大消化腺，在消化过程中起重要作用。

课堂互动

胆道镜临床应用于哪些疾病？能否治疗胆管内结石、血块、扩张胆管、胆道出血及用于活检、取出异物等？

（一）胰的位置

胰位于胃的后方，在第 1、2 腰椎的高处横贴于腹后壁，其位置较深。

（二）胰的形态

（1）胰形态细长，可分为胰头、胰体和胰尾三部分（图 3-13）。

（2）胰头部宽大，被十二指肠包绕。胰体为胰的中间大部分，横跨下腔静脉和主动脉腹部的前面。胰尾较细，伸向左上，至脾门后下方。

（3）胰管位于胰腺内与胰的长轴平行。它起自胰尾部，向右行过程中收集胰小叶的导管，最后胰管离开胰头与胆总管合并，共同开口于十二指肠大乳头。

（三）胰的微细结构

胰腺的功能包括外分泌功能和内分泌功能。

胰腺的组织可产生胰液为外分泌功能；胰腺内的胰岛细胞可产生胰岛素、胰高血糖素等物质属内分泌功能。

第四节 腹 膜

同学们，消化系统的消化管和消化腺已经学习完毕，那么位于腹腔内和部分盆腔内的消化管和消化腺靠什么保护和维持相对固定的位置？答案当然是腹膜腔，腹膜腔像一个密封的塑料袋装在腹腔一样。

一、腹膜与腹膜腔

腹膜为被覆于腹腔和盆腔内面及其脏器表面的浆膜。由间皮和结缔组织构成，薄而光滑，呈半透明状。被覆在腹壁及骨盆壁内面的腹膜，称腹膜壁层（壁腹膜）。被覆在腹、盆腔内脏表面的腹膜，称腹膜脏层（脏腹膜）。脏、壁腹膜相互移行所围成的间隙，则称腹膜腔（图 3-22）。此腔在男性为完全闭锁的盲囊；在女性因输卵管腹腔口开口于腹膜腔，故腹膜腔可间接地通于体外。正常人的腹膜腔内含有少量浆液，可湿润脏器表面，从而减少脏器间的摩擦。腹膜具有分泌、吸收、支持、保护、修复及防御等功能。

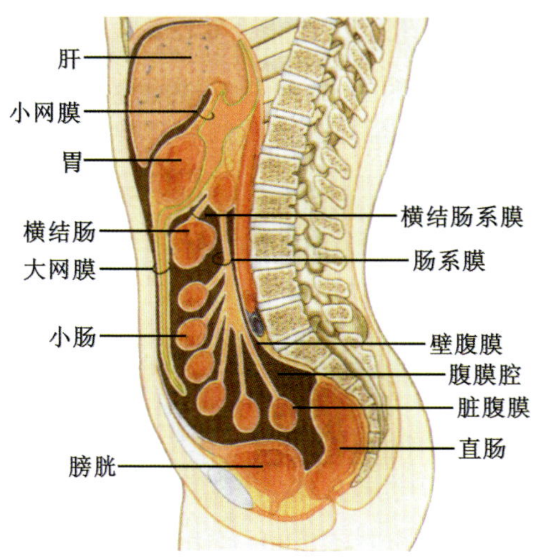

图 3-22 腹膜腔正中矢状面模式图

二、腹膜与腹、盆腔器官的关系

根据腹、盆腔器官被腹膜覆盖的范围大小程度分为三类，即腹膜内位器官、腹膜间位器官和腹膜外位器官。

知识链接

腹膜与器官的关系有重要的临床意义。如进行腹膜内位器官手术时，必须通过腹膜腔；而肾、输尿管等腹膜外位器官的手术则不必打开腹膜腔，以避免腹膜腔感染和术后粘连等。

1. 腹膜内位器官 表面被脏腹膜完全覆盖，如胃、空肠、回肠、盲肠、阑尾、横结肠、乙状结肠、卵巢和输卵管等。

2. 腹膜间位器官 表面大部分被腹膜覆盖，如肝、胆囊、升结肠、降结肠、直肠上部、子宫和充盈的膀胱等。

3. 腹膜外位器官 仅一面被腹膜所覆盖，如肾、肾上腺、输尿管、十二指肠降部和水平部、直肠中下部、排空的膀胱等。

三、腹膜形成的各种结构

腹膜从腹、盆壁移行于脏器，形成了许多腹膜结构，主要包括网膜（图 3-23）、系膜、韧带、腹膜陷凹。

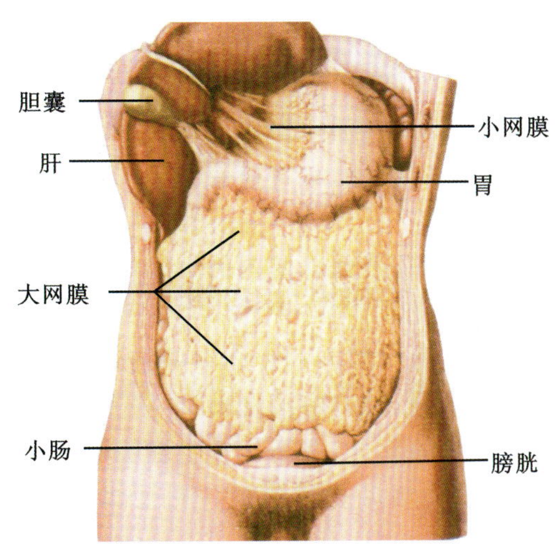

图 3-23 大网膜和小网膜

（一）网膜

1. 小网膜 由肝门至胃小弯和十二指肠上部之间的双层腹膜构成。可分为两部：左侧部分称为肝胃韧带，右侧部分称为肝十二指肠韧带。在肝十二指肠韧带的两层间含有门静脉、肝固有动脉和胆总管。胆总管在右侧，肝固有动脉在左侧，门静脉则位于前二者之间的后方。

2. 大网膜 大网膜为胃大弯与横结肠之间的最大的腹膜皱襞，呈围裙状，遮盖于小肠和结肠的前面，它由四层腹膜构成。被覆胃前、后壁的腹膜自胃大弯和十二指肠上部下降，形成大网膜的前二层，约至骨盆缘再返折向上，形成大网膜的后二层，向上包绕横结肠，并接续横结肠系膜和腹后壁的腹膜。大网膜四层常合为一层，其内含有丰富血管和脂肪。

知识链接

大网膜有较强的吸收和保护功能，腹膜腔如有炎症或胃肠穿孔时，它即向病变处移位，将病灶包裹，限制炎症蔓延。因此，手术时可借大网膜移位情况，寻查病变的发生部位。

（二）系膜

系膜是将肠管连于腹后壁的双层腹膜结构。凡有肠系膜的肠管，均活动性大。在两层系膜间夹有血管、神经、淋巴管、淋巴结和脂肪等。系膜可分为小肠系膜、阑尾系膜、横结肠系膜、乙状结肠系膜。

其中小肠系膜最长，广阔呈扇形，它附着于腹后壁的部分称为小肠系膜根。小肠系膜根从第 2 腰椎右侧的十二指肠空肠曲开始，斜向右下，止于右髂窝，长约 15 cm。

（三）韧带

韧带是连于腹、盆壁与脏器或脏器与脏器之间的腹膜结构，对固定脏器有一定作用。有肝镰状韧带、肝圆韧带、肝冠状韧带、胃脾韧带等。

（四）腹膜陷凹

腹膜陷凹是腹膜在盆腔器官之间形成的凹陷，男性在直肠与膀胱之间形成的窝，称为直肠膀胱陷凹，距肛门约 7 cm；女性在直肠与子宫之间形成的深窝，称为直肠子宫陷凹，亦称道格拉斯腔，与阴道穹后部相邻，距肛门约 5.5 cm。另外，在膀胱与子宫之间形成一浅窝，称为膀胱子宫陷凹。腹膜腔的渗出液或脓液，常因重力作用聚集于各陷凹中。故临床上可经直肠前壁或阴道穹隆后部进行穿刺或切开引流。

郭 萍

小　结

消化系统由消化管和消化腺两部分组成。消化管包括口腔、咽、食管、胃、小肠(十二指肠、空肠、回肠)和大肠(盲肠、阑尾、结肠、直肠、肛管)。临床上通常将口腔到十二指肠之间的消化管称为上消化道,将空肠以下的部分称为下消化道。

消化腺包括唾液腺、肝、胰等大腺体以及消化管壁内的小腺体,它们都开口于消化道,其分泌的消化液进入消化道内,参与食物的消化。

消化管的起始部是口腔,食物的消化从口腔开始。在口腔内通过咀嚼和唾液的作用,形成食团,经过咽、食管运送到胃。胃是消化管的膨大部分,具有容纳食物、分泌胃液、搅拌食物的作用,进行充分的消化,形成食糜,排入小肠。小肠是消化管最长的部分,是消化食物和吸收营养物质的主要器官,通过小肠吸收的营养物质,进入血液循环,为机体的生命活动提供能量。剩余部分形成食物糟粕,通过大肠,依次排出体外。

消化腺分泌的消化液通过管道排放到消化管,对食物进行分解,有利于营养物质的吸收。肝是最大的消化腺,具有分泌胆汁、参与代谢、解毒、防御等功能。胆汁流入胆囊储存。胰由外分泌部和内分泌部组成。外分泌部分泌胰液,胰管和胆总管共同开口于十二指肠。消化液流入消化管对食物进行充分的消化,有利于营养物质的吸收。

模拟试题

一、名词解释

1. 麦氏点　　2. 咽峡　　3. 膀胱子宫陷凹

二、选择题

【A1 型题】

1. 下列属于消化腺的是(　　)。
A. 小肠　B. 胃　C. 甲状腺　D. 肝　E. 食管

2. 阑尾的体表投影在(　　)。
A. 腹上区　B. 腹下区　C. 右腹股沟区　D. 左腹股沟区　E. 脐区

3. 胆囊呈梨形,可分为(　　)。
A. 胆囊底、胆囊体、胆囊颈、胆囊管　B. 胆囊体、胆囊颈、胆囊管
C. 胆囊底、胆囊体、胆囊颈　D. 胆囊体、胆囊颈
E. 胆囊体

4. 牙周组织不包括(　　)。
A. 牙周膜　B. 牙槽骨　C. 牙龈　D. 牙骨质　E. 牙质

5. 胃窦指的是(　　)。
A. 胃小弯　B. 幽门部　C. 幽门窦　D. 幽门管　E. 胃大弯

6. 阑尾连于(　　)。
A. 盲肠下端　B. 盲肠后壁　C. 盲肠内侧壁
D. 盲肠后内侧壁　E. 回肠

7. 没有结肠带的肠管是(　　)。
A. 盲肠　B. 乙状结肠　C. 横结肠　D. 直肠　E. 升结肠

8. 在肛管的管腔面,黏膜与皮肤的分界标志是(　　)。
A. 白线　B. 痔环　C. 齿状线　D. 盆膈　E. 肛门内括约肌

9. 胆总管和胰管共同开口于(　　)。
A. 十二指肠上部　B. 十二指肠降部　C. 十二指肠水平部
D. 十二指肠　E. 十二指肠升部

10. 不属于肝门的结构是(　　)。

A. 门静脉　B. 肝固有动脉　C. 肝管　D. 胆总管　E. 肝静脉

11. 下列哪项是胃底腺的主要细胞?(　　)

A. 主细胞和壁细胞　B. T细胞和壁细胞　C. 主细胞和T细胞

D. 胃黏膜屏障　E. T细胞

12. 下面属于腹膜外位器官的是(　　)。

A. 肝　B. 脾　C. 肺　D. 肾　E. 胃

13. 常用于穿刺诊断疾病最有价值的部位是(　　)。

A. 直肠子宫陷凹　B. 膀胱子宫陷凹　C. 直肠膀胱陷凹

D. 小网膜腔　E. 网膜囊

郭　萍

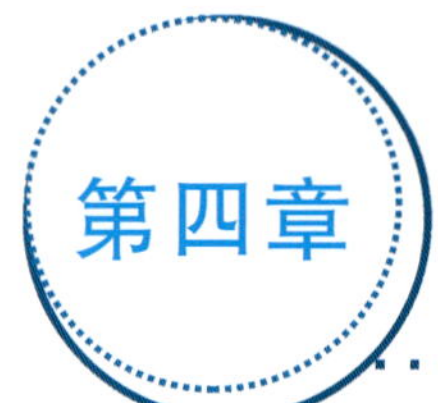

第四章 呼吸系统

学习目标

掌握:呼吸系统的组成;上、下呼吸道及声门裂、气血屏障、肋膈隐窝和纵隔的概念;喉腔的分部;左、右主支气管的特点;肺的形态。

熟悉:鼻旁窦的开口部位;喉软骨的名称;气管的位置及临床上气管切开常用部位;肺导气部、呼吸部的组成;壁胸膜的分部;胸膜腔的概念;肺下缘与胸膜下界的体表投影。

了解:鼻黏膜的结构特点;喉的位置;气管与主支气管的微细结构;肺导气部管壁结构的变化规律;纵隔的分部。

呼吸系统由呼吸道和肺组成(图 4-1)。呼吸道是传送气体的管道,包括鼻、咽、喉、气管、主支气管等器官。肺是进行气体交换的器官,由肺实质和肺间质组成。临床上通常称鼻、咽、喉为上呼吸道,称气管、主支气管及肺内支气管的各级分支为下呼吸道。

呼吸系统的主要功能是进行气体交换,即吸入氧、排出二氧化碳。此外,还有发音、嗅觉等功能。

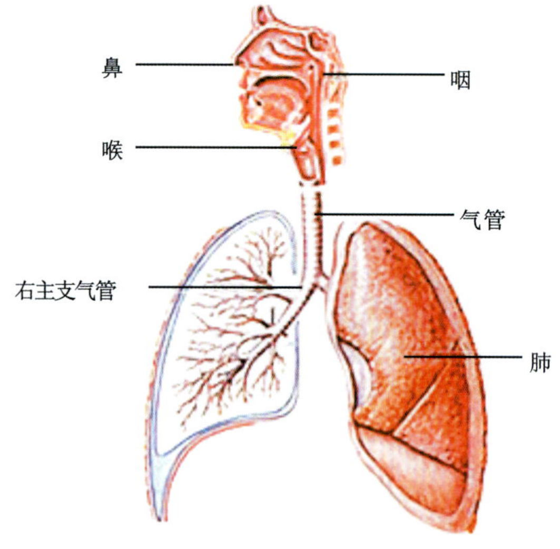

图 4-1 呼吸系统概观图

第一节 呼 吸 道

一、鼻

鼻由外鼻、鼻腔和鼻旁窦三部分组成,它是呼吸道的起始部,又是嗅觉器官,具有滤过空气、辨别气味和辅助发音的功能。

（一）外鼻

外鼻位于面部的中央，以鼻骨和软骨作为支架，外覆皮肤和少量皮下组织。外鼻的上端为鼻根，向下延伸为鼻背，末端突出部分为鼻尖。鼻尖向两侧呈弧状扩大的部分称为鼻翼（图 4-2）。在呼吸困难时可出现鼻翼扇动，小儿更为明显。从鼻翼外下方至口角外侧的浅沟称为鼻唇沟。鼻尖和鼻翼处的皮肤较厚，富含皮脂腺和汗腺，常为痤疮、酒渣鼻及疖肿的好发部位。

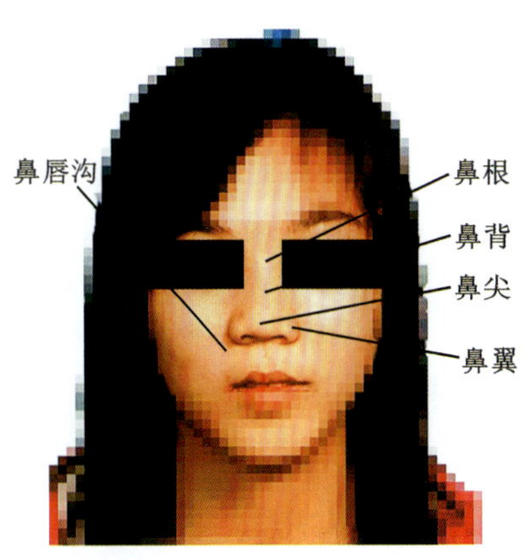

图 4-2 外鼻

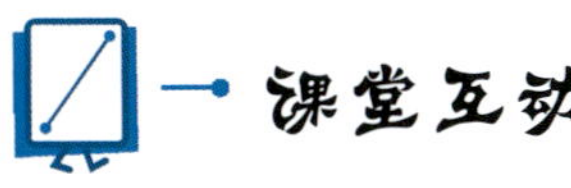

鼻的功能

人的外鼻真可谓是千差万别，形态各异，有着种族和地区的明显差异。鼻是呼吸系统的一个重要器官，是抵御疾病的一道重要防线。健康的鼻子，能为人带来美好的感受，让我们领略花草的芬芳，享受饭菜的香味；为我们阻拦空气中的尘埃，助我们发现有害气体的异味，保证吸入的空气接近体温，使干燥的空气变得湿润，使污染的空气通过鼻毛的作用得以净化，有利于气体在肺部的交换；讲话发音时，鼻腔还能起到共鸣作用，使发音准确而清晰，这使其成为人体重要的发音器官之一。

（二）鼻腔

鼻腔是由骨和软骨围成的腔，内衬黏膜和皮肤。前以鼻孔通外界，后经鼻后孔通鼻咽。鼻腔被鼻中隔分为左、右鼻腔，鼻中隔常向左偏曲。每侧鼻腔以鼻阈为界分为鼻前庭和固有鼻腔。鼻阈为鼻内皮肤与黏膜的交界处。

1. 鼻前庭 鼻前庭（图 4-3）为鼻腔的前下部，大致为鼻翼所遮盖的部分，内面衬以皮肤，生有鼻毛，能滤过、净化吸入的空气。

2. 固有鼻腔 固有鼻腔为鼻腔的主要部分。固有鼻腔外侧壁自上而下有近似水平排列的上鼻甲、中鼻甲和下鼻甲（图 4-3）。各鼻甲的下方分别有上鼻道、中鼻道和下鼻道。下鼻道的前端有鼻泪管的开口。在上鼻甲后上方与鼻腔顶部之间尚有一凹陷，称蝶筛隐窝。固有鼻腔内面衬以黏膜，根据其结构和功能分为嗅区（图 4-4）和呼吸区。位于上鼻甲内侧面及其相对的鼻中隔以上部分的鼻黏膜区域为嗅区，活体上呈淡黄色，黏膜内有嗅细胞，是嗅觉感受器。嗅区以外的鼻黏膜区域为呼吸区，活体上呈淡红色，内有丰富的血管和鼻腺，可调节吸入空气的温度和湿度。鼻中隔前下部的黏膜较薄，且血管丰富，受外伤或干燥空气刺激时，血管易破裂，是鼻腔出血的好发部位，称鼻易出血区（Little 区）。

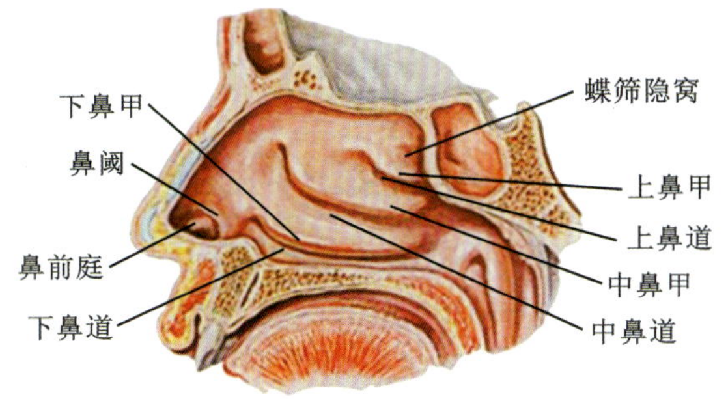

图 4-3 鼻腔外侧壁（右侧）

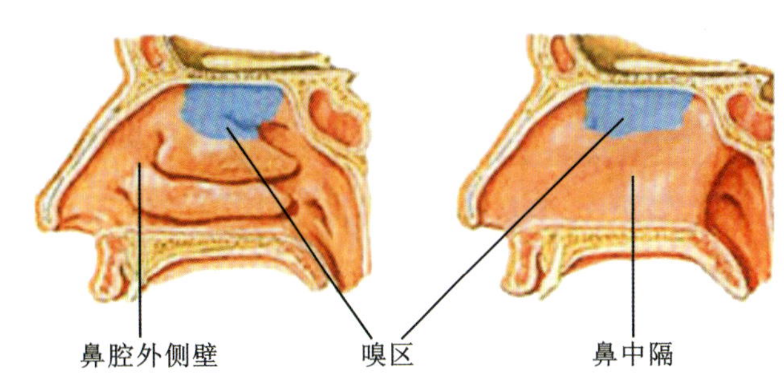

图 4-4 鼻黏膜（嗅区）

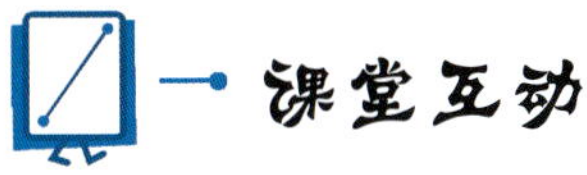

鼻腔黏膜

上鼻甲，中隔上；嗅区黏膜略淡黄；

呼吸区，占大部；黏膜水肿不通畅；
中隔前下易出血；注意保护莫损伤。

（三）鼻旁窦

鼻旁窦（副鼻窦）有上颌窦、额窦、筛窦和蝶窦四对（图 4-5），是鼻腔周围的、颅骨内的一些与鼻腔相通的含气空腔，有温暖、湿润吸入的空气及对发音产生共鸣的作用。窦壁内衬黏膜并与鼻黏膜相移行，故鼻腔的炎症，可蔓延至鼻旁窦，引起鼻窦炎。上颌窦是最大的一对鼻旁窦，开口位置较窦底高，窦腔积液时不易排除，故上颌窦慢性炎症较常见。筛窦依据窦口的部位将其分为前筛窦、中筛窦和后筛窦三部分。蝶窦开口于蝶筛隐窝，后筛窦开口于上鼻道，前、中筛窦及上颌窦、额窦均开口于中鼻道（图 4-6）。

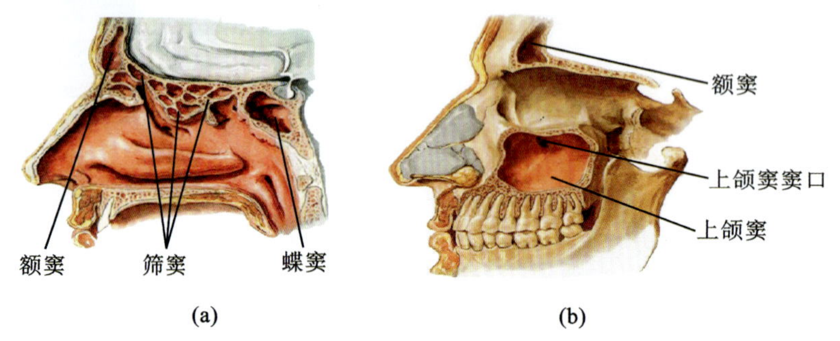

图 4-5　鼻旁窦

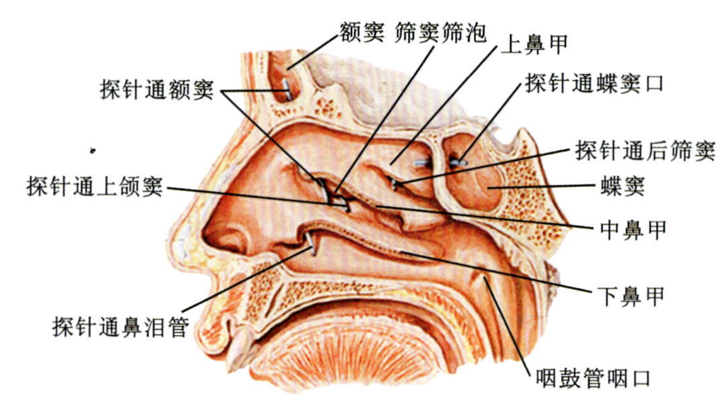

图 4-6　鼻旁窦及鼻泪管的开口

课堂互动

鼻旁窦的开口

泪管开口在最下，鼻涕一把泪一把；
上颌额窦中鼻道，前中筛窦莫丢下；
上鼻道有后筛窦，蝶筛隐窝还有它。

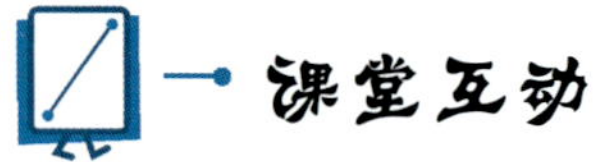

案例分析

患者，男性，17 岁。自青少年时起，经常出现鼻腔阻塞、流涕、不适等症状。经耳鼻喉科医生检查，考虑该患者可能患有鼻炎或鼻窦炎（副鼻窦炎）。

在讨论中提出了以下问题：

1. 鼻旁窦有哪些？它们的开口分别在何处？
2. 中鼻道的分泌物可能来自于何处？
3. 患者站立时，分泌物最不容易引流的鼻旁窦是什么？

二、咽

见第三章消化系统相关内容。

鼻腔、口腔、咽和喉的正中矢状断面如图 4-7 所示。

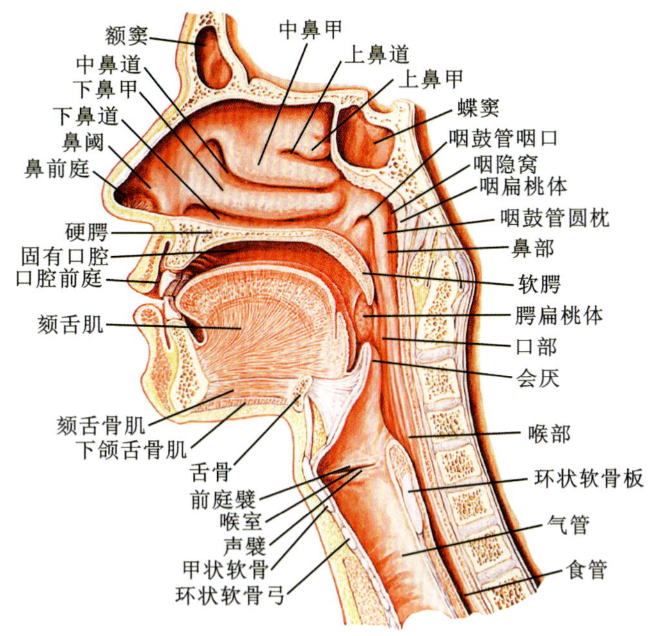

图 4-7 鼻腔、口腔、咽和喉的正中矢状断面

三、喉

喉既是呼吸的通道，又是发音的器官。

（一）喉的位置

喉位于颈前部中份，成人的喉与第 3～6 颈椎相对（图 4-7）。上借甲状舌骨膜与舌骨相连，向下与气管相续，前面被舌骨下肌群覆盖，后方为喉咽，两侧邻颈部的大血管、神经和甲状腺侧叶等，可随吞咽或发音而上下移动。

（二）喉的结构

喉由数块软骨互相连结而成，外附喉肌，内衬黏膜。

1．喉软骨及其连结 喉软骨构成喉的支架，包括不成对的甲状软骨、会厌软骨、环状软骨和成对的杓状软骨等（图 4-8 至图 4-10）。

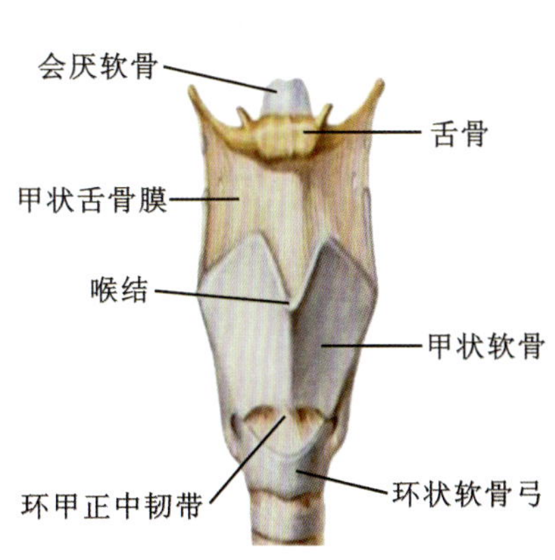

图 4-8 喉软骨及其韧带（前面观）

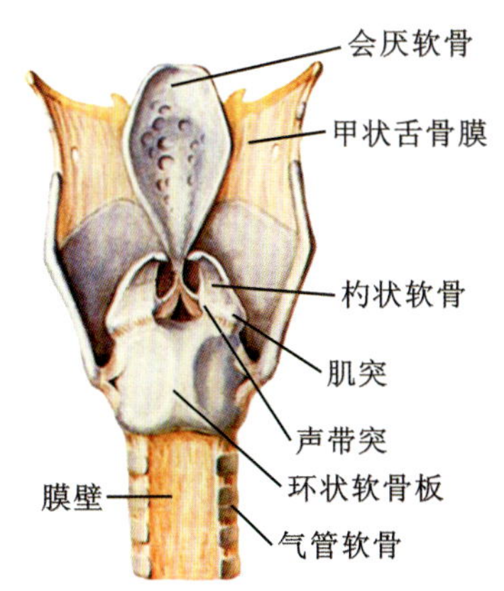

图 4-9 喉软骨及其韧带（后面观）

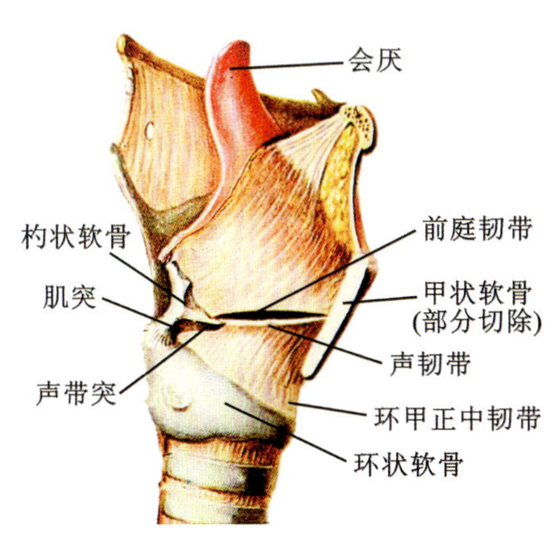

图 4-10 喉软骨及其韧带（侧面观）

(1) 甲状软骨:喉软骨中最大的一块,位于舌骨下方,环状软骨的上方。由两块近似方形的软骨板在前方连结而成,连结处的上端向前突出于颈前部皮下,称喉结,成年男子尤为明显。甲状软骨上缘借甲状舌骨膜与舌骨相连,下缘除中部借环甲正中韧带与环状软骨相连外,两侧还与环状软骨构成环甲关节。

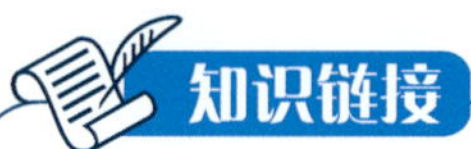

环甲正中韧带的临床意义

环甲正中韧带位于喉前部,紧张于甲状软骨下缘和环状软骨弓上缘中部之间。在急性喉阻塞来不及进行气管切开术时,可在此做喉腔穿刺,建立暂时通气道,以抢救患者的生命。

(2) 环状软骨:位于甲状软骨的下方,下与气管相连。环状软骨呈环状,是呼吸道中唯一完整的软骨环,对保持呼吸道的通畅起着重要的作用。由前部低窄的环状软骨弓和后部高宽的环状软骨板构成。环状软骨弓平对第6颈椎。

(3) 会厌软骨:形似树叶,上宽下窄,下端借韧带连于甲状软骨后面。会厌软骨被覆黏膜构成会厌。吞咽时,喉升高,会厌遮盖喉口,阻止食物进入喉腔。

(4) 杓状软骨:左右各一,位于环状软骨板的上方。杓状软骨形似三棱锥体,尖向上,底朝下,与环状软骨板上缘构成环杓关节。杓状软骨的底向前伸出的突起称声带突,有声韧带附着;向外侧伸出的突起称肌突,大部分喉肌附着于此。

喉的连结主要包括环甲关节和环杓关节,以及结缔组织膜和韧带。

2. 喉腔 喉的内腔称为喉腔。喉腔的入口称为喉口,朝向后上方。喉腔向上经喉口与喉咽相交通,向下与气管内腔相延续。

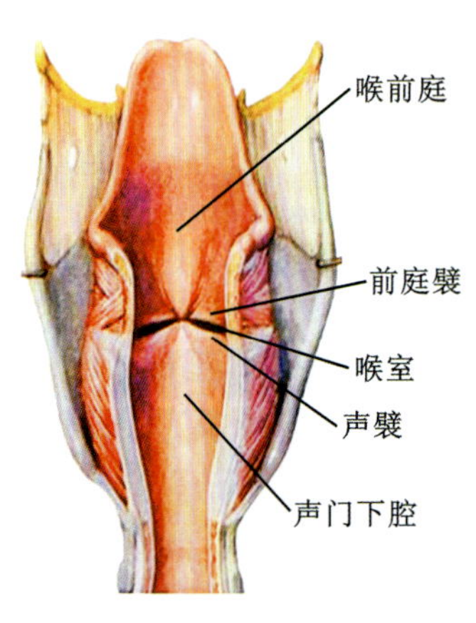

图 4-11 喉腔(后面观)

喉腔中部的侧壁上有上、下两对呈前后方向走行的黏膜皱襞(图4-7、图4-11)。上方的一对称为前庭襞,活体上呈粉红色。两侧前庭襞之间的裂隙,称为前庭裂。下方的一对称为声襞,活体上颜色较苍白。两侧声襞及杓状软骨底和声带突之间的裂隙称声门裂。声门裂是喉腔最狭窄的部位。声襞与深部的声韧带等共同构成发音的重要结构,即声带。

喉腔分为喉前庭、喉中间腔和声门下腔三部分(图4-11)。喉口至前庭裂平面之间的部分,称为喉前庭。前庭裂平面至声门裂平面之间的部分,称为喉中间腔,其中位于前庭襞与声襞之间的梭形隐窝,特称为喉室。声门裂平面至环状软骨下缘平面之间的部分,称为声门下腔,呈上窄下宽的圆锥状。声门下腔的黏膜下组织较疏松,炎症时易发生水肿,尤其是小儿的喉腔狭小,喉头水肿时易引起喉阻塞,造成呼吸困难。

3. 喉肌 喉肌为数块小的骨骼肌,主要作用于环甲关节和环杓关节,包括使声带紧张或松弛的肌群以及使声门裂开大或缩小的肌群。喉肌的运动可调节音调高低,可控制发音的强弱。

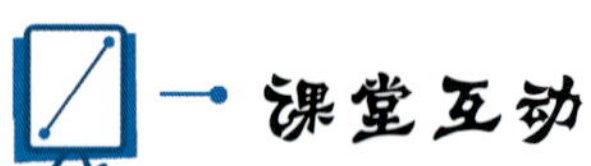

喉的结构

甲状环状杓会厌,软骨支架韧带连;
环甲环杓两关节,两组喉肌功能全;
扩大缩小声门裂,声带松紧它也牵。

四、气管与主支气管

气管与主支气管是连接在喉与肺之间的通气管道(图4-12)。气管与主支气管均由若干“C”形的气管软骨环借韧带相连而成，气管软骨的缺口朝后，由平滑肌和结缔组织封闭。

（一）气管

气管位于食管前方，上接环状软骨，经颈部正中下行入胸腔，在胸骨角平面分为左、右主支气管，其分叉处称气管杈。在气管杈内面有一向上突起的半月形嵴，称为气管隆嵴，常略偏向左侧，是支气管镜检查时判断气管分叉的重要标志。

根据气管的行程与位置，可将其分为颈部和胸部两部分。颈部较短且位置表浅，沿前正中线下行，在颈静脉切迹上方可以摸到。其前方除有皮肤和舌骨下肌群外，在第2～4气管软骨环的前方还有甲状腺峡，两侧邻近颈部的大血管和甲状腺侧叶，后方贴近食管。胸部较长，前面与胸骨之间有大血管和胸腺，后方紧贴食管。临床上气管切开术常在第3～4或第4～5气管软骨环处施行。

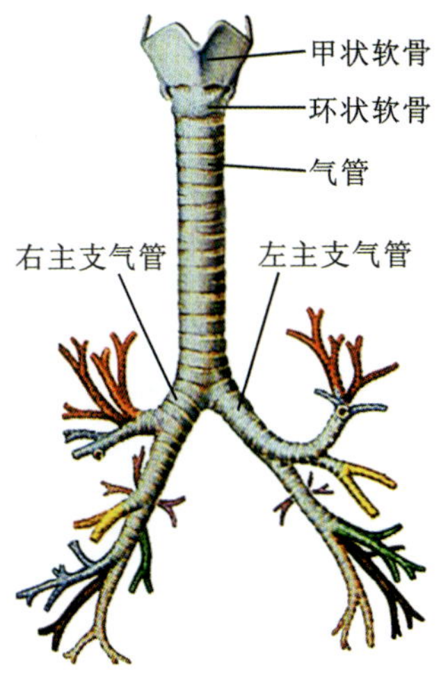

图4-12　气管与主支气管

知识链接

气管切开术

气管切开术是切开气管颈部的前壁，插入一种特制的套管，从而解除窒息、保持呼吸道通畅的一种急救手术。环状软骨可作为计数气管软骨环的标志，临床上抢救急性喉阻塞患者时，常选择在第3～4或第4～5气管软骨环处沿前正中线做气管切开术。

（二）主支气管

主支气管行向下外，经肺门入肺。左主支气管细长，走向较水平；右主支气管粗短，走向较垂直，故误入气管内的异物多坠入右主支气管（图4-12）。

（三）气管与主支气管的微细结构

气管与主支气管的管壁由内向外依次分为黏膜、黏膜下层和外膜三层（图4-13）。

1. 黏膜　由上皮和固有层构成。上皮为假复层纤毛柱状上皮，纤毛可向咽侧快速摆动，将黏液及其黏附的尘粒、细菌等推向咽部而咳出。固有层含有较多的弹性纤维，也有散在的淋巴组织，起免疫、防御作用。

2. 黏膜下层　黏膜下层为疏松结缔组织，内有较多的混合性腺。

3. 外膜　主要由透明软骨环和结缔组织构成，软骨环的缺口处有弹性纤维构成的韧带和平滑肌束。

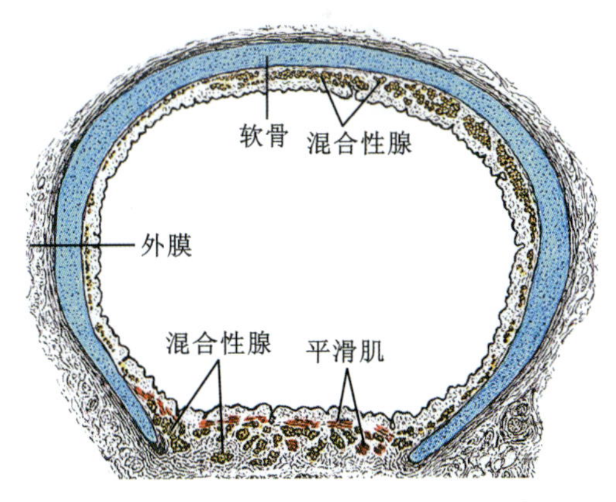

图4-13　气管微细结构模式图

知识链接

吸烟与肿瘤

现代医学证实：吸烟与呼吸系统肿瘤的发生有着密切的关系。长期吸烟使气管和支气管反复受有害气体的刺激，导致黏膜发生慢性炎症病变，如纤毛运动减弱，杯状细胞增多，腺体增生肥大、分泌旺盛，成分发生变化等，以致呼吸道净化空气的功能减弱，免疫性防御功能受损。若假复层纤毛柱状上皮转变为复层扁平上皮，称鳞状上皮化生。严重者可发生呼吸系统肿瘤。此外，吸烟后，致癌物质可经肺吸收，促进口腔癌、食管癌、胰腺癌、膀胱癌等的发生，造成全身危害。

第二节 肺

一、肺的位置和形态

肺位于胸腔内，纵隔的两侧，左右各一（图4-14至图4-16）。左肺狭长，右肺宽短。肺质软而轻，呈海绵状且富有弹性。幼儿肺呈淡红色，随着年龄的增长，由于吸入空气中的尘埃不断沉积，肺的颜色逐渐变为灰暗色或蓝黑色，吸烟者尤为明显。

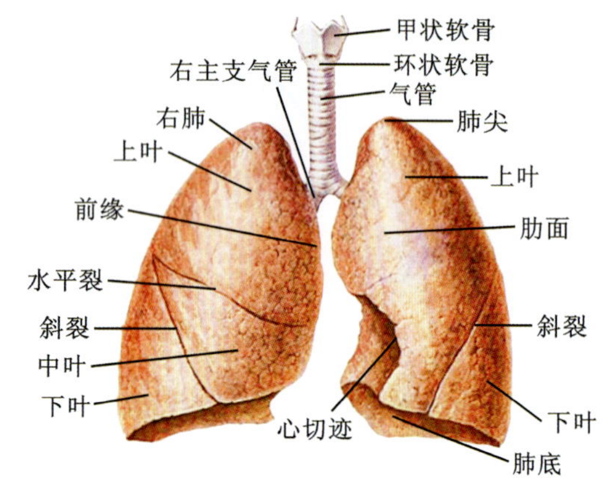

图4-14 气管、主支气管和肺（前面观）

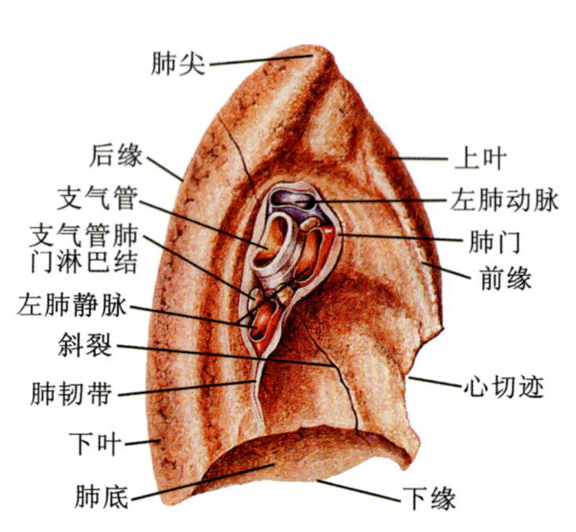

图4-15 左肺内面观

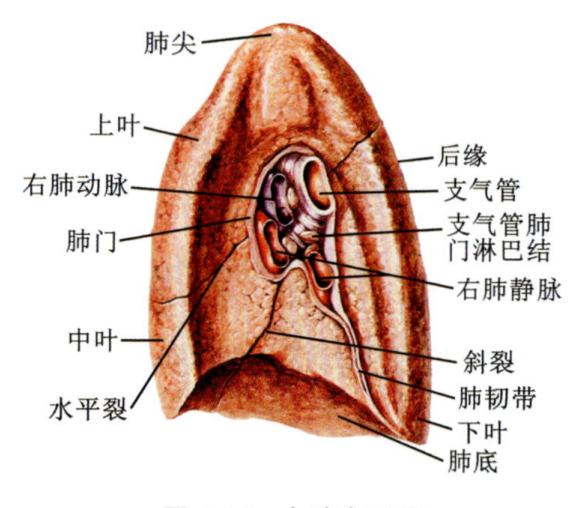

图4-16 右肺内面观

肺形似半圆锥形，有一尖、一底、二面和三缘。肺尖钝圆，向上经胸廓上口突至颈根部，超出锁骨内侧1/3上方约2.5 cm。肺底与膈相邻，略向上凹陷，又称为膈面。外侧面隆凸，与肋和肋间肌相邻，故又称肋面。内侧面与纵隔相邻，故又称纵隔面，其中央处有一椭圆形凹陷称为肺门，是主支气管、血管、淋巴管和神经等出入肺的部位。这些出入肺门的结构被结缔组织包绕在一起，称为肺根。肺的前缘和下缘都较锐利，后缘钝圆。左肺前缘的下部有一弧形凹陷，称为心切迹。

左肺被自后上方斜向前下方的斜裂分为上、下两叶。右肺除有斜裂外，还有一条近似水平方向走行的水平裂，因而右肺被斜裂和水平裂分为上、中、下三叶。

二、肺的微细结构

肺表面被覆有一层光滑的浆膜，即脏胸膜。肺组织可分为实质和间质两部分。间质为结缔组织及血管、淋巴管和神经等。实质包括肺内支气管的各级分支及其终末的大量肺泡。根据功能不同，实质又可分为肺导气部和肺呼吸部。肺微细结构如图4-17所示。

（一）肺导气部

肺导气部是主支气管经肺门入肺后的逐级分支，依次包括肺叶支气管、肺段支气管、小支气管、细支气管和终末细支气管，只有输送气体的功能，不能进行气体交换。每一细支气管连同它的各级分支和肺泡组成一个肺小叶（图4-18），是肺的结构单位。临床上仅累及若干肺小叶的炎症为小叶性肺炎。

肺导气部各级支气管随着管径渐细、管壁变薄，管壁结构也发生变化。其结构的主要变化：①上皮由假复层纤毛柱状上皮逐渐变成单层柱状上皮；②杯状细胞逐渐减少至消失；③腺体逐渐减少至消失；④软骨逐渐变小、减少至消失；⑤平滑肌逐渐增多，直至形成完整的环行肌层。在终末细支气管，上皮为单层柱状上皮，杯状细胞、腺体和软骨全部消失，平滑肌呈完整的环行肌层，其舒张和收缩，可改变管径的大小，调节进入肺泡的气流量。

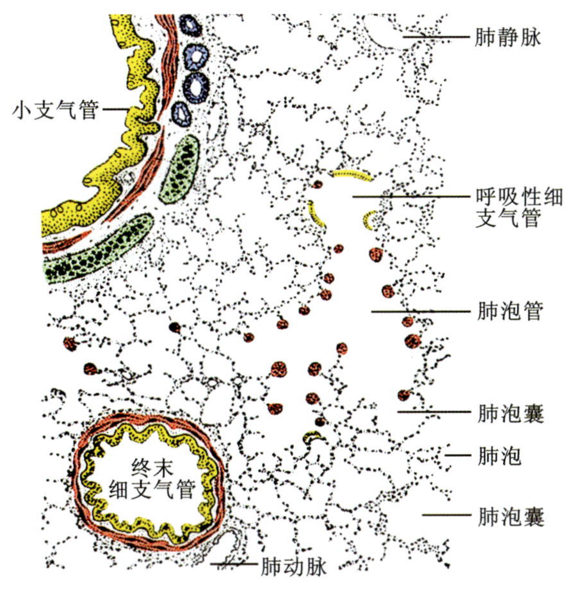

图 4-17 肺微细结构模式图

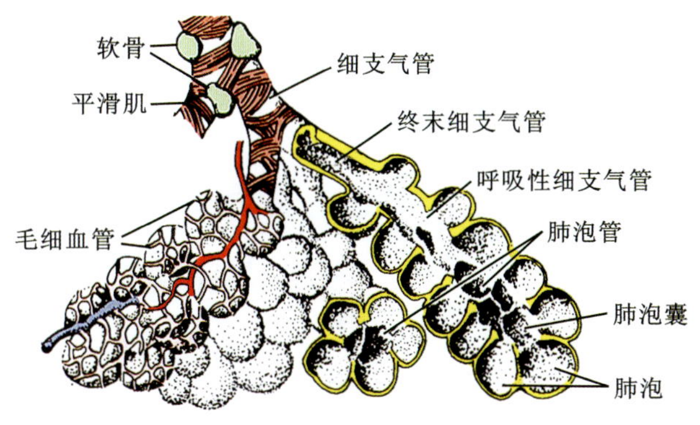

图 4-18 肺小叶立体模式图

（二）肺呼吸部

肺呼吸部包括呼吸性细支气管、肺泡管、肺泡囊和肺泡等（图 4-19）。呼吸性细支气管、肺泡管、肺泡囊上连有肺泡。肺泡具有气体交换功能。

1. 呼吸性细支气管 呼吸性细支气管为终末细支气管的分支，管壁上出现少量肺泡。

2. 肺泡管 肺泡管为呼吸性细支气管的分支，管壁上有许多肺泡，自身的管壁结构很少，管壁结构仅存在于相邻肺泡开口之间，呈结节状膨大。

3. 肺泡囊 肺泡囊连于肺泡管的末端，是几个肺泡的共同开口处，其管壁由肺泡围成。

4. 肺泡 肺泡为多面形囊泡，壁由肺泡上皮组成，是肺进行气体交换的部位。

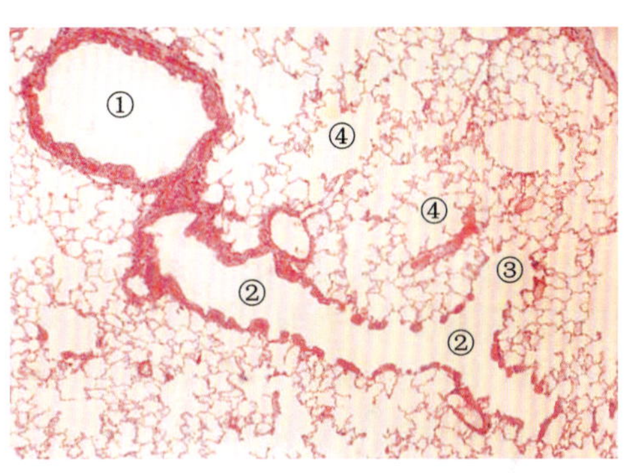

图 4-19 肺呼吸部

①终末细支气管；②呼吸性细支气管；③肺泡管；④肺泡囊

肺泡上皮：由Ⅰ型肺泡细胞和Ⅱ型肺泡细胞组成（图 4-20）。Ⅰ型肺泡细胞呈扁平形，表面较光滑，覆盖了肺泡约 95%的表面积，是进行气体交换的部位，参与气血屏障的构成。Ⅱ型肺泡细胞呈立方形或圆形，嵌于Ⅰ型肺泡细胞之间。Ⅱ型肺泡细胞能分泌表面活性物质，该物质可降低肺泡表面张力，具有稳定肺泡大小的作用。

肺泡隔是位于相邻肺泡之间的薄层结缔组织，属于肺间质。肺泡隔内含有丰富的毛细血管、大量的弹性纤维以及肺巨噬细胞等。吸气时弹性纤维被动拉长，呼气时自然回缩，弹性纤维的弹性起回缩肺泡的作用。肺巨噬细胞来源于血液中的单核细胞，广泛分布于肺间质内，能清除进入肺泡和肺间质内的尘粒、细菌等异物。吞噬了较多尘粒的肺巨噬细胞称为尘细胞。丰富的毛细血管紧贴在肺泡壁外面。肺泡内气体与血液内气体进行气体交换时所经过的含肺泡表面活性物质的液体层、Ⅰ型肺泡细胞与肺泡细胞基膜、毛细血管基膜与毛细血管内皮等结构称为气血屏障（图 4-21），又称呼吸膜。

肺泡隔上有肺泡孔，相邻肺泡可借该孔相通，有平衡肺泡内气压的作用。当某个终末细支气管或呼吸性细支气管阻塞时，肺泡孔将起侧支通气作用。若肺部感染时，肺泡孔也是炎症扩散的渠道。

三、肺的血管

肺有两组血管：一组与气体交换有关，由肺动脉和肺静脉等组成；另一组与肺的营养有关，由支气管动脉和支气管静脉等组成。

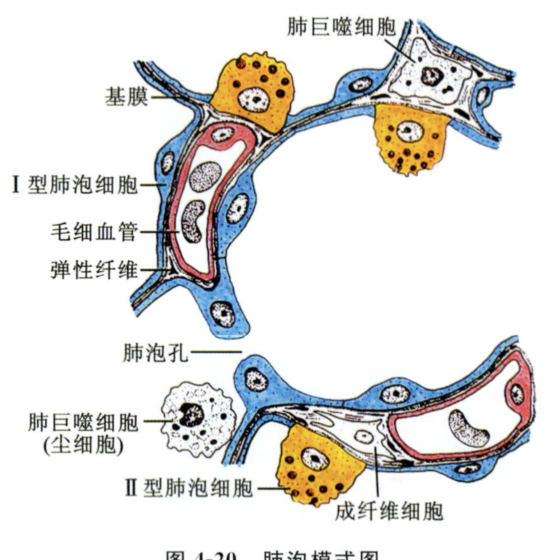

图 4-20　肺泡模式图

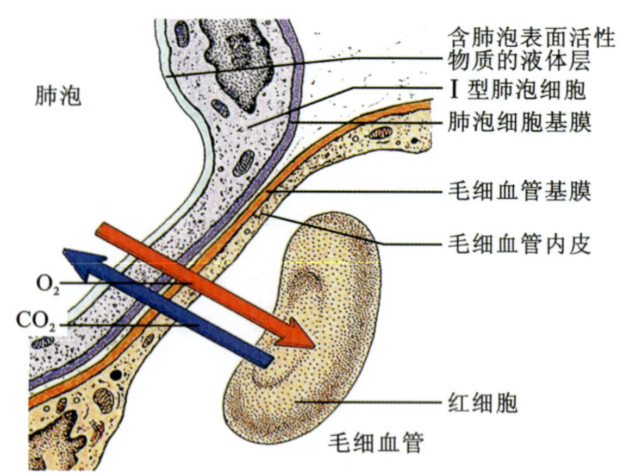

图 4-21　气血屏障模式图

第三节　胸膜与纵隔

一、胸腔、胸膜和胸膜腔

1. 胸腔　胸腔(图 4-22)是由胸廓和膈围成的腔。上界为胸廓上口，经此与颈部连通，下界借膈与腹腔分隔。胸腔分为三部，即左、右两侧为胸膜腔和肺，中间部为纵隔。

2. 胸膜　胸膜是衬覆于胸壁内面、膈上面和肺表面的浆膜，分为脏胸膜和壁胸膜两部分(图 4-23)。脏胸膜紧贴肺表面，并伸入斜裂、水平裂内。壁胸膜衬贴在胸壁内面、纵隔侧面和膈的上面，按其部位又分为肋胸膜、膈胸膜、纵隔胸膜、胸膜顶四部分。肋胸膜贴附于肋骨与肋间肌等处的内面；膈胸膜贴附于膈的上面；纵隔胸膜贴附于纵隔的两侧面；胸膜顶突出于胸廓上口，伸向颈根部，是覆盖在肺尖上方的部分，高出锁骨内侧 1/3 上方约 2.5 cm，由肋胸膜与纵隔胸膜向上延伸而形成的。

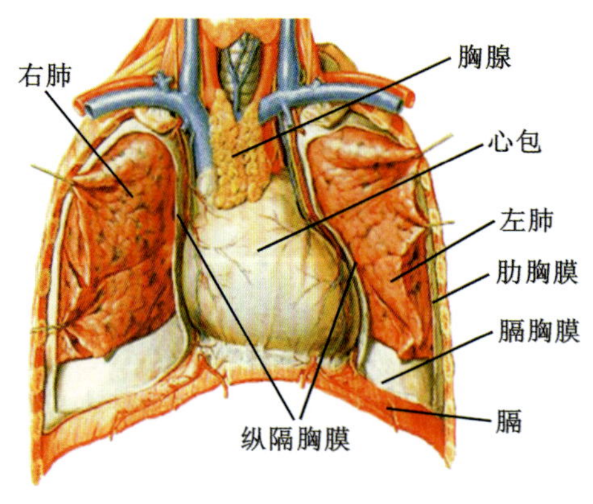

图 4-22　胸腔内容物(前面观)

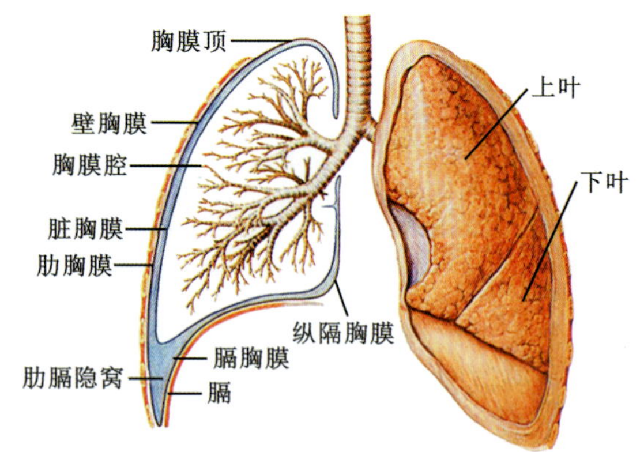

图 4-23　胸膜及胸膜腔示意图

3. 胸膜腔　胸膜腔是脏胸膜与壁胸膜在肺根处相互移行而形成的密闭的潜在性腔隙(图 4-23)。左右各一，互不相通。胸膜腔呈负压，内有少量的浆液，可减少呼吸时胸膜之间的摩擦。肋胸膜与膈胸膜返折处形成的半环形间隙称肋膈隐窝，即使在用力吸气时，肺缘也达不到其内，是胸膜腔最低的部位。胸膜腔积液常先积存于肋膈隐窝，故肋膈隐窝是临床上胸腔抽液的部位。

二、胸膜与肺的体表投影

脏、壁胸膜返折部位称胸膜返折线。肋胸膜与纵隔胸膜前缘的返折线是胸膜前界；肋胸膜与纵隔胸膜后缘的返折线是胸膜后界；肋胸膜与膈胸膜的返折线则是胸膜下界。胸膜前界的上端起自胸膜顶，向内下斜行，在第 2 胸肋关节水平，两侧互相靠拢，在正中线附近垂直下行，至第 4 胸肋关节平面以下，两侧胸膜返折线互相分开。在胸骨体下部和左侧第 4、5 肋软骨后方的三角形区域，称为心包区。此处心包前方没有胸膜遮盖，临床上可在心包区进行心包穿刺或心内注射，以免损伤胸膜和肺。胸膜的体表投影即壁胸膜各部互相移行形成的返折线在体表的投影位置。胸膜与肺的前界和下界的体表投影具有较大的实用意义（图 4-24、图 4-25）。

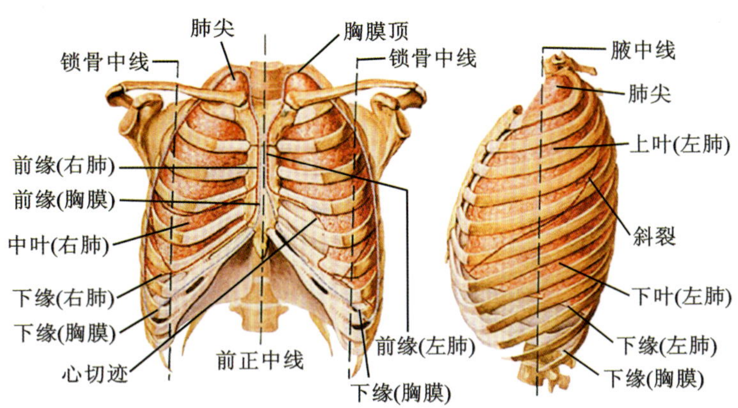

图 4-24　胸膜及肺的体表投影(前面观和左侧面观)

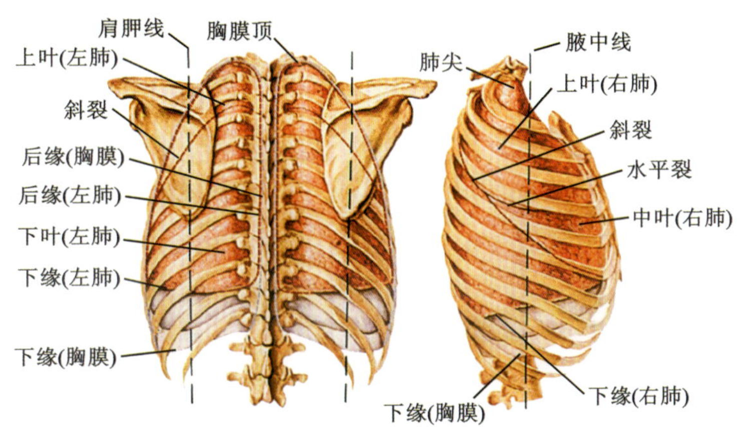

图 4-25　胸膜及肺的体表投影(后面观和右侧面观)

胸膜下界的体表投影在锁骨中线处与第 8 肋相交，在腋中线处与第 10 肋相交，在肩胛线处与第 11 肋相交，最后在接近后正中线处平第 12 胸椎棘突高度。

肺下缘的体表投影在各标志线处的投影位置均较胸膜下界高出约 2 个肋的距离，详见表 4-1。

表 4-1　肺下缘与胸膜下界的体表投影

	锁骨中线	腋中线	肩胛线	后正中线
肺下缘	第 6 肋	第 8 肋	第 10 肋	第 10 胸椎棘突
胸膜下界	第 8 肋	第 10 肋	第 11 肋	第 12 胸椎棘突

案例分析

患者，男，58 岁。因持续性咳嗽、咯血痰伴右侧胸痛 3 月余入院。既往无结核病接触史，患者有近 40 年的吸烟史，每天吸烟约 1 包。胸部 X 线片显示：右肺下叶有一块状阴影，右侧肋膈隐窝处也有阴影状。支气管镜检查见右肺下叶支气管内有一肿块，取材活检，病理诊断为鳞状上皮癌。

临床诊断：肺癌，右侧胸膜腔积液。

问题：

1. 支气管镜检查时依次经过哪些结构才能到达支气管腔内？
2. 出入肺门的结构有哪些？
3. 肺导气部包括哪些？
4. 胸膜下界与肺下缘的体表投影分别位于何处？

三、纵隔

纵隔是两侧纵隔胸膜之间全部器官和组织的总称。其前界为胸骨，后界为脊柱胸段，两侧界为纵隔胸膜，上界为胸廓上口，下界为膈（图 4-26）。

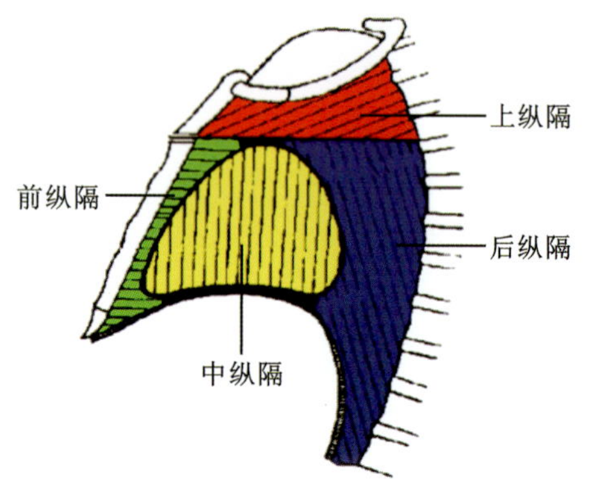

图 4-26 纵隔的分部

通常以胸骨角平面将纵隔分为上纵隔和下纵隔。下纵隔以心包为界又分为三部分，位于胸骨与心包前面之间的部分为前纵隔，心包、心以及与其相连大血管根部所占据的部分为中纵隔，心包后面与脊柱胸段之间的部分为后纵隔。

上纵隔内有胸腺、头臂静脉、上腔静脉、主动脉及其分支、迷走神经、膈神经、食管胸部、气管胸部和胸导管等；前纵隔内有胸腺的下部、部分纵隔前淋巴结和疏松结缔组织等；中纵隔内有心包、心、升主动脉、上腔静脉、肺动脉干及其分支、左右肺静脉、膈神经和气管杈等；后纵隔内有胸主动脉、奇静脉、半奇静脉、迷走神经、食管胸部和胸导管等。

小 结

呼吸系统由呼吸道和肺组成，主要有气体交换的功能。临床上通常称鼻、咽、喉为上呼吸道；称气管、主支气管及肺内支气管的各级分支为下呼吸道。固有鼻腔的黏膜可分为嗅区和呼吸区，其中鼻中隔前下部的黏膜称为鼻易出血区。蝶窦开口于蝶筛隐窝，后筛窦开口于上鼻道，前、中筛窦及上颌窦、额窦均开口于中鼻道。上颌窦的窦口位置较窦底高，窦腔积液时不易排除，故上颌窦慢性炎症较常见。喉软骨包括不成对的甲状软骨、会厌软骨、环状软骨和成对的杓状软骨等。喉结位于甲状软骨上，环状软骨是呼吸道中唯一完整的软骨环。喉腔中部两侧前庭襞之间的裂隙，称为前庭裂；两侧声襞及杓状软骨底和声带突之间的裂隙称声门裂。声门裂是喉腔最狭窄的部位。喉腔分为喉前庭、喉中间腔和声门下腔三部分，声门下腔的黏膜下组织较疏松，炎症时易发生水肿，尤其是小儿的喉腔狭小，喉头水肿时易引起喉阻塞，造成呼吸困难。气管位于食管前方，在胸骨角平面分为左、右主支气管。临床上气管切开术常在第 3～4 或第 4～5 气管软骨环处施行。左主支气管细长，走向较水平；右主支气管粗短，走向较垂直，故误入气管内的异物多坠入右主支气管。肺位于胸腔内，纵隔的两侧，左右各一。左肺分上、下两叶，右肺分上、中、下三叶。肺形似半圆锥形，有一尖、一底、二面和三缘。肺门是主支气管、血管、淋巴管和神经等出入肺的部位。每一细支气管连同它的各级分支和肺泡组成一个肺小叶，是肺的结构单位。肺导气部依次包括肺叶支气管、肺段支气管、小支气管、细支气管和终末细支气管，只有输送气体的功能，不能进行气体交换。肺呼吸部包括呼吸性细支气管、肺泡管、肺泡囊和肺泡等，肺泡具有气体交换功能。Ⅰ型肺泡细胞参与气血屏障的构成，Ⅱ型肺泡细胞能分泌表面活性物质。肺泡内气体与血液内气体进行气体交换时所经过的含肺泡表面活性物质的液体层、Ⅰ型肺泡细胞与肺泡细胞基膜、毛细血管基膜与毛细血管内皮等结构称为气血屏障。胸膜腔是脏胸膜与壁胸膜在肺根处相互移行而形成的密闭的潜在性腔隙，呈负压，左右各一，互不相通。壁胸膜可分为肋胸膜、膈胸膜、纵隔胸膜、胸膜顶四部分。肋胸膜与膈胸膜返折处形成的半环形间隙称肋膈隐窝，是胸膜腔最低的部位。胸膜下界的体表投影在锁骨中线、腋中线、肩胛线处分别与第 8 肋、第 10 肋、第 11 肋相交，在接近后正中线处平第 12 胸椎棘突高度。肺下缘的体表投影在锁骨中线、腋中线、肩胛线处分别与第 6 肋、第 8 肋、第 10 肋相交，在接近后正中线处平第 10 胸椎棘突高度。纵隔是两侧纵隔胸膜之间全部器官和组织的总称，通常以胸骨角平面为界分为上纵隔和下纵隔。下纵隔以心包为界又分为前纵隔、中纵隔和后纵隔。

模拟试题

一、名词解释

1. 声门裂　2. 气血屏障　3. 胸膜腔　4. 肋膈隐窝　5. 纵隔

二、填空题

1. 上呼吸道包括________、________和________三部分。
2. 鼻腔的黏膜分为________和________两部分。
3. 喉软骨包括成对的________和不成对的________、________、________。
4. 喉腔可为________、________和________三部分。
5. 气管在________平面分为左、右主支气管。
6. 右肺借________和________将其分为________、________和________三叶。
7. 壁胸膜依其贴附部位分为________、________、________和________四部分。

三、选择题

【A1 型题】

1. 站立时腔内分泌物不易流出的鼻旁窦是(　　)。
A. 额窦　B. 上颌窦　C. 前筛窦　D. 蝶窦　E. 后筛窦
2. 喉腔最狭窄的部分是(　　)。
A. 喉口　B. 前庭裂　C. 喉中间腔　D. 声门裂　E. 声门下腔
3. 喉结位于下列哪块软骨上？(　　)
A. 环状软骨　B. 甲状软骨　C. 气管软骨　D. 会厌软骨　E. 杓状软骨
4. 关于喉的描述错误的是(　　)。
A. 环状软骨是完整的软骨环　B. 经喉口通向食管
C. 声门裂是喉腔最狭窄的部位　D. 喉结属于甲状软骨的结构
E. 声门裂与发音无关
5. 气管切开的常选部位在(　　)。
A. 第 1～3 气管软骨环处　B. 第 2～4 气管软骨环处
C. 第 3～5 气管软骨环处　D. 第 4～6 气管软骨环处
E. 第 5～7 气管软骨环处
6. 关于肺的描述，下列正确的是(　　)。
A. 位于胸膜腔内　B. 左肺较右肺粗短
C. 左肺前缘有心切迹　D. 肺尖高出锁骨外侧 1/3 上方 2.5 cm
E. 左肺分三叶，右肺分两叶
7. 肺根内的结构不包括(　　)。
A. 主支气管　B. 肺静脉　C. 气管杈　D. 肺动脉　E. 支气管动脉
8. 胸膜腔(　　)。
A. 由壁胸膜围成　B. 借呼吸道与外界相交通　C. 肺位于胸膜腔内
D. 借肺根互相连通　E. 左右各一，互不相通
9. 肺下界的体表投影在腋中线处与(　　)。
A. 第 6 肋相交　B. 第 7 肋相交　C. 第 8 肋相交
D. 第 9 肋相交　E. 第 10 肋相交
10. 胸膜下界的体表投影在锁骨中线处与(　　)。
A. 第 6 肋相交　B. 第 7 肋相交　C. 第 8 肋相交
D. 第 9 肋相交　E. 第 10 肋相交

11. 下列不属于气血屏障的结构是(　　)。

A. 毛细血管内皮

B. 肺泡上皮基膜

C. 毛细血管内皮基膜

D. 尘细胞

E. 肺泡上皮

四、问答题

1. 气管内异物易坠入哪一侧主支气管？为什么？

2. 什么是肋膈隐窝？有什么临床意义？

■ 万爱军 ■

第五章 泌尿系统

掌握：泌尿系统的组成及功能；肾的位置、形态、构造、被膜及其冠状切面结构；输尿管的分布及其狭窄；膀胱的位置、形态及其黏膜特点；女性尿道特点。

熟悉：男性尿道与女性尿道的区别。

泌尿系统由肾、输尿管、膀胱及尿道组成(图 5-1)。

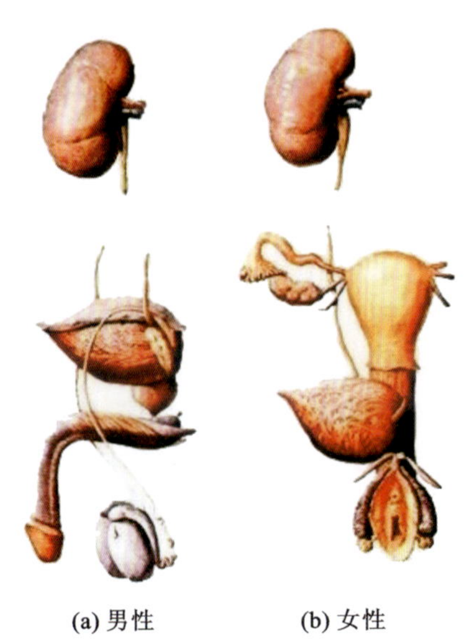

(a) 男性　　(b) 女性

图 5-1　泌尿生殖系统概况

泌尿系统的主要功能是排出机体在新陈代谢中所产生的能溶于水的废物(如尿素、尿酸、肌酐)和多余的水以及某些无机盐类等。肾是产生尿液的器官，尿液经输尿管输送到膀胱暂时储存，当尿液达到一定量后，在神经系统的调节下，经尿道排出体外，输尿管、膀胱及尿道为排尿管道。肾可调节体内液体的总量、血浆离子成分、渗透压和酸碱度等。尿的质和量经常随机体内环境的改变而发生变化，对保持内环境的相对稳定和电解质平衡起重要作用。此外，肾还有内分泌功能，能产生和释放肾素、前列腺素等。若肾功能发生障碍，代谢产物蓄积于体内，改变了内环境的理化性质，则产生相应的病变，严重时可产生尿毒症，甚至危及生命。

第一节　肾

一、肾的形态

肾是成对的实质性器官，形似蚕豆，新鲜的肾为红褐色，质柔软，表面光滑。肾的大小因人而异，男性一侧肾重 120～150 g，平均长约 10 cm，宽约 5 cm，厚约 4 cm，一般女性肾略小于男性。肾可分为上、下两端，前、后两面和内、外侧两缘。肾的上、下端都较钝圆；前面较凸，朝向前外侧；后面较扁平，紧贴腹后壁；肾外侧缘隆凸；内侧缘中部凹陷称肾门。肾门为肾的血管、神经、淋巴管及肾盂等出入的门户。出入肾门诸结构被结缔组织包裹，称肾蒂，肾蒂主要结构的排列关系：自前向后依次为肾静脉、肾动脉和肾盂；自上而下依次为肾动脉、肾静脉和肾盂。右侧肾蒂较左侧短，在手术时可造成一定的困难。肾门向肾实质凹陷形成的腔隙称肾窦，内含肾盂、肾盏、肾血管、淋巴管、神经及脂肪组织等结构。

二、肾的位置

肾位于腹膜后方，脊柱两侧，贴靠腹后壁的上部，是腹膜外位器官(图 5-2)。肾的长轴向外下倾斜，一般左肾上端平第 11 胸椎体下缘，下端平第 2 腰椎体下缘；右肾由于受肝的影响比左肾低，即右肾上端平第 12 胸椎体上缘，下端平第 3 腰椎体上缘。第 12 肋分别斜过左肾后面的中部和右肾后面的上部。肾门约平第 1 腰椎体平面，距正中线约 5 cm。在竖脊肌的外侧缘与第 12 肋之间的部位称肾区(脊肋角)，肾门在腹后壁的体表投影一般位于此区。在某些肾脏疾病患者，叩击或触压此区可引起疼痛。两肾上内侧有肾上腺。

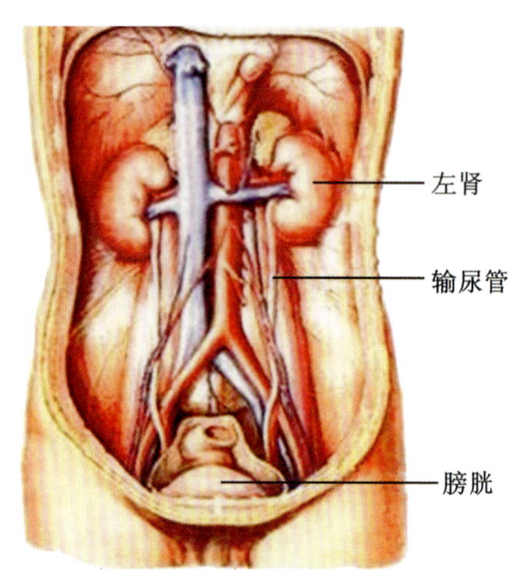

图 5-2　肾及输尿管的位置

肾的位置可随呼吸和体位而上下移动，幅度为 2～3 cm。肾的位置一般女性低于男性，儿童低于成人，新生儿肾的位置则更低，甚至可达髂嵴附近。

三、肾的被膜

肾的表面包有三层被膜，由内向外为纤维囊、脂肪囊和肾筋膜。

1. 纤维囊　纤维囊为紧贴肾表面的薄层致密坚韧的结缔组织膜，内含少量的弹性纤维。正常情况下，纤维囊易与肾实质分离；在病理情况下，则可与肾实质发生粘连，不易剥离。在肾破裂修复或肾部分切除时，需缝合此膜。

2. 脂肪囊　脂肪囊为包在纤维囊外周的囊状脂肪组织层，又称肾床，在肾的周缘脂肪最厚，并从肾门伸入到肾窦内与其脂肪组织相连。脂肪囊对肾起弹性垫样保护作用，是临床上进行肾囊封闭的部位。

3. 肾筋膜　肾筋膜围绕肾脂肪囊外，分前后两层，包绕肾和肾上腺。两层在肾上腺上方和肾的外侧缘处互相融合。在肾的下方两层分开，其间有输尿管通过。在肾的内侧，前层在肾和肾血管前面向内侧延伸，至腹主动脉和下腔静脉的前面与对侧肾筋膜前层相续，后层与腰大肌筋膜融合。肾筋膜向深面发出许多结缔组织小束，穿过脂肪囊连于纤维囊，对肾起固定作用(图 5-3)。

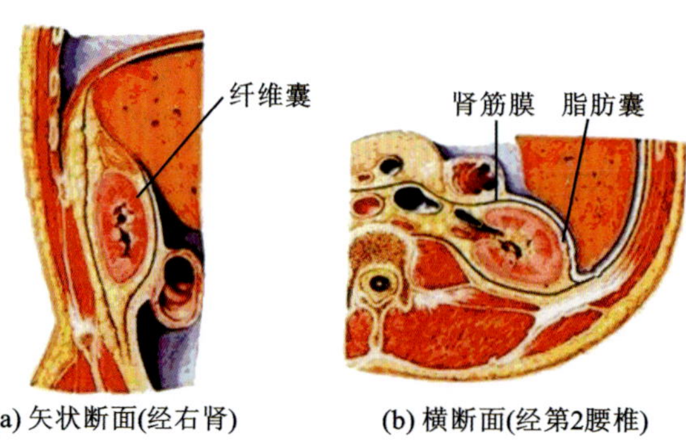

(a) 矢状断面(经右肾)　(b) 横断面(经第2腰椎)

图 5-3　肾筋膜模式图

肾的正常位置靠多种因素来维持，除肾的被膜外，肾血管、肾的邻近器官、腹内压以及腹膜等对肾均起固定作用。当肾的固定结构不健全时，则可引起肾下垂或游走肾。

四、肾的构造

在肾的冠状切面上，肾实质分为外部的肾皮质和内部的肾髓质(图 5-4)。

(1) 肾皮质主要位于肾的浅层，血管丰富，新鲜标本呈红褐色，内有细小的红色点状颗粒，主要由肾小体和肾小管组成。肾皮质深入肾髓质内的部分称肾柱。

(2) 肾髓质位于肾皮质的深部，血管少，色较淡，主要由肾小管组成。髓质内有 15～20 个肾锥体。肾锥体呈圆锥形，肾锥体底朝向肾皮质并与肾皮质相连接，从肾锥体底呈辐射状深入肾皮质的条纹，称髓放线；位于髓放线间的肾皮质，称皮质迷路。肾锥体尖端钝圆，呈乳头状突入肾小盏内，称肾乳头。每个肾乳头顶端有许多乳头孔，是集合管的开口。肾产生的尿液经乳头孔开口于肾小盏。每个肾小盏接受 1～3 个肾乳头。肾窦内有 7～8 个呈漏斗状的肾小盏，包绕肾乳头。2～3 个肾小盏合成一个肾大盏，每肾有 2～3 个肾大盏，再汇合成一个前后扁平约呈漏斗状的肾盂。肾盂出肾门后，弯形向下，逐渐变细移行为输尿管。

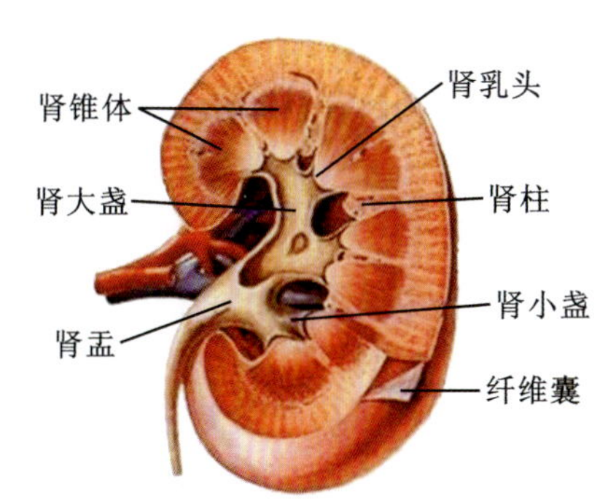

图 5-4 右肾冠状切面(后面观)

知识链接

肾移植通俗的说法又叫换肾。肾移植是把一个健康的肾脏植入患者右下腹的髂窝内。因为右侧髂窝的血管较浅，手术时容易与新肾脏血管吻合。

人体有左、右两个肾脏，通常一个肾脏可以支持正常的代谢需求，当双侧肾脏功能均丧失时，肾移植通常是理想的治疗方法。肾移植后通常需要进行终身的抗移植排异治疗。

五、肾的微细结构

肾实质由大量泌尿小管组成，其间有少量结缔组织、血管和神经等构成肾间质。它包括肾单位和集合小管两部分(图 5-5)。

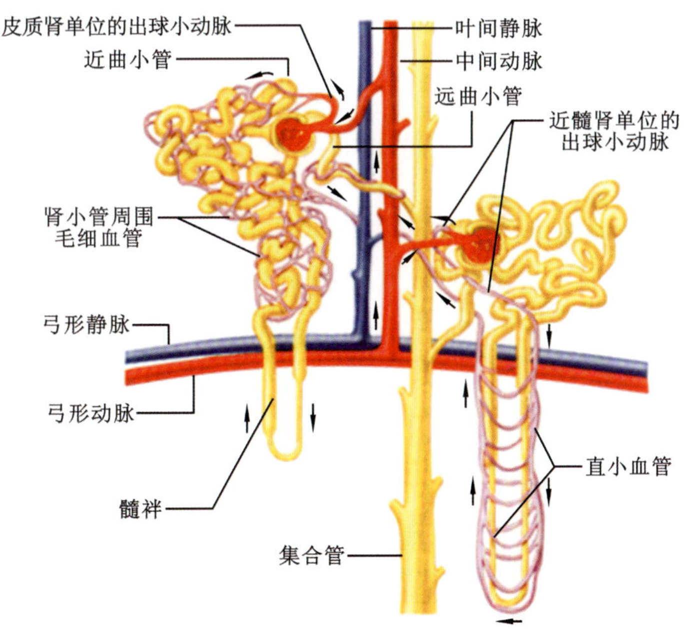

图 5-5 肾微细结构示意图

（一）肾单位

肾单位是形成尿液的结构和功能单位，由肾小体和肾小管两部分组成，每个肾有100万个以上的肾单位，它与集合小管共同行使泌尿功能。

1. 肾小体 由血管球和肾小囊组成(图5-6)。

(1) 血管球：又称肾小球，是包在肾小囊中的一团蟠曲的毛细血管球。由于入球微动脉粗短，出球微动脉细长，造成血管球内压力较高，当血液流经血管球时大量水和小分子物质易于滤出管壁而进入肾小囊内形成原尿。电镜下，血管球毛细血管为有孔型，有利于滤过。

(2) 肾小囊：肾小管起始部膨大凹陷而成的双层囊，似杯状，囊内有血管球。肾小囊外层(或称肾小囊壁层)为单层扁平上皮，在肾小体的尿极处与近端小管上皮相连续，在血管极处反折为肾小囊内层(或称肾小囊脏层)，两层上皮之间的狭窄腔隙称肾小囊腔，与近曲小管腔相通。内层细胞形态特殊，有许多大小不等的突起，称为足细胞。足细胞体积较大，胞体凸向肾小囊腔，核染色较浅，胞质内有丰富的细胞器，在扫描电镜下，可见从胞体伸出几个大的初级突起，继而再分成许多指状的次级突起，相邻的次级突起相互穿插成指状相嵌，形成栅栏状，紧贴在毛细血管基膜外面。突起之间有直径约25 nm的裂隙，称裂孔，孔上覆盖一层厚4～6 nm的裂孔膜。肾小体类似一个滤过器，以滤过方式形成滤液。当血液流经血管球毛细血管时，管内血压较高，血浆内部分物质经有孔内皮、基膜和足细胞裂孔膜滤入肾小囊腔。这三层结构称为滤过膜，或称滤过屏障(图5-7)。

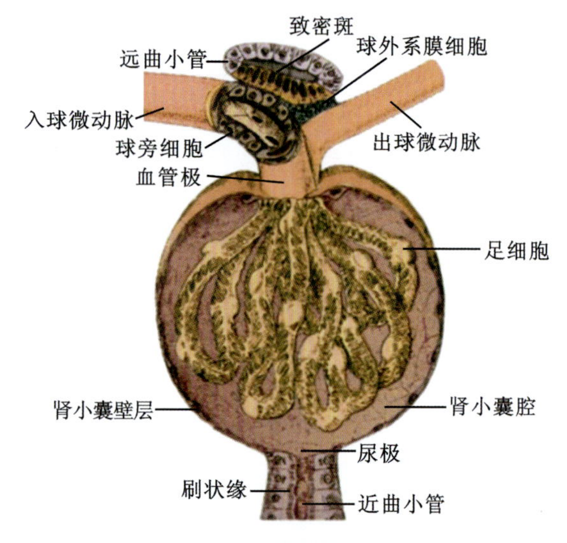

图5-6 血管球示意图

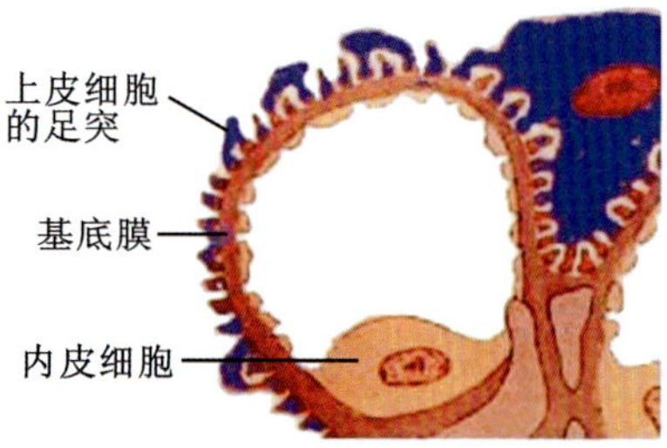

图5-7 滤过膜示意图

滤入肾小囊腔的滤液称原尿，原尿除不含大分子的蛋白质外，其成分与血浆相似。滤过膜的三层结构分别对血浆成分具有选择性通透作用。

2. 肾小管 肾小管是由单层上皮细胞围成的小管，上皮外方为基膜及少量结缔组织。肾小管分为近端小管、细段和远端小管三部分，近端小管与肾小囊相连，远端小管连接集合小管。肾小管有重吸收原尿中的某些成分和排泌等作用。

(1) 近端小管：肾小管中最长、最粗的一段，约占肾小管总长的一半。近端小管分曲部和直部两段。

近端小管曲部：简称近曲小管，位于皮质内，起于肾小体尿极，迂曲蟠行于肾小体附近。曲部管壁上皮细胞为立方形或锥体形，胞体较大，细胞分界不清。上皮细胞腔面有紧密排列的刷状缘，电镜下可见刷状缘由大量密集而排列整齐的微绒毛组成，使细胞游离面的表面积大为扩大。

近端小管直部：为曲部的延续，直行于髓放线和锥体内，其结构与曲部基本相似，但上皮细胞较矮，微绒毛、侧突和质膜内褶等不如曲部发达。

近端小管的上述结构特点使其具有良好的吸收功能，它是原尿重吸收的主要场所，原尿中几乎全部葡萄糖、氨基酸和蛋白质以及大部分水、离子和尿素等均在此重吸收。此外，近端小管还向腔内分泌氢离子、氨、肌酐和马尿酸等，还能转运和排出血液中的酚红和青霉素等药物。临床上利用马尿酸或酚红排泄试验，来检测近端小管的功能状态。

(2) 细段：位于髓放线和肾锥体内，由单层扁平上皮围成。

(3) 远端小管：包括远端小管直部和曲部，管腔较大而规则，管壁上皮细胞呈立方形，细胞体积较近端小管的小，着色浅，细胞分界较清楚，核位于中央，游离面无刷状缘，基部纵纹较明显。

远端小管直部：经锥体和髓放线上行至皮质，是髓袢升支的重要组成部分。

远端小管曲部：简称远曲小管，位于皮质内，其超微结构与直部相似。远曲小管是离子交换的重要部位，对维持体液的酸碱平衡起重要作用。

(二) 集合小管

集合小管下行时沿途有许多远端小管曲部汇入。集合小管系的管径由细逐渐变粗，随管径的增粗，管壁上皮由单层立方逐渐增高为单层柱状，至乳头管处成为高柱状上皮。集合小管有重吸收原尿中的水和无机盐的功能。

球旁复合体也称肾小球旁器，由球旁细胞、致密斑等组成(图 5-6)。

(1) 球旁细胞：入球微动脉行至近肾小体血管极处，其血管壁中膜的平滑肌细胞转变为上皮样细胞，称为球旁细胞。细胞体积较大，呈立方形，核大而圆，胞质内有丰富的分泌颗粒，颗粒内含有肾素。

肾素是一种蛋白水解酶，它在血液中经过复杂的生化反应后，能使血压升高。某些肾病伴有高血压，与肾素分泌有关。

(2) 致密斑：远端小管直部靠近肾小体侧的上皮细胞增高、变窄，形成一个椭圆形斑，称致密斑。细胞呈高柱状，胞质色浅，核椭圆形，排列紧密，位于细胞顶部。它有调节球旁细胞分泌肾素的作用。

第二节　输　尿　管

输尿管是位于腹膜后方、一对细长的肌性管道，起自肾盂下端，终于膀胱，长 25～30 cm。通过平滑肌节律性蠕动，可将尿液不断排入膀胱。

输尿管的行程与分段：输尿管根据行程分为腹段、盆段和壁内段等三段。腹段自肾盂下端起始后，沿腰大肌前面下行，达小骨盆入口处，左输尿管跨越左髂总动脉末端前方，右输尿管则跨越右髂外动脉起始部的前方，进入盆腔移行于盆段。盆段沿盆壁血管、神经表面行向前下，男性输尿管在与输精管交叉后，从膀胱底外上角向前内斜穿膀胱底；女性输尿管经子宫颈两侧达膀胱底，在距子宫颈外侧 1～2 cm 处，有子宫动脉横过其前上方。当子宫手术结扎子宫动脉时，注意此关系，不要误伤输尿管。壁内段为输尿管斜穿膀胱壁的部分，以输尿管口开口于膀胱内面。当膀胱充盈时，膀胱内压升高，压迫壁内段，使管腔闭合，可阻止尿液由膀胱向输尿管反流。输尿管全程有三处生理性狭窄：①肾盂与输尿管移行处；②输尿管跨过髂血管处；③壁内段。这些狭窄处是输尿管结石易滞留的部位。

第三节　膀　　胱

膀胱是储存尿液的囊状肌性器官，并借平滑肌收缩将尿液排入尿道。膀胱的形状、大小、位置及壁的厚度均随尿液的充盈程度、年龄、性别不同而异。膀胱的平均容量，一般正常成人为 300～500 mL，最大容量可达 800 mL。新生儿膀胱容量约为成人的 1/10。老年人由于膀胱肌的紧张力降低，故容积增大。女性膀胱容量较男性为小。

一、膀胱的形态和分部

膀胱空虚时，呈三棱锥体形，可分为尖、底、体、颈四部分。膀胱尖细小，朝向前上方。膀胱底近似三角形，朝向后下方。膀胱尖与膀胱底之间的部位为膀胱体。膀胱的最下部称膀胱颈，以尿道内口与尿道相接。膀胱各部之间无明显界限。膀胱充盈时呈卵圆形。

二、膀胱的位置和毗邻

成人的膀胱位于小骨盆腔的前部。其上面被有腹膜，前方贴近耻骨联合；后方在男性为精囊、输精管壶腹和直肠，在女性为子宫和阴道；膀胱的下方，在男性邻接前列腺（图5-8），在女性邻接尿生殖膈。膀胱空虚时，膀胱尖不超过耻骨联合上缘。膀胱充盈时，膀胱尖即上升至耻骨联合以上，这时腹前壁折向膀胱的腹膜也随之上移，使膀胱的前下壁直接与腹前壁相贴。此时在耻骨联合上方进行膀胱穿刺或膀胱手术时，可避免损伤腹膜。

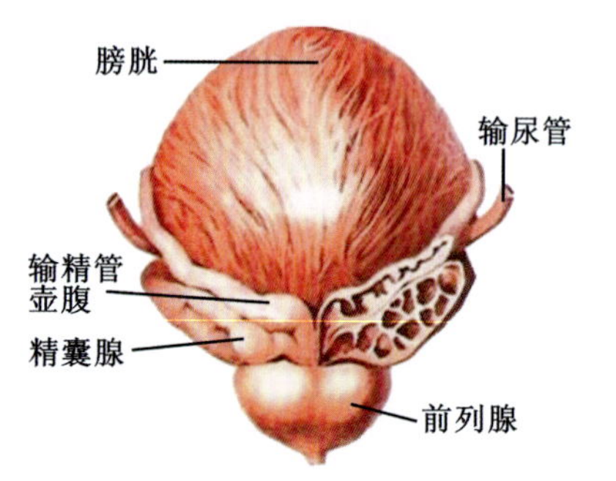

图 5-8　膀胱、前列腺及精囊腺（后面观）

新生儿膀胱位置比成人的高，大部分位于腹腔内。随着年龄的增长和盆腔的发育而逐渐降入盆腔，至青春期达成人位置。老年人因盆底肌松弛，膀胱位置则更低。

三、膀胱壁的构造

膀胱壁自外向内，由外膜（多为浆膜）、肌层、黏膜下层和黏膜层所组成。肌层为平滑肌，统称逼尿肌，有外纵、中环和内纵三层，在尿道内口周围，环形肌增厚形成膀胱括约肌。

膀胱空虚时，黏膜有很多皱襞，充盈时皱襞减少或消失。在膀胱底的内面，其外上角的左、右输尿管口与其下角中间的尿道内口之间的三角区域，因缺少黏膜下层，无论膀胱扩张或收缩，黏膜始终平滑而无皱襞，称为膀胱三角，是肿瘤、结核的好发部位。两侧输尿管口之间的黏膜形成一横行皱襞，称输尿管间襞，临床上做膀胱镜检查时，此间襞为一苍白带，是寻找输尿管口的标志。

第四节　尿　　道

尿道是膀胱与体外相通的一段管道，男、女性尿道差异很大，男性尿道详见男性生殖器相关内容（图5-9）。女性尿道较男性尿道短、宽，且较直，长约 5 cm，仅有排尿功能。起于膀胱的尿道内口，经阴道前方行向前下，穿过尿生殖膈，以尿道外口开口于阴道前庭。尿道穿尿生殖膈时，周围有尿道阴道括约肌（骨骼肌）环绕，可控制排尿。由于女性尿道短、宽而直，故易引起逆行尿路感染，也可经尿道移除小的结石、异物和赘生物。

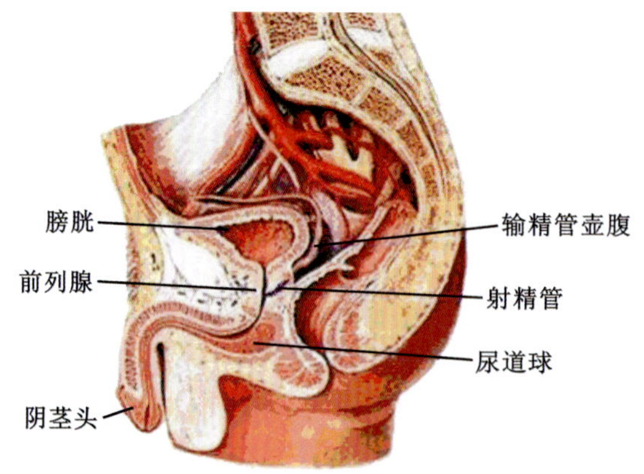

图 5-9　男性骨盆正中矢状面

小　结

泌尿系统由肾、输尿管、膀胱及尿道组成。

肾是维持机体内环境相对恒定的重要器官之一。人体在新陈代谢过程中产生的一些代谢终产物和多余的水及各种电解质，主要以尿的形式由肾排出。肾对维持机体水平衡和酸碱平衡、内环境的稳定具有重要意义。肾单位是肾的基本功能单位。每个肾单位由肾小体和肾小管组成。它们与集合管共同完成泌尿功能。

输尿管为一对肌性管道，起自肾盂下端，终于膀胱，可将尿液输送至膀胱。

膀胱是一个空腔，有暂时储存尿液的作用。

尿道是尿液排出的通道，男、女性差异较大。男性尿道同时还具有输送生殖细胞的作用。

高　健

模拟试题

一、名词解释

1. 肾门　2. 肾单位　3. 膀胱三角　4. 肾区

二、填空题

1. 肾的被膜由外到内依次是________、________和________。进出肾门的结构由前到后依次为________、________和________以及淋巴管和神经等。

2. 输尿管分________、________和________三部分，全长有________、________和________三处狭窄。

3. 女性膀胱后方与________和________相邻。膀胱下方，在男性接________，在女性接________。

4. 膀胱底的毗邻，男性是________、________和直肠，女性是________和________。

5. 肾门的体表投影是位于________和________的夹角处，此处称________。

三、选择题

【A1 型题】

1. 下列关于肾的描述，错误的是（　　）。

A. 肾可分为皮质、髓质和肾窦三部分
B. 肾锥体与肾乳头两者数目一致
C. 皮质伸入肾锥体之间的部分称为肾柱
D. 肾小盏与肾乳头两者数目一致
E. 肾锥体的尖端伸向肾窦称为肾乳头

2. 下列关于膀胱的叙述，错误的是（　　）。

A. 位于小骨盆腔内
B. 不充盈时上界不超过耻骨联合上缘
C. 分为顶、体、底、颈四部
D. 充盈时可高出耻骨联合上缘
E. 膀胱三角处黏膜光滑平坦

3. 肾髓质是由 15～20 个（　　）所组成。

A. 肾柱　B. 肾小盏　C. 肾大盏　D. 肾锥体　E. 肾单位

4. 属于肾蒂的结构是（　　）。

A. 肾皮质和肾柱　B. 肾锥体和肾乳头　C. 肾小盏和肾大盏
D. 输尿管　E. 肾盂

5. 肾最外面的被膜为（　　）。

A. 肾纤维囊　B. 脂肪囊　C. 肾筋膜　D. 腹膜壁层　E. 腹横筋膜

6. 与肾小盏相接的结构是（　　）。

A. 肾皮质　B. 肾柱　C. 肾乳头　D. 肾盂　E. 输尿管

7. 下列不属于膀胱三角特征的是（　　）。

A. 位于膀胱底部
B. 黏膜下层缺乏
C. 肌层与黏膜连接不紧密
D. 为肿瘤和结核的好发部位
E. 保持平滑状态

8. 下列关于肾的描述，错误的是（　　）。

A. 左右各一，右肾略低于左肾
B. 肾的内侧缘中部凹陷为肾门，约平对第 1 腰椎体

C. 肾位于腹膜后隙内，属于腹膜外位器官

D. 肾区位于第 12 肋和脊柱的交角处，肾患疾病时，该处有压痛和叩击痛

E. 伸入肾锥体之间的皮质称为肾柱

9. 与男性膀胱颈相邻的结构是（　　）。

A. 直肠　　B. 输尿管　　C. 输卵管末端　　D. 精囊腺　　E. 前列腺

四、问答题

1. 试述输尿管的三处狭窄及其临床意义。

2. 试述膀胱三角的概念及其临床意义。

高　健

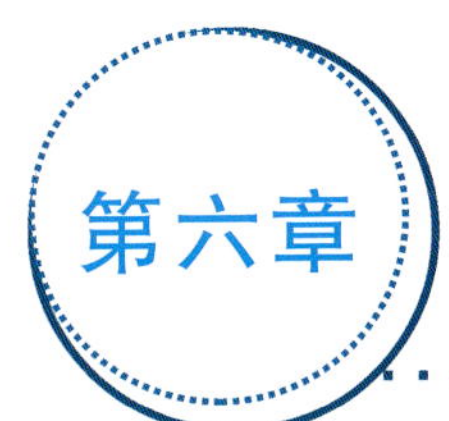

第六章 生殖系统

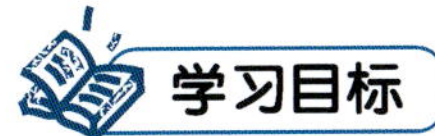

掌握:男、女性生殖系统的组成和功能;睾丸的形态、结构;附睾的形态、位置;前列腺的位置、形态;男性尿道的分部、形态特点及狭窄、弯曲;卵巢的形态、位置及固定装置;输卵管的位置、分部和各部的形态特点;子宫的形态、位置。

熟悉:精索的组成和位置;输卵管结扎的部位;子宫的固定装置;阴道的位置、形态。

了解:输精管结扎的部位;精囊腺的位置;射精管的合成及其开口部位;前列腺的分叶;尿道球腺的位置及开口部位;阴囊的组成;阴茎的分部、构成及皮肤特点;阴道后穹与直肠子宫陷凹的关系及临床意义;前庭大腺的位置及外生殖器的组成。

第一节 男性生殖系统

生殖系统包括男性生殖系统和女性生殖系统,有产生生殖细胞、繁殖新个体和分泌性激素等功能。男、女生殖系统的所属器官,按器官所在的部位可分为内生殖器和外生殖器两部分。内生殖器多位于盆腔内,包括生殖腺、生殖管道及附属腺;外生殖器露于体表,是繁衍交配的器官。

一、男性内生殖器

男性内生殖器包括睾丸、附睾、输精管、射精管、精囊腺、尿道、尿道球腺和前列腺。外生殖器包括阴囊和阴茎。

(一) 睾丸

1. 睾丸的位置和形态 睾丸位于阴囊内,左右各一,睾丸呈扁椭圆形,表面光滑(图 6-1)。分上、下两端,内、外两面和前、后两缘。上端有附睾头附着,下端游离,内侧面较平坦,外侧面较凸,前缘游离,后缘有系膜连附睾,又称系膜缘,有血管、神经、淋巴管出入。睾丸除后缘外都被覆有鞘膜,鞘膜分脏、壁两层,脏层紧贴睾丸表面,壁层贴附于阴囊内面。脏、壁两层在睾丸后缘相互移行,构成一个封闭的囊腔,称鞘膜腔。腔内含有少量浆液,起润滑作用。

2. 睾丸的微细结构 睾丸表面有一层较厚的致密结缔组织的纤维膜,称为白膜。白膜在睾丸后缘增厚,凸入睾丸内形成睾丸纵隔,纵隔向睾丸实质内发出许多放射状睾丸小隔,将睾丸分成许多睾丸小叶,每个睾丸小叶内有 1～4 条细长而弯曲的精曲小管,精曲小管的上皮是产生精子的部位。精曲小管之间的疏松结缔组织称睾丸间质,睾丸间质内有分泌雄性激素的间质细胞。精曲小管结合成精直小管,进入睾丸纵隔形成睾丸网,从睾丸网发出 15～20 条睾丸输出小管从睾丸的后上部进入附睾(图 6-2)。

(1) 精曲小管:产生精子的部位,小管壁的上皮细胞由生精细胞和支持细胞构成(图6-3)。

① 生精细胞:包括精原细胞、初级精母细胞、次级精母细胞、精子细胞和精子。

精原细胞是生精细胞的最幼稚阶段,紧贴基膜,细胞较小,呈圆形或椭圆形,核染色较深,由基膜到管壁呈多层排列。自青春期开始,在垂体促性腺激素的作用下,精原细胞不断分裂增生,其中部分细胞经初

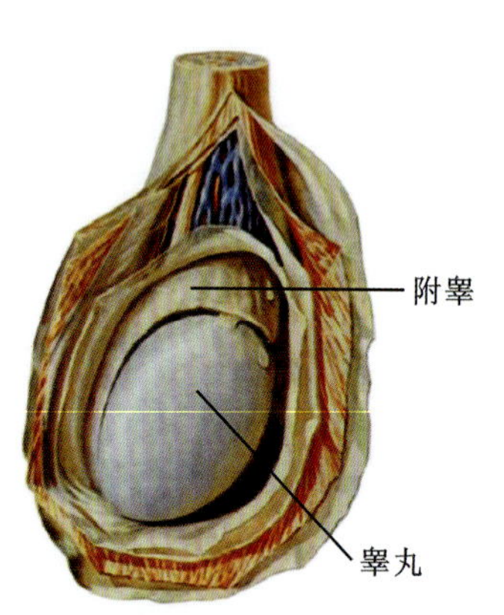

图 6-1 睾丸

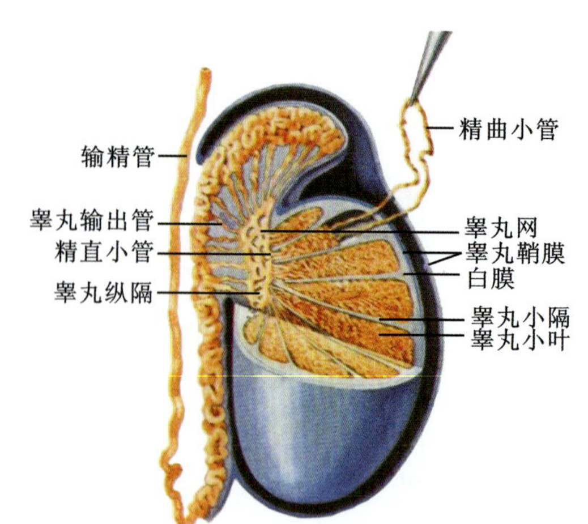

图 6-2 睾丸微细结构模式图

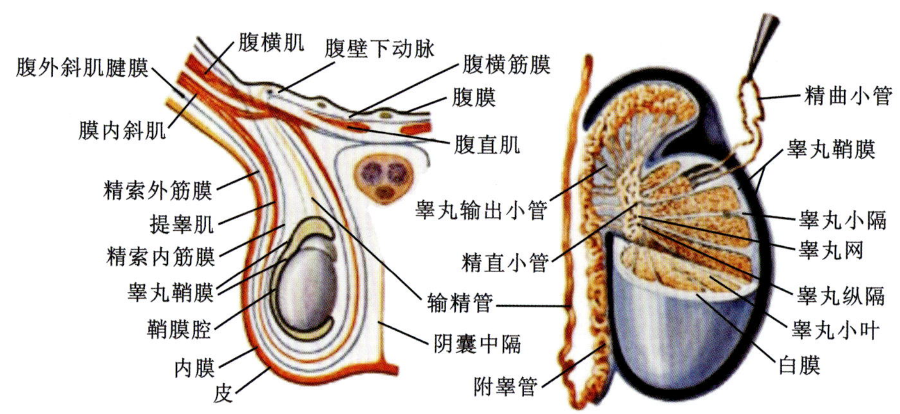

图 6-3 男性生殖细胞的形成及排出管道

级精母细胞、次级精母细胞最后发育成精子细胞,精子细胞经变形而成精子。

精子形似蝌蚪,分头、尾两部,全长约 60 μm,头由高度浓缩的细胞核构成,核的前 2/3 被顶体覆盖。囊状的顶体内含多种水解酶。受精时,精子释放水解酶,溶解卵细胞表面的结构。精子的尾细长,能摆动,推动精子向前运动。

② 支持细胞:呈不规则的高柱状或长锥形,基部贴基膜,顶部伸向管腔面,侧面和管腔面有生精细胞嵌入。

支持细胞有支持、营养生精细胞,合成与分泌雄激素等作用。

(2) 睾丸间质:位于精曲小管之间,含丰富的血管、淋巴管和成群的间质细胞。该细胞胞体较大,呈圆形或多边形,核圆居中,胞质呈嗜酸性,分泌雄激素,具有促进生殖器官的发育、维持第二性征等作用。

(二) 附睾

附睾附着于睾丸上端和后缘,呈新月形。上部膨大,下部狭细,分头、体、尾三部。头部由十多条睾丸输出小管弯曲盘绕而成,睾丸输出小管相互汇合成附睾管,附睾管极度蟠曲,沿睾丸后缘下降,形成附睾体和附睾尾,附睾管末端折而上升续于输精管。其功能是储存精子,附睾的分泌物有营养精子、促进精子继续发育成熟的作用。

(三) 输精管和射精管

输精管和射精管都是输送精子的管道。输精管是附睾管的延续,长约 50 cm,在附睾内侧向上经阴囊根部的腹股沟管进入腹腔,继而弯向内下入骨盆腔,至膀胱底的后下,与精囊的排泄管汇合成射精管。输精管全程分为睾丸部、精索部、腹股沟管部和盆部。射精管很短,从后上方穿入前列腺,开口于尿道前列腺部。精索在睾丸后上端与腹股沟管皮下环之间的部位,位置表浅,容易触及,是临床上行输精管结扎常用的部位。

精索：从腹股沟管腹环至睾丸上端呈柔软的圆索状，包括输精管、睾丸动脉、蔓状静脉丛、输精管动脉、输精管静脉、神经、淋巴管等结构，外包精索内筋膜、提睾肌和精索外筋膜三层被膜。

输精管结扎术

输精管结扎术是一种男性的永久性节育措施，通过输精管切断、结扎，或采用电凝、栓堵、化学药物等闭塞输精管，从而阻断了精子的输出而达到避孕的目的。适用于：已婚男性要求作绝育者；因某些遗传病不宜生育者；有绝育要求者。

（四）生殖管道的附属腺

1. 精囊腺 又称精囊，为成对长扁椭圆形的囊状器官，位于膀胱底后方、输精管壶腹外侧，其排泄管与输精管末端合成射精管。分泌的液体参与精液的组成（图 6-3）。

2. 尿道球腺 尿道球腺为一对豌豆大小的球形器官，位于会阴深横肌内，排泄管开口于尿道球部，分泌物也参与精液的组成。

3. 前列腺 呈前后稍扁的栗子形，上端宽大的部分，邻膀胱颈称前列腺底，下端尖细的部分，向下接尿生殖膈称前列腺尖，底与尖之间的部分称前列腺体，前列腺体后面正中有一纵行浅沟称前列腺沟。前列腺分前叶、中叶、后叶和两侧叶，位于膀胱与尿生殖膈之间，底与膀胱颈、精囊腺和输精管壶腹相邻，前方为耻骨联合，后方为直肠壶腹，直肠指诊时可触及前列腺后面，向上可触及输精管壶腹和精囊腺。

前列腺由腺组织、平滑肌和结缔组织等构成。小儿的前列腺未完全发育，体形小，性成熟期腺组织迅速生长发育，24 岁左右达高峰，50 岁以后腺组织逐渐退化萎缩，如果腺体继续增生，会引起前列腺增生肥大。

精液由输精管道及附属腺，特别是前列腺和精囊的分泌物组成，内含精子。精液呈乳白色，呈弱碱性，适宜于精子的生存和活动。正常成年男性一次射精 2～5 mL，含精子 3 亿～5 亿个。

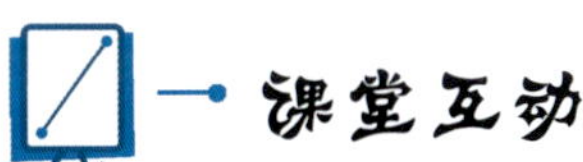

婚后不能生孩子，责任一定在女方吗？

二、男性外生殖器

（一）阴囊

阴囊是位于阴茎根部后下方的皮肤囊袋。皮薄而柔软，颜色深暗。阴囊壁由皮肤、浅筋膜（肉膜）、精索外筋膜、提睾肌、精索内筋膜、睾丸鞘膜（脏、壁层间有鞘膜腔）构成。阴囊被肉膜形成的阴囊中隔分为左、右两侧囊腔，各容纳一侧的睾丸和附睾。肉膜内含平滑肌纤维，其纤维的舒缩可使阴囊皮肤松弛或皱缩，有利于调节阴囊内的温度，适宜精子的生存和发育。

（二）阴茎

1. 阴茎的形态和位置 阴茎垂悬于耻骨联合的前下方，分头、体、根三部分。阴茎的前端膨大称阴茎头，头尖端有尿道外口，后端埋藏在阴囊深部的称阴茎根，头与根之间的部分称阴茎体（图 6-4）。

2. 阴茎的构造 阴茎由皮肤和筋膜包裹着的三条海绵体构成。三条海绵体包括：两条阴茎海绵体，其背侧前端平行紧连，后端分开，分别附着于两侧坐骨支和耻骨下支；一条尿道海绵体，尿道海绵体的两端膨大，前端膨大部即阴茎头，后端的膨大部称尿道球。阴茎皮肤薄而柔软，有伸展性，皮下无脂肪组织，在阴茎颈处反折游离，形成包绕阴茎头的双层皮肤皱襞，称阴茎包皮。在阴茎头腹侧，连于尿道外口下端与

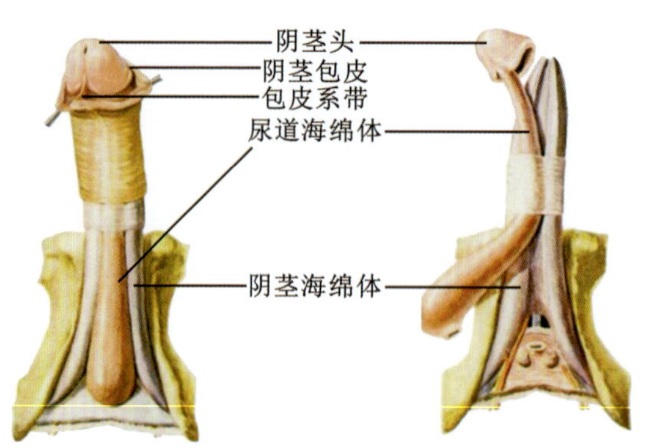

图 6-4 阴茎的外形及构造

包皮之间的皮肤皱襞，称为包皮系带。在做包皮环切手术时应注意勿伤及包皮系带。幼儿包皮较长，包绕整个阴茎头，随着年龄增长，包皮逐渐退缩。若成年后包皮过长，包皮与阴茎头之间易积存污垢，可引起炎症或诱发阴茎癌。

（三）男性尿道

男性尿道起始于膀胱的尿道内口，止于尿道外口，成人长 16～22 cm，管径 0.5～0.7 cm，全程可分为前列腺部、膜部和海绵体部三部，具有排尿和排精的功能（图6-5）。

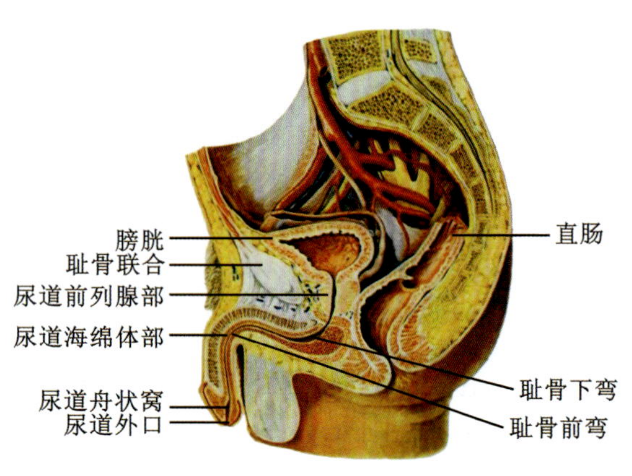

图 6-5 男性盆腔正中矢状切面

1. 前列腺部 前列腺部为尿道穿过前列腺的部分，长约 2.5 cm，管腔宽大，在后壁上有尿道嵴、精阜、前列腺小囊、射精管开口及前列腺排泄管的开口。

2. 膜部 膜部为尿道穿过尿生殖膈的部分，最短，约 1.2 cm，管腔狭窄，在周围有尿道外括约肌，属随意肌。

3. 海绵体部 海绵体部为尿道穿过尿道海绵体的部分，是最长的一段，在尿道球内的尿道，管腔宽，称为尿道球部，尿道球腺导管开口于此，在阴茎头内的尿道扩大成尿道舟状窝。

临床上把尿道海绵体部称为前尿道，把尿道膜部和尿道前列腺部称为后尿道。

男性尿道全长有三处狭窄和两个弯曲。三个狭窄分别是尿道内口、尿道膜部、尿道外口，其中以尿道外口最狭窄。当阴茎自然下垂时，尿道有两个弯曲：第一个弯曲是耻骨下弯，位于耻骨联合下方，凹面向上，固定不变；第二个弯曲是耻骨前弯，位于耻骨联合前下方，凹面向下，将阴茎头上提时，此弯曲消失。因此导尿时须将阴茎上提，此弯变直，导尿管才能顺利插入膀胱。

第二节 女性生殖系统

一、女性内生殖器

女性的内生殖器包括卵巢、输卵管、子宫、阴道和前庭大腺，外生殖器即女阴。卵巢是女性生殖腺，有产生卵细胞、分泌女性激素的功能。

（一）卵巢

1. 卵巢的位置和形态 卵巢是实质性的女性生殖腺器官，左右各一，位于子宫的两侧、骨盆腔侧壁和髂总血管分叉处（图 6-6）。卵巢呈扁卵圆形，前缘又称系膜缘，有系膜连于子宫阔韧带的两侧，中部有血管、神经、淋巴管等出入，称卵巢门，后缘游离，称独立缘；内侧面稍凸朝向盆腔，外侧面平坦贴盆壁；上端与输卵管末端接触，又称输卵管端，下端称子宫端，有韧带连于子宫。卵巢的大小和形态因年龄而异，幼女的卵巢较小，表面光滑，性成熟期体积最大，成年女子的卵巢大小约 4 cm×3 cm×1 cm，重 5～6 g。随着育龄期排卵次数的增多，卵巢表面形成许多瘢痕，35～40 岁卵巢开始缩小，50 岁以后则逐渐萎缩。

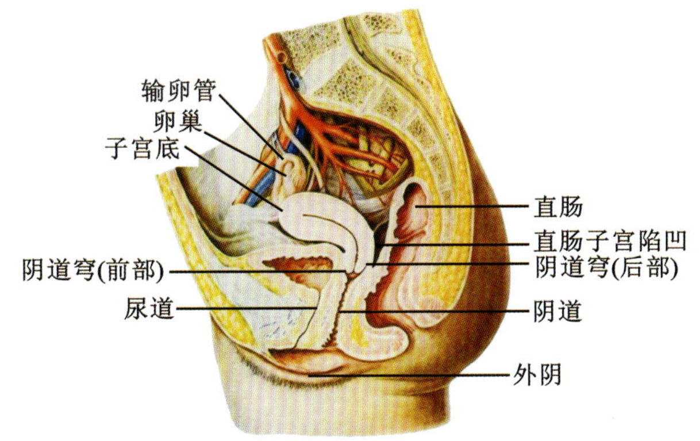

图 6-6 女性盆腔正中矢状切面

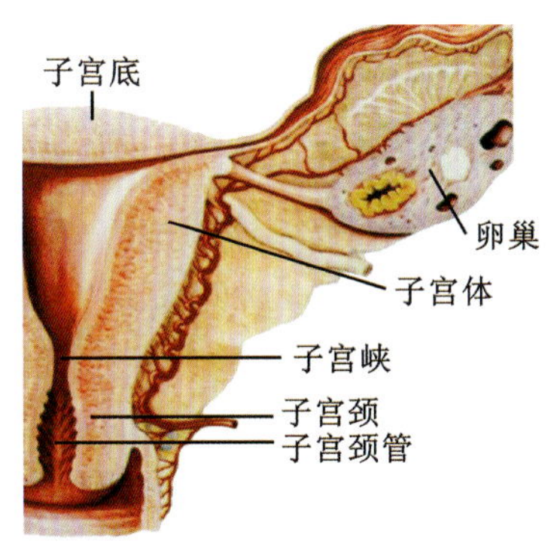

图 6-7 女性子宫及卵巢

2. 卵巢的微细结构 胚胎时期，卵巢(图 6-7)表面的上皮为立方上皮，是卵细胞的生发处，成年后，变为扁平上皮。上皮的深面有一层致密的结缔组织，称为卵巢白膜。卵巢的实质分为浅层的皮质和深层的髓质。皮质含有不同发育阶段的卵泡，髓质由疏松结缔组织、血管、淋巴管和神经等构成。

(1) 卵泡的发育：青春期开始时两侧卵巢共含原始卵泡 4 万个，但人在一生中仅有400～500 个卵泡发育成熟并排卵，其余都退化。卵泡的发育，大致可归纳为三个阶段。

① 原始卵泡：出生时即有的卵泡，它的中央有一个较大的卵母细胞，周围是一层小而扁平的卵泡细胞。卵母细胞是卵细胞的幼稚阶段，卵泡细胞对卵母细胞起支持和营养作用。

② 生长卵泡：自青春期开始，在垂体促性腺激素的作用下，部分原始卵泡开始生长发育，卵泡细胞分裂增生，由一层变为多层；卵母细胞逐渐增大，并在其表面出现一层厚度均匀的嗜酸性膜，称透明带。随着卵泡细胞的不断增殖，在卵泡细胞之间出现一些含液体的小腔隙，腔内含有卵泡液，这些小腔相互融合，最终成为一个半月形的卵泡腔。在卵泡腔的形成过程中，靠近卵母细胞的卵泡细胞逐渐变为柱状，围绕透明带呈放射状排列，称放射冠；其他的卵泡细胞主要构成了卵泡壁。随着卵泡的发育，卵泡周围的结缔组织也逐渐发生变化，形成富含细胞和血管的卵泡膜。

③ 成熟卵泡：为卵泡发育的最后阶段，卵泡细胞停止增殖，但卵泡液仍继续增多，卵泡体积显著增大，直径可达 8～10 mm，并向卵巢表面隆起，在排卵前不久，卵母细胞完成第一次成熟分裂，产生一个次级卵母细胞和一个小细胞，该小细胞称第一极体，位于次级卵母细胞与透明带之间的间隙内。

(2) 排卵：成熟卵泡内的卵泡液剧增，突出卵巢表面的那部分卵泡壁、白膜及其表面的卵泡上皮逐渐变薄，结构松散，最终破裂，次级卵母细胞连同放射冠、透明带和卵泡液，脱离卵巢，进入腹膜腔，这一过程称排卵。在生育年龄期，一般每隔 28 天排卵一次。排卵发生于月经周期的第 12～16 天，每次排出一个次级卵母细胞，排出 2 个或 2 个以上少见。

卵泡细胞和卵泡膜的细胞与雌激素的生成和分泌有密切关系。雌激素不但能刺激女性生殖器官的发育、第二性征的出现与维持，而且能促使子宫内膜增生。

(3) 黄体的形成与退化：成熟卵泡排卵后，残留的卵泡壁塌陷，卵泡膜和血管也随之陷入，在黄体生成素的影响下，逐渐发育成一个体积较大而富有血管的细胞团，新鲜时呈黄色，称黄体。黄体能分泌孕酮(黄体酮)及少量的雌激素。孕酮有促进子宫内膜增生、子宫腺分泌、乳腺发育和抑制子宫平滑肌收缩等作用。黄体维持的时间，取决于排出的卵是否受精，如排出的卵未受精，黄体继续发育，大约维持到妊娠 6 个月后，才开始退化，这种黄体称妊娠黄体；如排出的卵未受精，黄体在排卵后两周即开始退化，这种黄体称月经黄体。黄体退化后，逐渐被结缔组织代替，称白体。

3. 卵巢的固定装置

卵巢在盆腔内的正常位置主要靠韧带维持。卵巢悬韧带是由腹膜形成的皱襞，起自小骨盆侧缘，向内下至卵巢的上端。韧带内含有卵巢动脉、静脉、淋巴管、神经丛、少量结缔组织和平滑肌纤维。它是寻找卵巢动脉与静脉的标志，临床上又称骨盆漏斗韧带。卵巢固有韧带又称卵巢子宫索，由结缔组织和平滑肌纤维构成，表面盖以腹膜，形成腹膜皱襞，自卵巢下端连至输卵管与子宫结合处的后下方。此外，子宫阔韧带的后层覆盖卵巢和卵巢固有韧带，起固定卵巢作用。

（二）输卵管

输卵管是输送卵细胞的肌性弯曲管道，左右各一（图 6-8）。

输卵管的位置和形态：输卵管位于子宫底的两侧，子宫阔韧带的上缘内。内侧端以输卵管子宫口与子宫腔相通，外侧端以输卵管腹腔口开口于腹膜腔。

输卵管为长 10～14 cm 的弯曲管道，由内向外依次分为四部：①子宫部：为输卵管穿过子宫壁的部分，直径最小，经输卵管子宫口接子宫腔。②输卵管峡：短直且狭窄，管壁厚，血管少，是输卵管结扎术的常选部位。③输卵管壶腹：约占输卵管全长的 2/3，粗而弯曲，血供丰富，精子与卵子通常在此处结合受精，再经输卵管子宫口植入子宫内膜发育成胎儿。若受精卵未迁移入子宫而在输卵管或腹膜腔内发育，则形成宫外孕。④输卵管漏斗：输卵管外侧端呈漏斗状膨大的部分，漏斗末端中央有输卵管腹腔口开口于腹膜腔，卵巢排出的卵子经此开口进入输卵管。腹腔口周围，输卵管末端的边缘形成许多细长的指状突起，称为输卵管伞，是手术识别输卵管的标志。

知识链接

女性结扎手术又叫输卵管结扎术，是一项操作简单、副作用少，且安全、有效的绝育方法。其避孕原理是把输卵管通道封闭，使卵子无法与精子结合，从而达到避孕的目的。

（三）子宫

子宫是一个壁厚、腔小的肌性器官，是孕育胎儿的场所（图 6-8）。

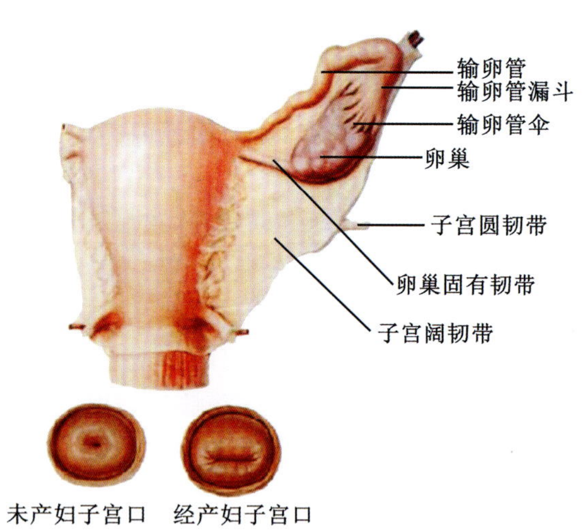

图 6-8　女性内生殖器

1. 子宫的形态和位置　成年人的子宫呈前后略扁的倒置梨形，长 7～8 cm，宽 4 cm，厚 2～3 cm，分底、体、颈三部分。子宫底：上端宽而圆凸的部分，在两侧输卵管子宫口平面以上。子宫体：子宫底与子宫颈之间的部分。子宫颈：下端细长的部分，成人长 2.5～3.0 cm，子宫颈分子宫颈阴道上部和子宫颈阴道下部。子宫颈阴道上部，为阴道以上的部分，占上 2/3；子宫颈阴道部，即子宫颈突入阴道的部分，被阴道包绕，占下 1/3。在子宫颈阴道上部与子宫体交界处缩窄狭细的部分称子宫峡，长约 1 cm，妊娠期可以伸展变长。子宫腔：在子宫体内，呈底在上的前后略扁的三角形，两端通输卵管，向下通子宫颈管。子宫颈管：在子宫颈内，呈梭形，下口通阴道，称子宫口。未产妇的子宫口呈圆形，经产妇的子宫口则为横裂状。

子宫位于盆腔中央，膀胱与直肠之间，下接阴道，两侧有卵巢和输卵管，子宫底在骨盆上口平面以下，子宫颈下端在坐骨棘平面以上。当膀胱空虚时，成年女性的子宫呈前倾前屈位。前倾：整个子宫向前倾斜，子宫的长轴与阴道的长轴形成向前开放的角度。前屈：子宫体和子宫颈之间形成一个向前开放的钝角。

2. 子宫的固定装置

（1）子宫阔韧带：由子宫前后面的腹膜向两侧延伸至盆壁构成，可分为输卵管系膜、卵巢系膜、子宫系膜，主要功能为限制子宫向两侧移动。

（2）子宫圆韧带：起自子宫与输卵管交界处下方，经腹股沟管，止于阴阜和大阴唇的皮下，维持子宫前倾位。

（3）子宫主韧带：起自子宫颈两侧，止于盆侧壁，防止子宫脱垂。

(4) 骶子宫韧带:起自子宫颈后外侧,绕直肠止于骶前筋膜,维持子宫前倾前屈位。

除韧带外,还有盆膈、尿生殖膈及阴道的承托,周围结缔组织牵拉等因素(图 6-9)维持子宫的正常位置。

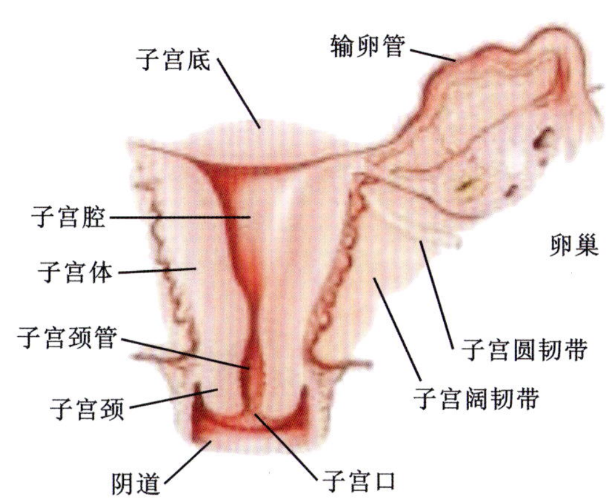

图 6-9 子宫的固定装置(模式图)

3. 子宫壁的结构 子宫内膜即子宫黏膜,由上皮和固有层构成。上皮为单层柱状上皮,固有层较厚,含有管状子宫腺和丰富的血管,其动脉呈螺旋动脉。子宫内膜的浅层(功能层)自青春期开始,在卵巢分泌素的作用下,发生周期性的脱落形成月经;子宫内膜的深层(基底层)不发生周期性脱落,有增生并修复功能层的作用。肌层:由分层排列的平滑肌构成。外膜:大部分为浆膜,小部分为结缔组织膜。

4. 子宫内膜的周期性变化与卵巢周期性变化的关系 自青春期至绝经期,子宫体与子宫底的功能层,在卵巢分泌的雌激素和孕激素的周期性作用下发生周期性变化,称月经周期,即每 28 天左右发生一次内膜剥脱、出血、修复和增生。从月经的第一天起至下次月经的前一天为一个月经周期。在典型的 28 天周期中,第 1～4 天为月经期,第 5～14 天为增生期,第 15～28 天为分泌期。

(1) 增生期:为月经周期的第 1～4 天。此期正值卵巢内的部分卵泡处于生长发育阶段,雌激素分泌量逐渐增多;在雌激素的作用下,脱落的子宫内膜的功能层由基底层增生修补,并逐渐增厚;子宫腺和螺旋动脉也逐渐增长和出现弯曲,至增生期末,卵巢内卵泡已趋于成熟并排卵。

(2) 分泌期:为月经周期第 15～28 天。此期卵泡已排卵,黄体逐渐形成,孕酮分泌量逐渐增多,在孕酮和雌激素的共同作用下,子宫内膜继续增厚,螺旋动脉迂曲、充血,子宫腺腔内充满分泌物,固有层内液体增多。子宫内膜的上述变化,适于胚泡的植入和发育,如果妊娠成立,子宫内膜在孕酮的作用下,继续发育、增厚,否则随着黄体的退化,孕酮量急剧下降,子宫内膜则于第 28 天开始脱落,转入月经期。

(3) 月经期:为月经周期的第 1～4 天。由于卵子未受精,黄体退化,孕酮和雌激素急剧减少,子宫内膜中的螺旋动脉持续收缩,导致内膜功能层缺血坏死,随后螺旋动脉又骤然充血扩张,直至破裂出血,与坏死的功能层经阴道流出体外,成为月经。在月经期结束前,子宫内膜又开始增生,进入下一个月经周期。

(四) 阴道

阴道是前后扁的肌性管道,富有伸展性,是排出月经和娩出胎儿的通道,下端以阴道口开口于阴道前庭。阴道前邻膀胱和尿道,后邻直肠,下部穿尿生殖膈。

阴道穹:阴道上端宽阔,包绕子宫颈阴道部,在两者之间的环行凹陷,分前部、后部和侧部,以后部最深,称阴道穹。

二、女性外生殖器

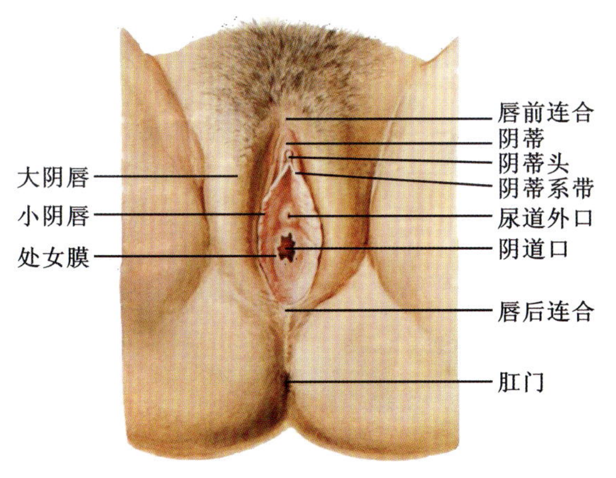

图 6-10 女性外生殖器

女性外生殖器,即女阴,包括阴阜、大阴唇、小阴唇、阴道前庭、阴蒂和前庭球(图 6-10)。

阴阜为耻骨联合前方的皮肤隆起,皮下富有脂肪。性成熟期以后,生有阴毛。大阴唇为一对纵长隆起的皮肤皱襞。大阴唇的前端和后端左右互相连合,形成唇前连合和唇后连合。小阴唇位于大阴唇的内侧,为一对较薄的皮肤皱襞,表面光滑无毛。其前端延伸为阴蒂包皮和阴蒂系带,后端两侧互相会合,形成阴唇系带。阴道前庭是位于两侧小阴唇之间的裂隙。阴道前庭的前部有尿道外口,后部有阴道口,阴道口两侧各有一个前庭大腺导管的开口。阴蒂由两个阴蒂海绵体组成,阴蒂头露于表面,含有丰富的神经末梢。前庭球呈蹄铁形,分为较细小的中间部和较大的外侧部。中间部位于尿道外口与阴蒂体之间的皮下,外侧部位于大阴唇的皮下。

三、女性乳房

(一) 位置

乳房位于胸前部,胸大肌和胸肌筋膜浅面,上界平第2～3肋,下界平第6～7肋,内侧界至胸骨旁线,外侧界达腋中线,乳头平第4肋间隙或第5肋(图6-11)。

(二) 形态

成年女性未产妇呈半球形,中央有乳头,其顶端有输乳管的开口,乳头周围有乳晕。

(三) 结构

乳房由皮肤、纤维组织、脂肪组织和乳腺构成(图6-12)。每个乳房有10～20个乳腺叶,每个乳腺叶有一条输乳管开口于乳头,输乳管在近乳头处膨大,称输乳管窦,乳腺叶和输乳管以乳头为中心呈放射状排列,乳房皮肤与乳腺深面胸筋膜之间,连有许多结缔组织小束,称乳房悬韧带(Cooper韧带),对乳房起支持作用。乳腺癌时悬韧带受侵犯而缩短,牵拉表面皮肤产生凹陷,呈"橘皮样变"。

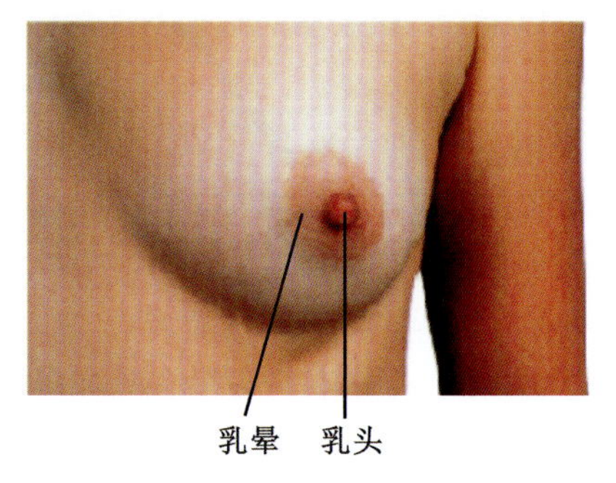

图6-11 女性乳房

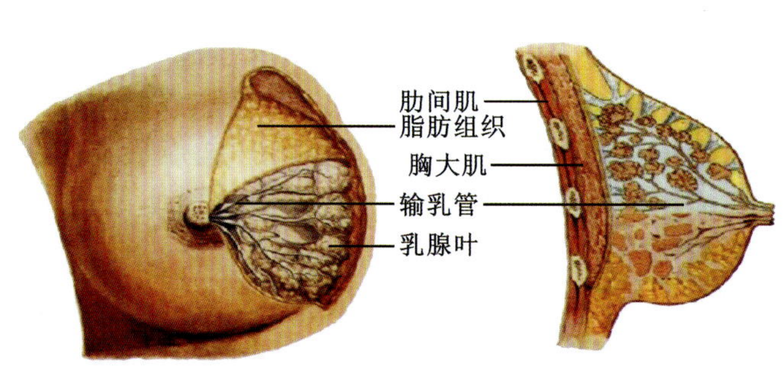

图6-12 女性乳房的构造

小 结

男性生殖系统
- 内生殖器
  - 生殖腺:睾丸(产生精子,分泌男性激素)
  - 输送管道:附睾、输精管、射精管、尿道(储、输、排精)
  - 附属腺体:精囊腺、前列腺、尿道球腺(分泌精液)
- 外生殖器:阴囊、阴茎

女性生殖系统
- 内生殖器
  - 生殖腺:卵巢
  - 输送管道:输卵管、子宫、阴道
- 外生殖器:女阴

■ 钱 斐 ■

模拟试题

一、名词解释

1. 精索 2. 排卵 3. 月经周期 4. 黄体

二、填空题

1. 白膜在睾丸后缘增厚并突入睾丸内,形成________,它伸入睾丸内部形成________,将睾丸实质分为许多________。后者内含1～4条________,能产生________。

2. 输精管依其行程可分为________、________、________和________四部,输精管结扎通常在________。

3. 前列腺位于________之间,分________、________和________。

4. 临床上常把男性尿道的________和________称为后尿道，________称为前尿道。

5. 男性尿道行程中有两个弯曲，分别是________和________；三个狭窄，分别是________、________和________。

6. 输卵管全长由内向外分为________、________、________和________四部分，通常受精在________，输卵管结扎在________。

7. 子宫可分为________、________和________三部分。子宫内的腔隙分为________和________两部分。

8. 子宫位于小骨盆腔内，介于________与________之间，呈________、________和________位。

9. 女性月经周期包括________、________和________三个阶段。

10. 固定子宫的韧带有________、________、________和________。

三、选择题

【A1 型题】

1. 下列关于生殖系统的说法，错误的是(　　)。

A. 男、女性生殖管道可分为内、外生殖器

B. 都有产生生殖细胞和性激素的功能

C. 男、女性生殖管道都不与腹膜腔相通

D. 内生殖器由生殖腺、生殖管道和附属腺组成

E. 男性性腺为睾丸

2. 下列关于睾丸的描述，错误的是(　　)。

A. 产生精子

B. 分泌雄激素

C. 精子经管道排出体外

D. 睾丸除后缘外都被覆有鞘膜，鞘膜与睾丸之间形成一个封闭的囊腔为鞘膜腔，腔内含有浆液，起润滑作用

E. 精曲小管是产生精子的部位

3. 下列有关附睾的描述，错误的是(　　)。

A. 紧贴于睾丸的上端和后缘

B. 分头、体和尾三部分

C. 附睾尾向上弯曲移行为输精管

D. 其作用是产生精子

E. 是储存精子的部位

4. 下列关于卵巢的描述，错误的是(　　)。

A. 产生卵子

B. 分泌雌激素

C. 卵子直接排入输卵管

D. 激素直接渗透入血液

E. 为女性性腺

5. 下列有关精囊的描述，错误的是(　　)。

A. 为扁椭圆形的囊状器官

B. 位于膀胱底的后方

C. 有一个在输精管壶腹的外侧

D. 直接开口于尿道前列腺部

E. 分泌物为精液成分

6. 下列关于前列腺的描述，错误的为(　　)。

A. 位于膀胱颈和尿生殖膈之间

B. 中央有尿道通过

C. 呈栗子形，分底、体、尖三部分

D. 小儿不发育，性成熟期开始生长，老年期生长最迅速

E. 分前叶、中叶、后叶和两侧叶

7. 下列有关阴囊的描述，错误的是(　　)。

A. 阴囊壁由皮肤和肉膜组成

B. 肉膜内含少量平滑肌纤维
C. 肉膜为浅筋膜，含平滑肌纤维，可调节温度，保持正常体温
D. 容纳左、右睾丸，附睾及精索等结构
E. 其纤维的舒缩可使阴囊皮肤松弛或皱缩，有利于调节阴囊内的温度

8. 下列有关阴茎的描述，错误的是(　　)。
A. 由两条阴茎海绵体和一条尿道海绵体构成
B. 分为头、颈、体和根四部分
C. 尿道海绵体前端膨大为阴茎头
D. 尿道海绵体后端膨大称尿道球
E. 头与根之间的部分称阴茎体

9. 生精细胞不包括(　　)。
A. 精原细胞　　B. 初级精母细胞　　C. 次级精母细胞
D. 支持细胞　　E. 精子细胞

10. 防止子宫脱垂的韧带主要是(　　)。
A. 子宫阔韧带　　B. 子宫主韧带　　C. 子宫圆韧带
D. 骶子宫韧带　　E. 以上都不是

11. 下列不属于外生殖器的结构是(　　)。
A. 阴道　　B. 阴茎　　C. 阴蒂　　D. 阴囊　　E. 阴阜

12. 乳腺脓肿切开引流应采用的切口为(　　)。
A. 横切口　　B. 纵切口　　C. 斜切口
D. 放射状切口　　E. 纵横切口

13. 维持子宫前倾的韧带是(　　)。
A. 子宫圆韧带　　B. 骶子宫韧带　　C. 子宫主韧带
D. 子宫阔韧带　　E. 以上都不是

14. 关于子宫位置的描述，错误的是(　　)。
A. 为腹膜内位器官
B. 呈前倾前屈位
C. 位于小骨盆腔的中央
D. 介于膀胱与直肠之间，子宫长轴与阴道长轴的夹角称为前倾
E. 为腹膜间位器官

15. 临床上后尿道指的是(　　)。
A. 尿道海绵体部　　B. 尿道膜部和尿道前列腺部
C. 尿道膜部　　D. 尿道膜部和尿道海绵体部
E. 尿道膜部和尿道海绵体部

16. 关于精索的描述，不正确的是(　　)。
A. 是一对柔软的圆索状结构
B. 从腹股沟管内口穿腹股沟管，出外口后延至睾丸上端
C. 外包三层被膜
D. 男性绝育手术结扎精索
E. 包括输精管、睾丸动脉、蔓状静脉丛、输精管动脉、输精管静脉、神经、淋巴管等结构

17. 输精管结扎常选择的部位是(　　)。
A. 睾丸部　　B. 精索部　　C. 盆部
D. 腹股沟管部　　E. 以上都不是

18. 输卵管结扎术时识别输卵管的标志是(　　)。
A. 输卵管峡　　B. 输卵管壶腹　　C. 输卵管漏斗

D. 输卵管伞　　E. 输卵管子宫部

19. 下列与子宫有关的描述，错误的是(　　)。

A. 位于骨盆中央，膀胱和直肠之间　　B. 子宫附件包括输卵管、卵巢和阴道

C. 子宫颈为肿瘤的好发部位　　D. 产科常在子宫峡处进行剖宫取胎术

E. 是孕育胎儿的场所

20. 精卵结合部位在(　　)。

A. 子宫　　B. 输卵管漏斗部　　C. 输卵管峡部

D. 输卵管壶腹部　　E. 输卵管子宫部

钱　斐

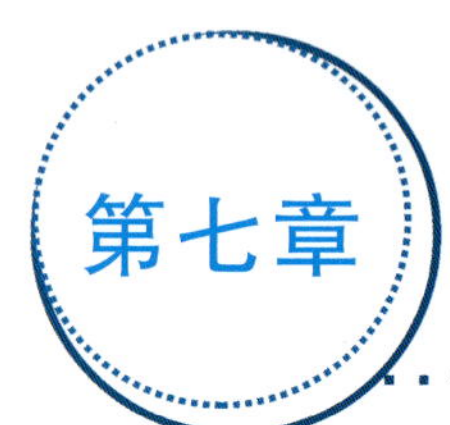

第七章 脉管系统

学习目标

掌握:体循环和肺循环的概念和途径;心的位置、外形、内腔结构;上、下腔静脉的组成、起止、收集范围;头颈、四肢压迫止血点;胸导管、右淋巴导管的组成和收集范围;脾的形态、位置、功能;头颈、四肢浅静脉的起止、行程、收集范围。

熟悉:心传导系及血管;门静脉走行、属支;头颈部的主要淋巴结群;胸壁和胸腔内的各主要淋巴结群;髂内、外淋巴结群;腹股沟浅、深淋巴结群的分布及收集范围。

了解:心的体表投影;头颈、上肢、胸部、腹部、盆部及下肢的动脉干的名称、位置及主要分布;肠系膜上淋巴结、肠系膜下淋巴结的分布、收集范围;乳腺、子宫、胃、肝、直肠等器官的淋巴引流。

第一节 概 述

脉管系统包括心血管系统和淋巴系统两部分。心血管系统由心和血管组成,血管又分动脉、毛细血管和静脉;淋巴系统由淋巴管道、淋巴器官和淋巴组织组成。

在心血管系统中,心是动力器官;动脉是输送血液离心的血管;毛细血管是连于动脉和静脉之间的微细血管,是血液与组织进行物质交换的场所;静脉是输送血液回心的血管。

血液在心血管系统内沿一定方向周而复始的流动,称血液循环。

根据血液循环的途径不同,将血液循环分为体循环和肺循环(图 7-1)。

体循环又称大循环:血液由左心室射出,经主动脉及其分支到达全身毛细血管,在此与组织、细胞进行物质交换和气体交换,动脉血变成静脉血,再经各级静脉回流,最后经上、下腔静脉与心的静脉返回右心房。

左心室→主动脉及其各级动脉分支→全身毛细血管网→各级静脉属支→{上、下腔静脉 / 冠状静脉窦}→右心房

肺循环又称小循环:血液由右心室射出,经肺动脉干及其分支到达肺泡表面毛细血管网,在此与肺泡内气体进行气体交换,静脉血变成动脉血,再经肺静脉返回左心房。

右心室→肺动脉及其各级动脉分支→肺泡表面毛细血管网→肺静脉及其各级属支→左心房

第二节 心血管系统

一、心

(一) 心的位置和外形

1. 心的位置 心位于胸腔的中纵隔内,约 2/3 位于正中线的左侧,1/3 位于正中线的右侧。心的上方连有出入心的大血管,下方是膈;两侧借纵隔胸膜与肺相邻;前方大部分被肺和胸膜覆盖,小部分隔心包与

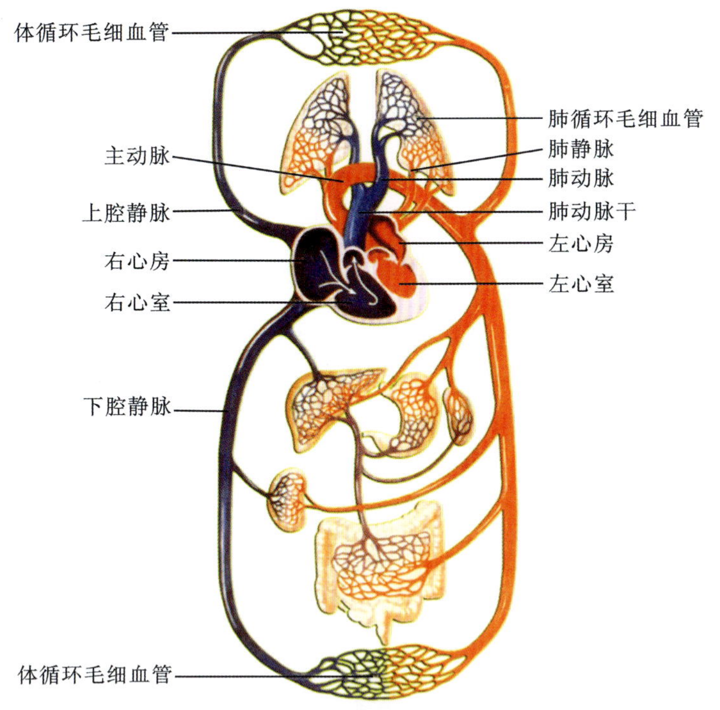

图 7-1　血液循环示意图

胸骨体下部和左侧第 4～6 肋软骨相邻，故临床上行心内注射时常在左侧第 4～5 肋间隙靠近胸骨左缘处进针，一般不会伤及肺和胸膜；后方平对第5～8 胸椎(图 7-2)。

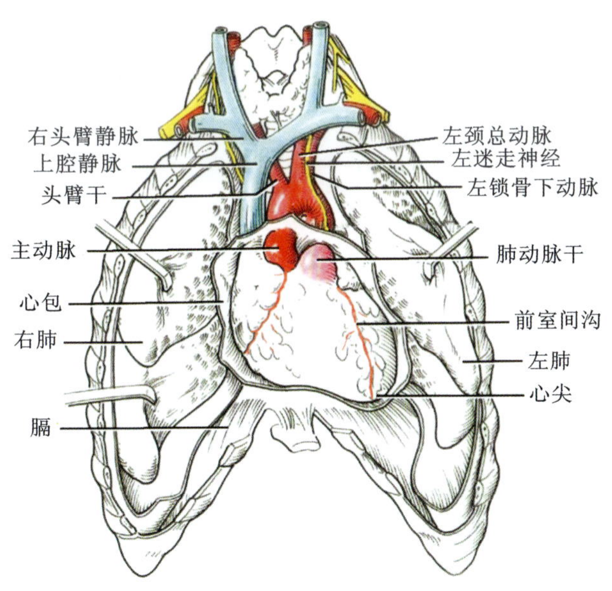

图 7-2　心的位置

2. 心的外形　心的外形似前后略扁的倒置圆锥体，分一尖、一底、两面、三缘和三沟(图 7-3、图 7-4)。

心尖钝圆，朝向左前下方，与左胸前壁贴近，在左侧第 5 肋间隙锁骨中线内侧 1～2 cm 处，可摸到心尖搏动。心底朝向右后上方，与出入心的大血管相连。下面又称膈面，较平坦，隔心包与膈相邻。前面又称胸肋面，与胸骨及肋软骨相邻。右缘主要由右心房构成。左缘主要由左心室构成。下缘由右心室和心尖构成。冠状沟是靠近心底处的一条近似环形的沟，是心房与心室在心表面的分界；前室间沟和后室间沟均起自于冠状沟，分别在胸肋面和膈面向心尖的稍右侧走行，它们是左、右心室在心表面的分界。三条沟均被营养心壁的血管和脂肪组织填充。

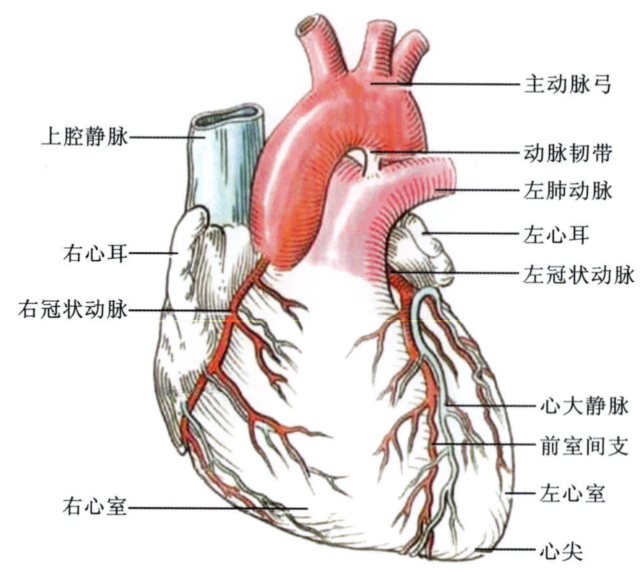

图 7-3　心的外形和血管(前)

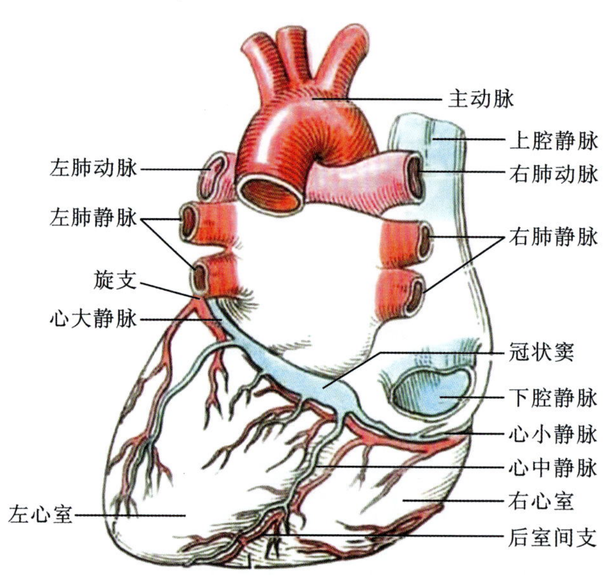

图 7-4　心的外形和血管(后)

（二）心腔的结构

心有四个腔，借房间隔和室间隔分为左心和右心，每侧心又分为心房和心室两部分，同侧的心房和心室借房室口相通。

1. 右心房　位于心的右后上部，有三个入口和一个出口。三个入口中，位于上方的为上腔静脉口；位于下方的为下腔静脉口；在下腔静脉口与右房室口之间为冠状窦口。出口为右房室口，位于右心房的前下方，通向右心室。房间隔右侧面中下部有一卵圆形浅窝，称卵圆窝，为胎儿卵圆孔闭锁后的遗迹，是房间隔缺损的好发部位(图 7-5)。

2. 右心室　位于右心房的左前下方，构成胸肋面的大部分。右心室有一个入口和一个出口。入口即右房室口，其周缘有三片三角形的瓣膜，称右房室瓣(三尖瓣)，瓣膜的游离缘借数条细丝状的腱索与右心室内的乳头肌相连。腱索由结缔组织构成，乳头肌是心肌形成的乳头状隆起。当心室收缩时，血液推动三尖瓣相互对合，关闭房室口，由于有乳头肌的收缩和腱索的牵拉，瓣膜不会向心房内翻转，从而防止血液由右心室逆流回右心房。出口为肺动脉口，位于该室腔的左上部，通向肺动脉干。该口周缘附有三个游离缘向上的半月形瓣膜，称肺动脉瓣。当心室舒张时，肺动脉瓣被回流血液充满后，可相互贴紧而封闭肺动脉

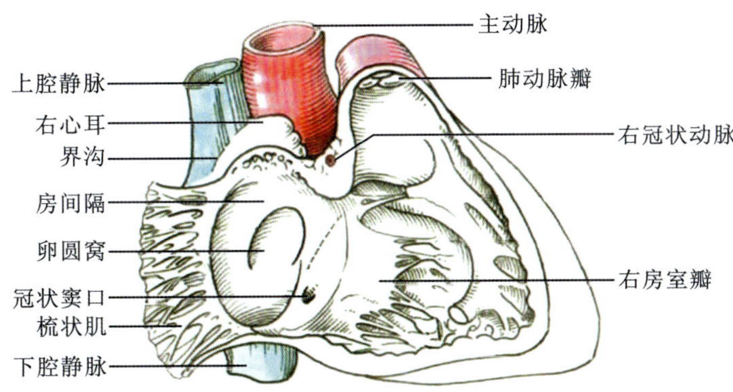

图 7-5　右心房的结构

口，防止血液逆流（图 7-6）。

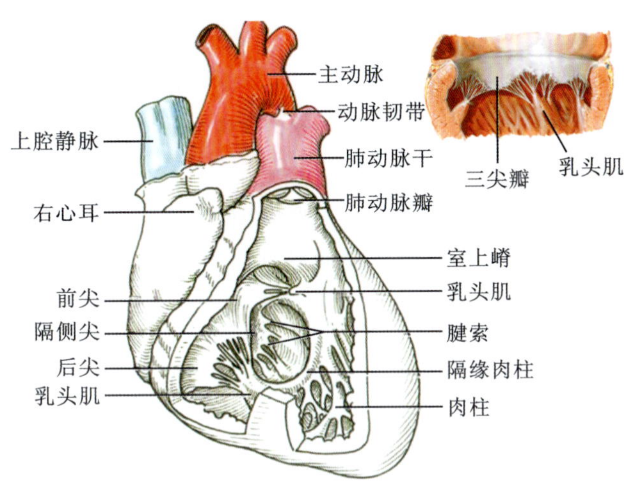

图 7-6　右心室的结构

3. 左心房　位于右心房的左后方，构成心底的大部分，有四个入口和一个出口。入口为肺静脉口，位于左心房后部两侧，左右各一对。出口是左房室口，通向左心室（图 7-7）。

4. 左心室　大部分位于右心室的左后下方，构成心尖及心的左缘，有一个入口和一个出口。入口即左房室口，其周缘有两片三角形瓣膜，称左房室瓣（二尖瓣），瓣的游离缘借数条腱索与心室壁上的乳头肌相连；出口为主动脉口，通向主动脉。主动脉口周围附有三个游离缘向上的半月形瓣膜，称主动脉瓣（图 7-7）。

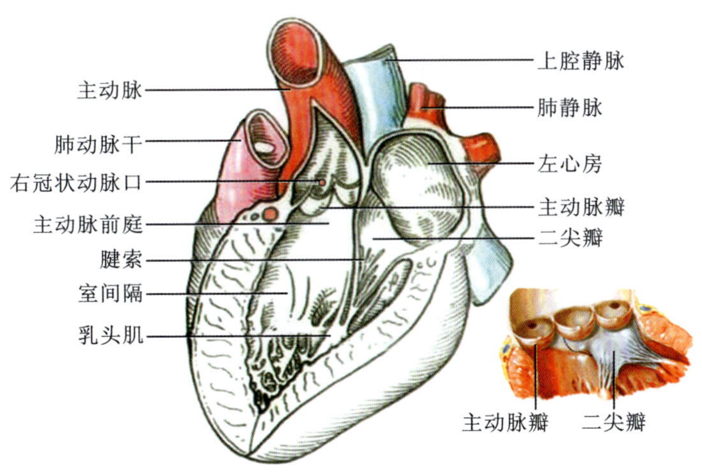

图 7-7　左心房和左心室

（三）心壁的结构与心的传导系统

1. 心壁的结构 心壁由内向外依次分为心内膜、心肌膜和心外膜三层（图 7-8）。

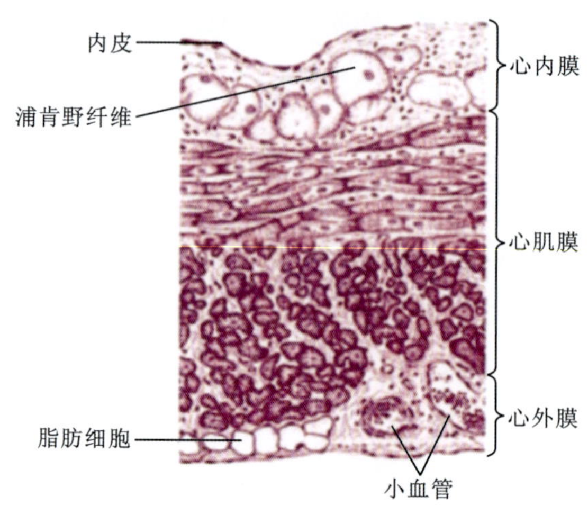

图 7-8 心壁的结构

（1）心内膜：衬在心腔内面的一层光滑的薄膜，其内皮与血管的内皮相连续。心内膜在房室口和动脉口处折叠形成心瓣膜。心内膜内有浦肯野纤维。浦肯野纤维体积较普通的心肌纤维大，染色较浅。

（2）心肌膜：最厚，主要由心肌构成。其中心房肌较薄，心室肌较厚，左心室肌最厚。在各房室口和动脉口周围，有致密结缔组织形成的纤维环，构成了心壁的支架。心房肌和心室肌分别附着于纤维环上且互不相连，因此心房肌的兴奋不能直接传给心室肌（图 7-9）。

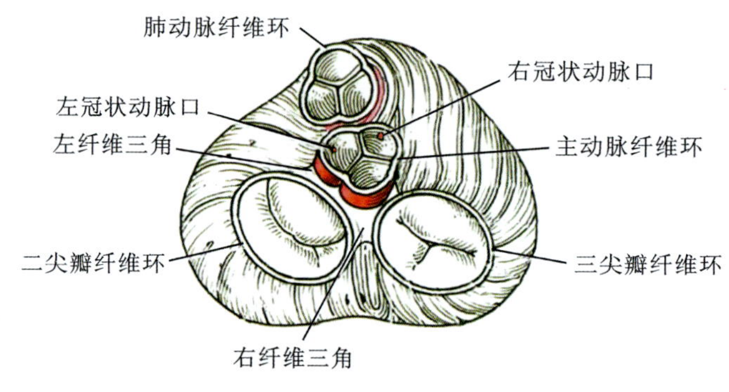

图 7-9 纤维环与瓣膜

室间隔的大部分由心肌构成，称室间隔肌部，其上部靠近心房处，有一缺乏心肌的卵圆形区域，称室间隔膜部，是室间隔缺损的好发部位（图 7-10）。

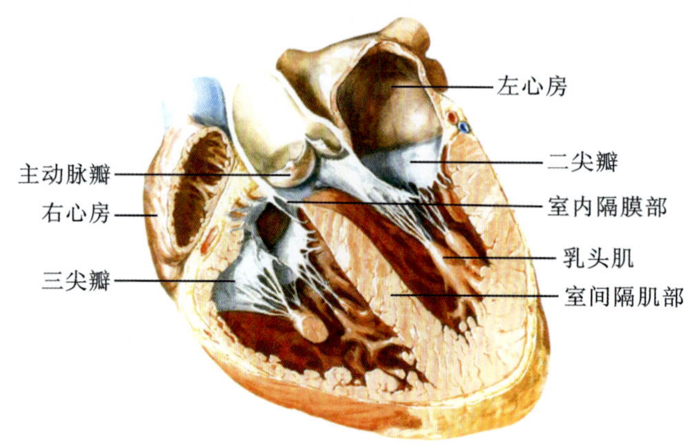

图 7-10 室间隔

(3) 心外膜:为心壁外面的一层浆膜,即浆膜心包的脏层。

2. 心的传导系统

心的传导系统由特殊的心肌纤维构成,主要功能是产生和传导兴奋,维持心正常的节律性活动。

心的传导系统包括窦房结、房室结、房室束及其分支(图 7-11)。

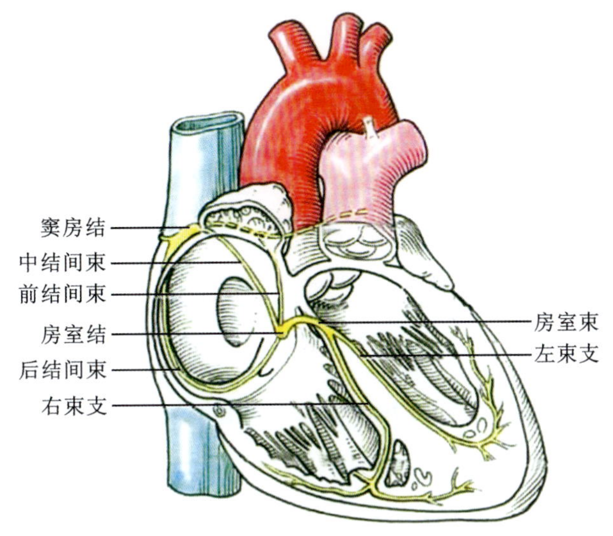

图 7-11 心的传导系统

(1) 窦房结:位于上腔静脉与右心耳之间的心外膜深面,呈长椭圆形。窦房结可自律性地发生兴奋,是心的正常起搏点。

(2) 房室结:位于冠状窦口与右房室口之间的心内膜深面,呈扁椭圆形。房室结的功能是将窦房结传来的兴奋传向心室。

(3) 房室束及其分支:房室束起于房室结,在室间隔上部分为左、右束支。左、右束支分别沿室间隔两侧心内膜深面下行,逐渐分为许多细小的浦肯野纤维,浦肯野纤维交织成网并与心室肌纤维相连。

(四) 心的血管

1. 动脉 营养心的动脉是左、右冠状动脉(图 7-3)。

均起自于升主动脉的根部,经冠状沟分布到心的各部。其中右冠状动脉主要分布于右心房、右心室、左心室后壁、室间隔的后下部和窦房结及房室结。左冠状动脉主要分布于左心房、左心室、右心室前壁和室间隔前上部。右冠状动脉的主要分支是后室间支;左冠状动脉的主要分支是前室间支和旋支。

2. 静脉 心的静脉多与动脉伴行,最终在冠状沟后部汇合成冠状窦,经冠状窦口注入右心房。

(五) 心包

心包是包裹心和出入心的大血管根部的纤维浆膜囊,分纤维心包和浆膜心包两部分(图 7-12)。

1. 纤维心包 为坚韧的纤维性结缔组织囊,上方与大血管的外膜相续,下方附着于膈的中心腱。

2. 浆膜心包 为纤维心包内密闭的浆膜性囊,分脏、壁两层。脏层即心外膜。壁层衬于纤维心包内面。浆膜心包的脏、壁两层在出入心的大血管根部相互移行,两层之间的腔隙称心包腔,内含少量浆液起润滑作用。

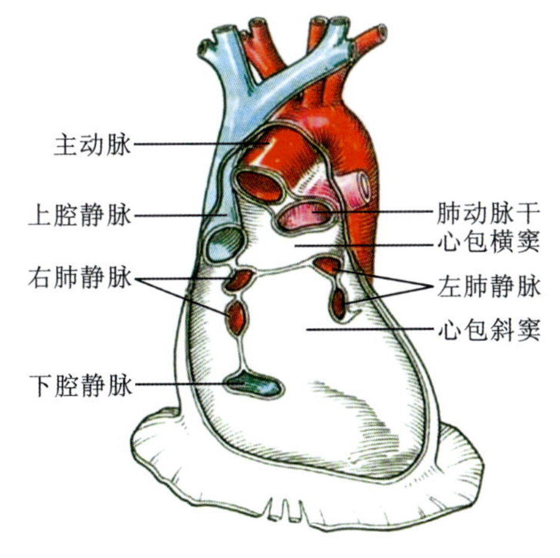

图 7-12 心包

(六) 心的体表投影

在成人,心在胸前壁的体表投影,一般可用下列四点及其间的弧线连接来表示(图7-13)。①左上点:在左侧第 2 肋软骨下缘,距胸骨左缘 1.2 cm 处。②右上点:在右侧第 3 肋软骨上缘,距胸骨右缘 1 cm 处。③右下点：在右侧第 6 胸肋关节处。④左下点：在左侧第 5 肋间隙锁骨中线内侧1～2 cm 处（或左侧第 5 肋间隙，距前正中线 7～9 cm 处）。

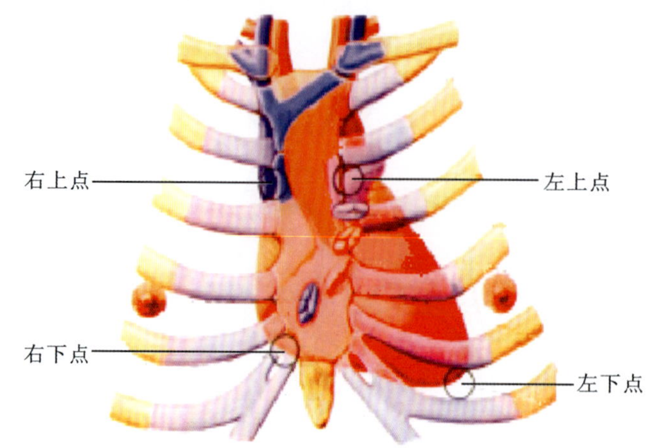

图 7-13　心的体表投影

二、血管

（一）血管的分类及结构特点

1. 血管的分类和血管吻合　血管分为动脉、静脉和毛细血管三类。动脉和静脉均可分为大、中、小三级。

大动脉是指由心室发出的动脉主干，其管径大、管壁厚，如主动脉和肺动脉等；管径小于 1.0 mm 的动脉称小动脉，其中接近毛细血管的部分称微动脉；介于大、小动脉之间的动脉均为中动脉，如肱动脉和桡动脉等。

大静脉是指注入心房的静脉主干，如上、下腔静脉和肺静脉等；管径小于 2.0 mm 的称小静脉，其中与毛细血管相连的部分称微静脉；介于大、小静脉之间的静脉均属于中静脉。

人体内的血管吻合现象十分普遍。动脉之间有动脉弓、交通支、动脉网等吻合形式；静脉之间有静脉网、静脉丛等吻合形式；在小动脉和小静脉之间还有动静脉吻合等。血管吻合对缩短血液循环、增加局部血流量、调节体温等都起着重要作用。

此外，有些较大的血管，在其主干的近端发出与主干平行的侧支，侧支与主干远端发出的返支或其他血管干的侧支形成吻合，称为侧支吻合（图 7-14）。在正常情况下，侧支的管径都较细小。当某一主干血流受阻时，侧支管径则逐渐增大以代替主干输送血液。侧支吻合对保证器官在缺血情况下的有效供血，起到了至关重要的作用。

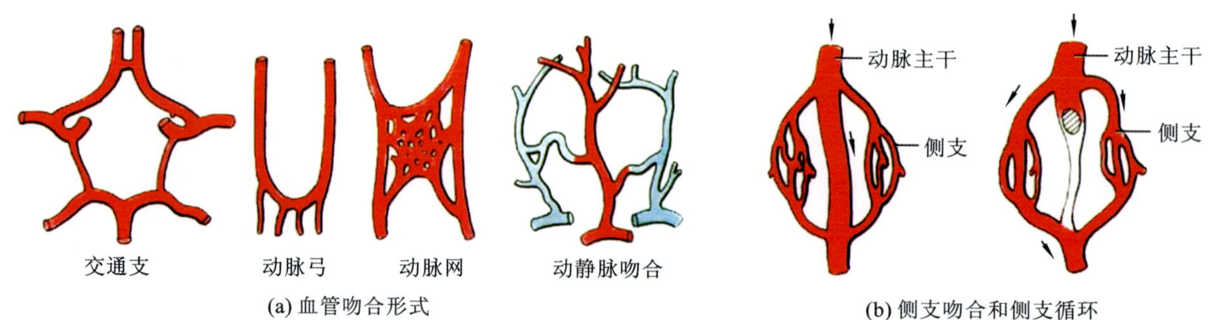

(a) 血管吻合形式　　(b) 侧支吻合和侧支循环

图 7-14　侧支吻合及侧支循环

2. 血管壁的结构

（1）动脉：动脉的管壁较厚，由内向外分为内膜、中膜和外膜三层。①内膜：最薄，由内皮及少量结缔组织构成。内膜游离面光滑，可减少血液流动的阻力。内膜与中膜交界处有一层内弹性膜。②中膜：最厚，由平滑肌和弹性纤维构成。大动脉的中膜以弹性纤维为主，故又称为弹性动脉（图 7-15）。中动脉和小动脉的中膜以平滑肌为主，故又称为肌性动脉（图 7-16）。小动脉管壁平滑肌的舒缩，不但可改变其口径，影响器官组织的血流量；还可改变血流的外周阻力，影响血压（图 7-17）；③外膜：较薄，由疏松结缔组织构成，含有小血管、淋巴管和神经等。

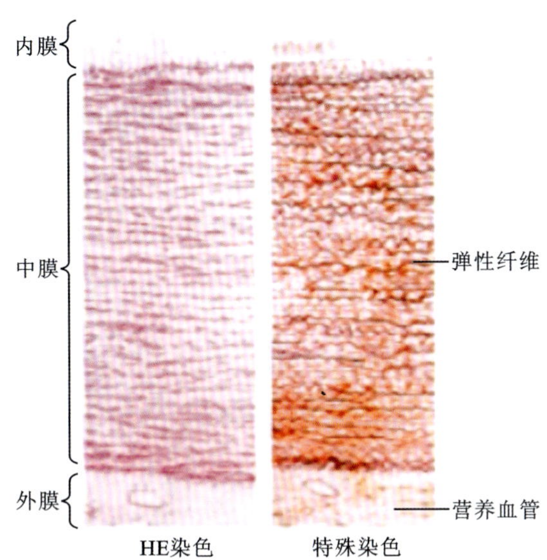

图 7-15　大动脉的微细结构

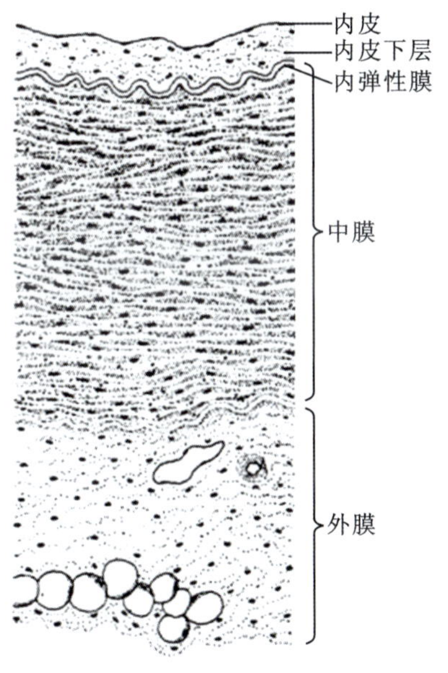

图 7-16　中动脉的微细结构

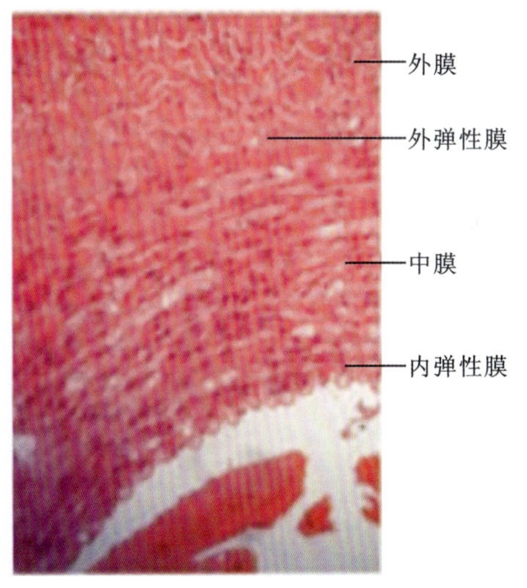

图 7-17　小动脉和小静脉的微细结构

动脉的管壁较厚，弹性较大，管壁可随心跳而有较明显的搏动，管腔横断面呈圆形。

（2）静脉：静脉管壁较薄，也分为内膜、中膜和外膜，但三层之间的界限不明显（图7-18、图 7-19）。

与同名的伴行动脉相比，静脉管壁较薄，弹性较小，管腔较大，横断面不规则，腔内多有静脉瓣。

（3）毛细血管　毛细血管的管径一般为 6～8 μm，管壁仅由一层内皮和基膜构成（图7-20）。毛细血管分连续毛细血管、有孔毛细血管和窦性毛细血管三类。①连续毛细血管：内皮细胞相互连续，细胞间连接紧密，基膜完整，主要分布于结缔组织、肌组织、肺和中枢神经系统等处。②有孔毛细血管：与连续毛细血管的结构基本相同，但内皮细胞核以外的部分极薄且有孔，主要分布于胃肠黏膜、内分泌腺和肾血管球等处。③窦性毛细血管：简称为血窦，管腔大且不规则，内皮细胞之间有较大的间隙，细胞有孔，基膜不完整或无基膜，主要分布于肝、脾、骨髓等处。

3. 微循环　微循环是指微动脉和微静脉之间的血液循环。它具有调节局部血流的功能，对组织和细

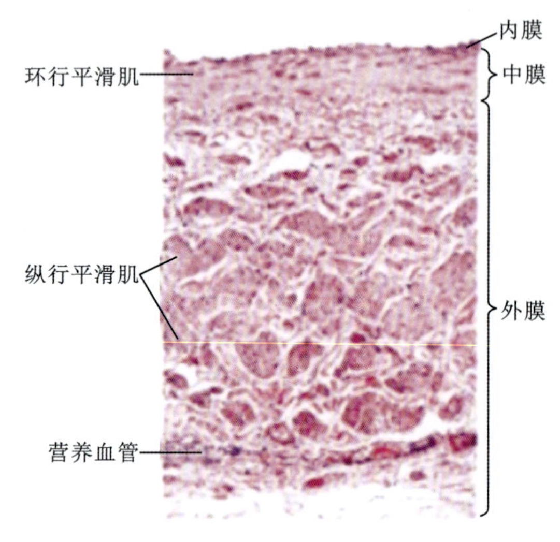

图 7-18　大静脉的微细结构

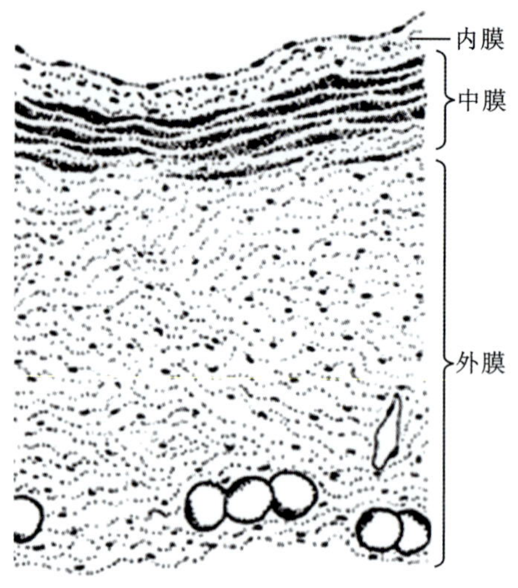

图 7-19　中静脉的微细结构

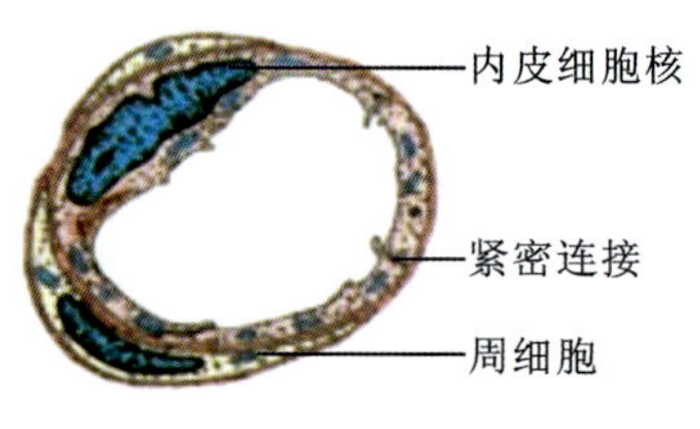

(a) 连续毛细血管

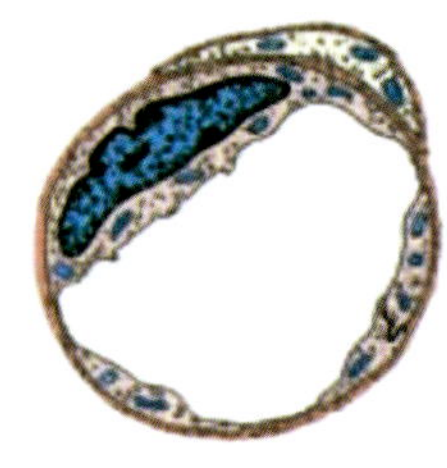

(b) 有孔毛细血管

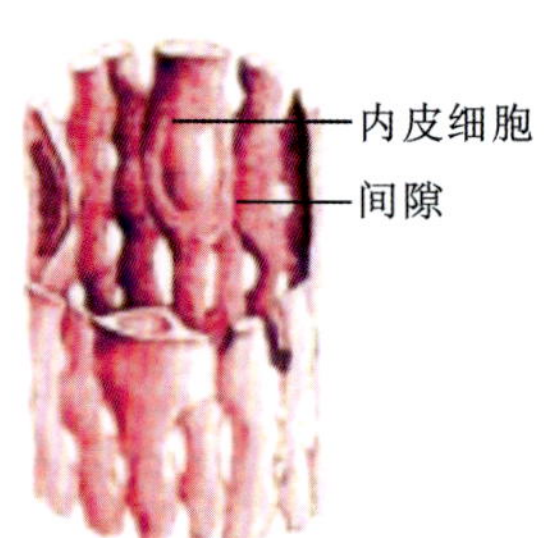

(c) 窦性毛细血管

图 7-20　毛细血管结构模式图

胞的新陈代谢有很大影响。微循环一般包括微动脉、毛细血管前微动脉和中间微动脉、真毛细血管、直捷通路、动静脉吻合、微静脉 6 个部分(图 7-21)。

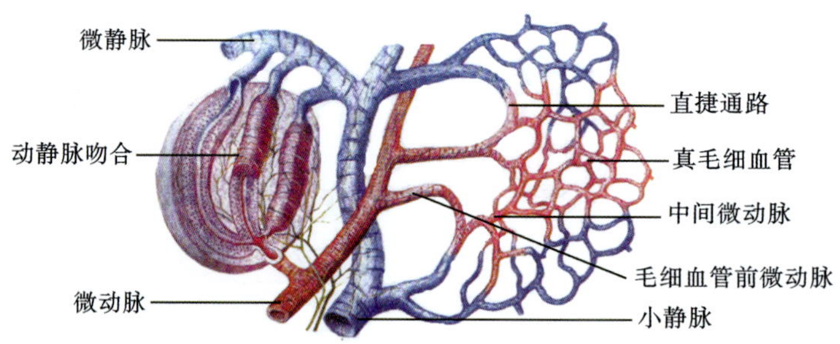

图 7-21　微循环模式图

(1) 微动脉:小动脉的终末支。管壁内平滑肌的舒缩可调节进入微循环的血流量,是控制微循环的总闸门。

(2) 毛细血管前微动脉和中间微动脉:微动脉的分支称毛细血管前微动脉,后者再分支为中间微动脉。

(3) 真毛细血管:中间微动脉分支形成相互吻合的毛细血管网。在真毛细血管起始处有少量环形的平滑肌,称毛细血管前括约肌,它的舒缩可调节真毛细血管内的血流量,是调节微循环的分闸门。

(4) 直捷通路:中间微动脉的延伸部分,直接和微静脉相通。结构似毛细血管,只是管径略粗。

(5) 动静脉吻合:微动脉和微静脉之间直接连通的血管。

(6) 微静脉:小静脉的起始部分。

（二）肺循环的血管

1. 肺循环的动脉 肺动脉干短而粗，起于右心室，在升主动脉的前方向左后上方斜行，至主动脉弓的下方分为左、右肺动脉。左、右肺动脉分别经左、右肺门入肺，入肺后与支气管伴行，经多次分支后形成肺泡毛细血管，并吻合成网。在肺动脉干分叉处稍左侧与主动脉弓下缘之间有一条结缔组织索，称动脉韧带，是胎儿时期动脉导管闭锁后的遗迹。若动脉导管在出生后 6 个月尚未闭锁，则称动脉导管未闭，是常见的先天性心脏病之一（图7-3）。

2. 肺循环的静脉 肺静脉起自肺泡周围的毛细血管网，在肺内逐级吻合，至两侧肺门处，各自形成两条肺静脉出肺，注入左心房（图 7-4）。

（三）体循环的动脉

体循环的动脉主干是主动脉。主动脉由左心室发出，向右前上方斜行，再弯向左后，沿脊柱左前方下行，穿膈的主动脉裂孔入腹腔，至第 4 腰椎体下缘处分为左、右髂总动脉。以胸骨角平面为界将主动脉分为升主动脉、主动脉弓和降主动脉三部分（图 7-22、图 7-23）。

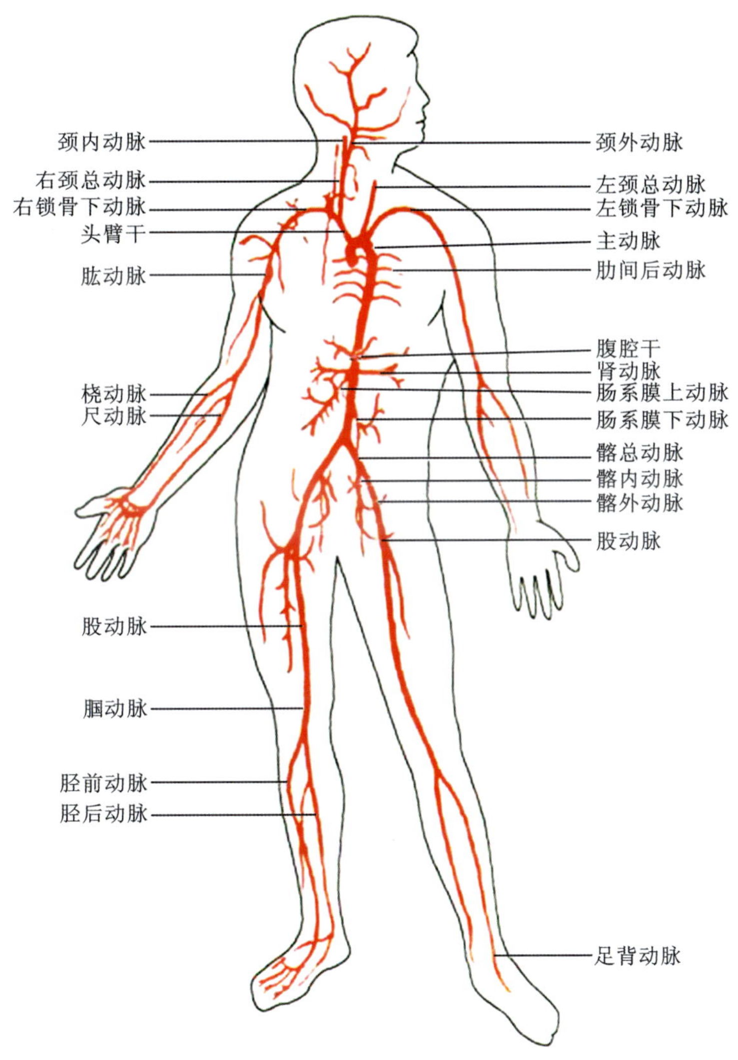

图 7-22 全身的动脉

升主动脉：在其起始处，有左、右冠状动脉发出。

主动脉弓：在主动脉弓的凸侧，自右前向左后依次发出头臂干、左颈总动脉和左锁骨下动脉三个分支。头臂干向右上方行至右胸锁关节后方，分为右颈总动脉和右锁骨下动脉。主动脉弓壁内有压力感受器，具有调节血压的作用。主动脉弓下方，靠近动脉韧带处有2～3 个粟粒状小体，称主动脉小球，是化学感受器，参与调节呼吸。

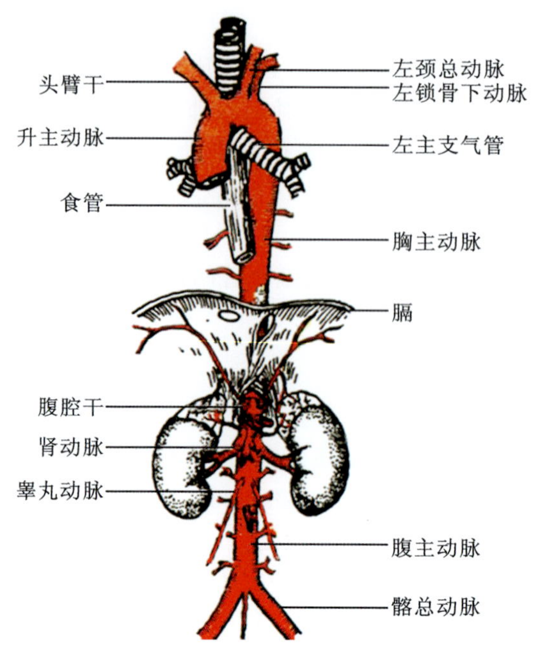

图 7-23 主动脉及其分支

降主动脉：以膈为界，又将其分为胸主动脉和腹主动脉。

1. 头颈部的动脉 头颈部的动脉主干是颈总动脉。两侧颈总动脉均在胸锁关节的后方沿气管、喉和食管的外侧上行，至甲状软骨上缘分为颈内动脉和颈外动脉(图 7-24)。

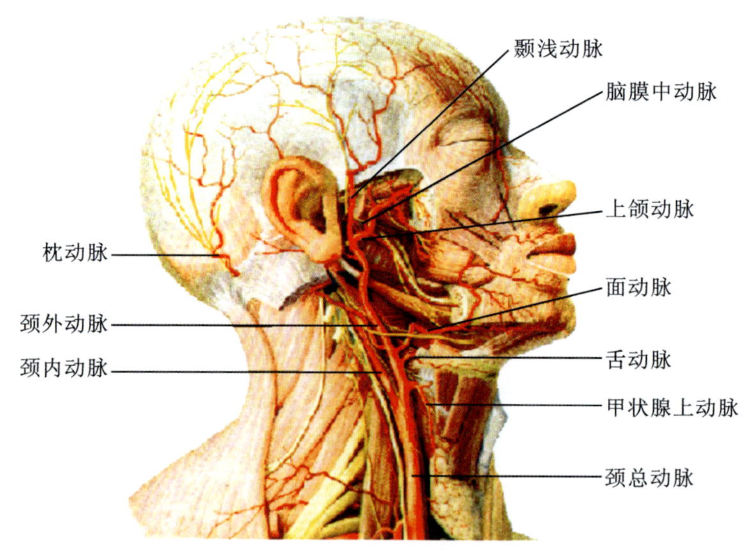

图 7-24 颈外动脉及其分支

在颈总动脉分叉处有颈动脉窦和颈动脉小球。颈动脉窦是颈总动脉末端和颈内动脉起始部的膨大部分，壁内有压力感受器，具有调节血压的作用。颈动脉小球是位于颈内、外动脉分叉处后方的扁椭圆形小体，属化学感受器，参与调节呼吸。

(1) 颈外动脉(图 7-24)：沿胸锁乳突肌的深面上行，在腮腺实质内分为上颌动脉和颞浅动脉两个终支。其主要分支有：①面动脉：在平下颌角处自颈外动脉发出，向前经下颌下腺深面，至咬肌前缘绕过下颌骨下缘，到达面部，再经口角的外侧和鼻翼的外侧上行至眼的内侧，改称为内眦动脉。面动脉沿途分布于面部、下颌下腺和腭扁桃体等处。②颞浅动脉：经外耳门前方上行，越过颧弓根上行至颅顶。分布于腮腺、颞部和颅顶。③上颌动脉：在腮腺内发出后，经下颌支的深面行向前内，分布于鼻腔、口腔和硬脑膜等处。其中分布于硬脑膜的分支，称脑膜中动脉，自上颌动脉发出后穿棘孔入颅腔，紧贴翼点内面走行。当颞部骨折时，易损伤该血管，引起硬膜外血肿。

（2）颈内动脉（图 7-25）：由颈总动脉发出后，在咽的外侧垂直上升穿颈动脉管进入颅腔，分布于脑和视器。

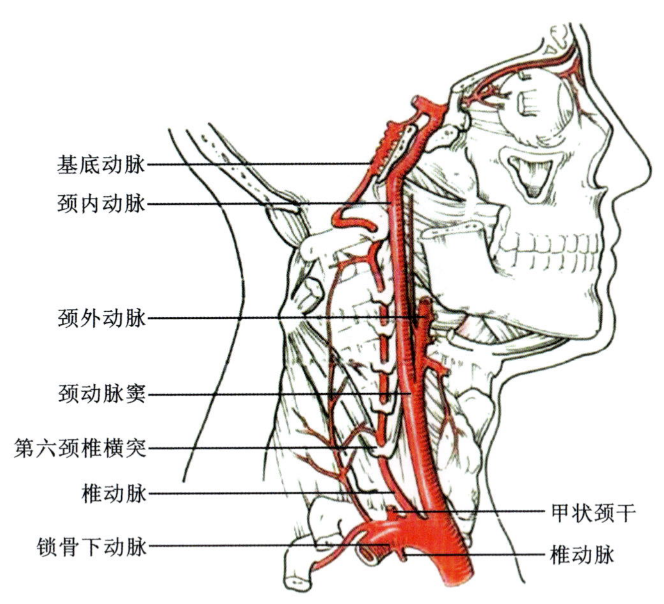

图 7-25　颈内动脉和椎动脉

2. 锁骨下动脉和上肢的动脉

（1）锁骨下动脉：左侧起自主动脉弓，右侧起自头臂干，经胸廓上口到颈根部，继而行向外侧，至第 1 肋的外侧缘，移行为腋动脉。锁骨下动脉的主要分支有（图 7-26）：①椎动脉：由锁骨下动脉上壁发出，向上穿第 6～1 颈椎横突孔，经枕骨大孔入颅腔，分布于脑和脊髓。②胸廓内动脉：由锁骨下动脉向下发出，进入胸腔，沿肋软骨的后面下行，最后进入腹直肌鞘内，移行为腹壁上动脉。胸廓内动脉分布于胸前壁、乳房、心包、腹直肌和膈。③甲状颈干：为一短干。其主要分支为甲状腺下动脉，分布于甲状腺下部和喉等处。

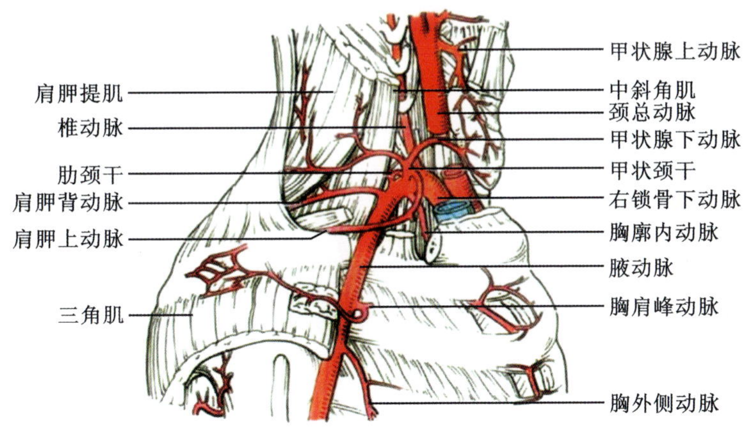

图 7-26　锁骨下动脉及其分支

（2）上肢的动脉：①腋动脉：为上肢的动脉主干，由锁骨下动脉延续而成，在腋窝内行向外下，至臂部移行为肱动脉。腋动脉的分支主要分布于肩部、胸前外侧壁和乳房等处（图 7-27）。②肱动脉：为腋动脉的直接延续，沿肱二头肌内侧缘下行至肘窝深部，分为桡动脉和尺动脉。肱动脉沿途分支分布于臂部及肘关节。在肘窝内上方，可触到肱动脉的搏动，此处是测量血压时听诊的部位（图 7-28）。③桡动脉：由肱动脉分出后，沿前臂前群肌的桡侧下行，经腕部到达手掌。④尺动脉：由肱动脉分出后，在前臂前群肌的尺侧下行，经腕部到达手掌。桡动脉与尺动脉沿途分布于前臂和手（图 7-29）。⑤掌浅弓和掌深弓：由尺动脉与桡动脉在手掌的终末支相互吻合而成（图 7-30）。掌浅弓和掌深弓除分支分布于手掌外，还发出指掌侧固有动脉，沿手指掌面的两侧缘行向指尖。

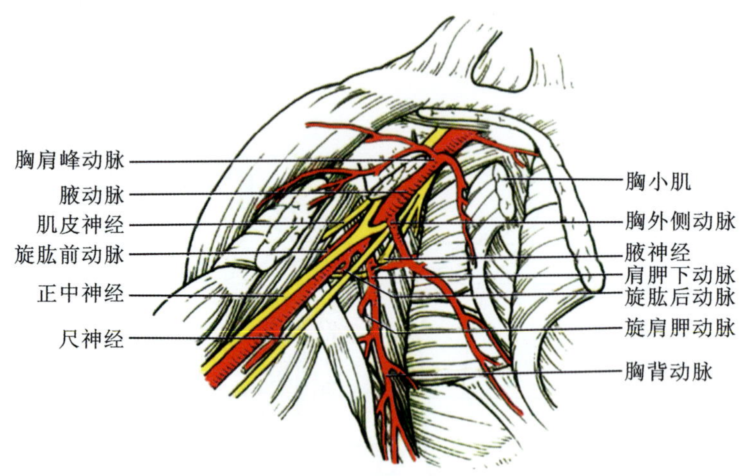

图 7-27 腋动脉及其分支

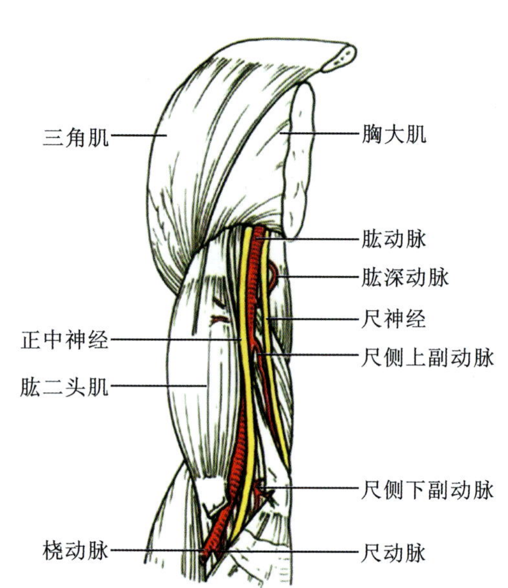

图 7-28 肱动脉及其分支

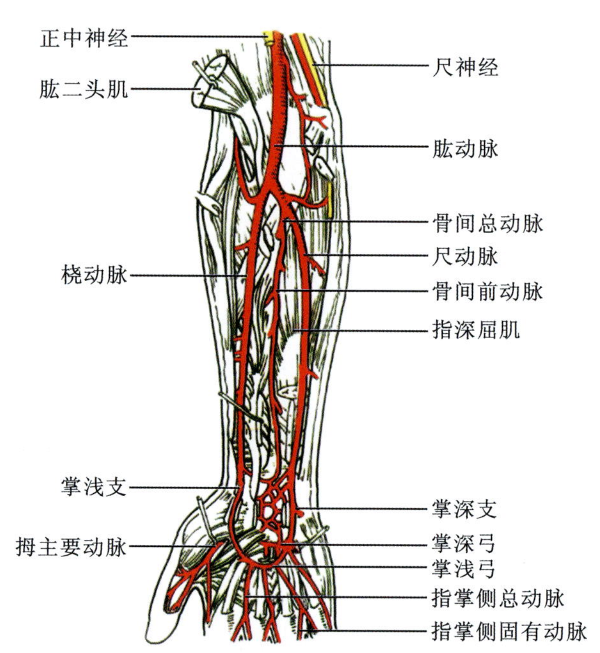

图 7-29 桡动脉和尺动脉

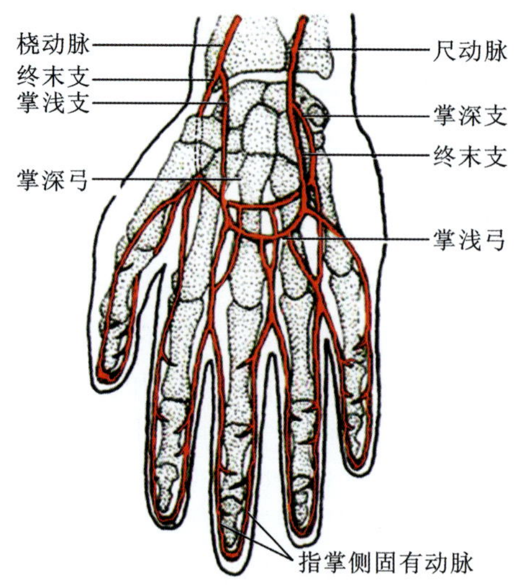

图 7-30 手的动脉(右侧)

课堂互动

你知道测量血压时的听诊的部位吗？

(3) 胸部的动脉：主干是胸主动脉，其分支有壁支和脏支(图 7-31、图 7-32)。

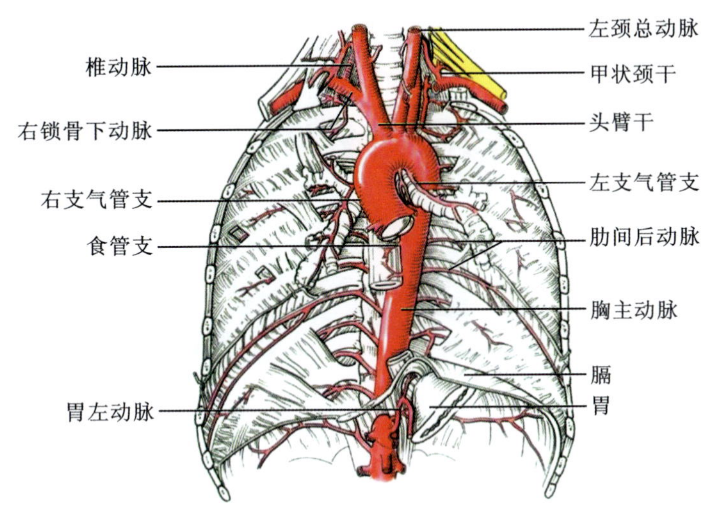

图 7-31　胸主动脉及其分支

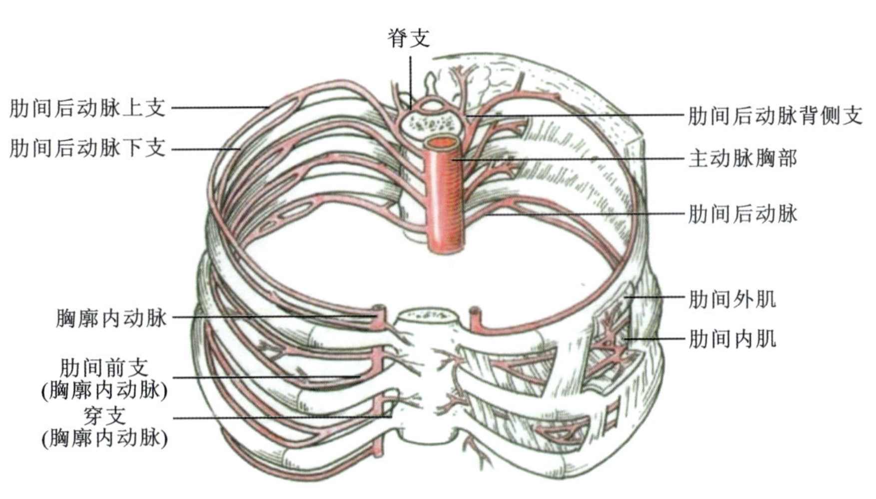

图 7-32　胸壁的动脉

壁支包括肋间后动脉和肋下动脉，沿肋沟走行，分布于胸壁、腹壁上部和脊髓等处。脏支细小，主要有支气管支、食管支和心包支，分布于各级支气管、食管和心包等处。

(4) 腹部的动脉：主干是腹主动脉，其分支也分壁支和脏支(图 7-33)。

壁支：较细小，主要是四对腰动脉，分布于脊髓、腹后壁等处。

脏支：数量多且粗大，分成对脏支和不成对脏支两种。

成对的脏支主要有：①肾上腺中动脉：在平对第 1 腰椎平面处发出，横行向外，分布于肾上腺。②肾动脉：较粗，约在平对第 2 腰椎体平面处发出，横行向外经肾门入肾。③睾丸动脉：细长，在肾动脉的稍下方发出，沿腹后壁斜向外下，继而经腹股沟管入阴囊，分布于睾丸。在女性则称卵巢动脉，分布于卵巢。

不成对的脏支主要有：①腹腔干：粗而短，在主动脉裂孔稍下方由腹主动脉前壁发出，立即分为胃左动脉、肝总动脉和脾动脉(图 7-34)。胃左动脉分支分布于胃小弯侧的胃壁和食管的腹段。肝总动脉行向右前方，于十二指肠上部的上方，分为肝固有动脉和胃十二指肠动脉。肝固有动脉在起始处发出胃右动脉，本干在肝十二指肠韧带内上行达肝门处分左、右支入肝，右支入肝前发出胆囊动脉。胃十二指肠动脉在十二指肠

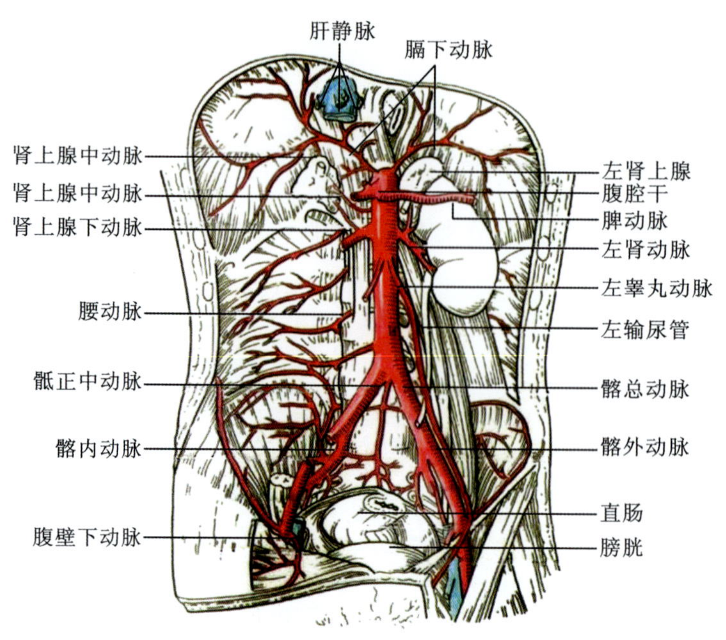

图 7-33 腹部的动脉

上部的后方下行，分为数支，其中主要的是胃网膜右动脉。脾动脉沿胰的上缘左行至脾门入脾，沿途发出胰支分布于胰，在脾门附近，还发出胃短动脉和胃网膜左动脉。②肠系膜上动脉：在腹腔干的稍下方由腹主动脉前壁发出，在胰头后方下行，进入肠系膜，分支分布于空肠、回肠、盲肠、阑尾、升结肠、横结肠(图 7-35)。③肠系膜下动脉：约平第 3 腰椎高度发自腹主动脉分支，分布于降结肠、乙状结肠和直肠上部(图 7-36)。

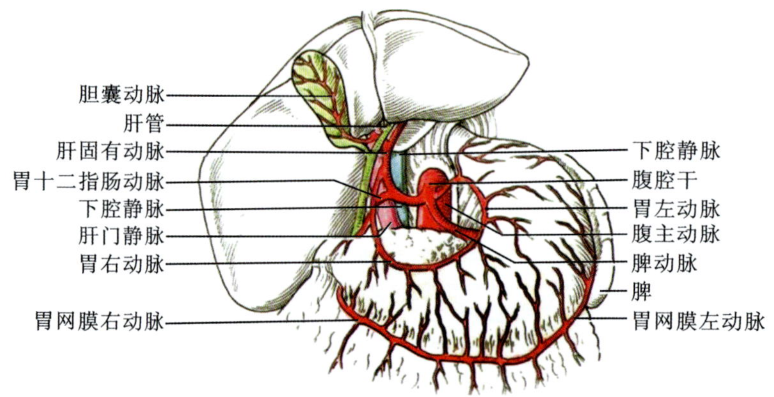

图 7-34 腹腔干及其分支

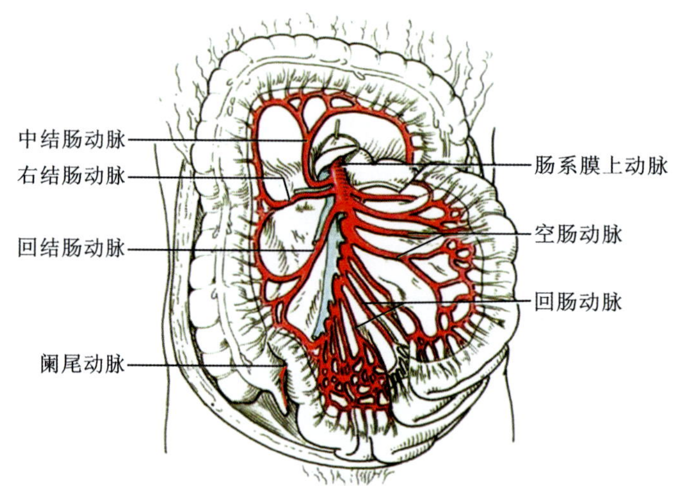

图 7-35 肠系膜上动脉及其分支

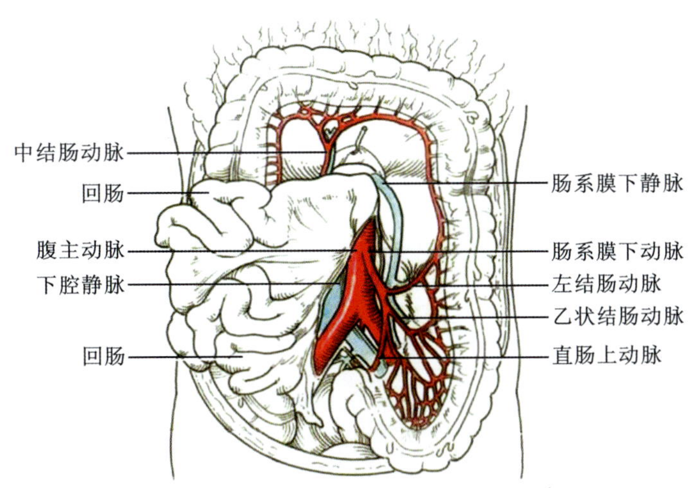

图 7-36 肠系膜下动脉及其分支

(5) 盆部的动脉：主干是髂总动脉，髂总动脉在第 4 腰椎体下缘由腹主动脉发出，斜向外下方走行，至骶髂关节前方，分为髂内动脉和髂外动脉(图 7-37)。

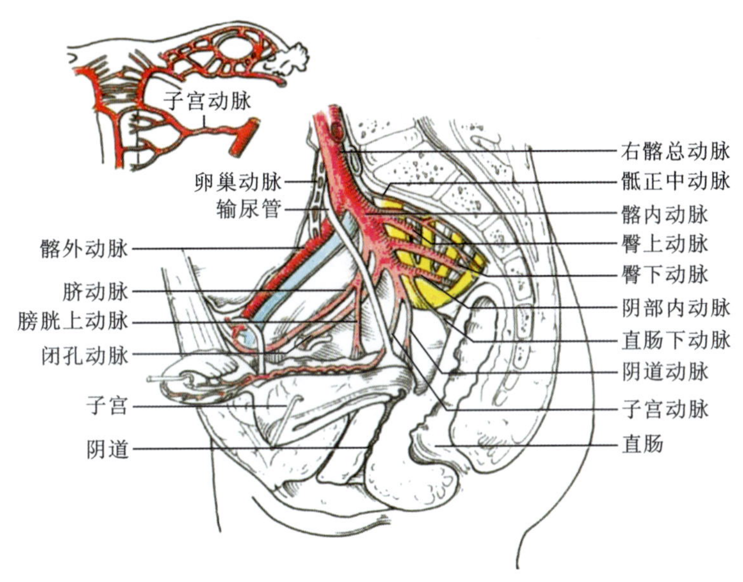

图 7-37 女性盆部的动脉

髂内动脉：为一短干，沿盆腔侧壁下行，也分壁支和脏支。①壁支：主要有闭孔动脉、臀上动脉和臀下动脉。闭孔动脉经闭孔出盆腔，分布于大腿内侧部及髋关节。臀上动脉和臀下动脉分别经梨状肌上、下孔穿出骨盆腔，分布于臀肌。②脏支：主要有子宫动脉、阴部内动脉。子宫动脉走行于子宫阔韧带内，在子宫颈外侧 2 cm 处越过输尿管的前上方，沿子宫颈上行，分布于阴道、子宫、输卵管和卵巢等处(图 7-38)。阴部内动脉自梨状肌下孔出盆腔，进入会阴深部，分支布于肛区和外生殖器。

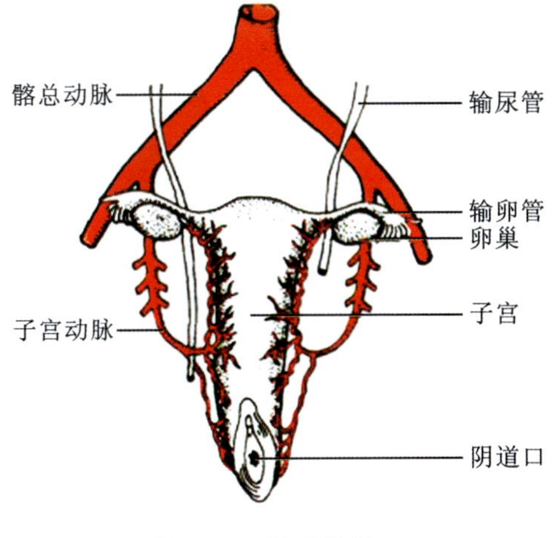

图 7-38 子宫动脉

髂外动脉：沿腰大肌内侧缘下行，经腹股沟韧带中点深面至股前部，移行为股动脉。主要分支为腹壁下动脉。

(6) 下肢的动脉：①股动脉：为髂外动脉的延续。在股三角内下行，并逐渐转向背侧，进入腘窝，移行为腘动脉。分支分布于大腿肌和髋关节。在腹股沟韧带中点下方可触及股动脉的搏动，此处是临床上抽取动脉血和介入插管常选用的部

位(图 7-39)。②腘动脉:行于腘窝深部,至腘窝下缘处分为胫前动脉和胫后动脉。③胫前动脉:自腘动脉发出后,向前穿小腿骨间膜至小腿前面,在小腿前群肌之间下行至踝关节前方,移行为足背动脉。胫前动脉分支分布于小腿前群肌。④胫后动脉:沿小腿后面的浅、深层肌之间下行,分布于小腿肌后群和外侧群。胫后动脉经内踝的后方进入足底,分为足底内侧动脉和足底外侧动脉,分布于足底(图 7-40)。

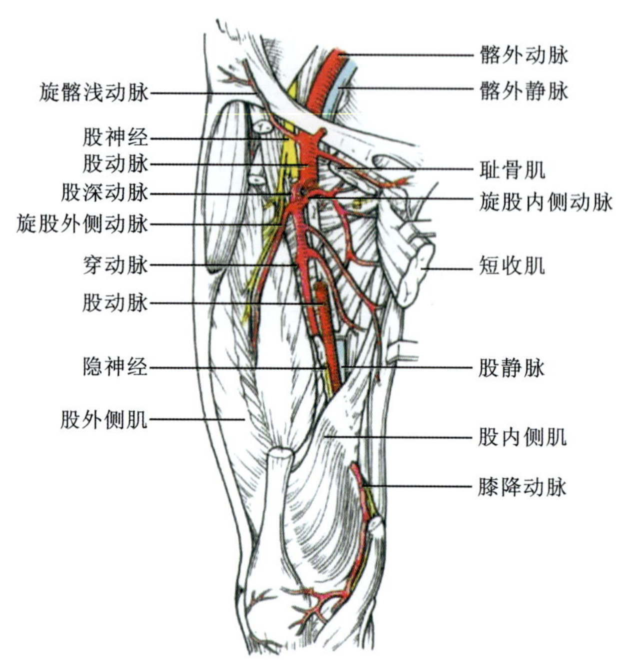

图 7-39　股动脉及其分支(前面观)

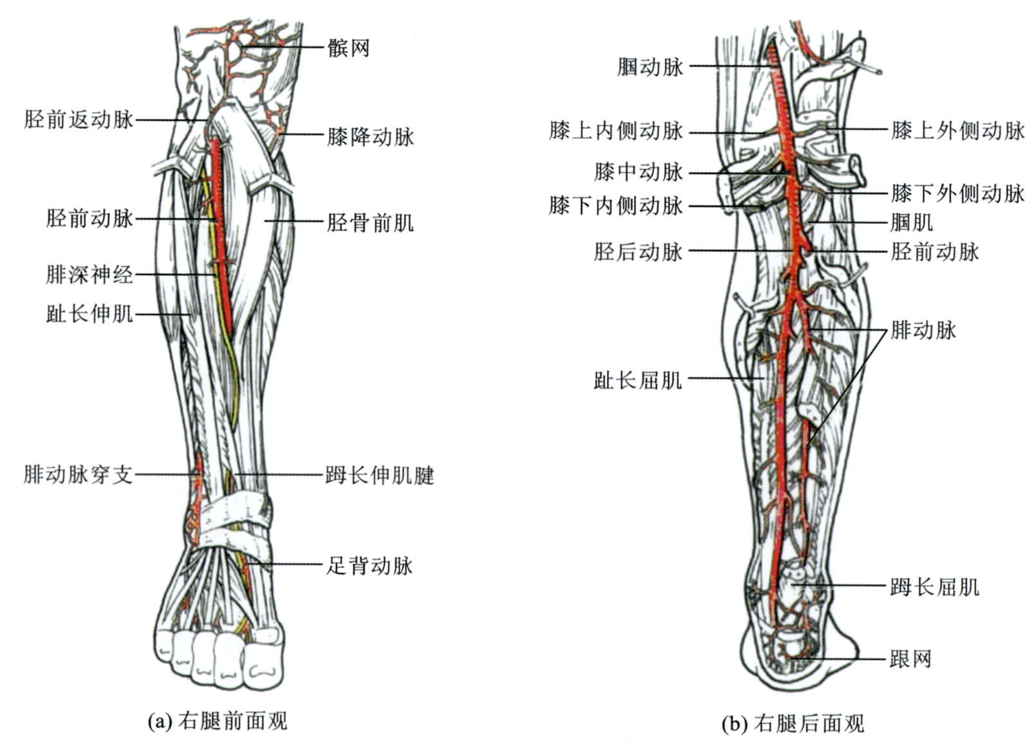

图 7-40　小腿动脉及其分支

体循环动脉的主要分支可归纳为表 7-1。

表 7-1 体循环动脉的主要分支

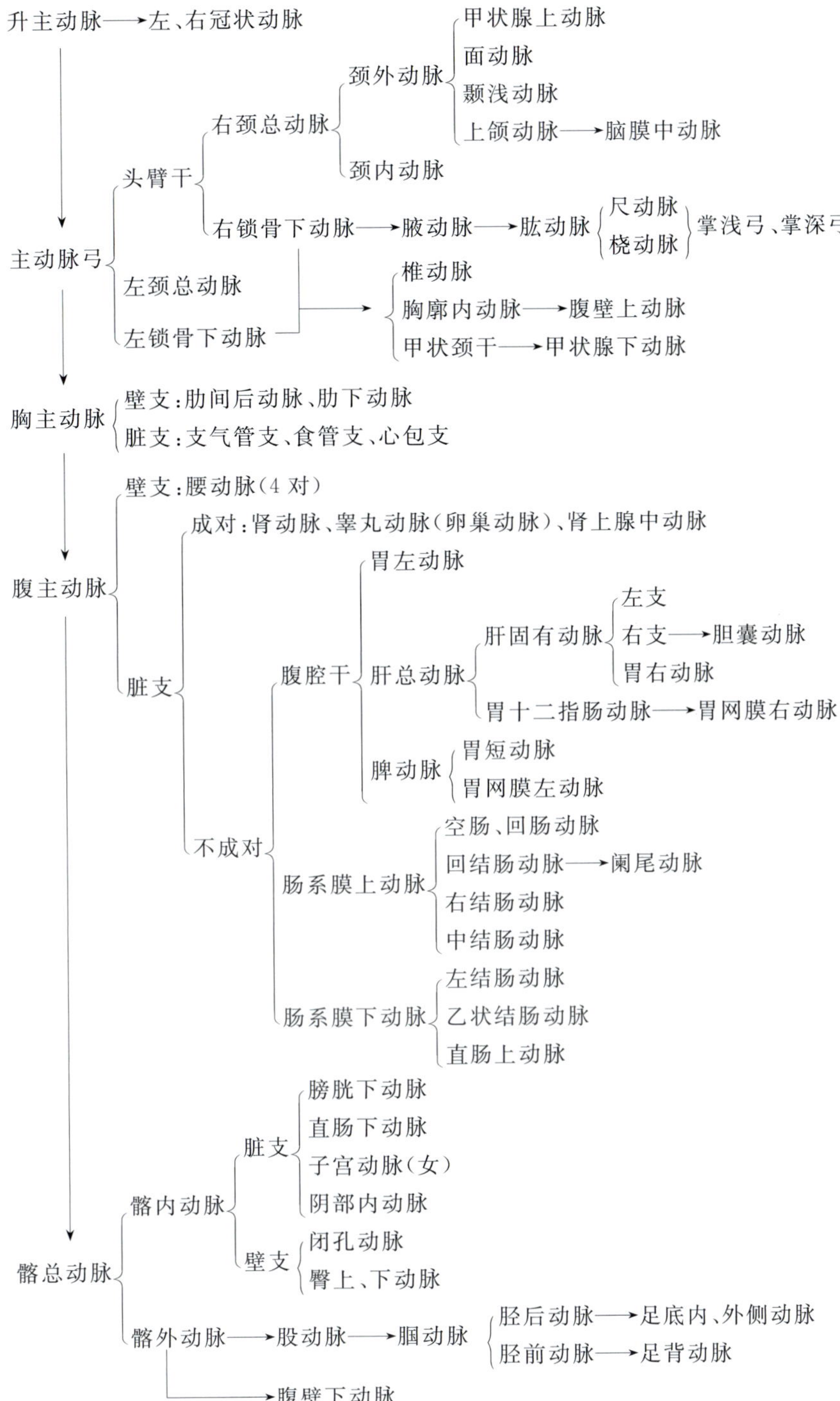

知识拓展

动脉压迫止血点

1. 颈总动脉　颈总动脉在胸锁乳突肌前缘中份，位置表浅可触及搏动（图 7-41(a)），头颈部外伤出血时，可在此向后内方压至第 6 颈椎横突以达止血目的。注意不能同时压迫两侧的颈总动脉，以免造成大脑缺血；压迫时间也不能太长，以免引起颈部化学和压力感受器反应而危及生命。

2. 面动脉　面动脉在咬肌前缘与下颌骨下缘交界处（下颌角前方约 3 cm 处），位置表浅可触及搏动（图 7-41(b)），当面部出血时，此处可作压迫止血点。

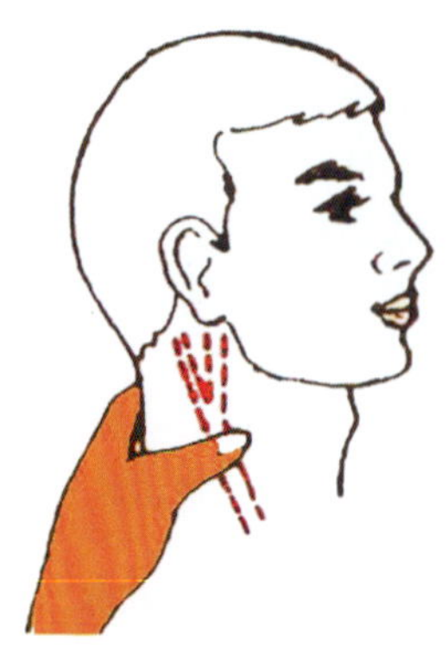
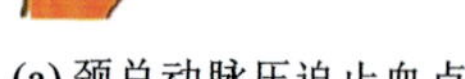
(a) 颈总动脉压迫止血点

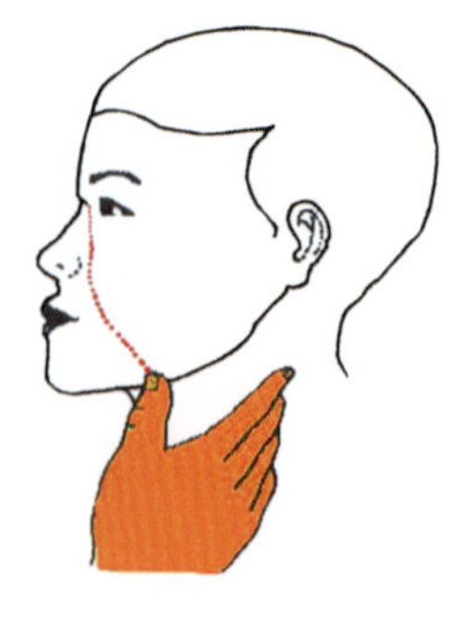
(b) 面动脉压迫止血点

图 7-41　颈总动脉和面动脉压迫止血点

3. 颞浅动脉　颞浅动脉穿腮腺上行于外耳门前方及颧弓根部浅面，耳屏前方可触及该动脉搏动(图 7-42(a))，当颞部和颅顶部出血时此处可作为压迫止血点。

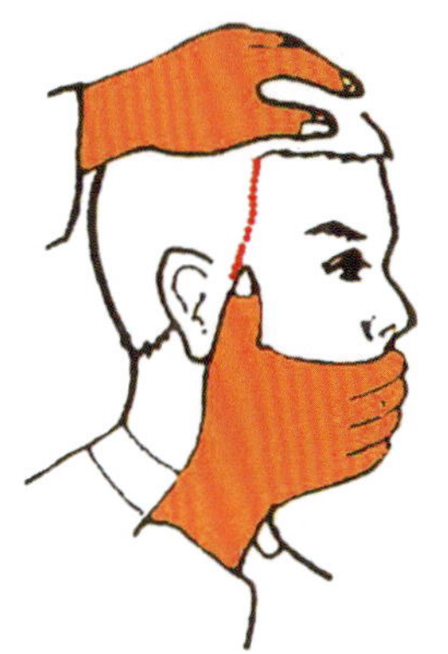
(a) 颞浅动脉压迫止血点

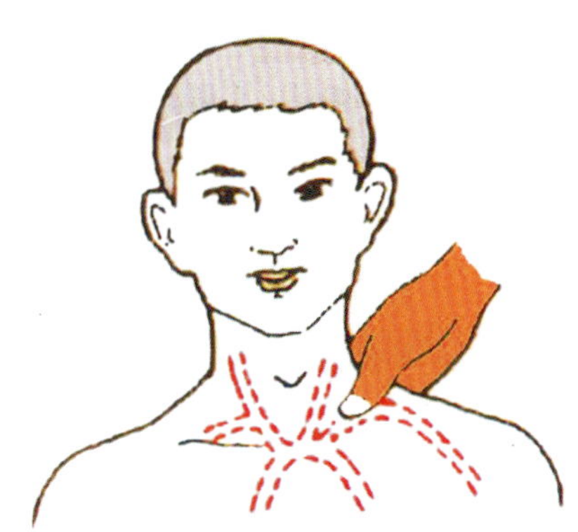
(b) 锁骨下动脉压迫止血点

图 7-42　颞浅动脉和锁骨下动脉压迫止血点

4. 锁骨下动脉　当上肢外伤出血时，可于锁骨中点上方向后下方将锁骨下动脉压向第 1 肋进行止血(图 7-42(b))。

5. 肱动脉　肱动脉走行位置表浅，易触及搏动(图 7-43(a))，当前臂、手外伤出血时，可在臂中部将该动脉压向肱骨止血。

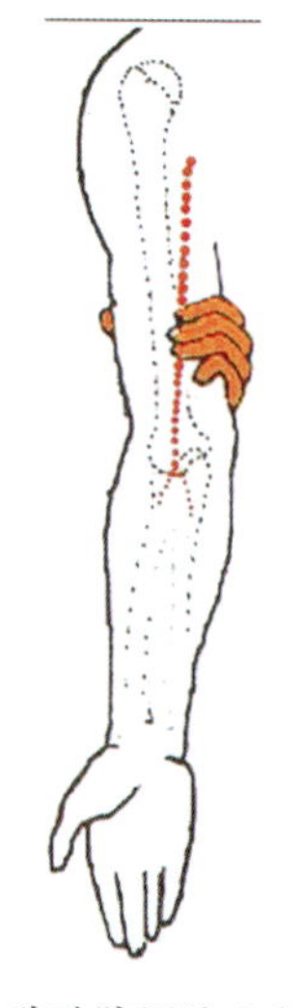
(a) 肱动脉压迫止血点

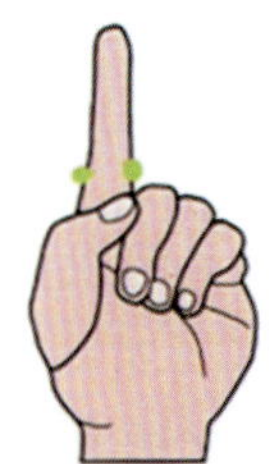
(b) 手的动脉压迫止血点

图 7-43　上肢的动脉压迫止血点

6. 桡动脉、尺动脉及手的动脉　手外伤出血时，可在腕掌侧面的上方压迫桡动脉和尺动脉进行止血(图 7-43(b))。手指的动脉行于手指的两侧缘，手指出血时可在手指两侧压迫止血。桡动脉在桡骨茎突掌侧位置表浅，为常用摸脉点。

7. 股动脉　在腹股沟韧带中点稍下方可触及股动脉的搏动。当下肢外伤出血时，可于此处将股动脉压向耻骨进行达止血(图 7-44(a))。股动脉的内侧为股静脉，亦可作为静脉穿刺的标志。

8. 足背动脉和胫后动脉　足背动脉在内、外踝连线中点稍下方位置表浅，可触及搏动，足背部出血时可在此处压迫止血(图 7-44(b))。胫后动脉经内踝后方进入足底，足底肌和足趾出血时可同时在内踝后下方压迫止血。

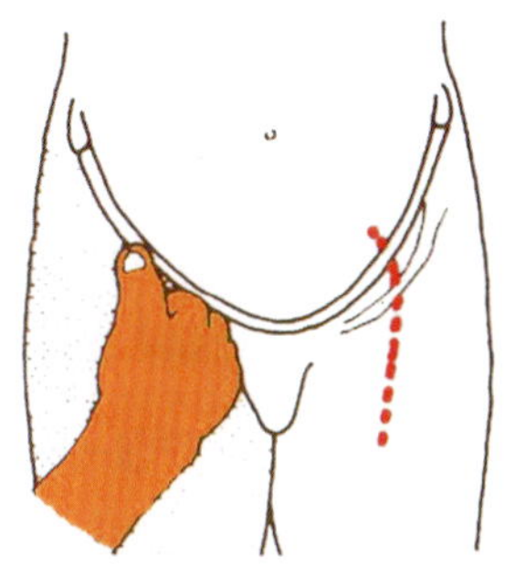

(a) 股动脉压迫止血点

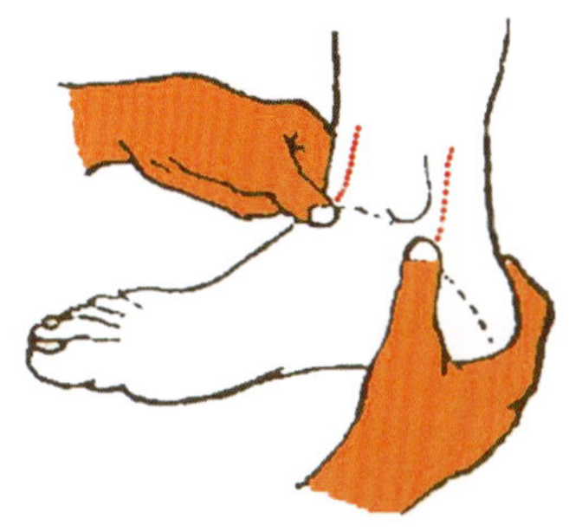

(b) 胫后动脉和足背动脉压迫止血点

图 7-44　下肢的动脉压迫止血点

(四) 体循环的静脉

体循环静脉的特点：①数量多，管腔较大，管壁薄，吻合比较丰富。②有静脉瓣，静脉瓣是防止血液逆流的重要结构(图 7-45)。四肢的静脉瓣较多，但大静脉、肝门静脉及头颈部的静脉一般没静脉瓣。③分为浅、深两类。浅静脉位于皮下组织内，又称皮下静脉，不与动脉伴行，最后注入深静脉。深静脉多与同名动脉伴行。④特殊结构的静脉：板障静脉位于颅顶扁骨的板障内，借导静脉与头皮静脉和硬脑膜窦相通(图 7-46)；硬脑膜窦为颅内硬脑膜两层之间形成的管腔，没有平滑肌和静脉瓣，故外伤时止血困难。

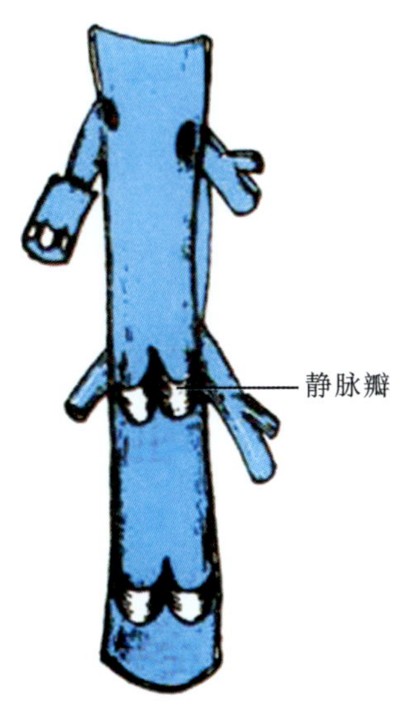

图 7-45　静脉瓣

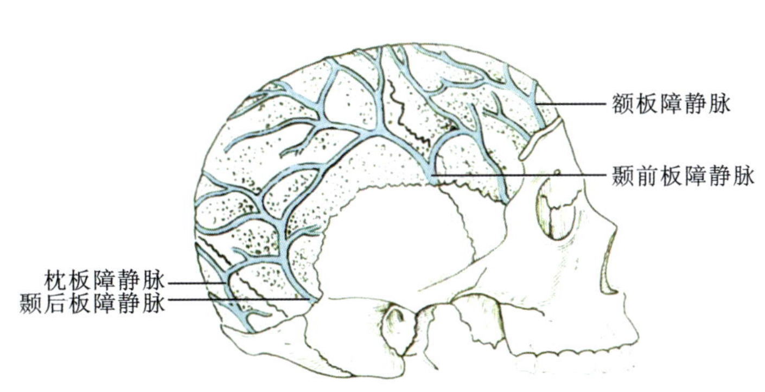

图 7-46　板障静脉

体循环的静脉包括上腔静脉系、下腔静脉系和心静脉系(图 7-47、图 7-48)。

1. 上腔静脉系　由上腔静脉及其属支构成，收集头颈部、上肢、胸部(心除外)等上半身的静脉血，其主干为上腔静脉。上腔静脉由左、右头臂静脉合成，沿升主动脉的右侧下行，注入右心房(图 7-47)。

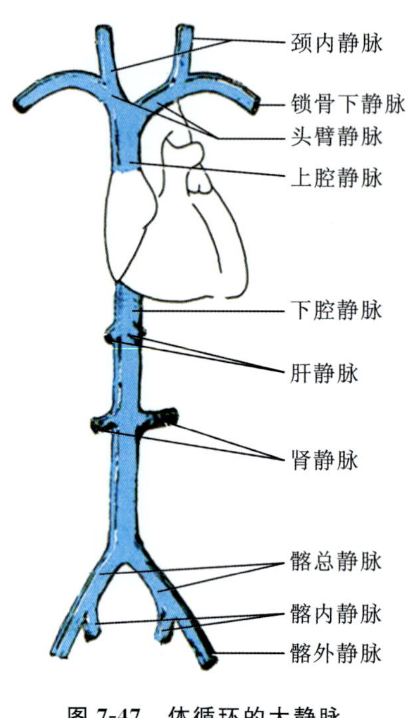

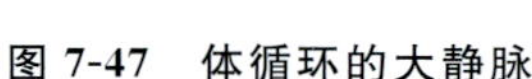
图 7-47 体循环的大静脉

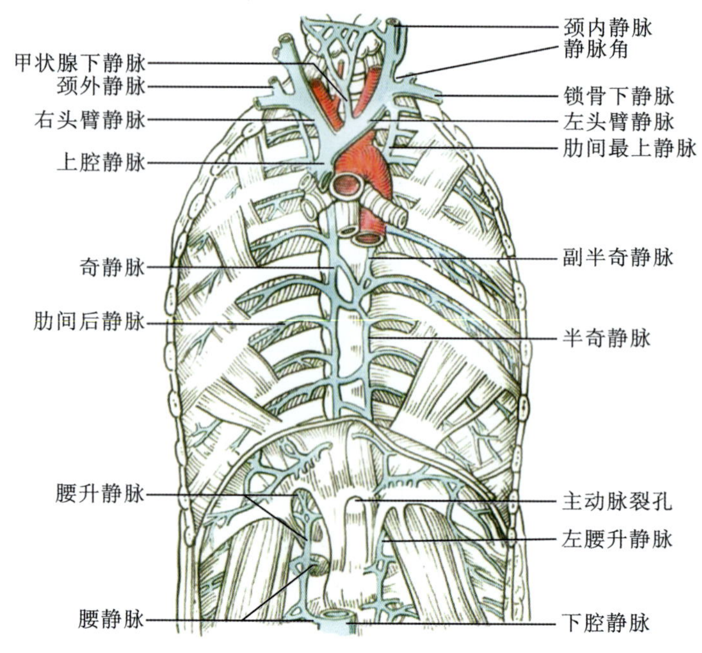

图 7-48 上腔静脉及其属支

头臂静脉由同侧的颈内静脉和锁骨下静脉合成，汇合处的夹角称静脉角，为淋巴导管的注入部位。

1）头颈部的静脉

（1）头皮静脉：头皮静脉分布于颅顶软组织内，表浅易见，为婴幼儿静脉输液常用的血管（图 7-49）。主要有：①颞浅静脉，起于颅顶及颞区的静脉网，在颧弓根部上方由前、后两个属支汇合而成，伴随颞浅动脉走行。②滑车上静脉（额静脉），始于冠状缝处，在额骨正中可合成一条。此静脉粗而直，穿刺成功率高。③耳后静脉，在耳廓后方与同名动脉伴行。④眶上静脉，在额结节的表面行向眶上孔。此静脉细而直，分两支，一支与滑车上静脉合成内眦静脉，一支连眼上静脉。

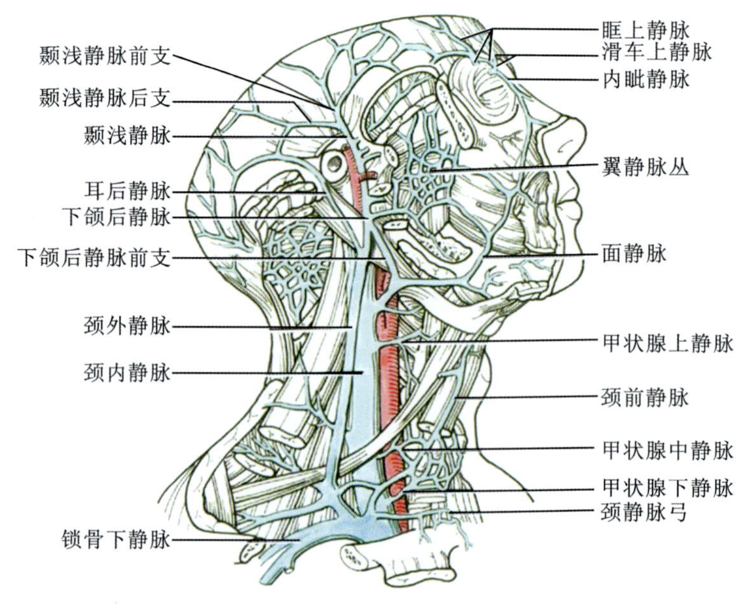

图 7-49 头面部的静脉

（2）颈外静脉：颈部最大的浅静脉，由下颌后静脉后支和耳后静脉在下颌角处的腮腺内合成（图 7-49）。沿胸锁乳突肌的表面下行，注入锁骨下静脉。颈外静脉常用于静脉穿刺和插管。右心衰竭的患者，因静脉回流不畅，在锁骨上方可见颈外静脉膨隆，临床上称为颈静脉怒张。

（3）颈内静脉：颈内静脉在颈静脉孔处续于颅内的乙状窦，下行至胸锁关节的后方与锁骨下静脉汇合成头臂静脉。颈内静脉的属支有颅内支和颅外支两种。颅内支通过颅内静脉和硬脑膜窦收集脑膜、脑、视器等处的静脉血。颅外支主要汇集面部、颈部等处的静脉血。其主要的属支有：①面静脉：起自内眦静脉，与面动脉伴行斜向外下，到舌骨平面注入颈内静脉。面静脉借内眦静脉、眼静脉与颅内的海绵窦交通，而且面静脉在口角平面以上缺乏静脉瓣（图7-49、图7-50）。将鼻根到两侧口角之间的三角形区域称“危险三角”。当面部尤其是危险三角区域内发生感染时，若处理不当（如挤压），病菌可经上述途径逆流入颅内，引起颅内感染。②下颌后静脉：分前、后两支（图7-49、图7-50）。

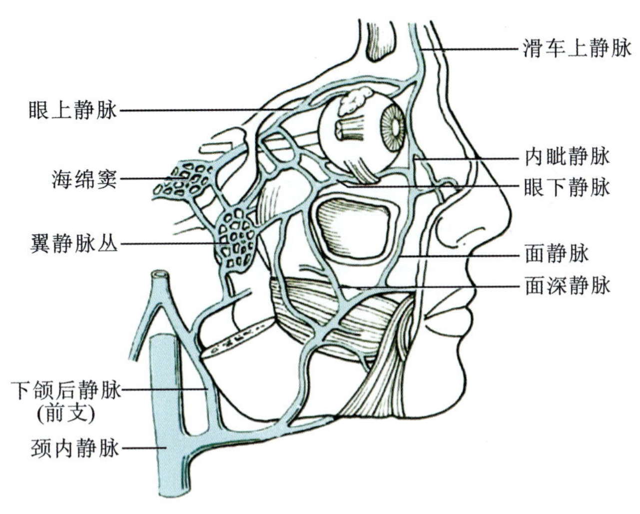

图 7-50　面静脉及其交通

（4）锁骨下静脉：腋静脉的直接延续，位于颈根部，在胸锁关节的后方与颈内静脉汇合成头臂静脉。由于该静脉管腔大、位置恒定，临床上常选取锁骨下静脉作为静脉穿刺插管、心血管造影等的穿刺静脉。锁骨下静脉的主要属支是颈外静脉。

2）上肢的静脉：上肢的静脉富有瓣膜，分深、浅两种。

（1）上肢的深静脉：与同名动脉伴行，收集同名动脉分布区域的静脉血，经腋静脉续于锁骨下静脉。

（2）上肢的浅静脉：位于皮下，有三条较为恒定，即头静脉、贵要静脉和肘正中静脉（图7-51）。①头静脉：起于手背静脉网的桡侧，转至前臂前面，沿肱二头肌外侧缘上行至肩部，穿深筋膜注入腋静脉或锁骨下静脉。②贵要静脉：起于手背静脉网的尺侧，转至前臂尺侧，沿肱二头肌内侧缘上行至臂中部，穿深筋膜注

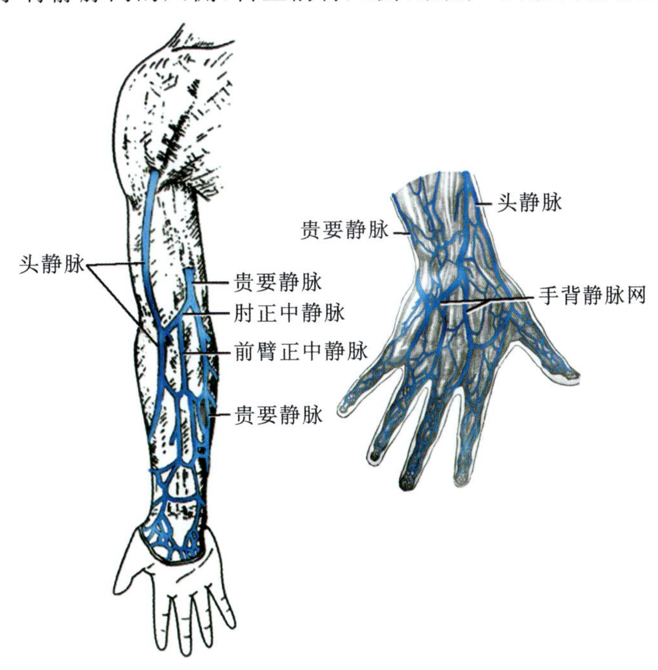

图 7-51　上肢的浅静脉

入肱静脉。③肘正中静脉：斜行于肘窝皮下，为一短粗的静脉干，连于头静脉和贵要静脉之间。

3）胸部的静脉：主要有胸后壁的奇静脉及其属支和椎静脉丛。

（1）奇静脉：起自右腰升静脉，穿膈沿脊柱右侧上行，在平第 4 胸椎高度呈弓形向前跨过右肺根上方，注入上腔静脉（图 7-48）。奇静脉沿途收集食管静脉、右侧肋间后静脉、支气管静脉和半奇静脉的回流血。

（2）椎静脉丛（图 7-52）：位于椎管内、外，椎静脉丛是沟通上、下腔静脉系和颅内、外静脉的重要通道之一。

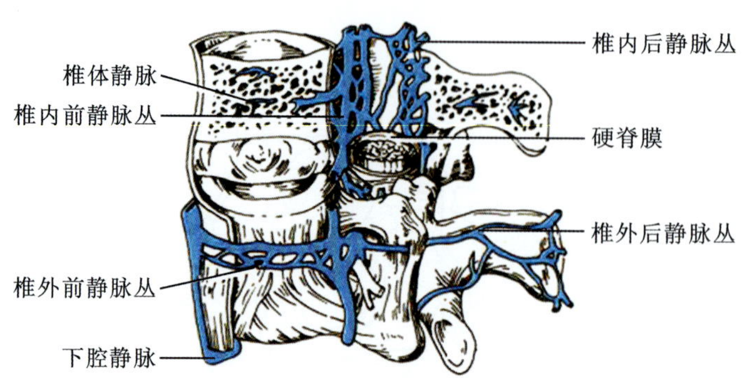

图 7-52　椎静脉丛

2. 下腔静脉系

下腔静脉系由下腔静脉及其属支组成，主要收集下肢、盆部和腹部的静脉血，其主干是下腔静脉。

下腔静脉在第 5 腰椎右前方由左、右髂总静脉汇合而成，沿腹主动脉右侧上行，穿膈的腔静脉孔入胸腔，注入右心房（图 7-47、图 7-53）。

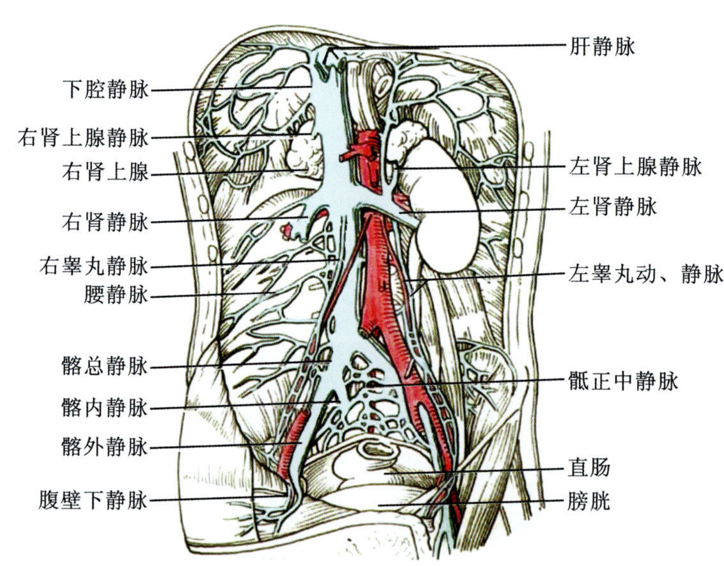

图 7-53　下腔静脉及其属支

1）下肢的静脉：下肢的静脉也分为深、浅静脉两种。由于下肢静脉位置低、离心远，血液回流相对困难，所以下肢静脉内的瓣膜较上肢多。

（1）下肢的深静脉：与同名动脉伴行，收集同名动脉分布区域的静脉血，经股静脉续于髂外静脉。

（2）下肢的浅静脉：主要有大隐静脉和小隐静脉（图 7-54）。①大隐静脉：起自足背静脉弓的内侧，经内踝前方沿小腿内侧、大腿前内侧上升，在腹股沟韧带稍下方注入股静脉。大隐静脉在内踝前方位置恒定且表浅，是临床上静脉穿刺、注射的常选部位。此外，大隐静脉表浅，行程较长，为静脉曲张的好发部位。②小隐静脉：起自足背静脉弓的外侧，经外踝后方沿小腿后面上行至腘窝，穿深筋膜注入腘静脉。

2）盆部的静脉

（1）髂内静脉：短而粗，与髂内动脉伴行，在骶髂关节前方与髂外静脉汇合成髂总静脉。

髂内静脉的属支有壁支和脏支两种，收集同名动脉分布区的静脉血。盆内脏器的静脉在器官壁内或

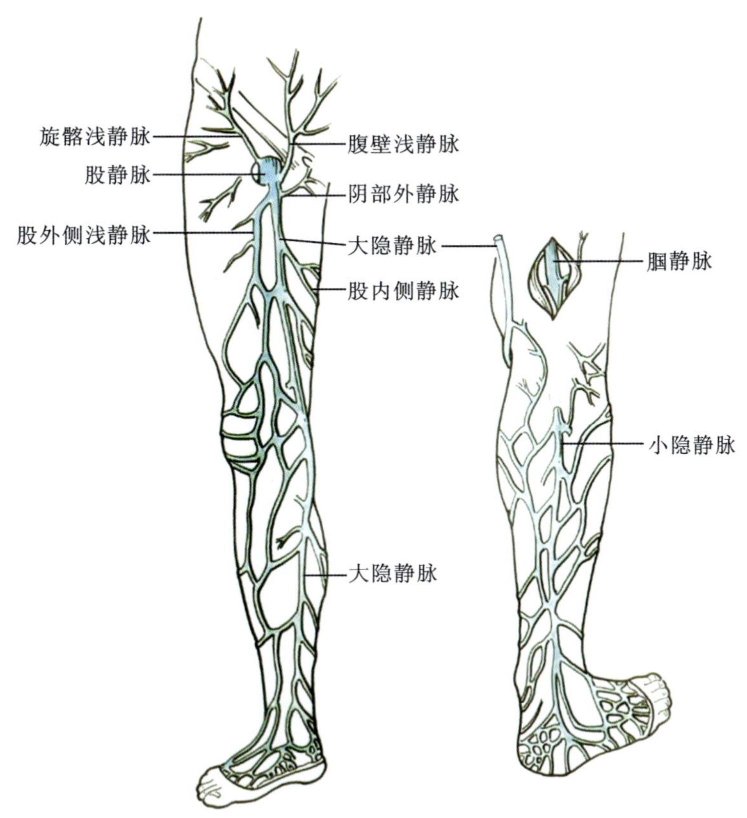

图 7-54　下肢的浅静脉

表面形成丰富的静脉丛，男性有膀胱静脉丛和直肠静脉丛，女性除有这些静脉丛外，还有子宫静脉丛和阴道静脉丛(图 7-55)。

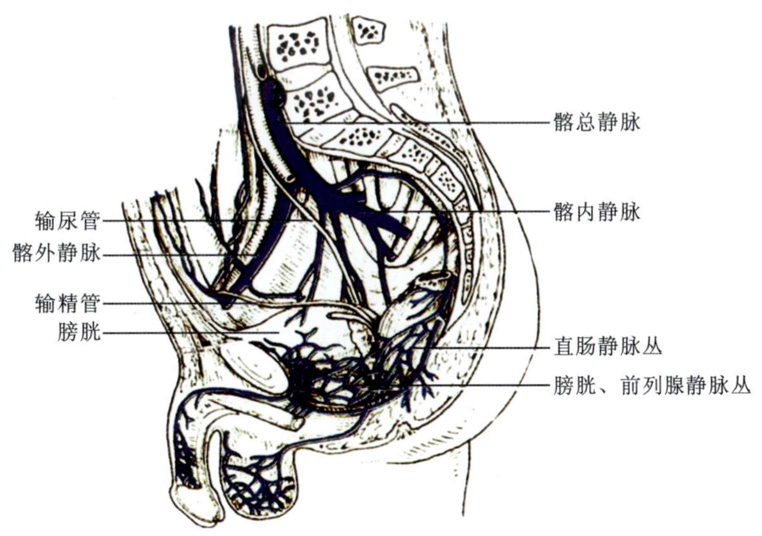

图 7-55　盆部的静脉

(2) 髂外静脉：股静脉的延续，与同名动脉伴行，收集下肢及腹前壁下部的静脉血。

(3) 髂总静脉：由髂内静脉和髂外静脉在骶髂关节的前方汇合而成。

3）腹部的静脉：腹部的静脉直接或间接地注入下腔静脉，分壁支和脏支(图 7-53)。

(1) 壁支：主要是腰静脉，与同名动脉伴行，直接注入下腔静脉。

(2) 脏支：主要有肾静脉、睾丸静脉和肝静脉等。①肾静脉：在肾门处由 3～5 条静脉汇合而成，在肾动脉前方行向内侧注入下腔静脉。②睾丸静脉：起自睾丸和附睾，在精索内形成蔓状静脉丛，逐渐汇合成睾丸静脉。左睾丸静脉以直角汇入左肾静脉，右睾丸静脉直接汇入下腔静脉，故睾丸静脉曲张多见于左侧。该静脉在女性为卵巢静脉，起自卵巢，汇入部位与男性的相同。③肝静脉：位于肝内有 2～3 条，收集肝血窦回流的静脉血，在肝的腔静脉沟处注入下腔静脉。

4）肝门静脉系：由肝门静脉及其属支组成。

肝门静脉由脾静脉和肠系膜上静脉在胰头和胰体交界处的后方汇合而成，进入肝十二指肠韧带内，向右上行达肝门处分左、右两支入肝，在肝内反复分支最后汇入肝血窦，与来自肝固有动脉的血液混合后逐级汇入肝静脉，最后注入下腔静脉。肝门静脉一般无静脉瓣，当肝门静脉压力过高时，血液可以发生逆流（图 7-56）。肝门静脉的主要属支有：脾静脉、肠系膜上静脉、肠系膜下静脉、胃左静脉、附脐静脉、胃右静脉和胆囊静脉。肝门静脉收集腹腔内（除肝外）不成对器官的静脉血。

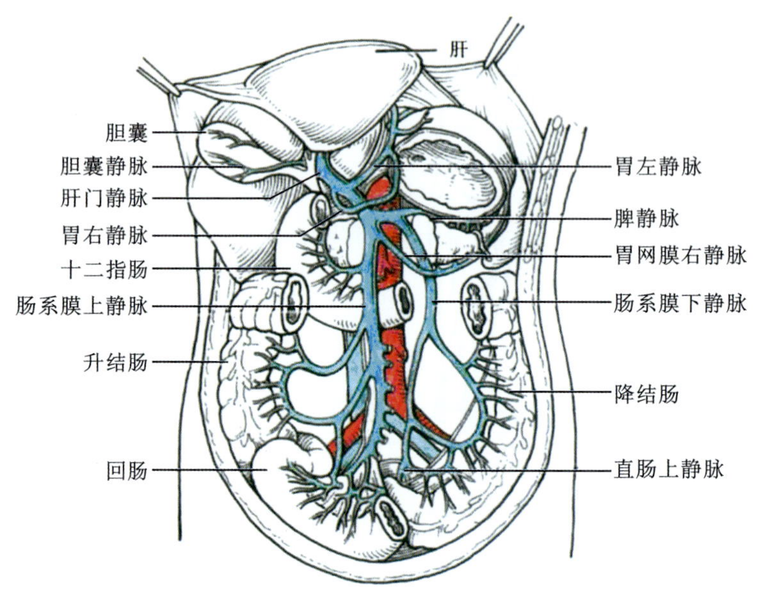

图 7-56　肝门静脉及其属支

肝门静脉系与上、下腔静脉系之间有丰富的吻合。主要有以下三个吻合途径(图7-57)。

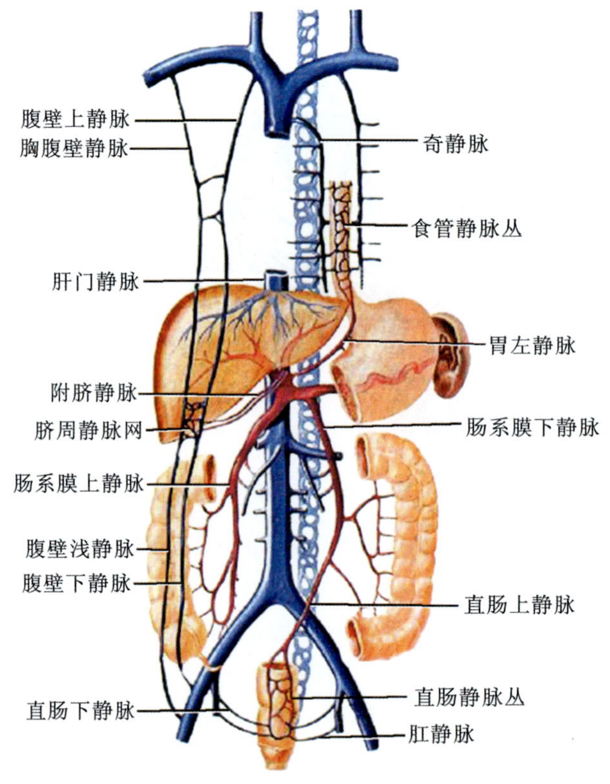

图 7-57　肝门静脉系与上、下腔静脉系之间的吻合(模式图)

(1) 食管静脉丛:肝门静脉经胃左静脉通过食管静脉丛与上腔静脉的属支奇静脉交通,构成了肝门静脉系与上腔静脉系之间的吻合。

(2) 直肠静脉丛:肝门静脉经直肠上静脉通过直肠静脉丛与髂内静脉的属支直肠下静脉和肛静脉交通,构成了肝门静脉系与下腔静脉系之间的吻合。

(3) 脐周静脉网:肝门静脉经附脐静脉通过脐周静脉网向上与上腔静脉系的腹壁上静脉、胸腹壁静脉交通,向下与下腔静脉系的腹壁下静脉、腹壁浅静脉交通,构成了肝门静脉系与上、下腔静脉系之间的吻合。

第三节 淋巴系统

淋巴系统由淋巴管道、淋巴组织和淋巴器官组成。淋巴系统内流动着无色透明液体,称淋巴(图7-58)。淋巴组织是含有大量淋巴细胞的网状组织。淋巴组织除分布于淋巴器官外,还广泛分布于消化管、呼吸道和泌尿生殖管道的黏膜内。

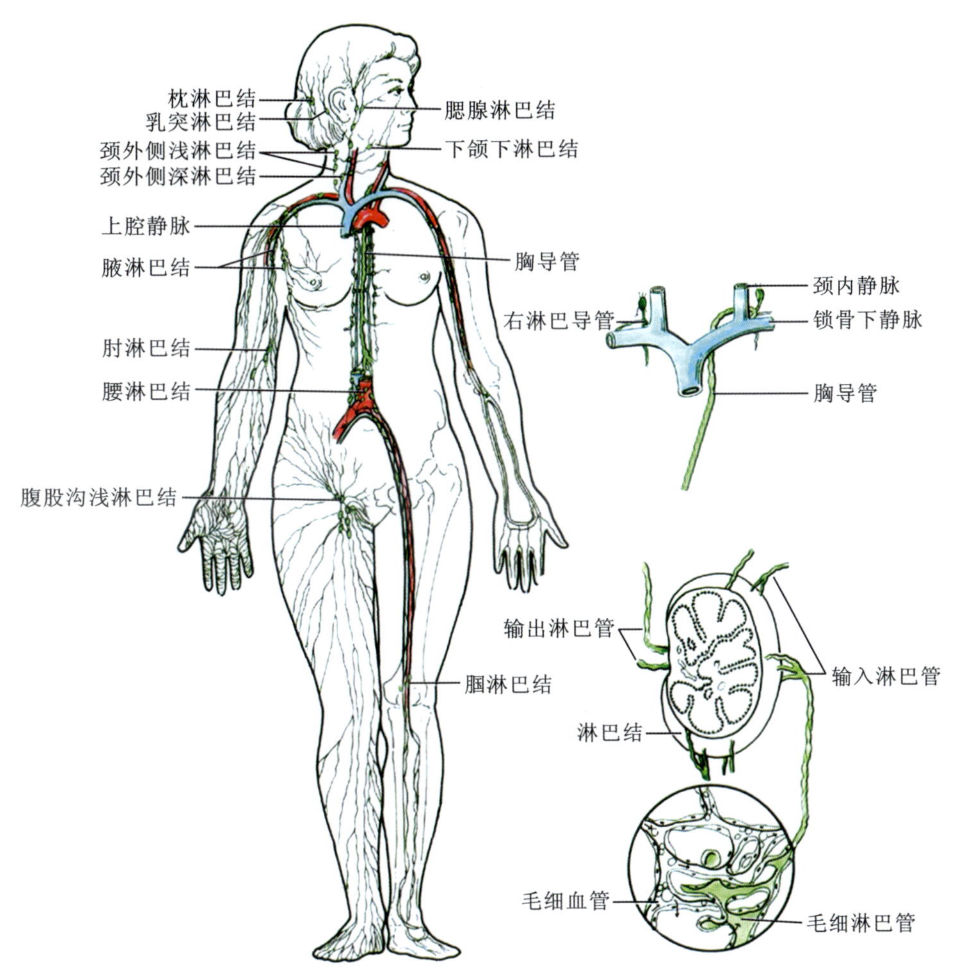

图 7-58 淋巴系统概观

当血液流经毛细血管的动脉端时,部分血浆从毛细血管滤出到组织间隙,形成组织液。组织液与细胞进行物质交换后,大部分在毛细血管静脉端重新吸收入血液,小部分进入毛细淋巴管成为淋巴。淋巴沿各级淋巴管向心流动,途中经过若干淋巴结的过滤,最后汇入上腔静脉。因此,淋巴系统是心血管系统的辅助系统。

淋巴系统不仅能协助静脉进行体液回流,而且淋巴器官和淋巴组织还具有产生淋巴细胞、过滤淋巴和进行免疫应答的功能。

一、淋巴管道

淋巴管道包括毛细淋巴管、淋巴管、淋巴干和淋巴导管。

（一）毛细淋巴管

毛细淋巴管以盲端起始于组织间隙，彼此吻合成网，管径粗细不均，比毛细血管略粗。管壁由内皮构成，无基膜，其通透性大于毛细血管，一些大分子物质如蛋白质、细菌、癌细胞、异物等较易进入毛细淋巴管。毛细淋巴管除脑、脊髓、骨髓、角膜、晶状体、牙釉质、上皮、软骨等处外，几乎遍布全身。

（二）淋巴管

淋巴管由毛细淋巴管汇合而成，管壁结构与静脉相似。淋巴管内有很多瓣膜，具有阻止淋巴逆流的功能。淋巴在向心流动过程中，通常要经过一个或多个淋巴结。淋巴管分浅、深两种。浅淋巴管位于皮下，多与浅静脉伴行，深淋巴管多与深部血管伴行。淋巴管之间有丰富的吻合。

（三）淋巴干

淋巴干由淋巴管汇合而成，共有 9 条，每条淋巴干收集一定范围内的淋巴。左、右颈干收集左、右侧头颈部的淋巴；左、右锁骨下干收集左、右侧上肢和脐以上胸腹壁浅层的淋巴；左、右支气管纵隔干收集胸腔器官和脐以上胸、腹壁深层的淋巴；左、右腰干收集下肢、盆部、腹后壁及腹腔成对脏器的淋巴；单一的肠干收集腹腔内消化器官的淋巴（图 7-59）。

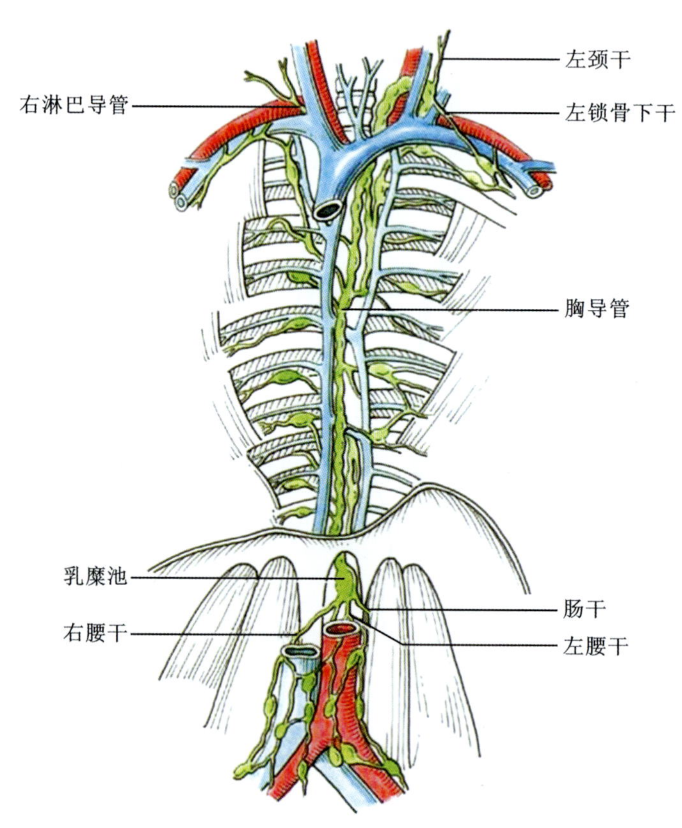

图 7-59　淋巴干和淋巴导管

（四）淋巴导管

全身 9 条淋巴干最后汇合成两条淋巴导管，即胸导管和右淋巴导管（图 7-59）。

1. 胸导管　胸导管为全身最粗大的淋巴管道，由左、右腰干和肠干在第 1 腰椎体前方汇合而成，汇合处膨大称乳糜池。胸导管向上穿膈的主动脉裂孔进入胸腔，沿脊柱前方上行出胸廓上口至左颈根部，接收左颈干、左锁骨下干和左支气管纵隔干后注入左静脉角。胸导管收集两下肢、盆部、腹部、左胸部、左上肢和左头颈部近人体 3/4 的淋巴回流。

2. 右淋巴导管 右淋巴导管为一短干，位于右颈根部，由右颈干、右锁骨下干和右支气管纵隔干汇合而成，注入右静脉角。右淋巴导管收集右头颈部、右上肢、右胸部近人体 1/4 的淋巴回流。

二、淋巴器官

淋巴器官是以淋巴组织为主要成分构成的器官，具有免疫功能，又称免疫器官，包括淋巴结、脾、胸腺和扁桃体等。

（一）淋巴结

1. 淋巴结的形态 淋巴结为大小不等的圆形或椭圆形小体，质软，灰红色。一侧隆凸，有多条输入淋巴管进入；另一侧凹陷，称淋巴结门，有 1～2 条输出淋巴管、神经和血管出入（图 7-60）。

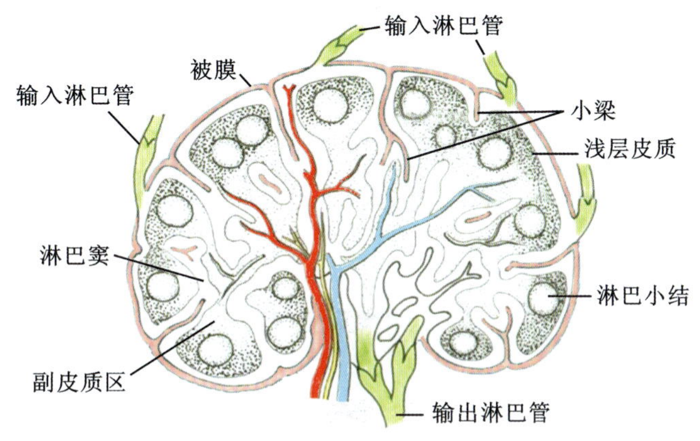

图 7-60 淋巴结模式图

2. 淋巴结的微细结构 淋巴结的表面有致密结缔组织形成的被膜。被膜伸入实质形成小梁，构成淋巴结的支架。淋巴结的实质分为皮质和髓质两部分。

（1）皮质：位于被膜下方，由浅层皮质、副皮质区和皮质淋巴窦组成（图 7-60）。

浅层皮质位于皮质浅层，包含淋巴小结及小结之间的淋巴组织，是 B 淋巴细胞聚集区。淋巴小结呈球形，其中央可见一浅色区，称生发中心（图 7-61）。

副皮质区位于皮质深层，主要由胸腺迁来的 T 淋巴细胞构成，故又称胸腺依赖区。皮质淋巴窦位于被膜深面和小梁周围，内有许多巨噬细胞。淋巴在淋巴窦内流动缓慢，有利于巨噬细胞对异物的清除。

（2）髓质：位于淋巴结深部，由髓索和髓质淋巴窦（髓窦）构成（图 7-62）。

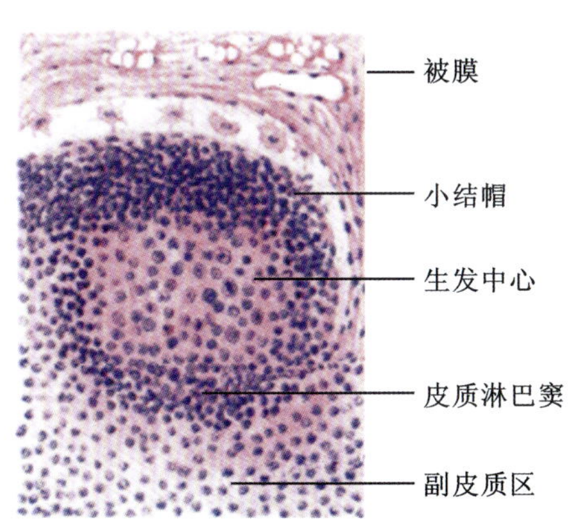

图 7-61 淋巴结皮质

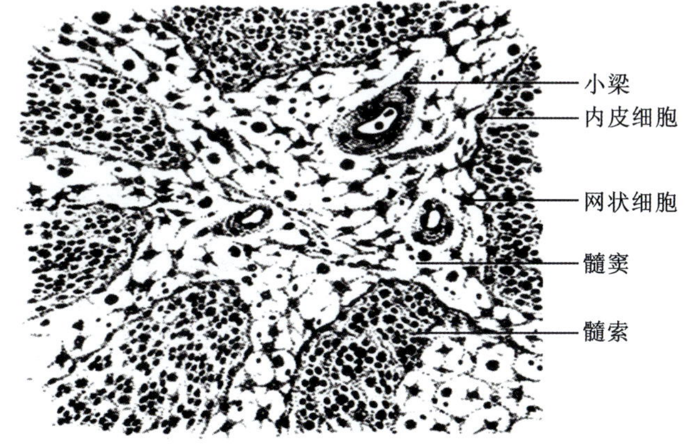

图 7-62 淋巴结髓质

髓索互相连接成网，其内含有 B 淋巴细胞、浆细胞和巨噬细胞等。髓索之间的间隙为髓窦。流入髓质淋巴窦的淋巴，最后经输出淋巴管流出。

3. 淋巴结的功能

（1）过滤淋巴：当淋巴流经淋巴结时，淋巴窦内的巨噬细胞可以将细菌等异物及时吞噬清除，起到过滤淋巴的作用。

(2) 产生淋巴细胞：淋巴结内的淋巴细胞可分裂繁殖形成新的淋巴细胞。

(3) 参与免疫反应：淋巴结内的淋巴细胞和巨噬细胞都参与机体的免疫反应。

4. 人体各部主要的淋巴结

(1) 头部的淋巴结：多位于头颈交界处，主要有下颌下淋巴结和颏下淋巴结(图 7-63)。它们收纳头面部浅层和口腔的淋巴，直接或间接注入颈外侧深淋巴结。

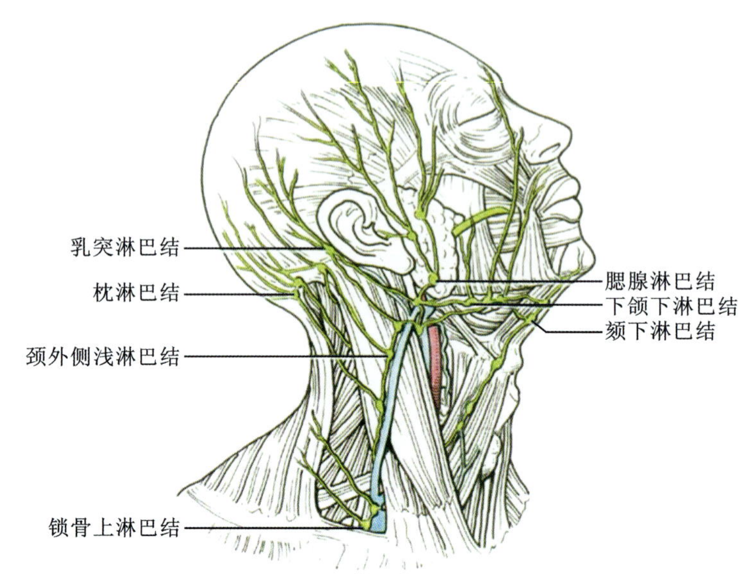

图 7-63 头颈部浅层淋巴结

(2) 颈部的淋巴结：主要有颈外侧浅淋巴结和颈外侧深淋巴结。颈外侧浅淋巴结(图 7-63)沿颈外静脉排列，收纳头部和颈浅部的淋巴管，其输出管注入颈外侧深淋巴结(图7-64)。颈外侧深淋巴结沿颈内静脉排列，收纳头颈部和胸壁上部的淋巴管，其输出管合成颈干。

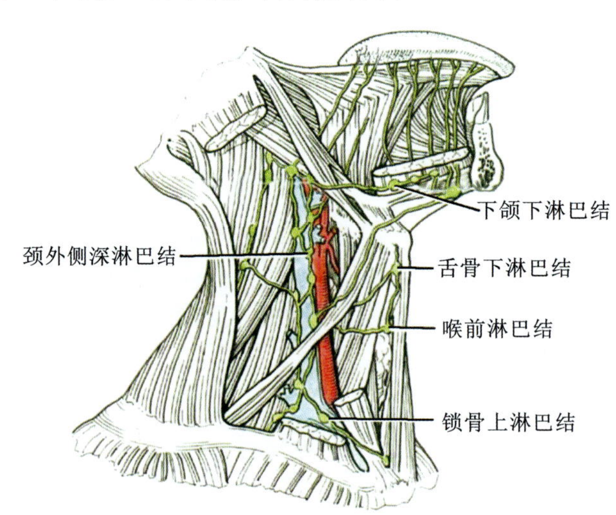

图 7-64 颈深部的淋巴结

(3) 上肢的淋巴结：主要为腋淋巴结。腋淋巴结位于腋窝内，收纳上肢、乳房、胸壁和腹壁上部等处的淋巴管，其输出管合成锁骨下干。

(4) 胸部的淋巴结：包括胸壁的淋巴结和胸腔脏器的淋巴结两部分。胸壁的淋巴结主要有胸骨旁淋巴结(图 7-65)，其收纳胸腹前壁和乳房内侧部的淋巴；胸腔脏器的淋巴结主要有位于肺门处的支气管肺淋巴结(肺门淋巴结)，收纳肺的淋巴，其输出管汇入支气管纵隔干(图 7-66)。临床上，肺癌和肺结核患者，常出现肺门淋巴结肿大。

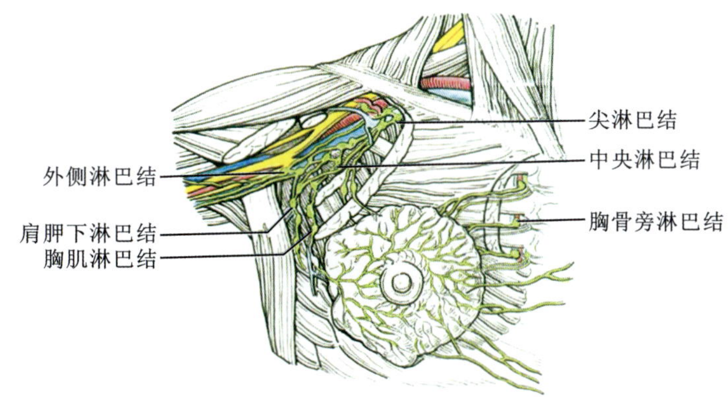

图 7-65　腋淋巴结与乳房淋巴结

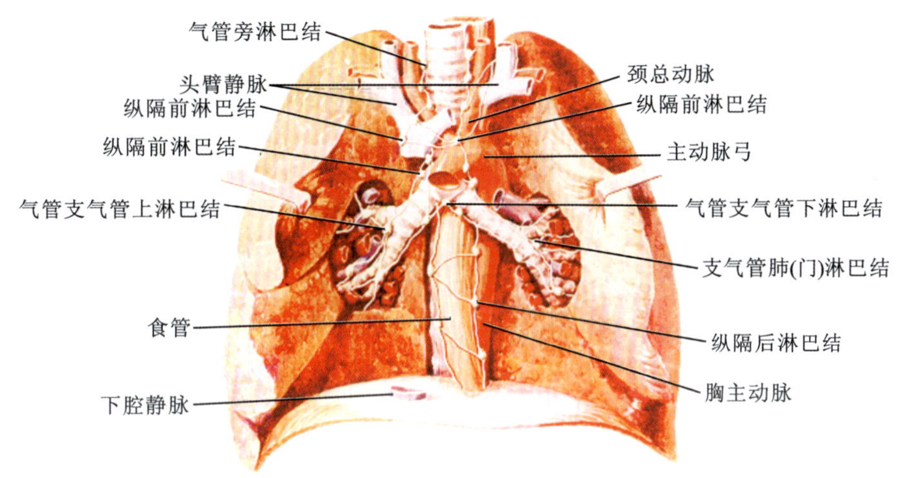

图 7-66　胸腔脏器的淋巴结

（5）腹部的淋巴结：位于腹后壁和腹腔脏器周围，沿血管排列。腹后壁的淋巴结主要有位于腹主动脉和下腔静脉周围的腰淋巴结，收纳腹后壁、腹腔成对脏器和盆部、下肢的淋巴，其输出管合成左、右腰干，注入乳糜池；腹腔脏器的淋巴结主要有腹腔淋巴结、肠系膜上淋巴结和肠系膜下淋巴结，它们均位于同名动脉周围，收纳同名动脉分布区的淋巴管，它们的输出管汇合成肠干，注入乳糜池（图 7-67、图 7-68）。

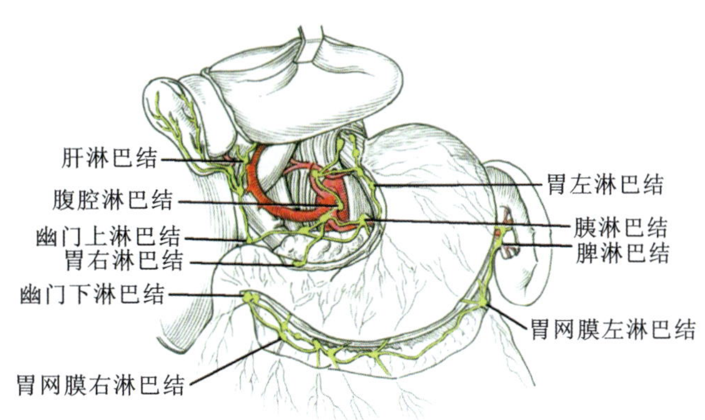

图 7-67　胃的淋巴结

（6）盆部的淋巴结：沿髂血管排列，分别称髂内淋巴结、髂外淋巴结和髂总淋巴结。髂内淋巴结收纳大部分盆壁、盆腔脏器等深淋巴管，其输出管汇入髂总淋巴结；髂外淋巴结收纳腹股沟浅、深淋巴结的输出管及腹前壁下部、膀胱、子宫颈和阴道上部或前列腺等的淋巴管，其输出管注入髂总淋巴结，髂总淋巴结的输出管注入腰淋巴结（图 7-69）。

（7）下肢的淋巴结：主要有腹股沟浅淋巴结和腹股沟深淋巴结。腹股沟浅淋巴结位于腹股沟韧带及

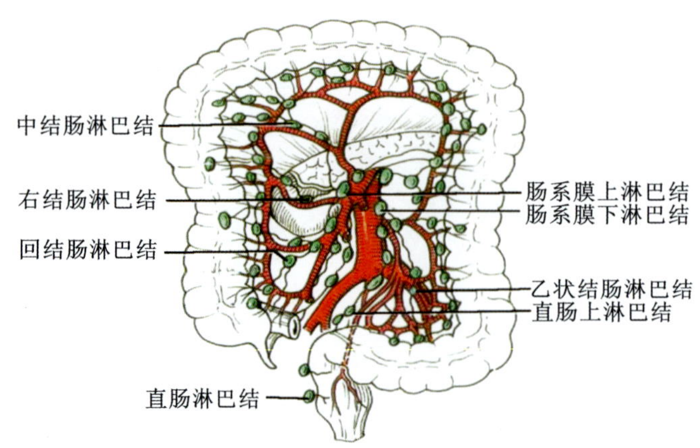

图 7-68　大肠的淋巴结

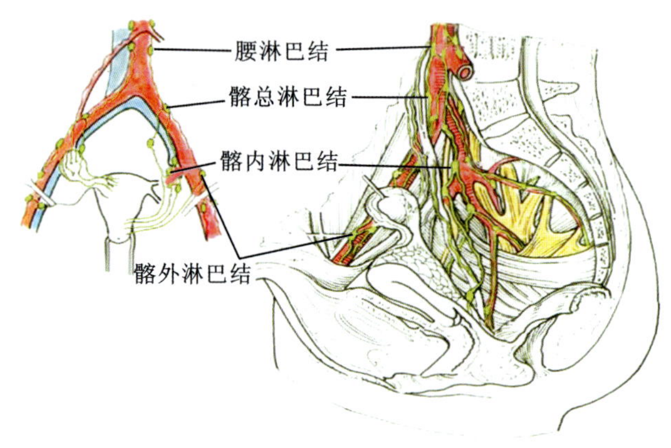

图 7-69　盆部的淋巴结

大隐静脉末端周围，收纳腹前壁下部、臀部、会阴部、外生殖器和下肢大部分的浅淋巴管，其输出管大部分注入腹股沟深淋巴结，小部分注入髂外淋巴结；腹股沟深淋巴结位于股静脉上部周围及股管内，收纳腹股沟浅淋巴结的输出管及下肢的深淋巴管，其输出管注入髂外淋巴结(图 7-70)。

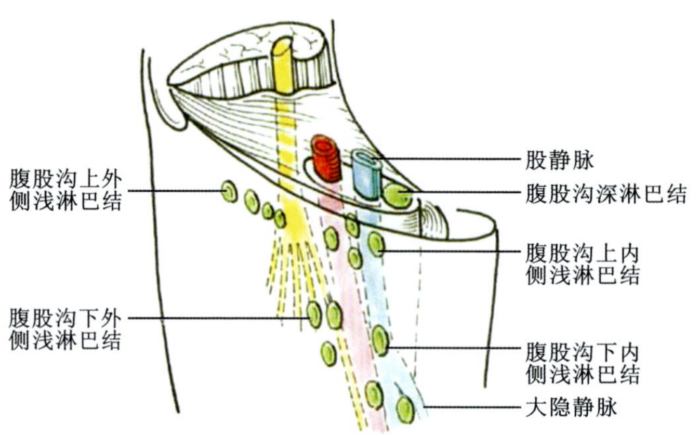

图 7-70　腹股沟淋巴结

(二)脾

1. 脾的位置和形态　脾是人体最大的淋巴器官，位于左季肋区、第 9～11 肋的深面，其长轴与第 10 肋一致。正常情况下在左侧肋弓下不能触及脾(图 7-71)。

脾呈扁椭圆形，暗红色，质软而脆，受暴力打击时易破裂。脾分内、外侧两面，上、下两缘和前、后两端。内侧面又称脏面，与胃底、左肾、左肾上腺和胰尾相邻，脏面近中央处有脾门，是血管、神经等出入之处。外侧面又称膈面，与膈相贴。下缘钝圆，伸向后下方。上缘较锐，有 2～3 个切迹，称脾切迹，是临床上触诊脾的重要标志(图 7-71)。

2. 脾的微细结构 脾的表面有致密结缔组织形成的被膜。被膜的外面覆有一层间皮。被膜的结缔组织伸入脾内形成小梁,构成脾的支架。

脾的实质由淋巴组织和大量血细胞构成,分白髓和红髓两部分(图 7-72)。

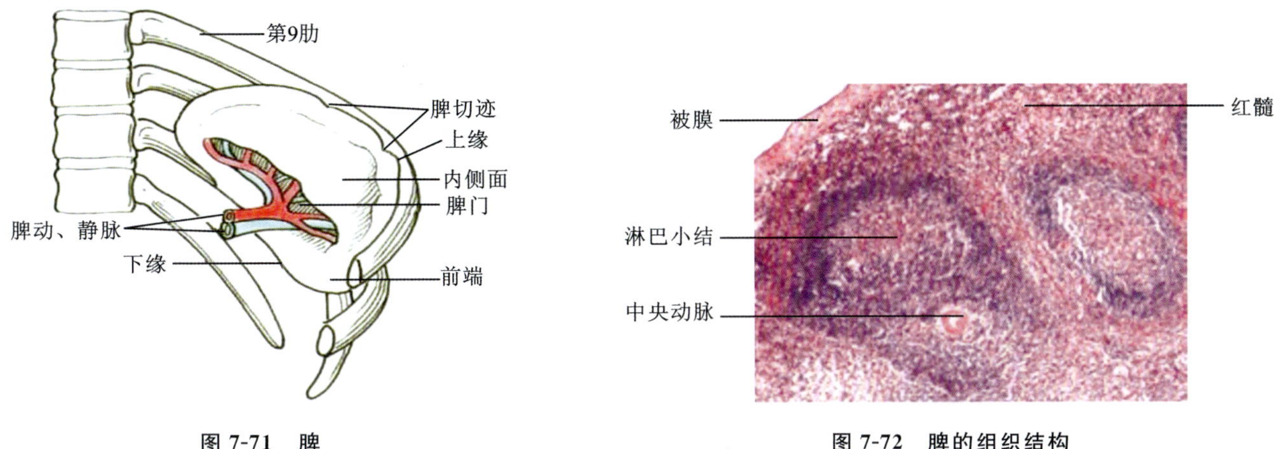

图 7-71 脾　　图 7-72 脾的组织结构

(1) 白髓:散在于红髓中,由动脉周围淋巴鞘和淋巴小结(脾小结)两部分组成。动脉周围淋巴鞘为围绕在中央动脉周围的淋巴组织,主要由 T 淋巴细胞构成。淋巴小结位于动脉周围淋巴鞘的一侧,主要由 B 淋巴细胞构成。

(2) 红髓:由脾索和脾窦组成,其内含有大量红细胞,故呈红色。脾索呈条索状,互相连接成网,索内主要含 T 淋巴细胞。脾窦位于脾索之间,是腔隙不规则的血窦,窦壁附近有较多的巨噬细胞。

3. 脾的功能

(1) 过滤血液:脾内巨噬细胞能吞噬、清除进入血液内的细菌、异物以及衰老的红细胞和血小板。

(2) 造血:胚胎时期,脾能产生各种血细胞。出生后,脾只能产生淋巴细胞,但仍保持产生多种血细胞的潜能,当机体需要时,脾可恢复产生各种血细胞的功能。

(3) 参与免疫反应:脾内的淋巴细胞和巨噬细胞都参与机体的免疫反应。

(4) 储存血液:红髓约可储存 40 mL 血液。

(三) 胸腺

1. 胸腺的位置和形态 胸腺位于胸骨柄的后方,主要位于上纵隔的前部(图 7-73)。

胸腺为锥体形,分左、右两叶,色灰红,质柔软。儿童时期胸腺发达,青春期以后,胸腺开始退化萎缩,成人胸腺多被结缔组织代替。

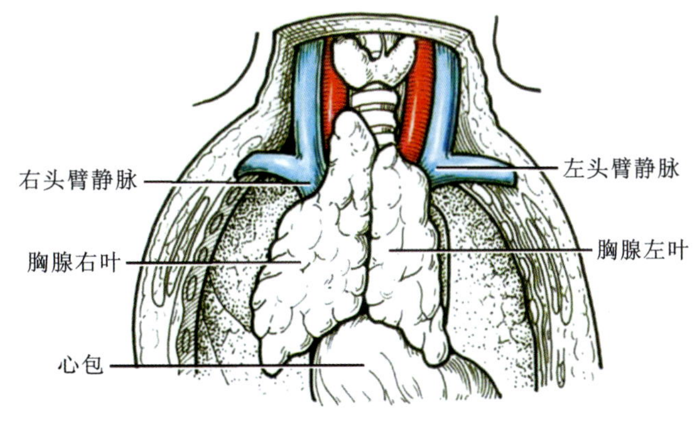

图 7-73 胸腺

2. 胸腺的微细结构 胸腺是实质性器官,表面包有结缔组织被膜,结缔组织伸入胸腺实质,将其分成许多不完整的胸腺小叶,每个小叶都分浅表部分的皮质和深部的髓质(图7-74)。

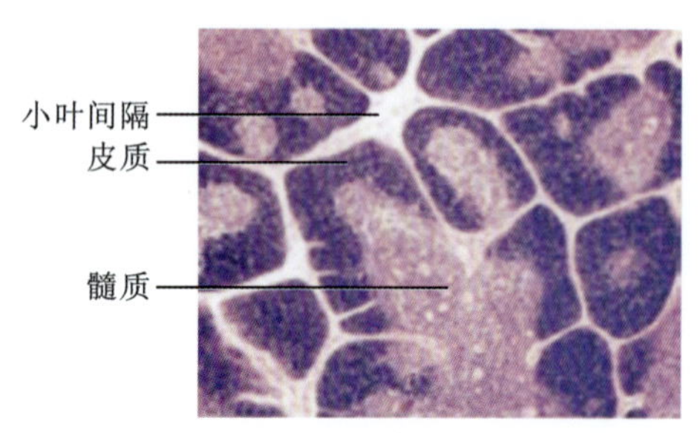

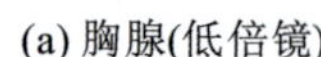
(a) 胸腺(低倍镜)

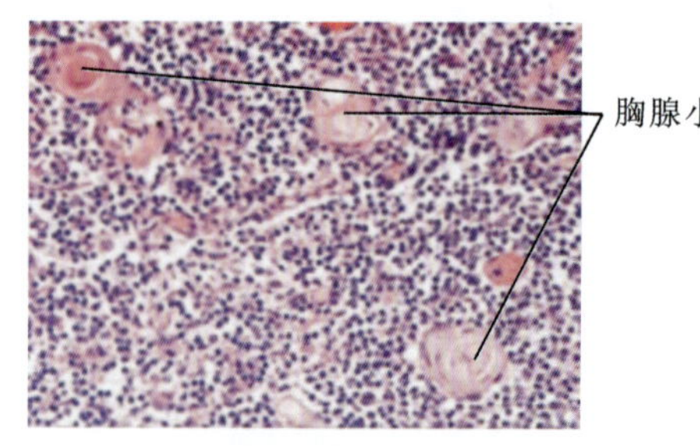

(b) 胸腺髓质(高倍镜)

图 7-74　胸腺的组织结构

胸腺的实质主要由上皮性网状细胞和淋巴细胞构成。胸腺内的淋巴细胞都是 T 淋巴细胞,又称胸腺细胞。上皮性网状细胞呈星形或多边形,髓质内的上皮性网状细胞较多。扁平的上皮性网状细胞呈同心圆排列形成胸腺小体,是胸腺的特征性结构。

3. 胸腺的功能　胸腺的主要功能是分泌胸腺素和产生 T 淋巴细胞。

胸腺素由上皮性网状细胞分泌,它可使从骨髓来的造血干细胞分裂和分化,成为具有免疫活性的 T 淋巴细胞,再经血液迁移到淋巴结和脾等淋巴器官,成为这些器官 T 淋巴细胞的发生来源,因此胸腺是人体重要的免疫器官,是 T 淋巴细胞分化成熟的场所。当 T 淋巴细胞充分繁殖并播散到其他淋巴器官后,胸腺的重要性也就逐渐降低。

小　结

脉管系统由心血管系统和淋巴系统组成。心血管系统是一个封闭的管道系统,由心脏和血管所组成。心脏是动力器官,血管是运输血液的管道。通过心脏有节律性地收缩与舒张,推动血液在血管中按照一定的方向不停地循环流动,称为血液循环。血液循环是机体生存最重要的生理机能之一。由于血液循环,血液的全部机能才得以实现,并随时调整分配血量,以适应活动着的器官、组织的需要,从而保证了机体内环境的相对恒定和新陈代谢的正常进行。循环一旦停止,生命活动就不能正常进行,最后将导致机体的死亡。淋巴系统是心血管系统的辅助系统,由淋巴管道、淋巴组织和淋巴器官组成。本章详细叙述了心腔的结构、功能,人体动脉、静脉的结构走行,大小循环的走行及其连接,淋巴系统的组成、引流范围,浅、深淋巴结的分布及收集范围,为医护学生临床课的学习打下坚实基础。

模拟试题

一、名词解释

1. 血液循环　2. 心包　3. 卵圆窝　4. 静脉角　5. 危险三角　6. 淋巴

二、填空题

1. 心血管系统由________、________、________和________所组成。

2. 根据血液循环途径,将血循环分为________和________。

3. 心房和心室表面分界的标志是________,左、右心室表面的分界标志是________和________。

4. 右心房的 3 个入口为________、________和________,其出口为________。左心房的 4 个入口为________、________、________和________,其出口为________。

5. 心传导系统包括________、________、________和________。

6. 心包是包裹________及________的纤维浆膜囊,它可分为________和________。

7. 主动脉弓凸侧的分支自右向左依次发出________、________和________。

8. 在肘窝稍上方,肱二头肌肌腱的内侧,可触到________动脉搏动,该处常为临床测量________的听诊部位。

9. 胸主动脉的主要脏支有________、________和________。

10. 腹腔干由________发出,立即分出________、________和________三大支。

11. 在股三角内,股动脉位于________外侧,________的内侧,位置表浅。在________中点稍下方可触到搏动。

12. 贵要静脉起于________经过前臂________,肘________,肱二头肌________。达上臂中部内侧,穿过________,注入________。

13. 大隐静脉起于________,经过内踝________、小腿________、膝关节________、大腿________穿过________,注入________。

14. 小隐静脉起于________,经过________、________到达腘窝处,穿过________注入________。

15. 淋巴系统由________、________和________构成。

16. 胸导管起自________,注入________。

17. 淋巴结的实质分为两部分,位于浅层的称________,位于深层的称________。

18. 脾的实质可分为________和________两部分。

三、选择题

【A1 型题】

1. 心血管系统不包括(　　)。

A. 心　B. 静脉　C. 毛细血管　D. 淋巴管　E. 动脉

2. 体循环终于(　　)。

A. 左心房　B. 左心室　C. 右心房　D. 右心室　E. 冠状窦

3. 二尖瓣位于(　　)。

A. 主动脉口　B. 肺动脉口　C. 左房室口　D. 右房室口　E. 冠状窦口

4. 在活体上不易触及搏动的动脉是(　　)。

A. 桡动脉　B. 颞浅动脉　C. 足背动脉　D. 子宫动脉　E. 股动脉

5. 肝门静脉(　　)。

A. 由肠系膜上、下静脉合成
B. 有丰富的静脉瓣
C. 直接注入下腔静脉
D. 与上、下腔静脉系之间有多处吻合
E. 收集腹腔内所有不成对脏器的静脉血

6. 从主动脉升部发出的分支是(　　)。

A. 食管动脉　B. 支气管动脉　C. 肋间后动脉
D. 冠状动脉　E. 胸廓内动脉

7. 直接注入下腔静脉的静脉是(　　)。

A. 肾静脉　B. 肝门静脉　C. 左侧睾丸静脉
D. 肠系膜上静脉　E. 脾静脉

8. 心的正常起搏点是(　　)。

A. 心房肌　B. 心室肌　C. 窦房结　D. 房室结　E. 房室束

9. 胸导管的收集范围:(　　)。

A. 上半身的淋巴
B. 下半身的淋巴
C. 左半身的淋巴
D. 下半身与左侧上半身的淋巴
E. 下半身与右侧上半身的淋巴

10. 脾:(　　)。

A. 位于右季肋区
B. 长轴与肋弓一致
C. 上缘有 2～3 个脾切迹
D. 质软不易破裂
E. 正常情况下在肋弓下可触及

11. 心室舒张时,防止血液逆流的装置是(　　)。

A. 二尖瓣
B. 三尖瓣
C. 主动脉瓣和二尖瓣
D. 肺动脉瓣和二尖瓣
E. 主动脉瓣和肺动脉瓣

12. 卵圆窝位于(　　)。
A. 左心房的房间隔下部
B. 右心室的室间隔上部
C. 左心室的室间隔上部
D. 右心房的房间隔下部
E. 右心房前壁
13. 冠状窦注入(　　)。
A. 左心房　B. 右心房　C. 右心室　D. 左心室　E. 上腔静脉
14. 常用于压迫止血的动脉不包括(　　)。
A. 面动脉　B. 颞浅动脉　C. 腋动脉　D. 股动脉　E. 指掌侧固有动脉
15. 下列静脉中,不是下腔静脉直接属支的是(　　)。
A. 门静脉　B. 肝静脉　C. 左肾静脉　D. 左腰静脉　E. 右睾丸静脉
16. 肝静脉注入(　　)。
A. 肝脏　B. 右心房　C. 上腔静脉　D. 门静脉　E. 下腔静脉
17. 门静脉是由(　　)。
A. 肠系膜上、下静脉合成的
B. 肝静脉和脾静脉合成的
C. 附脐静脉和胃左静脉合成的
D. 脾静脉和肠系膜上静脉合成的
E. 由上述所有的静脉一起合成的
18. 贵要静脉一般注入(　　)。
A. 桡静脉　B. 尺静脉　C. 头静脉　D. 肱静脉　E. 腋静脉
19. 静脉角位于(　　)。
A. 颈内、外静脉汇合处
B. 左、右头臂静脉汇合处
C. 锁骨下静脉与颈内静脉汇合处
D. 颈外静脉注入锁骨下静脉处
E. 奇静脉注入上腔静脉处
20. 大隐静脉(　　)。
A. 在足前面起自足背静脉弓外侧
B. 行经内踝前方
C. 于耻骨结节内下方 3～4 cm 处穿筋膜注入股静脉
D. 在内踝前位置最深
E. 在穿筛筋膜前接受腹壁下静脉等 5 条浅静脉
21. 小隐静脉(　　)。
A. 在足背前面起于足背静脉弓
B. 经外踝前方转至小腿后面
C. 沿小腿外侧面上行
D. 在腘窝穿深筋膜,注入腘静脉
E. 缺乏静脉瓣
22. 下列静脉中哪一支属门静脉系?(　　)
A. 肝静脉　B. 肾静脉　C. 肠系膜下静脉
D. 卵巢静脉　E. 直肠下静脉
23. 头静脉:(　　)。
A. 起于手背静脉网尺侧
B. 在肘窝处位于深筋膜深面
C. 沿肱二头肌内侧沟上行
D. 延续为肱静脉
E. 在肘窝处通过肘正中静脉与贵要静脉交通
24. 行经三角肌胸大肌沟的静脉是(　　)。
A. 贵要静脉　B. 腋静脉　C. 锁骨下静脉
D. 头静脉　E. 肱静脉
25. 淋巴干的数目是(　　)。
A. 8 条　B. 9 条　C. 10 条　D. 11 条　E. 7 条
26. 胸导管收集的范围是(　　)。

A. 上半身的淋巴
B. 右半身的淋巴
C. 下半身与左侧半身的淋巴
D. 下半身与右侧半身的淋巴
E. 上半身与左侧下半身的淋巴

27. 颈外侧浅淋巴结(　　)。

A. 位于胸锁乳突肌的深面
B. 沿颈外静脉排列
C. 收集头面部全部淋巴
D. 输出管组成颈干
E. 以上均不对

28. 不成对的淋巴干是(　　)。

A. 肠干
B. 腰干
C. 锁骨下干
D. 支气管纵隔干
E. 颈干

四、问答题

1. 试述体循环和肺循环的循环途径、特点和功能。
2. 试述心脏的位置和毗邻关系。
3. 试述门静脉的组成、属支、结构特点以及与上、下腔静脉的交通途径。
4. 阑尾发炎时,从头静脉滴注给药发挥治疗作用,药物经什么途径到达阑尾病灶的?
5. 在活体上容易摸到哪些动脉的搏动?
6. 说出全身主要浅静脉的名称及其临床意义。

张维杰　陆　斌　刘　斌

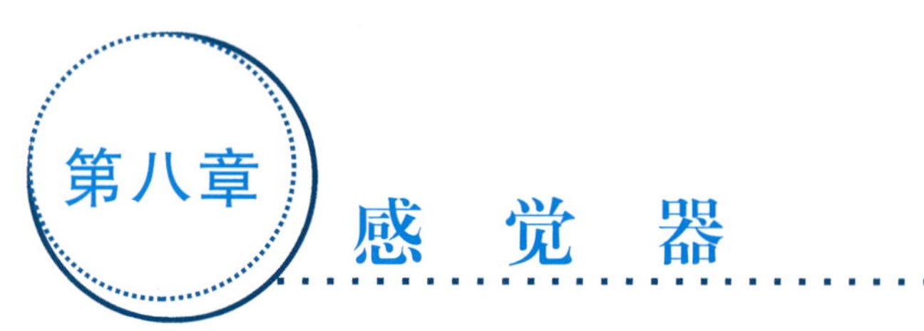

第八章 感觉器

学习目标

掌握：眼的屈光系统，房水的产生及循环途径；鼓膜的位置、形态及作用，咽鼓管的开口及交通。

熟悉：感受器与感觉器的概念；眼球的构造，结膜的分部和形态结构；泪腺和泪道的形态、位置和开口；眼球外肌的名称和位置；中耳的组成，鼓室的位置、毗邻及意义，骨迷路和膜迷路各部的形态结构。

了解：眼睑的形态、构造及其临床意义；眼的血管外；耳道的形态、分部、位置，听小骨位置、名称和排列，声波的传导途径。

第一节 概　述

感觉器是机体感受刺激的装置，是感受器及其附属结构的总称。感受器主要是指能感受某种刺激而产生兴奋的结构。感受器的功能是感受机体内、外环境的相应刺激并将之转换为神经冲动。该神经冲动经过感觉神经系统和中枢神经系统的传导通路传到大脑皮质，从而产生相应的感觉。感受器的分类方法较多，根据其所在部位、接受刺激的来源和特化的程度可分为三类。

1. 外感受器　分布在皮肤、黏膜、视器和听器等处，接受来自外界环境的刺激，如触、压、痛、温度、光、声等物理刺激和化学刺激。

2. 内感受器　分布在内脏和血管等处，接受来自这些器官的物理刺激或化学刺激，如压力、渗透压、温度、离子浓度及化合物浓度等。

3. 本体感受器　分布在肌、肌腱、关节和内耳位觉器等处，接受躯体运动、肌张力和头部位置改变等刺激。

感受器广泛地分布于机体各部，其形态和功能各不相同。有的结构十分简单，仅为感觉神经的游离末梢；有的结构较为复杂，由一些组织结构形成被囊包裹神经末梢构成，如环层小体、触觉小体等。而感觉器不仅感受装置更为完善，而且具有复杂的附属装置。例如，视觉器官（视器）除光感受器（视网膜）之外，还包括眼的屈光系统和保护、运动装置等。听觉器官不仅包括声音感受器，还包括耳的其他结构，如耳的传音部分。视器、听器等属特殊感觉器，或简称感觉器。

第二节 视　器

视器由眼球和眼副器两部分组成。眼球具有屈光成像和将光的刺激转换为神经冲动的作用。眼副器位于眼球周围或附近，包括眼睑、结膜、泪器、眼球外肌以及眶筋膜和眶脂体等。

眼球的水平切面如图 8-1 所示。

一、眼球

眼球是视器的主要部分，近似球形，位于眼眶内，借筋膜与眶壁相连。眼球前面有眼睑保护，后面由视

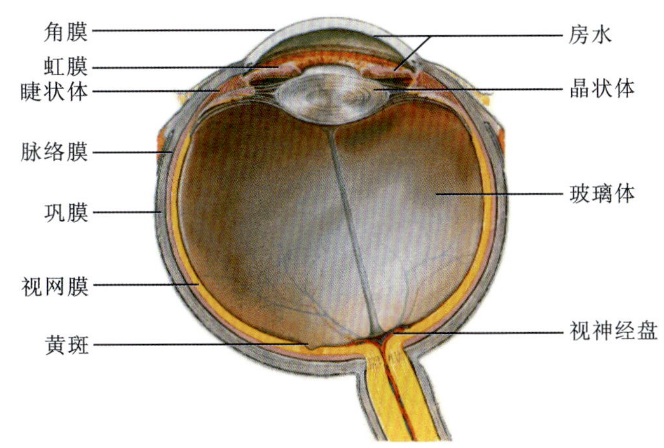

图 8-1 眼球的水平切面(右侧)

神经连于间脑,周围附有泪腺和眼球外肌等眼副器,并有眶脂体衬垫。

（一）眼球壁

眼球壁由外、中、内三层膜构成。

1. 眼球纤维膜 眼球纤维膜即外膜,为眼球的最外面,由坚韧的致密结缔组织组成,具有维持眼球外形和保护眼球内容物的作用。可分为角膜和巩膜两部分。

(1) 角膜位于眼球正前方,占外膜的前 1/6,致密透明,曲度较大,有屈光作用。角膜内无血管但有丰富的感觉神经末梢,故角膜的感觉十分敏锐。

(2) 巩膜占外膜的后 5/6,不透明,呈乳白色。在巩膜与角膜交界处,深部有一环形小管,称巩膜静脉窦,是房水循环的通道。

2. 眼球血管膜 眼球血管膜即中膜,位于纤维膜的内面,含丰富的血管、神经和色素,呈棕褐色,具有营养眼内组织、调节进入眼球光亮和产生房水的作用。中膜可分为虹膜、睫状体和脉络膜三部分。

(1) 虹膜:中膜的最前部,呈冠状位圆盘形的薄膜,中央有圆形的瞳孔。虹膜把角膜和玻璃体之间的腔隙分成较大的眼前房和较小的眼后房,二者借瞳孔相通。在前房内,虹膜和角膜交界处构成虹膜角膜角,又称前房角。虹膜内有两种不同方向排列的平滑肌:环绕瞳孔周围的称瞳孔括约肌;呈放射状排列的称瞳孔开大肌。它们分别缩小瞳孔和开大瞳孔。在弱光下或看远方时,瞳孔开大,在强光下或看近距离物体时瞳孔缩小。在活体,透过角膜可见虹膜和瞳孔。虹膜的颜色有人种差异,可有黑、棕、蓝和灰色等数种。颜色的深浅个体之间也有区别,通常是由所含色素的多寡而定。

(2) 睫状体:脉络膜向前的延伸,位于巩膜与角膜移行处的内面(图 8-2),在眼球的矢状面上呈三角形,是中膜的最肥厚部分。其后部较平坦,称睫状环;前部有许多向内突出的皱襞,称睫状突。由睫状体发出睫状小带与晶状体相连。睫状体内有平滑肌,称睫状肌,该肌的收缩与舒张,可使睫状小带松弛与紧张,从而调节晶状体的曲度。

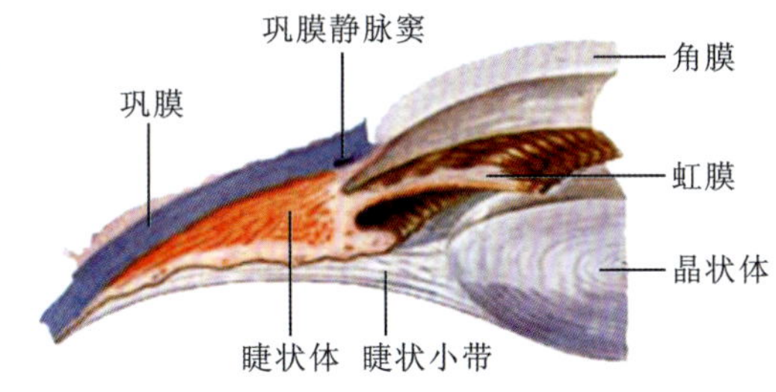

图 8-2 眼球前部的断面

(3) 脉络膜:占中膜的后 2/3,为柔软的薄膜,后方有视神经穿过,外与巩膜疏松结合,其间有血管、淋巴管。其功能是营养眼球壁和吸收眼内分散的光线以避免扰乱视觉。

3. 视网膜 视网膜即内膜,紧贴在血管膜的内面,分两层。外层为色素上皮层,由含大量色素的单层细胞组成。内层结构复杂,含有感光细胞等多种神经细胞。视网膜自后向前可分为三部分,即视部、睫状体部和虹膜部。后二者贴附睫状体和虹膜的内面,无感光作用,又称盲部。视部附着在脉络膜的内面,以锯状缘与盲部为界,为视器的感光部分。视网膜的内、外两层容易分离,在固定标本上揭取视网膜时,常见色素上皮层保留在脉络膜上。某些病理情况导致的视网膜剥离症即此二层的分离。视部的后部最厚,愈向前愈薄。在视网膜后部称眼底,有一白色圆形隆起,称视神经盘或视神经乳头(图 8-3),此处无感光细

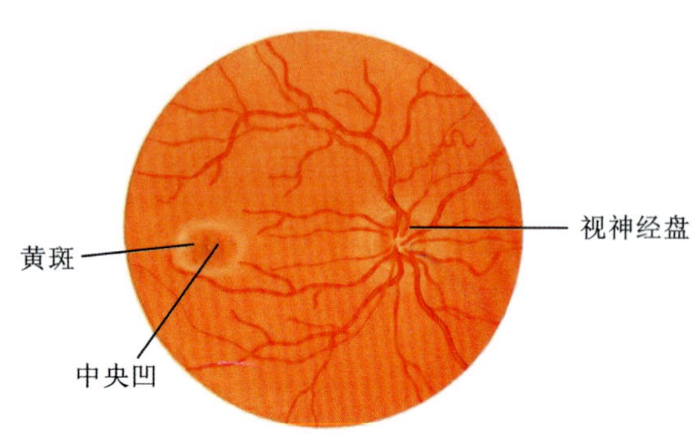

图 8-3 眼底镜所见

胞，故称盲点。盲点是视神经的起始和视网膜中央动、静脉的出入处。在视神经盘的颞侧约 3.5 mm 处有一黄色区域称黄斑，其中央有一凹陷称中央凹，是感光最敏锐的部位。

（二）眼球内容物

眼球内容物包括房水、晶状体和玻璃体。这些结构和角膜一样透明且无血管分布，具有屈光作用，称为眼的屈光系统。

1. 房水　房水是澄清的液体，充满眼房内。由睫状体产生后自眼后房经瞳孔入眼前房，然后由虹膜角膜角入巩膜静脉窦，汇入眼静脉。房水除具有屈光作用外，还具有营养角膜和晶状体以及维持眼内压的作用。

房水经常循环更新，如循环障碍时，则充滞眼房中，引起眼内压增高，可致视力受损，临床上称之为青光眼。

知识链接

眼　压

眼压就是眼球内部的压力，简称为眼压。它是眼内容物对眼球壁施加的均衡压力。正常眼压的范围为 1.47～2.79 kPa(11～21 mmHg)。引起眼压高的因素有房水、晶状体、玻璃体，但对眼压影响最大的是房水。

2. 晶状体　晶状体位于虹膜与晶状体之间，借睫状小带与睫状体相连；呈双凸透镜状，后面较前面凸隆，无色透明，具有弹性，不含血管和神经。晶状体外包具有高度弹性的薄膜，称晶状体囊。晶状体周围部较软，称晶状体皮质；中央部较硬，称晶状体核。晶状体是眼球屈光系统的主要装置。当视近物时，睫状体肌收缩，睫状突向前内移动，睫状小带放松，晶状体因本身的弹性回缩变凸，屈光力增强，使物像能聚焦于视网膜上。视远物时，睫状肌舒张睫状突向后外退移，睫状小带拉紧，牵拉晶状体变薄，屈光力减弱。

3. 玻璃体　玻璃体是无色透明的胶状物质，表面覆有玻璃体囊。它充满于晶状体和视网膜之间，除有屈光作用外，尚有支撑视网膜的作用。若玻璃体发生混浊，可影响视力。若支撑作用减弱，可导致视网膜剥离。

知识链接

老花眼和白内障

老花眼是眼病，随着年龄的增长，晶状体核逐渐硬化，使晶状体的弹性逐渐衰弱，因此眼的调节作用随之减退，从而看近物模糊，伴有调节性疲劳症状，多发于中年人。

当眼睛内原本清晰透明的晶状体变得混浊，这就是白内障。晶状体会随着年龄老化，这就是白内障形成的主因，另外，糖尿病、外伤、药物以及先天性因素都能引起白内障。

二、眼副器

眼副器包括眼睑、结膜、泪器、眼球外肌以及眶筋膜和眶脂体等，对眼球起保护、运动和支持作用。

（一）眼睑

眼睑位于眼球前方，分上睑和下睑，位于眼球前方为保护眼球的屏障。上、下睑之间的裂隙称睑裂。睑裂的内、外侧端分别称内眦和外眦。上、下睑的内侧端各有一小突起，突起的顶部有一小孔，称泪点，是泪小管的开始处。上、下睑都有前、后两面。前面为皮肤，后面为结膜。二者之间有皮下组织、肌层和睑板。前后两面移行部称睑缘。睑缘有睫毛，上下睫毛均弯曲向前，故闭眼时并不妨碍睑裂的关闭。睫毛根部有睫毛腺，此腺的急性炎症称睑腺炎，又称麦粒肿。眼睑的皮肤细薄，皮下组织疏松，故可因积水或出血而肿胀。肌层主要是眼轮匝肌的睑部，该肌收缩时睑裂关闭。

睑板由致密结缔组织构成，呈半月形。睑板内有许多睑板腺，与睑缘成垂直排列，并开口于睑缘。睑板腺分泌油样液体，有润滑睑缘防止泪液外溢的作用。睑板腺被阻塞时，形成睑板腺囊肿，又称霰粒肿。

（二）结膜

结膜是一层薄而透明的黏膜，覆盖在眼睑的后面和眼球的前面，富有血管。按其所在部位可分为睑结膜、球结膜、结膜穹隆三部。睑结膜，紧贴于眼睑后面，与睑板紧密相连，透明而光滑，其深面的血管与睑板腺清晰可见。球结膜，覆盖于眼球的表面。结膜穹隆（穹隆结膜），位于睑结膜与球结膜的移行处，形成结膜上穹和结膜下穹，多皱襞，便于眼球移动。结膜围成的囊状腔隙称结膜囊，通过睑裂与外界相通。

（三）泪器

泪器由泪腺和泪道组成（图 8-4）。泪道包括泪点、泪小管、泪囊和鼻泪管。

1. 泪腺　泪腺位于眶上壁外侧部的泪腺窝内，有 10～20 条排泄小管开口于结膜上穹的外侧部。泪腺分泌的泪液有冲洗结膜囊内异物、湿润角膜和杀菌作用。

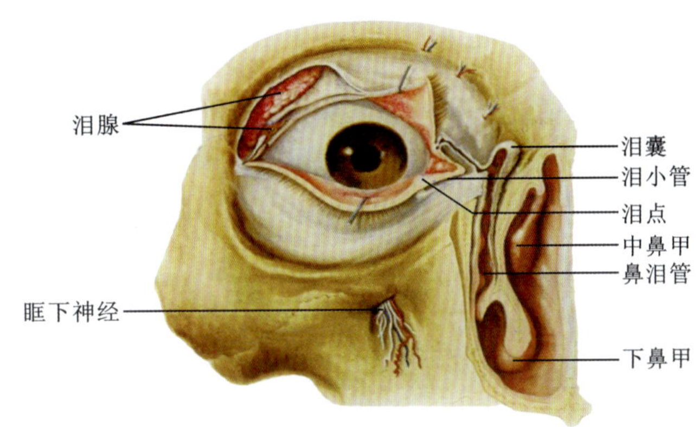

图 8-4　泪器（右侧）

2. 泪道　泪道包括泪点、泪小管、泪囊和鼻泪管。

(1) 泪点：为上下眼睑内侧端一小的突起，其顶端有一针尖样的小孔，它是泪小管的入口。

(2) 泪小管：在眼睑的皮下，为连接泪点和泪囊的小管，共同开口于泪囊。

(3) 泪囊：位于眼眶内侧壁的泪囊窝内，为一膜性囊。上部为一盲端，下部移行于鼻泪管。

(4) 鼻泪管：为膜性管道。鼻泪管上部包埋于骨性鼻泪管中，与骨膜紧密结合；下部在鼻腔外侧壁黏膜深面，末端开口于下鼻道的前份。

（四）眼球外肌

眼球外肌共有 7 块，均为骨骼肌（图 8-5），统称为视器的运动装置。

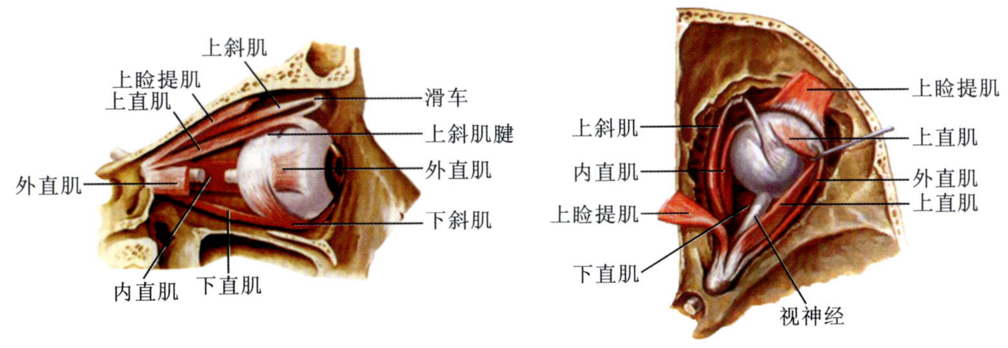

图 8-5　眼球外肌

1. 上睑提肌 起自视神经管的上缘，向前经宽阔的腱膜止于上眼睑。上睑提肌的功能为提上睑，由动眼神经支配。

2. 运动眼球的肌 主要包括4条直肌和两条斜肌。各直肌共同起自视神经管周围的总腱环，各肌向前，在眼球中纬线的前方，分别止于巩膜的上、下、内侧和外侧。上直肌在上睑提肌的下面，眼球的上方，使眼球转向上内方。下直肌在眼球的下侧，使眼球转向下内方。内直肌在眼球的内侧，使眼球转向内侧。外直肌在眼球的外侧，使眼球转向外侧。

知识链接

隐 斜 视

隐斜视是一种潜在性眼位偏斜，但能在融合反射控制下保持双眼单视，以强制两眼球保持在正位而不显出偏斜，一旦大脑融合作用遭到阻断(如一眼被遮盖时)或失去控制(如在过度使用目力或精神疲劳时)，眼位偏斜就会表现出来。因此，隐斜视与显斜视之间，只是程度上而不是性质上的区别。轻者无症状，重者由于眼肌疲劳有头痛、眼痛、眼睑沉重感、视物模糊，甚至可有暂时性复视及眩晕、恶心等症状，但稍稍休息后，症状即可消失。

两条斜肌即上斜肌和下斜肌。上斜肌起自视神经管的总腱环，位于上直肌和内直肌之间，使眼球转向下外方。下斜肌起自眶下壁的内侧近前缘处，斜向后外行于下直肌与眶下壁之间，使眼球转向上外方。眼球的正常运动即由这六条肌协同完成。如仰视时，必须两侧上直肌(向上内)和下斜肌(向上外)同时收缩。侧视是一侧的外直肌和另一侧的内直肌同时收缩；两眼聚视中线(聚合)时，则必须两眼的内直肌同时收缩方可。

(五) 眶筋膜和眶脂体

眼球、眼肌和泪器并未充满眶腔，其间的间隙填充大量的脂肪组织，称眶脂体。眶脂体与眼球的后外部间，隔有致密的纤维膜，称为眼球筋膜，又称眼球鞘。眼球在囊内可灵活转动。

三、视器的血管及神经

(一) 视器的动脉

眼球及眼副器的血液供应，除眼睑浅层组织和泪囊的一部分来自颈外动脉的分支面动脉外，其余几乎完全是由颈内动脉的分支眼动脉供应的。

视器动脉起自颈内动脉，与视神经一起经视神经管入眶，先在视神经的外侧，然后在上直肌的下方越至眼眶的内侧前行，终于滑车上动脉。眼动脉在行程中发出分支供应眼球、眼球外肌、泪腺和眼睑等。其最重要的分支为视网膜中央动脉。

视网膜中央动脉是眼动脉的一小分支，在眼球后方穿入视神经，行于视神经中央，从视神经盘穿出，再分为四支，即视网膜鼻侧上、下小动脉和颞侧上、下小动脉，营养视网膜内层，但黄斑的中央凹无血管分布。临床上常用眼底镜观察此动脉，以帮助诊断某些疾病。

(二) 视器的静脉

眶内血液通过眼静脉回流，主要有眼上静脉和眼下静脉。前者起自眶的前内侧，向后经眶上裂注入海绵窦。后者起自眶下壁和内侧壁的静脉网，向后分为两支，一支经眶上裂注入眼上静脉，另一支经眶下裂注入翼静脉丛。

眼球内的静脉主要有眼上、下静脉，其属支收集眼球和眼副器的静脉血后经眶上裂入颅腔汇入海绵窦。眼静脉无静脉瓣，向前与面静脉吻合，向后注入海绵窦，因此，面部感染可经此途径侵入颅内。

(三) 视器的神经

视器的神经支配来源较多。除视神经连于眼球外，其感觉神经来自三叉神经。眼球外肌由第Ⅲ、Ⅳ、Ⅵ对脑神经支配，睫状肌和瞳孔括约肌受副交感神经支配，瞳孔开大肌受交感神经支配。

第三节 前庭蜗器

前庭蜗器又称位听器或耳，包括听器和前庭器两部分。它们的机能虽然不同，但结构上紧密相关，难以分割。前庭蜗器包括外耳、中耳和内耳三部分（图8-6），其中外耳和中耳是收集声波和传导声波的装置，内耳是接受声波和位置刺激的感受器。

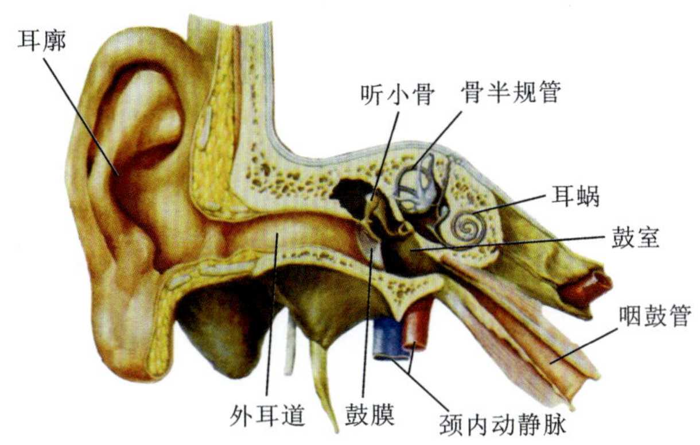

图8-6 前庭蜗器模式图（右侧）

一、外耳

外耳包括耳廓、外耳道和鼓膜三部分。

（一）耳廓

耳廓位于头部两侧，凸面向后，凹面朝向前外。耳廓的上方大部以弹性软骨为支架，外覆皮肤，皮下组织很少，但血管、神经丰富；下方的小部内无软骨，仅含结缔组织和脂肪，名为耳垂，是临床上常用的采血部位。

（二）外耳道

外耳道是自外耳门至鼓膜的管道，成人长2.0～2.5 cm。其外1/3为软骨部，是耳廓软骨的延续；内2/3为骨部，为颞骨所成。两部交界处较狭窄。外耳道是一弯曲的管道，从外向内，其方向是先向前上，次稍向后，然后复向前下。外耳道软骨都有可动性，做外耳道检查时，向后上方牵拉耳廓，即可拉直外耳道，观察鼓膜。婴儿外耳道骨部和软骨部发育未完全，故外耳道短而狭窄，其鼓膜的位置较近水平，故检查鼓膜时，须将耳廓向后下方牵拉。外耳道的皮肤较薄，皮下组织稀少，与软骨膜和骨膜附着甚紧，故炎性肿胀时常疼痛剧烈。外耳道的皮肤除含有毛囊、皮脂腺外，还含有耵聍腺，能分泌耵聍，干燥后形成痂块，可因下颌关节的运动而向外脱落。如凝结成块阻塞外耳道，则称耵聍栓塞，可妨碍听力。

知识链接

老年性耳聋

老年性耳聋出现的迟早、程度的轻重、发展的快慢，受体质、性别、生活习惯、工作环境、药物、饮食，以及是否合并全身慢性疾病等多种因素的影响。医学研究证明，吸烟、噪音、心血管疾病、使用耳毒性药物和维生素缺乏易促使听力下降，发生老年人早聋。

（三）鼓膜

鼓膜是位于外耳道底与中耳鼓室之间的一椭圆形半透明的薄膜（图8-7）。鼓膜在外耳道底呈倾斜位，与外耳底约成45°的倾斜角。其外侧面向前、下、外侧倾斜，所以外耳道的前壁及下壁较长。鼓膜前上1/4的三角形区薄而松弛，称为松弛部，在活体呈淡红色；鼓膜后3/4的部分坚实而紧张，称为紧张部，在

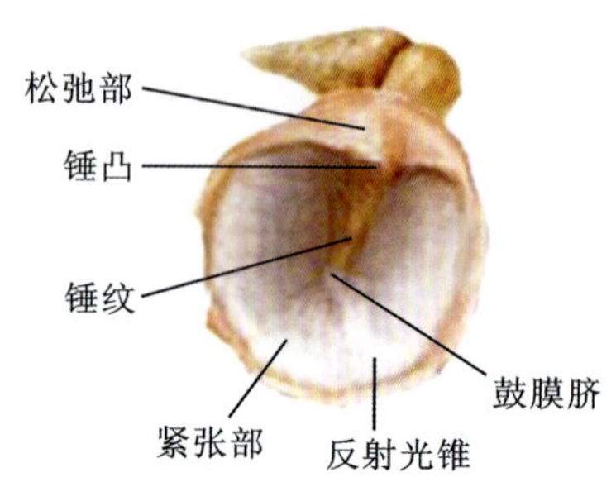

图 8-7 右鼓膜(外侧观)

活体呈灰白色。鼓膜中心向凹陷称鼓膜脐。在活体鼓膜前下部有一三角形的反光区称光锥。光锥消失是鼓膜内凹陷的重要标志。

二、中耳

中耳位于外耳和内耳之间,包括鼓室、咽鼓管、乳突窦和乳突小房,为一含气的不规则腔道,大部分在颞骨岩部内。中耳是传导声波的主要部分,结构虽小,但极为重要。

(一)鼓室

鼓室是颞骨岩部内含气的不规则小腔,位于鼓膜与内耳之间(图 8-8),内有听小骨、韧带、肌、血管和神经。鼓室内面及上述结构皆覆有黏膜,此黏膜与咽鼓管和乳突小房内的黏膜相延续。

1. 鼓室壁 鼓室为一不规则腔隙,可分为 6 个壁。

(1) 上壁:为盖壁,即鼓室盖,是分隔鼓室与颅中窝的薄骨板。中耳炎时若破坏此壁,炎症可蔓延到颅内。

(2) 下壁:为颈静脉壁,是分隔鼓室和颈静脉窝的薄层骨板。

(3) 前壁:为颈动脉壁,即颈动脉管的后壁。此壁的上方有咽鼓管的开口。

(4) 后壁:上部有乳突窦的开口,由此向后连于乳突小房。开口稍下方有一锥形突起,称锥隆起,内藏镫骨肌。

(5) 外侧壁:大部分是鼓膜壁,鼓膜上方是颞骨鳞部骨质围成的鼓室上隐窝。

(6) 内侧壁:为内耳的外壁,也称迷路壁。此壁的中部隆凸,称岬。岬的后上方有卵圆形的孔洞,称前庭窗(卵圆窗),为镫骨底封闭。岬的后下方有圆形的孔,称蜗窗(圆窗),在活体有膜封闭,称第二鼓膜。在前庭窗的后上方有弓形隆起,称面神经管凸。内有面神经通过(图 8-8)。面神经管凸的骨壁甚薄,甚或缺如,在中耳炎症或施行中耳内手术时易损及面神经,造成面神经麻痹。

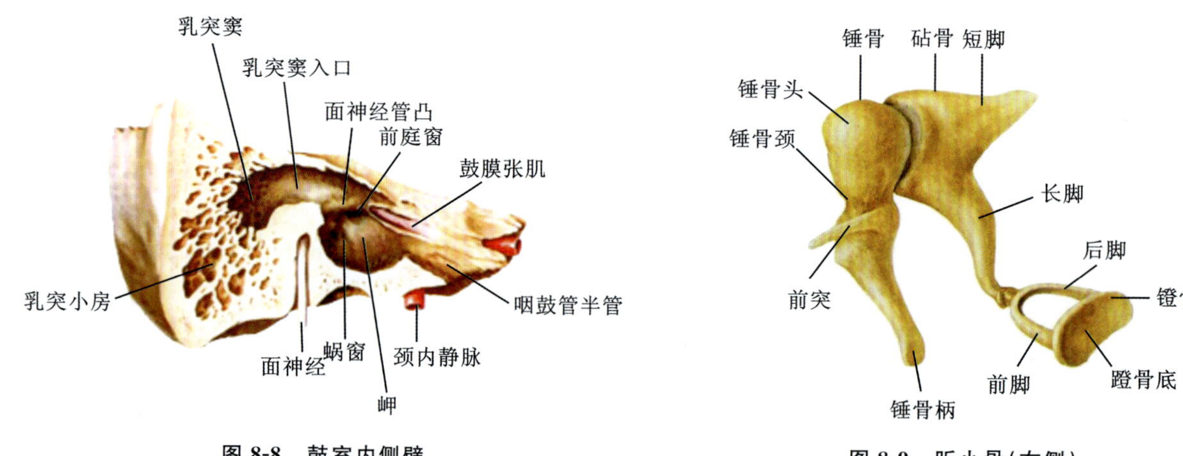

图 8-8 鼓室内侧壁

图 8-9 听小骨(右侧)

2. 听小骨 听小骨位于鼓室内,有 3 块,即锤骨、砧骨和镫骨(图 8-9)。3 块骨相互连接,连于鼓膜和前庭窗之间。3 块听小骨似一曲折的杠杆系统,当声波振动鼓膜时,3 块听小骨的连续运动使镫骨底在前庭窗上来回摇动,将声波的振动传入内耳。

3. 运动听小骨的肌 鼓室内有 2 块小肌肉与听小骨的活动有关:①鼓膜张肌;②镫骨肌。

(二)咽鼓管

咽鼓管连通咽腔和鼓室,使鼓室和外界的大气压相等,以便鼓膜振动。咽鼓管分骨部和软骨部。骨部以其鼓室口开口于鼓室的前壁。软骨部紧连骨部,其内侧端开口于鼻咽部的侧壁,平对下鼻甲的后方,即咽鼓管咽口。幼儿的咽鼓管较成人的短而平,腔径也较大,故咽部感染易沿咽鼓管侵入鼓室,引起中耳炎。咽鼓管咽口平时封闭,当吞咽或尽力张口时,咽口张开,空气进入鼓室。

（三）乳突窦和乳突小房

乳突窦及乳突小房是鼓室向后的延伸。乳突窦是鼓室与乳突小房间的小腔，新生儿已发育完成。乳突窦向前开口于鼓室，向后与乳突小房相通连。乳突小房为颞骨乳突内的许多含气小腔。这些小房互相通连，其大小可因年龄和发育状况而不同。乳突窦和乳突小房内都衬以黏膜，且与鼓室的黏膜相连续，故可因中耳炎而感染。

三、内耳

内耳是前庭蜗器的主要部分，由骨迷路和膜迷路组成，全部在颞骨岩部的骨质内，位于鼓室和内耳道底之间。骨迷路由致密骨质围成，是颞骨岩部骨质中的曲折隧道。膜迷路套在骨迷路内，二者之间的间隙充满外淋巴。膜迷路为一封闭的管道系统，管内充满内淋巴。内、外淋巴互不相通。位、听觉感受器即位于膜迷路内。

（一）骨迷路

骨迷路是由骨密质构成的管道，有后外向前内依次为骨半规管、前庭和耳蜗 3 部分（图 8-10）。它们相互连通，从前向后沿颞骨岩部的长轴排列。

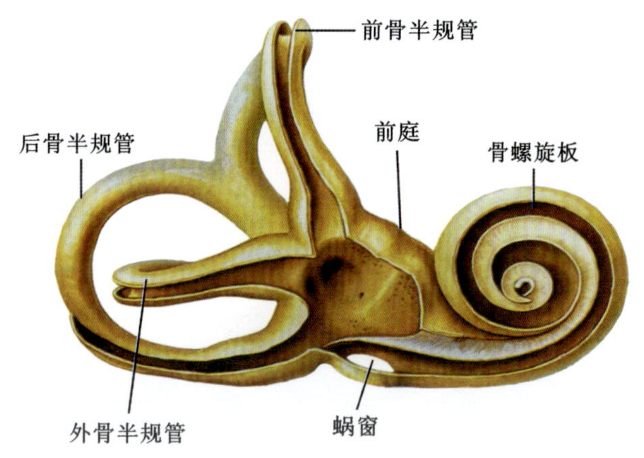

图 8-10　右侧骨迷路内面

1. 骨半规管　骨半规管位于骨迷路后部，是 3 个相互垂直排列的小管，分别称为前骨半规管、后骨半规管和外骨半规管。

2. 前庭　前庭位于骨迷路中部的空腔，内藏膜迷路的椭圆囊和球囊。前庭的后部有五个小孔通三个半规管，前部有一大孔，通连耳蜗。前庭的外侧壁即鼓室的内侧壁，有前庭窗。内侧壁是内耳道的底，有神经穿行。

3. 耳蜗　耳蜗位于前庭的前方，形如蜗牛壳。蜗底朝向后内（即内耳道底）；尖端朝向前外，称蜗顶。耳蜗的中央是骨松质组成的蜗轴，呈水平位圆锥形。耳蜗实为蜗螺旋管（骨蜗管）环绕蜗轴约两圈半形成。蜗螺旋管起于前庭，以盲端终于蜗顶。其底圈相当于鼓室内侧壁的岬的后部。自蜗轴发出的骨螺旋板突入蜗螺旋管，此板未达蜗螺旋管的对侧壁，其缺空处由膜迷路（蜗管）填补封闭。故耳蜗内共有三条管道：上方的前庭阶，起自前庭，于前庭窗处为中耳的镫骨所封闭；中间是蜗管，其尖端为盲端终于蜗顶处；下方是鼓阶，终于蜗窗上的第二鼓膜。前庭阶和鼓阶在蜗顶处借蜗孔彼此相通。

（二）膜迷路

膜迷路套于骨迷路内的封闭的膜性管道，其管径较小，借纤维束固定于骨迷路。膜迷路按部位分为膜半规管、椭圆囊和球囊、蜗管 3 部分（图 8-11）。

1. 膜半规管　膜半规管位于同名骨半规管内，形状与骨半规管相似，但管径较小。每个半规管内有一端膨大，称膜壶腹，在膜壶腹壁上的嵴状隆起，称壶腹嵴，它也是位觉感受器，能感受旋转运动的刺激。

2. 椭圆囊和球囊　椭圆囊和球囊位于前庭内。椭圆囊在后上方，后壁有 5 个开口，连通 3 个膜半规管，自前壁发出椭圆球囊管与球囊相连，并由此管发出内淋巴管，穿经前庭内侧壁至颞骨岩部后面，在硬脑

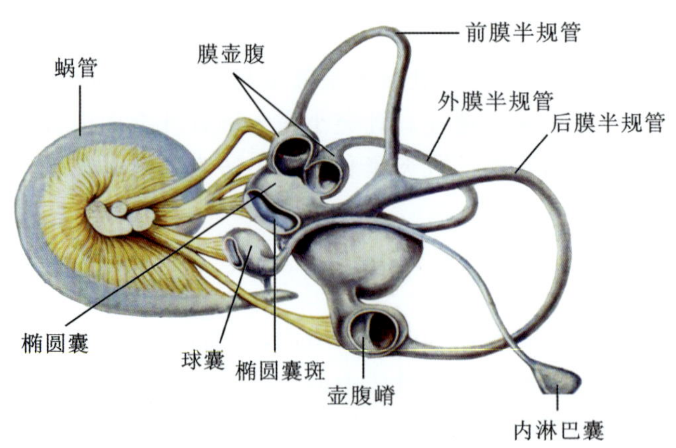

图 8-11　右侧膜迷路

膜下扩大为内淋巴囊。内淋巴可经此囊渗透到周围血管丛。球囊较小，靠前下方，下端借连合管连于蜗管。在椭圆囊内的底和前壁上有椭圆囊斑，球囊内的前壁上有球囊斑，它们是位觉感受器，能感受直线加速或减速运动。

3. 蜗管　蜗管套在蜗螺旋管内，尖端为盲端，起端以连合管连于球囊（图 8-12）。蜗管的横切面呈三角形，有上、外和下三个壁。其上壁为蜗管前庭壁（前庭膜），将前庭阶和蜗管隔开；外壁较厚，富有血管，与骨膜相结合；下壁由骨螺旋板和蜗管鼓壁（螺旋膜）组成，并与鼓阶相隔。螺旋膜又称基底膜，其上有螺旋器又称柯蒂氏器（Corti 器），是听觉感受器。

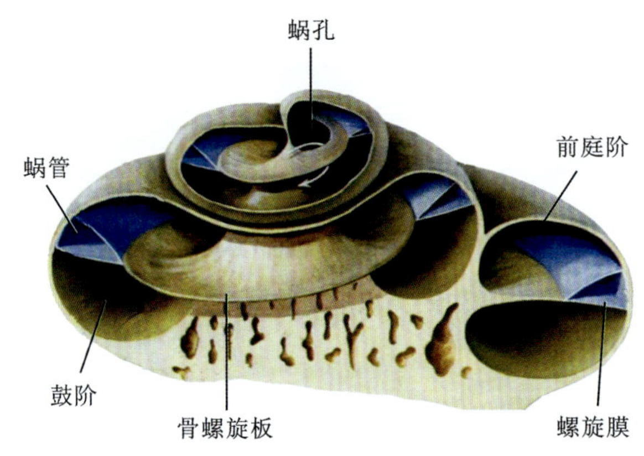

图 8-12　耳蜗（通过蜗轴的剖面）

声波的传导途径：声波传入内耳感受器的途径有 2 条，即空气传导和骨传导。在正常情况下以空气传导为主。

（1）空气传导：耳廓收集声波经外耳道引起鼓膜振动，再经听小骨链将鼓膜振动传至前庭窗，引起前庭阶外淋巴的波动，经前庭膜引起内淋巴振动，并经鼓阶引起螺旋器基底膜振动，刺激螺旋器并产生神经冲动，通过蜗神经传入脑的听觉中枢，产生听觉。

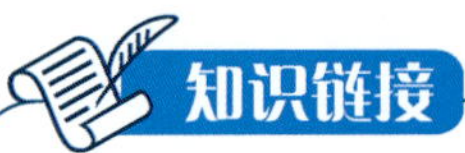

耳　聋

外耳和中耳疾病或损伤所致的耳聋称为传导性耳聋。如果上述的任何部位有病变，即可造成传导性耳聋。例如有些中耳炎患者，由于鼓膜穿孔或听小骨功能障碍，传音能力减退，因而听力减退。而内耳、蜗神经、听觉传导通路及听觉中枢疾病或损伤所引起的耳聋称为神经性耳聋。神经性耳聋是指内耳听觉神经、大脑的听觉中枢发生病变，而引起听力减退甚至消失的一种病证，常常伴有耳鸣。

（2）骨传导：声波经颅骨传入内耳的过程称骨传导，主要是指声波引起的振动经颅骨或者骨迷路传入，使耳蜗的内淋巴产生波动，刺激螺旋膜上的螺旋器而产生神经冲动。

小　结

感觉器是机体感受刺激的装置，是感受器及其附属结构的总称。感觉器不仅感受装置更为完善，而且具有复杂的附属装置。例如，视觉器官（视器）除光感受器（视网膜）之外，还包括眼的屈光系统和保护、运动装置等。视器由眼球和视副器两部分组成。眼球是由眼球壁和内容物组成。听觉器官不仅包括声音感受器，还包括耳的其他结构，如耳的传音部分。视器、听器等属特殊感觉器，简称感觉器。该神经冲动经过感觉神经系统和中枢神经系统的传导通路传到大脑皮质，从而产生相应的感觉。在正常状况下，感受器只对某一种适宜的刺激特别敏感，例如，视网膜的适宜刺激是一定波长的光，耳蜗的适宜刺激是一定频率的声波等。高等动物感受器的高度特化，是在长期进化过程中逐渐演化而来的，它使机体对外界各种不同的影响能作出更精确的分析和反应，从而更完善地适应其生存的环境。所以机体的各类感受器是产生感觉的媒介器官，是机体探索世界、认识世界的基础。

温且木·买买提

模拟试题

一、名词解释

1. 瞳孔　2. 黄斑（中央凹）　3. 视神经盘　4. 光锥　5. 咽鼓管
6. 听骨链

二、填空题

1. 巩膜与角膜交界处的深部有环行管道称________，是________回流的通道。
2. 睫状体位于________之间，其内含有平滑肌称________，收缩时有________的作用。
3. 视近物时________收缩，________松弛，晶状体曲度加大，物像聚集在视网膜上。
4. 眼房是________和________之间的空隙，被________分为眼前房和眼后房，两者以________相通。
5. 眼副器包括________、________、________和________。
6. 泪腺位于________，其排泄管开口于________，鼻泪管开口于________。
7. 外直肌瘫痪时瞳孔转向________，上斜肌收缩时可使瞳孔转向________。
8. 骨迷路由________、________和________三部分构成。
9. 膜迷路包括________、________和________及 3 个________。
10. 听感觉受器是________，位觉感受器位于________、________和________。

三、选择题

【A1 型题】

1. 属于眼球壁外膜的是（　　）。
A. 巩膜　B. 虹膜　C. 脉络膜　D. 视网膜　E. 球结膜
2. 巩膜静脉窦位于（　　）。
A. 静脉内　B. 巩膜内　C. 虹膜根部
D. 巩膜与角膜连接处的深部　E. 巩膜与睫状体连接处
3. 关于虹膜的叙述，正确的是（　　）。
A. 位于眼球血管膜的中部　B. 可以调节晶状体的曲度
C. 完全依赖房水获得营养　D. 分为眼前房和眼后房
E. 不含色素
4. 关于瞳孔的大小，正确的是（　　）。
A. 受中脑内的动眼神经核控制　B. 远视时瞳孔缩小
C. 瞳孔开大与副交感神经有关　D. 与睫状肌舒缩有关

E. 弱光时瞳孔开大

5. 在眼球壁的中膜中最厚的部分是(　　)。

A. 虹膜　　B. 睫状体前部　　C. 睫状体后部
D. 脉络膜前部　　E. 脉络膜后部

6. 关于视神经盘的描述,正确的是(　　)。

A. 为感光最敏锐部　　B. 为生理性盲点　　C. 位于眼球后极的颞侧
D. 位于黄斑外侧　　E. 无视神经出入

7. 视网膜中央动脉来源于(　　)。

A. 面动脉　　B. 内眦动脉　　C. 颈内动脉
D. 眼动脉　　E. 以上均不是

8. 房水循环障碍,使其充满于眼房中的原因可能是(　　)。

A. 巩膜静脉窦阻塞　　B. 虹膜角膜狭窄　　C. 睫状体产生房水过多
D. 眼静脉回流障碍　　E. 以上都对

9. 眼压升高是因为(　　)。

A. 晶状体混浊　　B. 虹膜炎症
C. 睫状体分泌房水受阻　　D. 巩膜静脉窦回流房水受阻
E. 玻璃体混浊

10. 若瞳孔不能转向下外方,是因为(　　)。

A. 下直肌瘫痪　　B. 上直肌瘫痪　　C. 上斜肌瘫痪
D. 下斜肌瘫痪　　E. 外直肌瘫痪

11. 鼻泪管开口的部位是(　　)。

A. 上鼻道　　B. 中鼻道　　C. 下鼻道　　D. 蝶筛隐窝　　E. 咽隐窝

12. 关于外耳道的叙述正确的是(　　)。

A. 外 2/3 由软骨构成　　B. 内 2/3 由骨构成　　C. 向内通内耳道
D. 内 2/3 由软骨构成　　E. 皮肤与软骨膜结合疏松

13. 关于鼓膜外侧面,正确的是(　　)。

A. 向前、下、外倾斜　　B. 向后、下、外倾斜　　C. 向前、上、外倾斜
D. 向后、上、外倾斜　　E. 向前、内、下倾斜

14. 位于鼓室内的结构是(　　)。

A. 球囊　　B. 面神经　　C. 听小骨　　D. 螺旋器　　E. 半规管

15. 小儿咽鼓管的特点是(　　)。

A. 较粗短平直　　B. 较细长　　C. 较细短
D. 较粗长　　E. 腔较小

16. 与鼓室相通的管道是(　　)。

A. 外耳道　　B. 内耳道　　C. 咽鼓管　　D. 蜗管　　E. 骨半规管

17. 临床上检查成人鼓膜时,须将耳廓拉向(　　)方。

A. 前上　　B. 前下　　C. 后上　　D. 后下　　E. 上

四、问答题

1. 眼球壁分几层?各有哪些结构和功能?
2. 当视近物或远物时,眼球内哪些结构会发生变化?这些结构是如何调节的?
3. 试述房水的产生和循环途径。
4. 什么是眼球的屈光装置?
5. 试述正常情况下声波的传导途径,哪些结构受到损害会影响听觉功能?

第九章 神经系统

学习目标

掌握：神经系统的组成、常用术语；脊髓的位置、外形特点及内部结构；脑的分部；脑干的组成；基底核的位置和组成；躯体运动中枢、躯体感觉中枢、视觉中枢和听觉中枢在大脑皮质的功能定位；内囊的位置、分部、结构特点及临床意义；硬膜外隙、蛛网膜下隙的位置和临床意义；大脑动脉环的位置、构成及意义；脑脊液的产生和循环途径；颈丛、臂丛、腰丛和骶丛的主要分支及分布；脑神经的名称、顺序及性质；交感神经和副交感神经的结构特点。

熟悉：神经系统的基本活动方式及反射弧的组成；脑神经核、重要的中继核的名称及其功能；脑干内上、下行纤维束的名称和功能；大脑半球的分叶，主要沟、回的名称和位置；各脑室的位置及交通关系；硬脑膜主要形成物的名称和位置；主要硬脑膜窦的名称、位置和流注关系；感觉、运动传导通路的特点；脊神经的组成和纤维成分；脑神经的纤维成分及各脑神经的重要分支；交感干的位置、组成。

了解：神经系统的作用；脊髓的功能；12 对脑神经的连脑部位；脑干、小脑、间脑的位置和外形；语言中枢的大脑皮质功能定位；脑和脊髓的被膜及血管；胸神经的阶段性分布；正中神经、腋神经、桡神经、股神经损伤后的表现；各脑神经损伤后的表现；交感神经和副交感神经分布的特点；内脏感觉神经的特点。

第一节 概　　述

神经系统借助感受器接受机体内、外环境的各种刺激，通过传入神经传至中枢，经过信息整合后，通过传出神经传至效应器，引起相应的反应。它一方面协调各器官系统的活动，使人体成为一个统一的整体；另一方面通过功能活动使人体适应不断变化的外界环境，维持机体内环境的相对稳定，以保证生命活动的正常进行。

在长期的进化过程中，人类由于劳动和语言促进了大脑皮质高度发展，因而人类不仅能适应客观环境，而且能主动认识和改造世界。

一、神经系统的分部

神经系统按其所在位置、形态和功能，分为中枢神经系统和周围神经系统两部分(图9-1)。中枢神经系统包括脑和脊髓，分别位于颅腔和椎管内；周围神经系统包括脑神经、脊神经和内脏神经。脑神经与脑相连，共 12 对；脊神经与脊髓相连，共 31 对；内脏神经分布于内脏、心血管和腺体。根据周围神经系统在各器官、系统中分布对象的不同，把周围神经分为躯体神经和内脏神经。躯体神经分布于体表、骨、关节和骨骼肌；内脏神经则分布于内脏、心血管和腺体，包括内脏感觉神经和内脏运动神经。躯体神经和内脏神经均含有传入纤维和传出纤维。传入纤维又称感觉纤维，它将神经冲动自感受器传向中枢神经系统；传出纤维又称运动纤维，它将神经冲动自中枢神经系统传向周围效应器。内脏神经中的传出部分支配不受人的主观意志所控制的心肌、平滑肌和腺体的活动，故习惯上又称为自主神经系统或植物神经系统。其中内脏运动神经又依其功能的不同，分为交感神经和副交感神经两部分，共同调节内脏、心血管的活动和腺体的分泌。

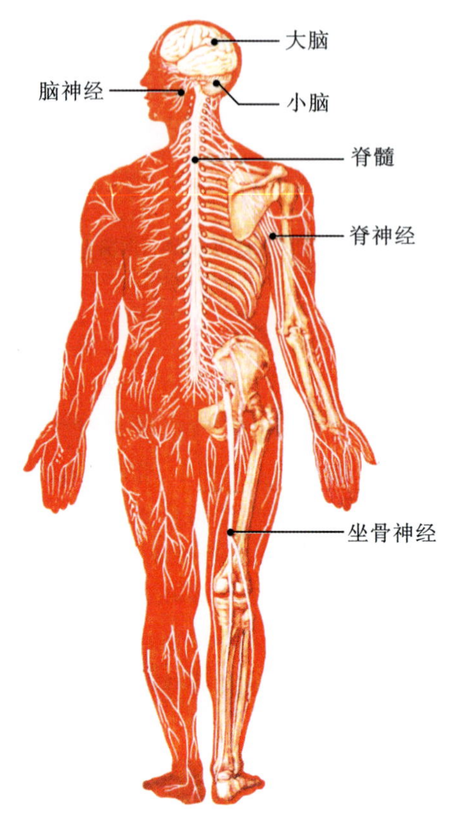

图 9-1　神经系统概观

二、神经系统的活动方式

神经系统活动的基本方式是反射。反射是神经系统在调节机体的活动中，对内、外环境刺激所作出的适当反应。

反射活动的形态学基础是反射弧，包括感受器、传入神经（感觉神经）、中枢、传出神经（运动神经）、效应器五个部分（图 9-2）。

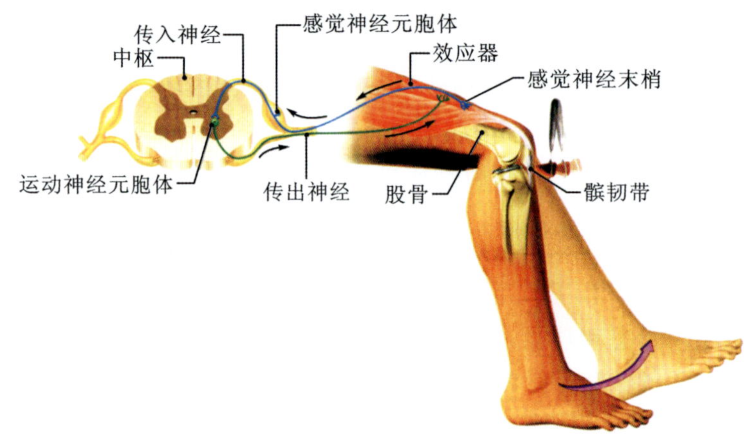

图 9-2　反射弧示意图

中间神经元越多，引起的反射活动就越复杂。大脑皮质的思维活动，就是通过大量中间神经元参与的反射活动来完成的。反射弧的五个组成部位中的任何部位受损，反射活动即出现障碍。临床上常用检查反射的方法来诊断神经系统的某些疾病。

三、神经系统的常用术语

(一) 灰质和白质

灰质:在中枢神经系统内,神经元胞体及树突聚集的部位,在新鲜标本上呈灰色,称灰质。分布于大脑和小脑表面的灰质称为皮质。

白质:在中枢神经系统内,神经纤维集中的部位,因神经纤维外面包有髓鞘,色泽亮白,称白质。分布于大脑和小脑深部的白质称髓质。

(二) 神经核和神经节

神经核:形态和功能相同的神经元胞体聚集成一团,在中枢神经系统内,称神经核,如面神经核、尾状核。

神经节:在周围神经系统内,神经元胞体集中的部位,外形略膨大,称神经节,如脊神经节、脑神经节。

(三) 纤维束和神经

纤维束:在中枢神经系统内,起止、行程和功能相同的神经纤维聚集成束,称纤维束。

神经:在周围神经系统中,神经纤维聚集成粗细不等的神经纤维束称为神经。

(四) 网状结构

在中枢神经系统内,由灰质和白质混杂而成,即神经纤维交织成网,灰质团块散在其中的区域。

第二节　中枢神经系统

人的力气不如牛大,跑起来不如鹿快,听觉不如猫、狗灵,视觉也无法与鹰和狼相比,嗅觉更是与许多动物相去甚远。人类既不会在天上自由翱翔,又不能像鱼儿那样潜在水底。总之,人类在许多方面比不上其他动物,可是,人类为什么能成为地球的统治者,成为万物之灵?原因很清楚,这是因为人类拥有一个高度发达、结构复杂的特殊器官——脑。脑是人体生命活动的司令部,机体所有器官和组织都服从它的领导。由于人类语言和情感的建立,人脑不断进化、发展,尤其是大脑体积的显著增加,使人类具有高度的聪明才智。

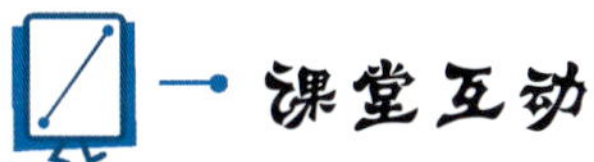

根据所学知识,判断成人第 1 腰椎以上骨折和第 2 腰椎以下骨折哪个严重?为什么?

一、脊髓

(一) 脊髓的位置和外形

1. 脊髓的位置　脊髓位于椎管内,上端在枕骨大孔处与延髓相接,下端在成人平第 1 腰椎体下缘(图9-3),新生儿脊髓的下端约平第 3 腰椎体下缘。

2. 脊髓的外形　脊髓长 42～45 cm,呈前后略扁的圆柱形,外包被膜,全长粗细不等,胸段最细,有两处膨大,上部称颈膨大,下部称腰骶膨大。腰骶膨大以下逐渐变细呈圆锥状,称脊髓圆锥。自脊髓圆锥向下延伸出一条细丝,称为终丝,是无神经组织的结构(图9-3)。

脊髓的表面有 6 条纵行的沟裂。在脊髓前面、后面分别有较深的前正中裂和较浅的后正中沟,前正中裂的两侧是前外侧沟,后正中沟的两侧是后外侧沟,沟内分别有脊神经的前根和后根附着。脊神经前根由运动神经纤维组成,脊神经后根由感觉神经纤维组成,前、后根在椎间孔处汇合成一条脊神经,并由相应的椎间孔穿出,后根近椎间孔处有一膨大,称脊神经节,内含假单极神经元。

脊髓两侧连有 31 对脊神经,其中颈神经 8 对,胸神经 12 对,腰神经 5 对,骶神经 5 对,尾神经 1 对。

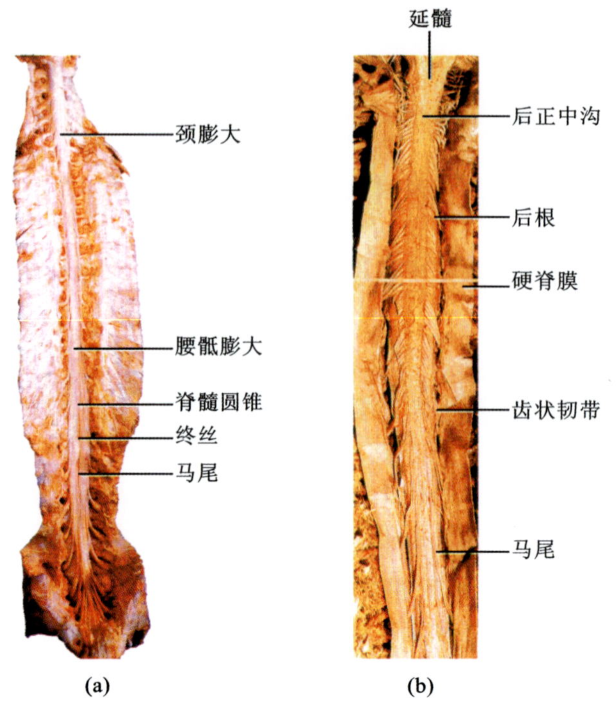

图 9-3　脊髓的位置和外形

与每一对脊神经相连的一段脊髓称为一个脊髓节段。故脊髓全长可分为 31 个节段，即 8 个颈节、12 个胸节、5 个腰节、5 个骶节和 1 个尾节。

从胚胎 4 个月开始，由于脊柱的生长速度比脊髓要快，因此成人脊髓与脊柱的长度是不相等的，脊髓约占椎管的上 2/3，并未完全充满椎管。因此，脊髓节段与相应的椎骨并不完全对应。

掌握脊髓节段与各部椎骨的对应关系，对脊髓损伤平面的定位有其重要的临床意义。这种对应关系的大致推算方法可见表 9-1。

表 9-1　脊髓节段与椎骨的对应关系

脊 髓 节 段	对 应 椎 骨	推 算 举 例
上颈髓 C_1～C_4	与同序数椎骨同高	如第 3 颈髓节对第 3 颈椎
下颈髓 C_5～C_8 和上胸髓 T_1～T_4	较同序数椎骨高 1 个椎骨	如第 3 胸髓节对第 2 胸椎
中胸髓 T_5～T_8	较同序数椎骨高 2 个椎骨	如第 6 胸髓节对第 4 胸椎
下胸髓 T_9～T_{12}	较同序数椎骨高 3 个椎骨	如第 11 胸髓节对第 8 胸椎
腰髓 L_1～L_5	平对第 10～11 胸椎	
骶、尾髓 S_1～S_5、C_0	平对第 12 胸椎和第 1 腰椎	

因椎管长于脊髓，使脊神经根与相应椎间孔的距离愈来愈远，脊神经根自上而下逐渐下行，腰骶部的神经根近乎垂直下行。在脊髓圆锥下方，腰骶神经根连同终丝称为马尾。在成人由于整个脊髓位于枕骨大孔至第 1 腰椎体下缘之间的椎管内，第 1 腰椎体以下已无脊髓而只有马尾，因此临床上常选择第 3、4 或第 4、5 腰椎之间进行穿刺，不致损伤脊髓。

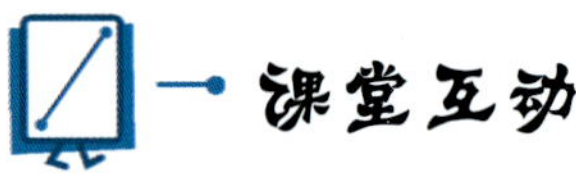

在临床上，脊柱的损伤能引起脊髓的损伤，严重的可引起截瘫和感觉障碍，根据椎骨节段和脊髓节段的对应关系，你可以准确的推测是哪一个脊髓节段的损伤，准确诊断吗？

（二）脊髓的内部结构

脊髓内部主要由灰质和白质构成。灰质中央有贯穿脊髓全长的中央管，中央管的周围是灰质；灰质的周围是白质（图 9-4、图 9-5）。

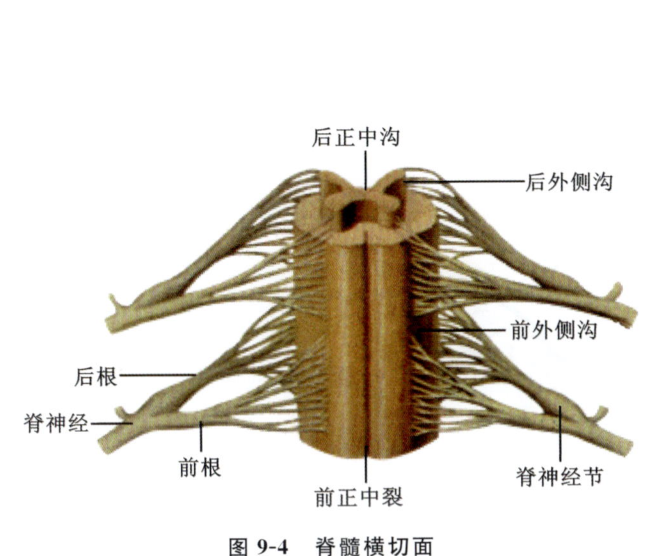

图 9-4 脊髓横切面

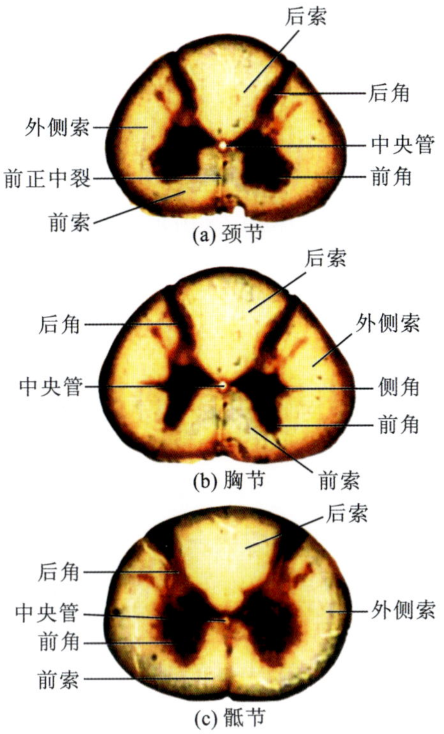

后索
后角
外侧索
中央管
前正中裂
前角
前索
(a) 颈节

后索
后角
外侧索
中央管
侧角
前角
前索
(b) 胸节

后索
后角
中央管
外侧索
前角
前索
(c) 骶节

图 9-5 脊髓各部横切面

1. 灰质 脊髓在横切面上，可见到中央呈蝴蝶形或“H”形的灰质，每一侧灰质分别向前方和后方的突起称前角（前柱）和后角（后柱）。前角主要由运动神经元的胞体构成；后角主要由联络神经元的胞体构成；前角与后角之间为中间带，在脊髓 T_1～L_3 节段的中间带向外侧突起称为侧角（侧柱），侧角内含内脏运动（交感）神经元，是交感神经的低级中枢。在 S_2～S_4 节段有骶副交感核，是副交感神经的低级中枢。

2. 白质 脊髓的白质以前、后外侧沟为界，分为 3 个索。每侧脊髓的前正中裂和前外侧沟之间的白质称前索；前、后外侧沟之间的白质称外侧索；后正中沟与后外侧沟之间的白质称后索。各索均由传导神经冲动的纤维束构成，包括上行（感觉）纤维束和下行（运动）纤维束。上行（感觉）纤维束起自脊髓灰质和脊神经节，将各种感觉冲动传入脑；下行（运动）纤维束起自脑的不同部位，下行终于脊髓的不同节段，将脑发出的冲动传给脊髓。其中上行传导束主要有薄束和楔束、脊髓丘脑束等；下行传导束主要有皮质脊髓束等。

（1）上行纤维束：①薄束和楔束：位于后索，此两束均由起自脊神经节内的中枢突组成，薄束位于楔束的内侧。此两束的功能是向大脑传导本体感觉（肌、腱、骨膜、关节、皮肤和皮下组织的位置觉、运动觉和振动觉）及精细触觉（辨别两点距离和物体的纹理粗细等）。②脊髓丘脑束：位于前索和外侧索的前半部，在侧索的叫脊髓丘脑侧束，可传导痛觉和温度觉冲动；在前索上行的称脊髓丘脑前束，可传导粗触觉冲动。

（2）下行纤维束：皮质脊髓束是脊髓内最大的下行纤维束，位于脊髓丘脑侧束的后方。在脊髓外侧索后部下行的，称皮质脊髓侧束，管理骨骼肌的随意运动；在前索内下行，称为皮质脊髓前束，主要管理颈深肌群和躯干肌的随意运动。

（三）脊髓的功能

1. 传导功能 躯干、四肢的感觉都经脊神经传至脊髓，再经上行纤维传至大脑。而脑的神经冲动经下行纤维传至前角细胞，再经脊神经传至效应器。因此，脊髓是脑和躯干、四肢的联系通路。

2. 反射功能 脊髓是反射活动的低级中枢，能完成许多反射活动，包括躯体反射和内脏反射。躯体反射，如腱反射、屈肌反射等；脊髓也是内脏活动的低级中枢，如排尿反射、排便反射和射精等。脊髓各种反射都要通过脊髓节内和节间的反射弧来完成，正常情况下始终受到脑的高级中枢控制。

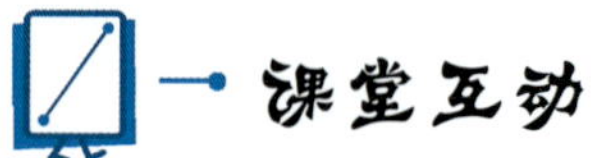

你躺在床上，医生反复地把你的足趾做屈伸动作，并要你说出是屈还是伸？如果你不能说对，这就表明你的什么感觉受到损害？

二、脑

脑位于颅腔内，是中枢神经系统的最高级中枢，可分为脑干、小脑、间脑和端脑四部分，脑干还包括中脑、脑桥和延髓三部分（图 9-6）。中国人脑的重量，成人男性平均为1375 g，女性平均为 1305 g。

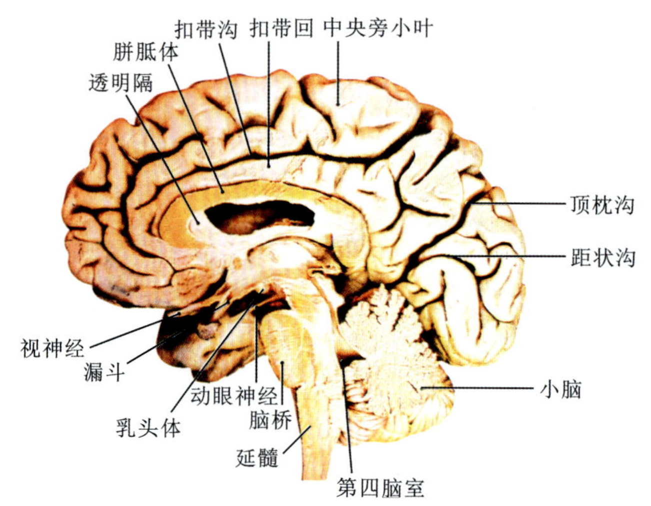

图 9-6　脑的正中矢状切面图

（一）脑干

脑干位于颅后窝的枕骨大孔上方，自下而上依次由延髓、脑桥和中脑组成。延髓在枕骨大孔处与脊髓相续，中脑向上与间脑相连，背面连于小脑。第 3～12 对脑神经与脑干相连。

1. 脑干的外形

（1）脑干腹侧面：延髓位于脑干的最下部，呈倒置的锥体形。前面有自脊髓上延的前正中裂，裂的两侧有一对纵行的隆起，称为锥体，深面为大脑皮质发出的下行纤维。锥体下端是锥体交叉，为锥体束分出的皮质脊髓束在这里交叉所形成。锥体的外侧有一卵圆形隆起，称为橄榄。锥体与橄榄之间的前外侧沟内，有舌下神经根出脑。在橄榄的外侧，自上而下依次连有舌咽神经、迷走神经和副神经根（图 9-7）。

脑桥位于脑干的中部，其腹侧面特别突出，称脑桥基底部，基底部正中有纵行的浅沟，称基底沟，容纳基底动脉。基底部向两侧延伸的巨大纤维束称小脑中脚，在移行处有粗大的三叉神经根出入。

延髓与脑桥之间有明显的横行沟，称延髓脑桥沟。沟内自内向外依次有展神经、面神经和前庭蜗神经的神经根出入。延髓、脑桥与小脑交界处，临床上称为脑桥小脑三角，前庭蜗神经根和面神经根位于此处。

中脑前面有一对略呈倒置“八”字形的纵行隆起称大脑脚，两侧大脑脚之间为脚间窝，窝内连有动眼神经。

（2）脑干背侧面：延髓背侧面下份有后正中沟，其两侧各有两个较小的隆起。内侧的称薄束结节，内有薄束核；外侧的称楔束结节，内有楔束核。两核是薄束、楔束上行到此换元的地方。延髓背侧面上份和脑桥背侧面共同形成的菱形凹窝，称菱形窝，构成第四脑室底。中脑背侧面有两对隆起，上方的一对称上丘，是视觉反射中枢；下方的一对称下丘，是听觉反射中枢。下丘下方连有滑车神经（Ⅳ）（图 9-8）。

脑神经共有 12 对，与脑干相连的有 10 对，其中与中脑相连的有动眼神经（Ⅲ）和滑车神经（Ⅳ），与脑桥相连的有三叉神经（Ⅴ）、展神经（Ⅵ）、面神经（Ⅶ）、前庭蜗神经（Ⅷ），与延髓相连的有舌咽神经（Ⅸ）、迷

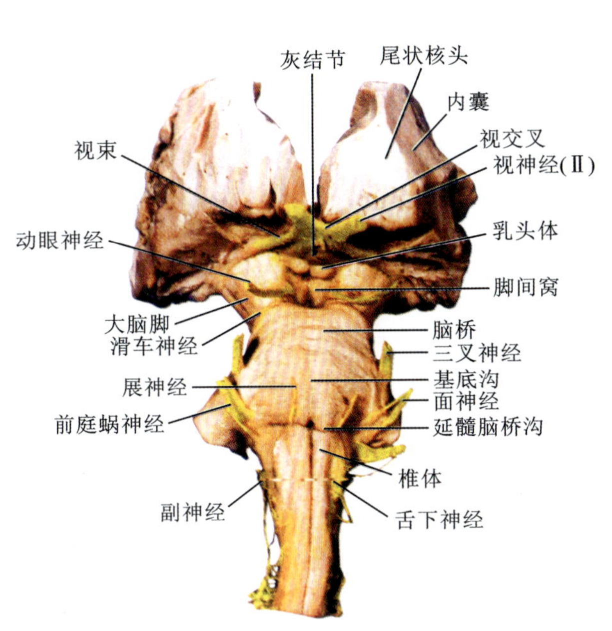

图 9-7 脑干背侧面

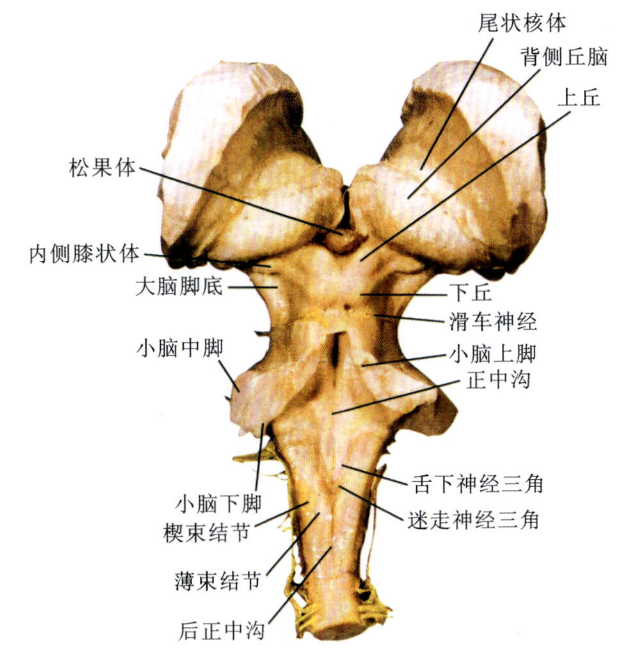

图 9-8 脑干腹侧面

走神经(Ⅹ)、副神经(Ⅺ)、舌下神经(Ⅻ)。

2. 脑干的内部结构 脑干由灰质、白质和网状结构组成。

(1) 灰质:脑干内的灰质分散成块状的神经核。其中与脑神经相连的称脑神经核,包括脑神经感觉核、脑神经运动核(相当于脊髓的前角)、内脏运动核(相当于脊髓的副交感神经元)和内脏感觉核。脑干内没有交感神经元。脑神经核的名称与其相连的脑神经基本一致,核的位置亦与各对脑神经与脑相连的部位大致对应。

除脑神经核外,脑干内外还有传导通路的中继核(非脑神经核),如延髓内的薄束核和楔束核,中脑内的红核和黑质等。

(2) 白质:脑干内的白质主要由上、下行纤维束组成。上行的纤维束有内侧丘系、脊髓丘系和三叉丘系等。下行纤维主要有锥体束。它到脑干后分为皮质核束和皮质脊髓束。

(3) 网状结构:位于脑干的中央部,与中枢神经各部有广泛的联系,是非特异性投射系统的基础。

3. 脑干的功能

(1) 传导功能:脑干的神经纤维束是脊髓与脑各部分联系的通路。

(2) 反射功能:脑干内具有多种反射的低级中枢,如中脑内的瞳孔对光反射中枢、脑桥内的角膜反射中枢、延髓内调节心血管活动和呼吸运动的中枢(生命中枢)等。

(3) 脑干内的网状结构有维持大脑皮质觉醒、调节骨骼肌张力和调节内脏活动等功能。

(二) 小脑

1. 小脑的位置与外形 小脑位于颅后窝内,在延髓和脑桥的背侧。小脑与脑干间的腔隙即第四脑室。小脑的上面平坦,下面中间部凹陷,容纳延髓。两侧部的膨隆称小脑半球;中间部缩窄,形如弯曲蚯蚓,称小脑蚓。在小脑半球的下面,靠近小脑蚓的两侧有一对隆起,称为小脑扁桃体(图 9-9)。它的位置靠近枕骨大孔,当颅内压增高时,小脑扁桃体可向下嵌入枕骨大孔而形成小脑扁桃体疝,又称枕骨大孔疝,挤压延髓,导致呼吸、心跳骤停,而危及性命。

2. 小脑的内部结构 小脑的表面被覆着一层灰质称小脑皮质;皮质深面为大量纤维构成的白质,称为小脑髓体或髓质(图 9-10)。在髓体深部藏有 4 对灰质核团,总称小脑核,重要的有齿状核和顶核。

3. 小脑的功能 小脑是一个重要的运动调节中枢,其主要功能是维持身体平衡、调节肌张力和协调各肌群的随意运动。小脑损伤时,平衡失调,站立不稳,步态蹒跚;影响到肌张力时,常常表现为肌张力降低,运动不协调,走路时抬腿过高,取物时手指过伸,指鼻试验阳性等,临床上称为"共济失调"。

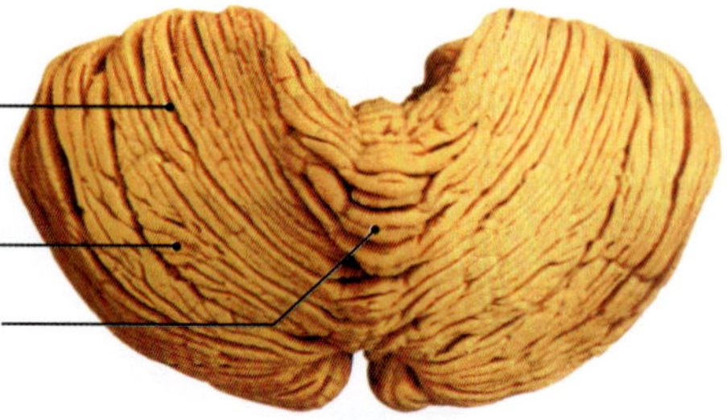

原裂
小脑半球
小脑蚓

(a) 上面观

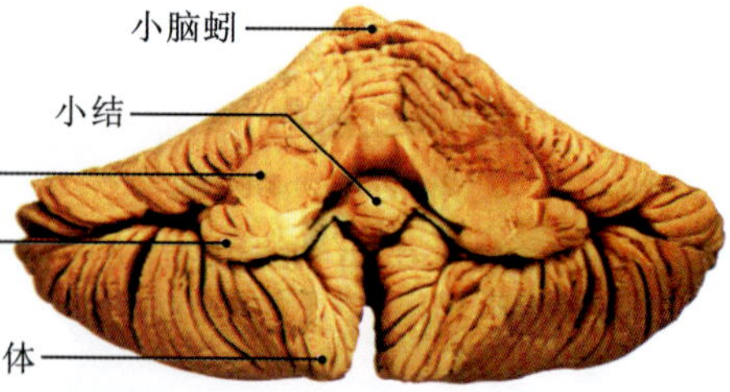

小脑蚓
小结
小脑中脚
绒球
小脑扁桃体

(b) 前面观

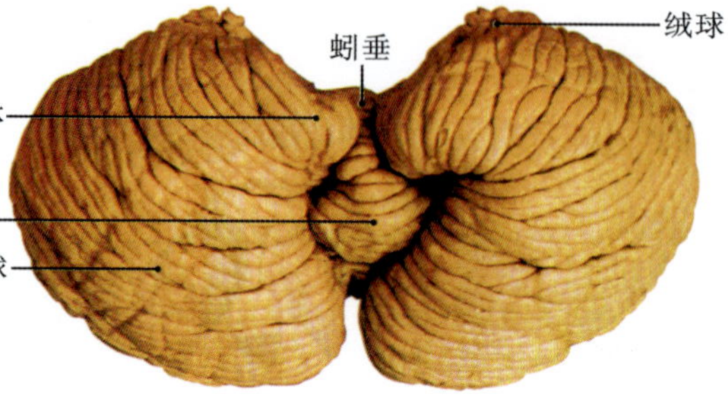

蚓垂
绒球
小脑扁桃体
蚓锥体
小脑半球

(c) 下面观

图 9-9　小脑外形

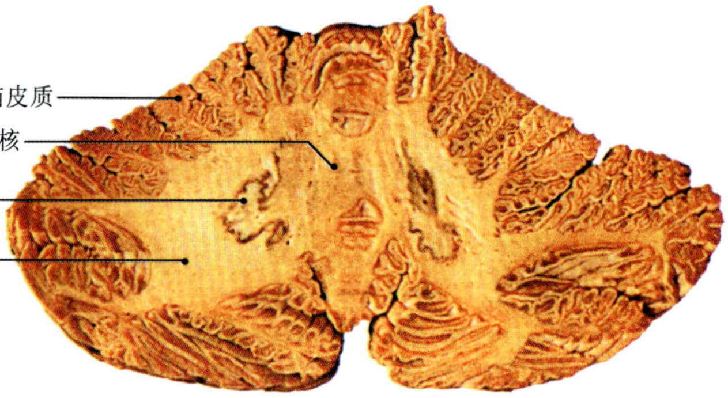

小脑皮质
顶核
齿状核
小脑髓质

图 9-10　小脑横断面

4. 第四脑室　第四脑室是位于延髓、脑桥与小脑之间的室腔，其底为菱形窝，顶朝向小脑（图 9-11）。第四脑室向上经中脑水管与第三脑室相通；向下通脊髓中央管并借第四脑室正中孔（1 个位于第四脑室顶部的正中）和第四脑室外侧孔（2 个位于第四脑室的外侧角）与蛛网膜下隙相交通。

下丘
前髓帆
小脑中脚
第四脑室外侧孔
第四脑室脉络丛
第四脑室正中孔
楔束结节
薄束结节

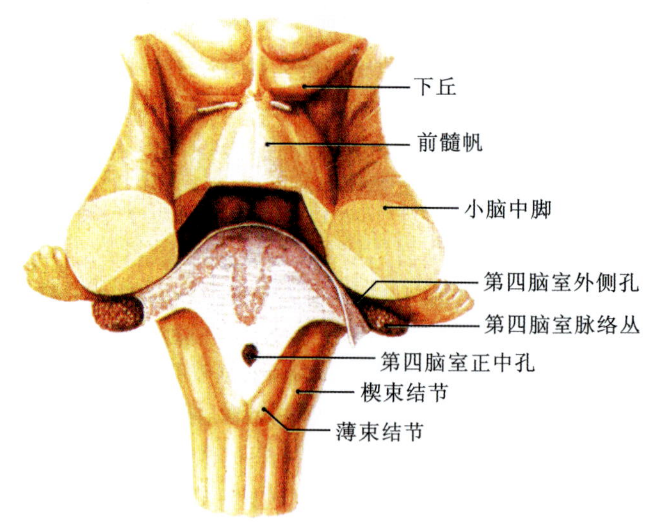

图 9-11　第四脑室

（三）间脑

间脑位于中脑与端脑之间，大部分被大脑半球所掩盖，间脑的外侧与大脑半球愈合。间脑正中呈矢状位的纵向裂隙称第三脑室，它向前经室间孔通侧脑室，向后经中脑水管通第四脑室。间脑主要包括背侧丘脑和下丘脑等部分。

1. 背侧丘脑 背侧丘脑又称丘脑，是位于间脑背侧份的一对卵圆形灰质团块，外邻内囊，内邻第三脑室。背侧丘脑内部的灰质被"Y"形的内髓板(白质板)分为3个核群，即前核群、内侧核群和外侧核群(图9-12)。前核群是边缘系统中的一个重要中继核，其功能与内脏活动有关；内侧核群有广泛的纤维联系，可能是联合躯体和内脏感觉冲动的整合中枢；外侧核群是背侧丘脑的主要部分，腹后外侧核是躯体感觉传导通路的中继核，是躯体感觉传导通路中的第三级神经元胞体所在位置。

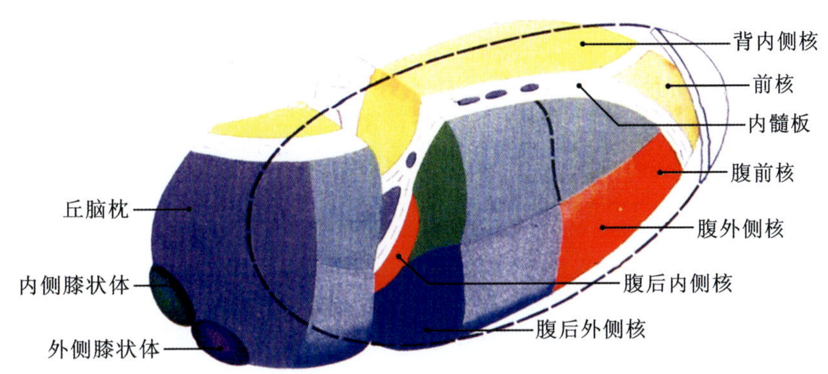

图9-12 背侧丘脑

背侧丘脑后端的外下方有一对隆起，内侧的称内侧膝状体，与听觉冲动传导有关，外侧的称外侧膝状体，与视觉冲动的传导有关。内、外侧膝状体合称后丘脑。

案例分析

患者，男性，45岁，头痛8个月，用力时加重，多见于清晨及晚间，常伴有恶心，有时呕吐。经CT检查诊断为颅内占位性病变、颅内压增高，为行手术治疗入院。入院后第3天，因便秘、用力排便，突然出现剧烈头痛、呕吐，右侧肢体瘫痪，随即意识丧失。体检：血压150/88 mmHg，呼吸16次/分，脉搏56次/分。左侧瞳孔散大，对光反应消失。

提示：小脑幕切迹疝。

2. 下丘脑 下丘脑位于背侧丘脑的前下方，构成第三脑室侧壁的下部和下壁。在脑底面由前向后可见视交叉、灰结节和乳头体。灰结节向下移行为漏斗，漏斗下端与垂体相接。

下丘脑中含有多个核群，重要核团有视上核和室旁核，两者均属神经分泌核团(图9-13)。视上核位于视交叉上方，分泌加压素。室旁核位于第三脑室侧壁内，分泌催产素。它们不是传递神经冲动而是分泌神经激素。纤维行经漏斗，将激素输送到垂体后叶。

下丘脑是调节内脏活动的皮质下高级中枢，还对内分泌、体温、摄食、性欲、水平衡和情绪反应等起重要的调节作用。

3. 第三脑室 第三脑室位于两侧背侧丘脑和下丘脑之间的矢状位裂隙。第三脑室前借室间孔与左、右侧脑室相通，后借中脑水管与第四脑室相通。

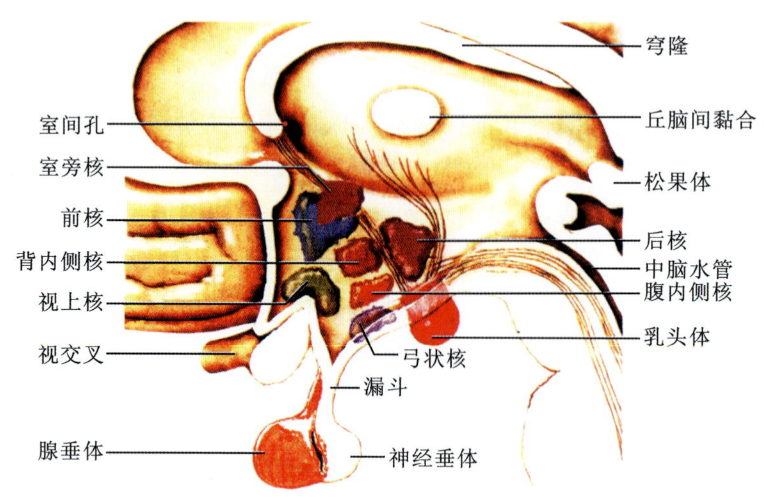

图 9-13　下丘脑的主要核团

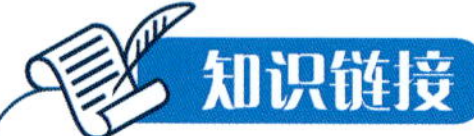

脑是耗氧大户

脑是体内代谢最旺盛的部位，因而血流供应十分丰富。脑的平均重量仅占体重的 2%，但脑的血流量占心排血量的 17%，而耗氧量却占全身耗氧量的 20%。因此，脑细胞对缺血、缺氧非常敏感，脑血流阻断 5 s 即可引起意识丧失，阻断 5 min 后可导致脑细胞不可逆的损害。当供应脑的血管发生病变致脑血流量减少或中断时，可导致脑细胞的缺氧、水肿或坏死。另一方面，脑血流量因受颅腔容积所限，其变动范围较小，脑血管舒缩范围不大，加上自身调节的作用，脑血流量能保持相对稳定。

（四）端脑

端脑又称大脑，是脑的最高级部位。由左、右大脑半球借胼胝体连接而成。两侧大脑半球之间的纵行深裂，称为大脑纵裂。纵裂的底部有连接两侧大脑半球宽而厚的横行纤维束板，称胼胝体。大脑半球与小脑之间有大脑横裂。

1. 大脑半球的外形和分叶　大脑半球表面凹凸不平，有许多深浅不同的沟，称大脑沟，相邻大脑沟之间的隆起称大脑回。每侧大脑半球可分为上外侧面、内侧面和下面，并借 3 条恒定的叶间沟分成 5 个叶（图 9-14 至图 9-16）。

（1）大脑半球的叶间沟：包括 3 条叶间沟。①**外侧沟**起于半球下面，行向后上方，至上外侧面；②**中央沟**起于半球上缘中点稍后方，斜向前下方，下端与外侧沟隔一脑回，上端延伸至半球内侧面；③**顶枕沟**位于半球内侧面后部，自前下斜向后上并略转至上外侧面（图 9-14）。

（2）大脑半球的分叶：①**额叶**在外侧沟上方和中央沟以前的部分；②**颞叶**外侧沟以下的部分；③**枕叶**为顶枕沟后面部分；④**顶叶**为外侧沟上方、中央沟后方，枕叶以前的部分；⑤**岛叶**呈三角形，位于外侧沟深面，被额叶、顶叶、颞叶所掩盖（图 9-14、图 9-16）。

2. 大脑半球重要的沟和回

（1）上外侧面：额叶有中央前沟、额上沟和额下沟；脑回有中央前回、额上回、额中回和额下回。顶叶有中央后沟；脑回有中央后回、缘上回和角回。颞叶有颞上沟、颞下沟；脑回有颞上回、颞中回、颞下回和颞横回（图 9-14）。

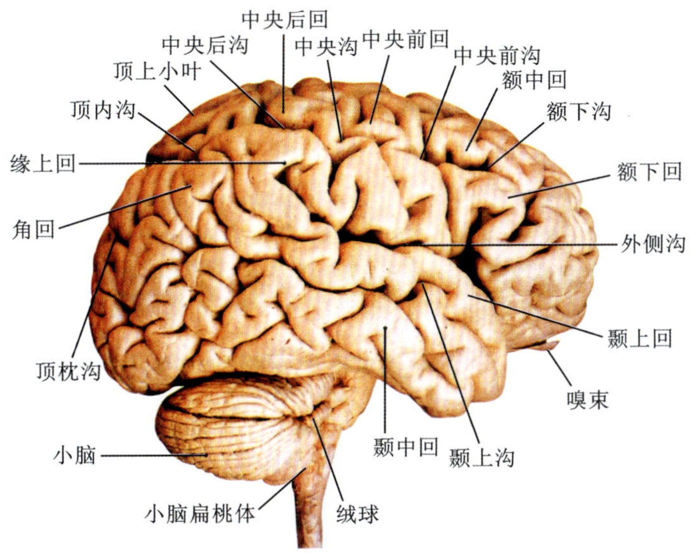

图 9-14 大脑半球外侧面

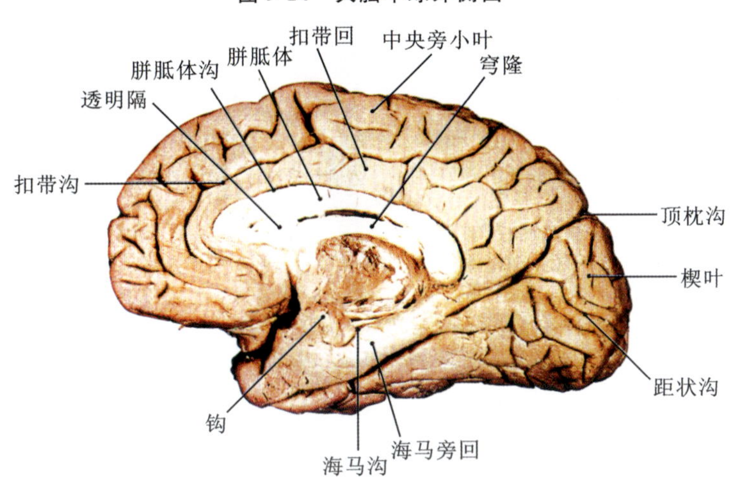

图 9-15 大脑半球内侧面

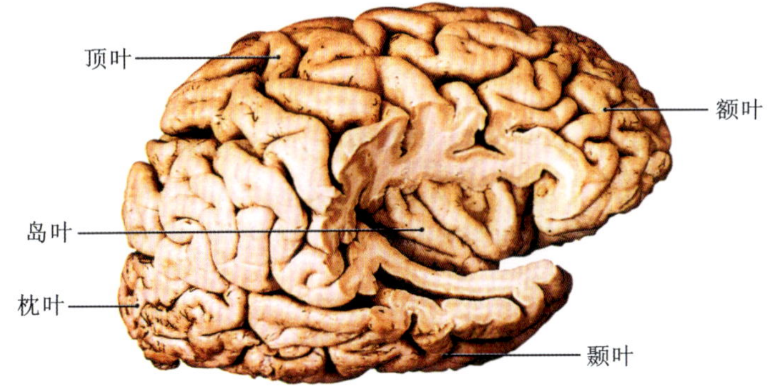

图 9-16 岛叶

案例分析

患者，女性，40 岁，骑车时被汽车撞伤，当即昏迷，20 min 后清醒，对发生事件描述不清。诉头痛、头晕、恶心、欲吐。体检：神清，双侧瞳孔等大，对光反射灵敏，四肢肌张力正常，病理征阴性，腰穿压力不高，CT 检查未见异常。

提示：脑震荡。

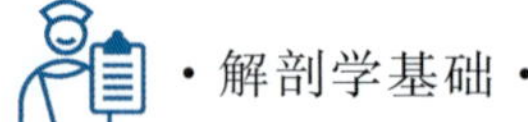

(2) 内侧面：有胼胝体、距状沟、扣带回、中央旁小叶、边缘叶等。

海马旁回及钩和扣带回等大脑回，因位置在大脑半球和间脑交界的连缘，故合称为边缘叶。边缘叶、下丘脑、杏仁体等皮质下结构，在结构和功能上密切联系，共同构成边缘系统(图 9-15)，与内脏调节、学习和记忆、情绪反应、性活动等功能有关。

(3) 下面：额叶下方有纵行的嗅束，其前端膨大为嗅球，后者与嗅神经相连。在颞叶下面有与半球下缘平行排列的侧副沟，沟的内侧有海马旁回，在海马旁回的前方向后突出的脑组织称钩。

3. 大脑半球的内部结构 大脑半球的表面的灰质，称为大脑皮质，皮质深面的白质，称大脑髓质。在大脑半球的基底部，包埋于白质中的灰质团块，称为基底核。大脑半球的腔隙称侧脑室(图 9-17)。

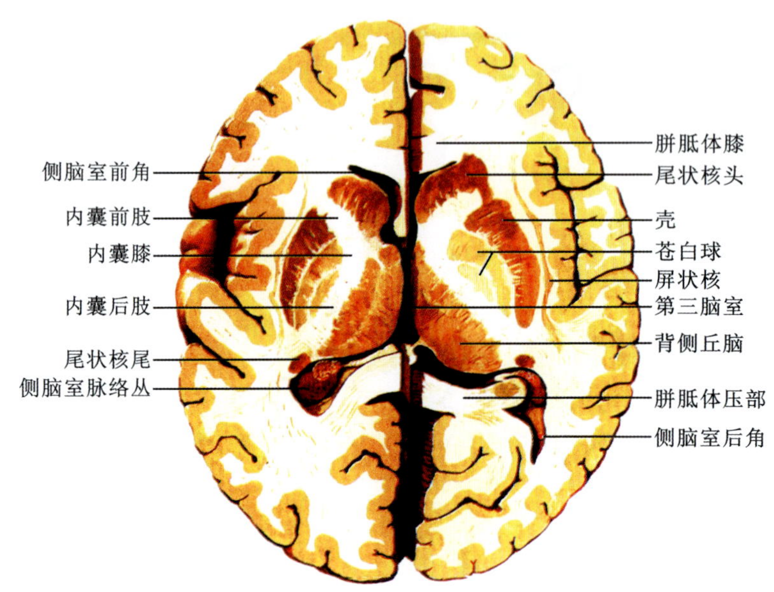

图 9-17 大脑横断面

1) 大脑皮质及其功能定位：大脑皮质是中枢神经系统发育最复杂和最完善的部位，是运动、感觉的最高级中枢和语言、意识思维的物质基础。它由大量的神经元和神经胶质细胞构成。人类在长期进化过程中，大脑皮质的不同部位逐渐形成接受某种刺激、完成某些反射活动的相对集中区域，称大脑皮质的功能定位(图 9-18)。

案例分析

患者，男性，68 岁，高血压 20 余年，因与他人争吵，突然出现头痛、呕吐，言语不清，跌倒在地，之后神志不清，大小便失禁。体检：昏迷，左侧瞳孔直径 8 mm，右侧瞳孔直径3 mm；右侧肢体瘫痪，血压 180/100 mmHg，呼吸 16 次/分，脉搏 54 次/分。头颅 CT 检查示一侧基底节内囊区高密集影。

提示：脑出血、右侧偏瘫、左侧颞叶疝。

(1) 躯体运动中枢：位于中央前回和中央旁小叶前部，该区对骨骼肌运动的管理有一定的局部定位关系。其特点为(图 9-19)：①上下倒置，但头部是正立的，中央前回最上部和中央旁小叶前部管理下肢、会阴部的运动，中部管理躯干和上肢的运动，下部管理面、舌、咽、喉的运动；②左右交叉，即一侧运动区支配对侧肢体的运动，但一些与联合运动有关的肌肉受两侧运动区的支配，如眼球外肌、喉咽肌、咀嚼肌和躯干肌等；③身体各部分投影区的大小与各部形体大小无关，而取决于功能的重要性和复杂程度。运动区某一局部损伤，会引起对侧半身相应部位的骨骼肌运动障碍。

(2) 躯体感觉中枢：位于中央后回和中央旁小叶后部，接受背侧丘脑腹后核传来的对侧半身痛觉、温度觉、触觉、压觉以及位置觉和运动觉。身体各部在此区的投射特点(图 9-20)：①上下颠倒，但头部是正的；②左右交叉；③身体各部在该区投射范围的大小也取决于该部感觉敏感程度，例如手指和唇的感受器

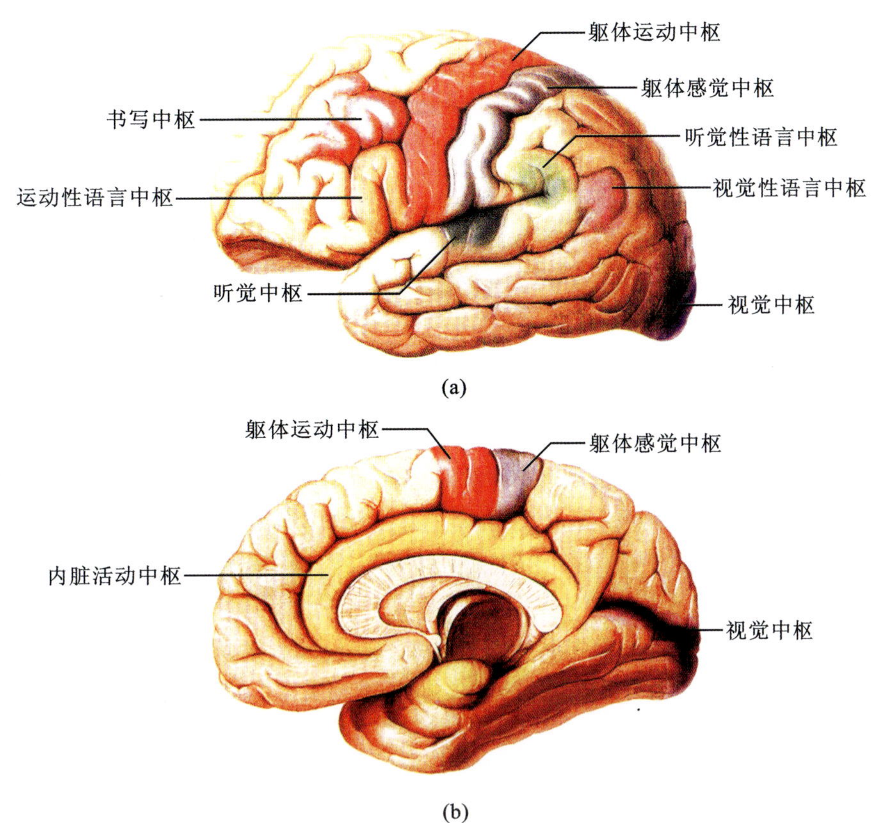

图 9-18　大脑皮质的重要中枢

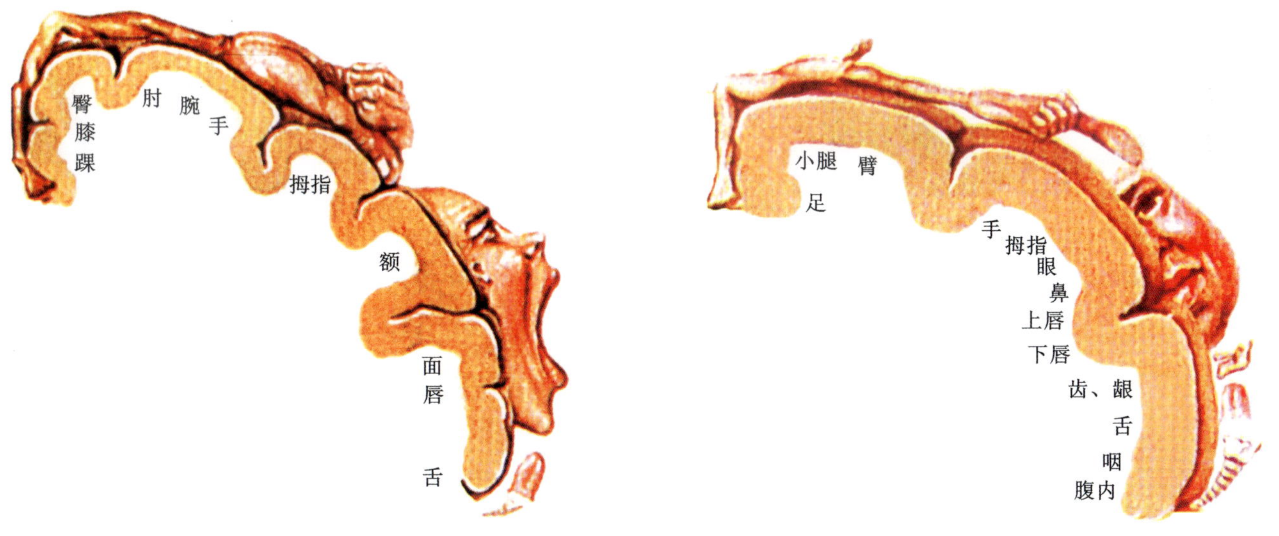

图 9-19　躯体运动中枢的定位

图 9-20　躯体感觉中枢的定位

最密，在感觉区的投射范围最大。感觉区某部位损伤，会引起对侧半身体相应部位的感觉障碍。

（3）视觉中枢：位于枕叶内侧面距状沟两侧的皮质。接受来自外侧膝状体的纤维。一侧视区接受双眼同侧半视网膜来的冲动，损伤一侧视区可引起双眼对侧半视野偏盲，称同向性偏盲。

（4）听觉中枢：位于颞横回。接受内侧膝状体来的纤维。每侧的听觉中枢都接受来自两侧耳的冲动，因此一侧听觉中枢受损，不致引起全聋。

（5）语言中枢：人类大脑皮质与其他动物的本质区别是能进行思维和意识等高级活动，并进行语言的表达，所以在人类大脑皮质上具有相应的语言中枢，如说话、阅读和书写等中枢。①运动性语言中枢：在额下回后部。如果此中枢受损，病者虽能发音，却不能说出具有意义的句子，称为运动性失语症。②书写中枢：在额中回的后部，紧靠中央前回的上肢代表区，特别是手的运动区。此中枢若受伤，虽然手的运动功能仍然保存，但写字、绘图等精细动作发生障碍，称为失写症。③听觉性语言中枢：在颞上回后部，能调整自己的语言和听取、理解别人的语言。此中枢受损后，患者虽能听到别人讲话，但不理解讲话的意思，自己讲的话也同样不能理解，故不能正确回答问题和正常说话，称为感觉性失语症。④视觉性语言中枢：又称阅读中枢，在角回，靠近视觉中枢。此中枢受损时，视觉没有障碍，但不理解文字符号的意义，称为失读症（图9-18）。

左侧大脑半球与语言、意识、数学分析等密切相关，因此，语言中枢主要在左侧大脑半球；右侧半球则主要感知非语言信息如音乐、图形和时空概念等。左、右大脑半球各有优势，它们相互协调和配合完成各种高级神经精神活动。

2）基底核（图 9-21）：位于大脑半球底部，是埋藏在大脑髓质内的一群灰质团块，主要包括豆状核、尾状核和杏仁体等。豆状核和尾状核合称纹状体。

（1）尾状核：形状弯曲如弓，从三面环绕背侧丘脑的外侧，分头、体、尾三部分，尾端连有杏仁体。

（2）豆状核：位于尾状核和背侧丘脑的外侧，在岛叶深部。外形近似双凸透镜状，水平面呈尖向内的楔形，并被两个白质板分隔成三部，外侧部最大，称壳，两内侧部合称苍白球。其中尾状核和壳又称新纹状体，苍白球称旧纹状体。纹状体属于锥体外系的重要组成部分。纹状体的功能主要是维持骨骼肌的张力，协调骨骼肌的随意运动。

（3）杏仁体：位于海马旁回和钩深面，属边缘系统的一部分。其功能与内分泌、内脏活动及行为有关。

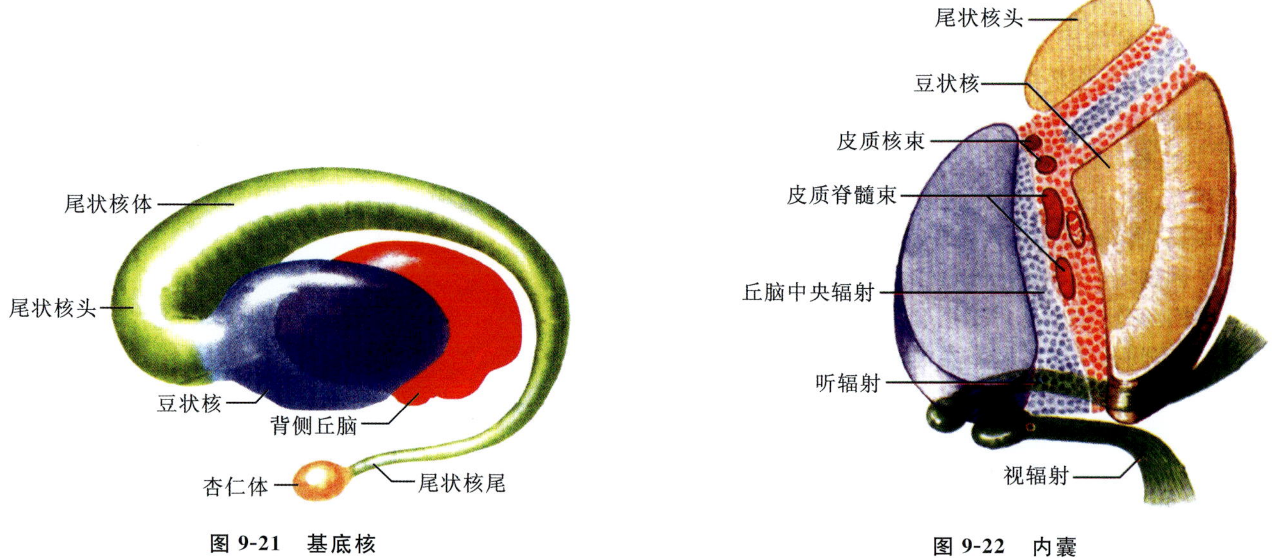

图 9-21　基底核　　**图 9-22　内囊**

3）大脑髓质：位于大脑皮质的深面，由大量的神经纤维组成，包括 3 种类型的纤维。

（1）联络纤维：联系同侧大脑半球回与回或叶与叶之间的纤维。

（2）连合纤维：连接左、右两侧大脑半球的横行纤维，最大的结构称胼胝体。胼胝体构成大脑纵裂的底，又是两侧脑室的顶。

（3）投射纤维：联系大脑皮质和皮质下各中枢的上行和下行纤维束。除嗅觉投射纤维不经内囊外，其他所有投射纤维均经过内囊（图 9-17、图 9-22）。内囊位于背侧丘脑、尾状核与豆状核之间的白质纤维板称内囊。在大脑水平切面上，左、右内囊略呈"＞＜"形（图9-22）。可分为三部，通常把豆状与尾状核头部之间的部分称内囊前肢；豆状核与背侧丘脑之间的部分称内囊后肢，内有皮质脊髓束、丘脑皮质束、听辐射和视辐射等通过；前肢、后肢的结合部称内囊膝，内有皮质核束通过。若一侧内囊因脑出血（中风）等原因而损伤，可出现对侧半身瘫痪、对侧半身感觉丧失和对侧视野缺损的"三偏"综合征（偏瘫、偏盲、偏身感觉障碍）。

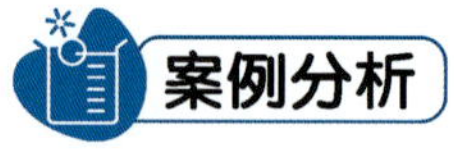
案例分析

患者，男，70 多岁，有高血压病史 10 余年，因情绪激动突然出现剧烈头痛伴左侧肢体运动障碍而入院。体格检查：左侧肢体瘫痪、鼻唇沟变浅，伸舌偏向左侧，左侧偏身感觉减退。

提示：右侧内囊出血。

4）侧脑室：位于大脑半球内，左、右各一，借室间孔与第三脑室相交通，室腔内有脉络丛，可产生脑脊液（图 9-23）。

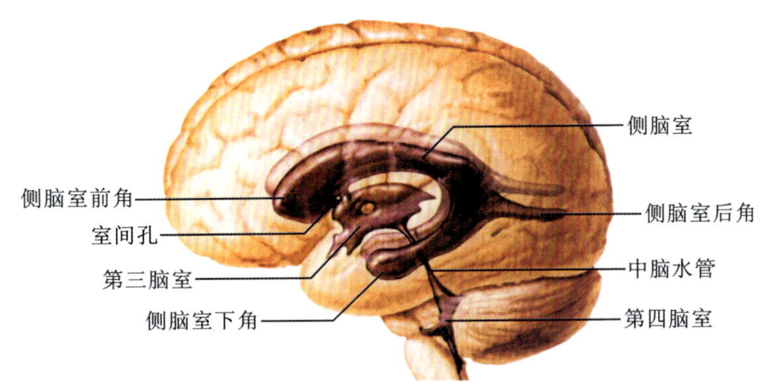

图 9-23 脑室

三、神经系统的传导通路

神经系统的传导通路是指从感受器到大脑皮质，或从大脑皮质到效应器的神经元链。从感受器到大脑皮质的神经元链，称感觉传导通路（上行传导通路）；从大脑皮质到效应器的神经元链，称运动传导通路（下行传导通路）。

（一）感觉传导通路

1. 躯干和四肢的本体感觉（深感觉）和精细触觉传导通路 本体感觉亦称深感觉，是指肌、腱及关节的位置觉、运动觉和振动觉等。在深感觉传导通路中还传导皮肤的精细触觉（如辨别两点间的距离、感受物体的性质等）。二者传导通路相同，均由 3 级神经元组成（图 9-24）。

（1）第 1 级神经元为脊神经节细胞，周围突分布于肌、腱、关节等处的本体觉感受器和皮肤的精细触觉感受器，中枢突经脊神经后根进入脊髓后索，形成薄束和楔束。

（2）第 2 级神经元的胞体在延髓的薄、楔束核内。由此二核发出的纤维向前绕过中央灰质的腹侧，在中线与对侧的纤维交叉，称内侧丘系交叉。交叉后的纤维转向上行于中线的两侧（即内侧丘系）。

（3）第 3 级神经元是丘脑腹后外侧核，由此发出的纤维经内囊后肢，投射到中央后回的上 2/3 部和中央旁小叶后部，部分纤维投射至中央前回。

此通路若受到损害，则患者在闭眼时不能确定相应部位各关节的位置和运动方向以及两点间的距离。

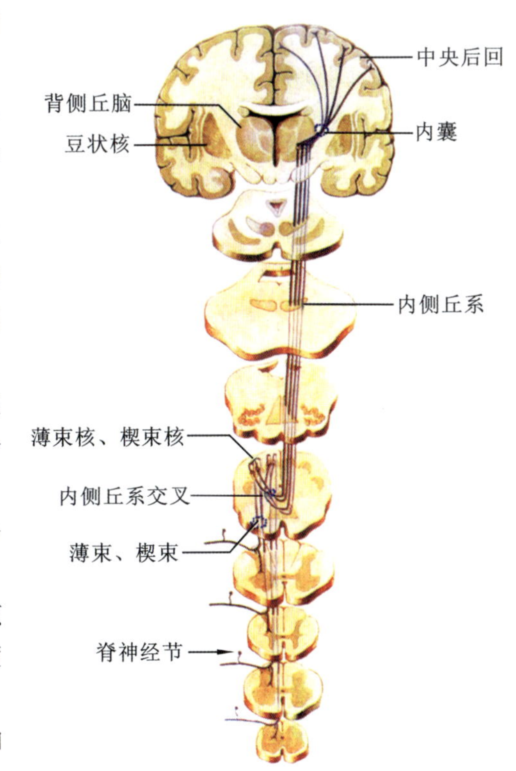

图 9-24 躯干和四肢的深感觉传导通路

2. 躯干和四肢的痛温觉及粗触觉（浅感觉）传导通路 该传导通路又称浅感觉传导通路，传导躯干和四肢的痛觉、温度觉和粗触觉。此传导通路也由 3 级神经元组成（图 9-25）。

（1）第 1 级神经元为脊神经节细胞，周围突分布于躯干和四肢皮肤内的感受器，中枢突经后根进入灰质后角。

（2）第 2 级神经元主要位于灰质后角，其传出纤维经白质前连合交叉到对侧脊髓侧索和前索，形成脊髓丘脑侧束和脊髓丘脑前束。

(3) 第 3 级神经元胞体位于丘脑腹后外侧核，其传出纤维经内囊后肢，投射到中央后回上 2/3 部和中央旁小叶后部。

此通路若在脊髓受损，则患者同侧躯体浅感觉消失；若在脑干损伤，则患者对侧躯体浅感觉消失。

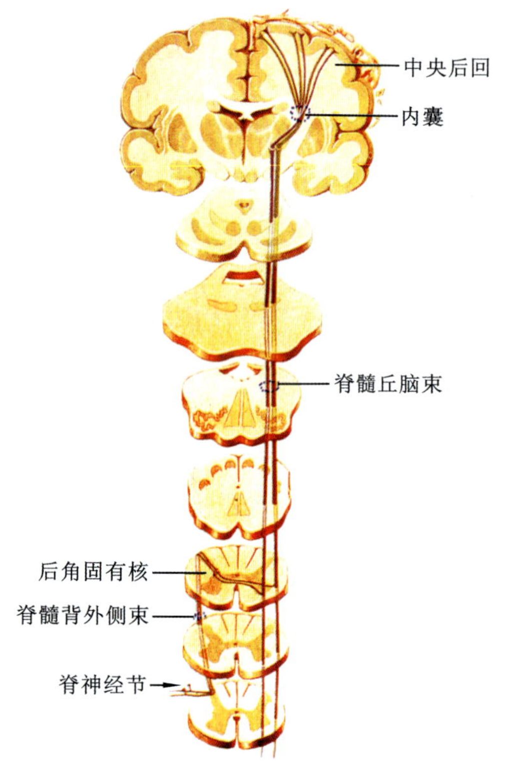

图 9-25　躯干和四肢的浅感觉传导通路

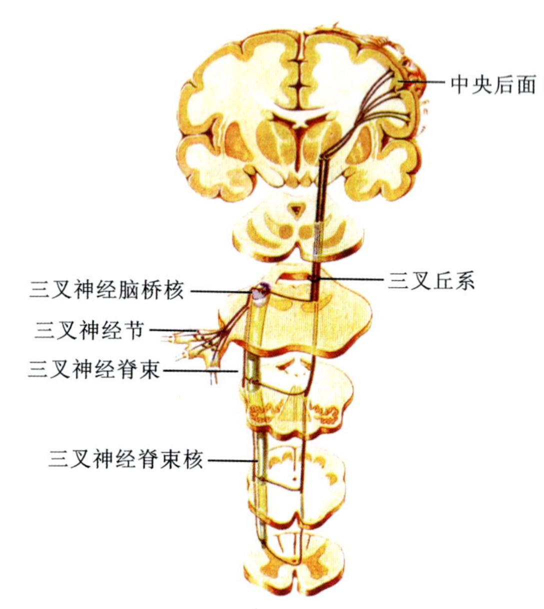

图 9-26　头面部的浅感觉传导通路

3. 头面部痛温觉及粗触觉(浅感觉)传导通路　该传导通路主要由三叉神经传入，传导头面部皮肤和黏膜的感觉冲动，由 3 级神经元组成(图 9-26)。

(1) 第 1 级神经元为三叉神经节细胞，其周围突经三叉神经分布于头面部皮肤及口、鼻黏膜感受器；中枢突经三叉神经根入脑桥，止于三叉神经脊束核；传导触压觉的纤维终止于三叉神经脑桥核。

(2) 第 2 级神经元的胞体在三叉神经脊束核和三叉神经脑桥核内，它们发出纤维交叉到对侧，组成三叉丘系，止于背侧丘脑的腹后内侧核。

(3) 第 3 级神经元位于腹后内侧核，其传出纤维经内囊后肢，投射到中央后回下 1/3。

在此通路中，若三叉丘脑束以上受损，则导致对侧头面部痛觉、温度觉和粗触觉障碍；若三叉丘脑束以下受损，则导致同侧头面部痛觉、温度觉和粗触觉障碍。

4. 视觉传导通路　视觉传导通路由 3 级神经元组成(图 9-27)。

(1) 第 1 级神经元为视网膜的双极细胞。

(2) 第 2 级神经元是节细胞。其轴突在视神经盘处集合成视神经，入颅形成视交叉后，延续为视束。在视交叉中，来自两眼视网膜鼻侧半的纤维交叉，交叉后加入对侧视束；来自视网膜颞侧半的纤维不交叉，进入同侧视束。

(3) 第 3 级神经元胞体在外侧膝状体，其发出的纤维组成视辐射，经内囊后肢投射到距状沟两侧的视皮质。

视觉传导通路不同部位受损，可引起不同的视野缺损：

① 一侧视神经损伤，可致该侧眼视野全盲；

② 一侧视束及以后的部位受损，可致双眼病灶对侧视野同向性偏盲；

③ 视交叉中交叉纤维损伤，可致双眼视野颞侧半偏盲；

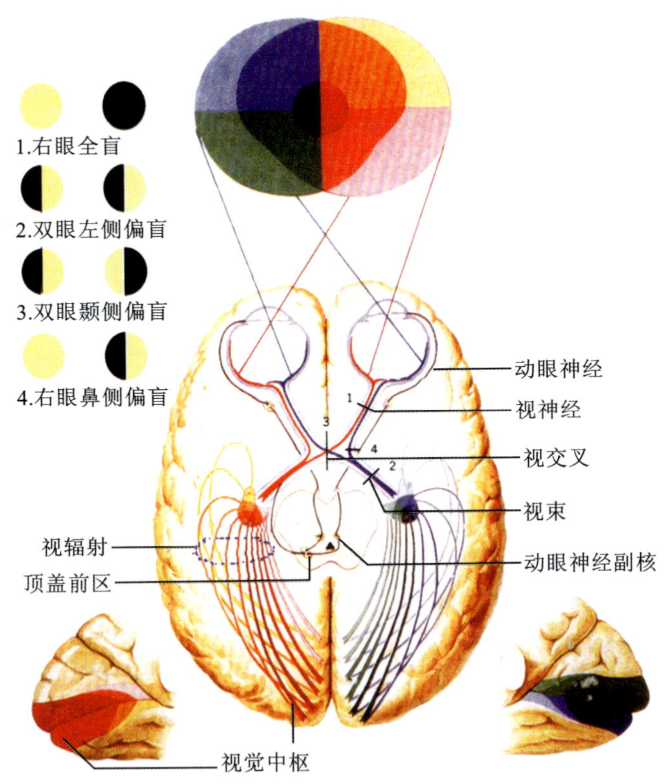

图 9-27 视觉传导通路

④ 一侧视交叉外侧部的不交叉纤维损伤，则患侧视野的鼻侧半偏盲。

5. 瞳孔对光反射 光照一侧瞳孔，引起两眼瞳孔缩小的反应称瞳孔对光反射。光照侧瞳孔缩小的反应称直接对光反射，未照射侧瞳孔缩小的反应称间接对光反射。

瞳孔对光反射的通路为：光→一侧眼→视神经→视交叉→视束→上丘臂→顶盖前区→两侧动眼神经副核→动眼神经→睫状神经节→睫状短神经→双侧瞳孔括约肌收缩→两侧瞳孔缩小。

（二）运动传导通路

运动传导通路包括锥体系和锥体外系两部分，管理骨骼肌的运动。

1. 锥体系 锥体系主要管理骨骼肌的随意运动，由两级神经元组成，即上运动神经元和下运动神经元。锥体系上运动神经元的胞体位于中央前回和中央旁小叶前部以及其他一些皮质区域中的锥体细胞，它发出的轴突组成锥体束。由于终止的部位不同，锥体束分为皮质核束和皮质脊髓束。下运动神经元的胞体位于脑神经运动核和脊髓前角运动细胞。

1）皮质核束：主要由中央前回下 1/3 锥体细胞的轴突聚集而成。该束经内囊膝部下行至脑干，终止于脑神经运动核。大部分纤维终止于双侧脑神经运动核，支配眼球外肌、咀嚼肌、眼裂以上表情肌、咽喉肌、胸锁乳突肌和斜方肌等；小部分纤维完全交叉到对侧，终止于面神经核下部和舌下神经核，支配对侧面下部表情肌和舌肌（图 9-28）。

如果一侧皮质核束受损，使对侧眼裂以下的面肌和对侧舌肌瘫痪，表现为病灶对侧鼻唇沟消失、口角低垂并向病灶侧偏斜、流涎、不能鼓腮露齿、伸舌时舌尖偏向病灶侧，称为核上瘫。一侧面神经核或面神经（下运动神经元）损伤，可致病灶侧所有面肌瘫痪，表现为额横纹消失、眼不能闭、口角下垂、鼻唇沟消失等；一侧舌下神经（下运动神经元）受损，可致病灶侧全部舌肌瘫痪，表现为伸舌时舌尖偏向病灶侧，称核下瘫（图 9-29）。

2）皮质脊髓束：由中央前回上 2/3 和中央旁小叶前部的锥体细胞轴突集合而成。该束经内囊后肢下行至延髓锥体，分为皮质脊髓侧束和皮质脊髓前束（图 9-28）。

（1）皮质脊髓侧束：在延髓锥体下端，皮质脊髓束的大部分纤维（约 80%）交叉到对侧，形成锥体交叉。交叉后的纤维沿脊髓侧索下行，称皮质脊髓侧束。该束沿途发出侧支，逐节终止于脊髓前角运动神经元，

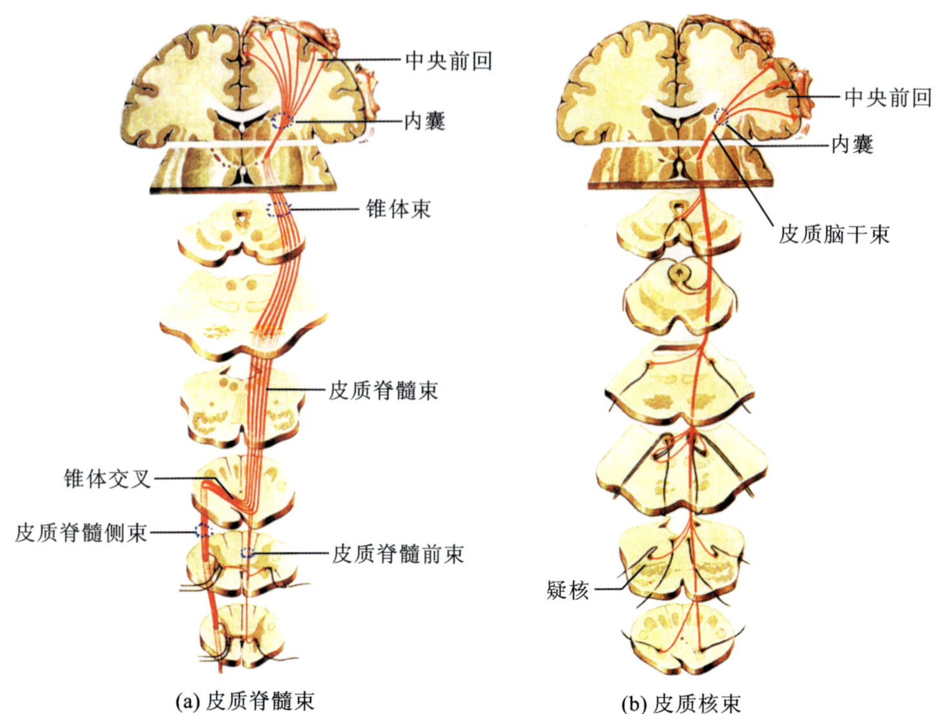

(a) 皮质脊髓束　　(b) 皮质核束

图 9-28　锥体系

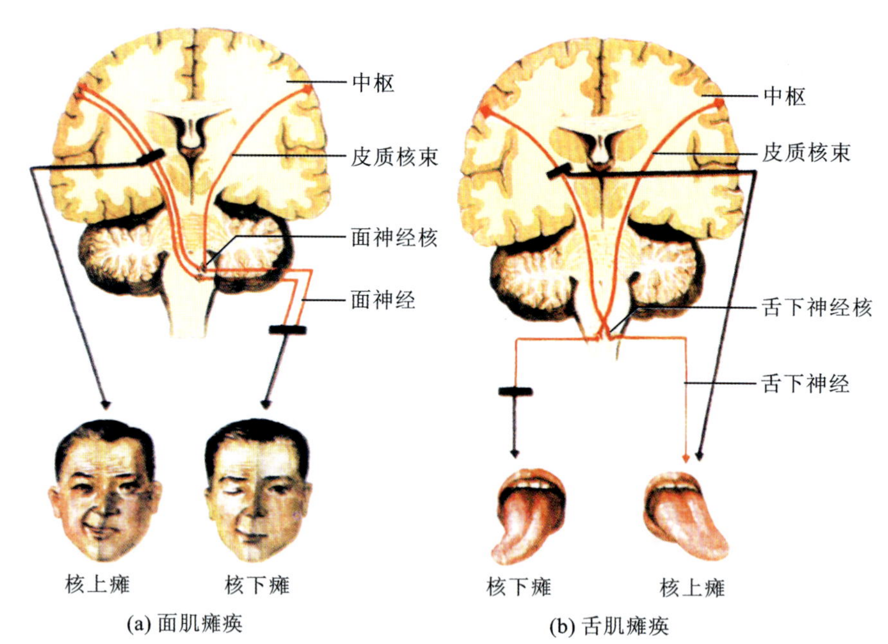

(a) 面肌瘫痪　　(b) 舌肌瘫痪

图 9-29　面肌和舌肌瘫痪示意图

支配躯干和四肢骨骼肌。

(2) 皮质脊髓前束:在延髓锥体,皮质脊髓束尚有小部分未交叉的纤维,沿同侧脊髓前索下行,称皮质脊髓前束。该束仅达上胸节,在下行过程中逐节交叉到对侧,终止于脊髓前角运动神经元,极小部分纤维始终不交叉,终于同侧前角运动核,支配躯干肌。因此躯干肌受双侧皮质脊髓束支配。一侧皮质脊髓束在锥体交叉以上受损,主要引起对侧肢体瘫痪,而躯干肌运动无明显影响(图 9-28)。

锥体系的任何部位损伤都可引起其支配区的随意运动障碍,即瘫痪。由上运动神经元损伤而出现的瘫痪,称上运动神经元瘫(核上瘫);下运动神经元损伤而引起的瘫痪,称下运动神经元瘫(核下瘫)。上、下运动神经元损伤后虽均出现瘫痪,但其临床表现不同(表9-2)。

表 9-2　上、下运动神经元损伤的区别

项　目	上运动神经元损伤	下运动神经元损伤
瘫痪特点	痉挛性瘫痪(硬瘫)	弛缓性瘫痪(软瘫)
肌张力	增高	降低
深反射	亢进	消失或减弱
病理反射	阳性(出现)	阴性(不出现)
肌萎缩	不明显	明显

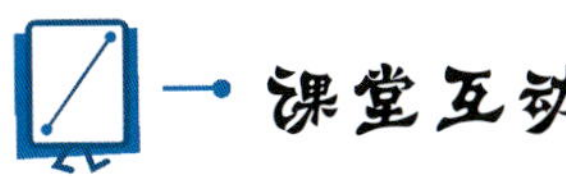

运用所学中枢神经系统的知识，你对中枢神经的传导通路各条通路损伤后的临床表现，能进行定位诊断分析吗？

2. 锥体外系　锥体外系是指锥体系以外控制骨骼肌运动的下行传导通路的统称，其结构十分复杂。锥体外系起自大脑皮质中央前回以外的皮质，主要是额叶和顶叶，在下行过程中与纹状体、背侧丘脑、小脑、红核、黑质及网状结构构成广泛联系，经多次交换神经元，最后到达脑神经运动核和脊髓前角运动神经元。人类锥体外系的主要功能是调节肌张力、协调肌群的运动、维持身体姿势和习惯性动作等。锥体系和锥体外系在运动功能上是互相依赖、不可分割的一个整体，只有在锥体外系保持肌张力稳定协调的前提下，锥体系才能完成一切精确的随意运动。

四、脑和脊髓的被膜、血管、脑脊液循环

(一) 脑和脊髓的被膜

脑和脊髓的外面都包有 3 层被膜，自外向内依次为硬膜、蛛网膜和软膜(图 9-30、图9-31)。它们对脑和脊髓具有保护、营养和支持作用。

1. 硬膜　硬膜由致密结缔组织构成，厚而坚韧。呈管状包裹脊髓和脊神经根的外面称硬脊膜；包在脑表面的，称硬脑膜。

1) 硬脊膜：上端附着于枕骨大孔边缘，与硬脑膜相延续；下端在第 2 骶椎水平逐渐变细，包裹终丝，向下附着于尾骨的背面。硬脊膜与椎管内面的骨膜之间的间隙称**硬膜外隙**，内含有神经、疏松结缔组织、脂肪、淋巴管和静脉丛等，此间隙略呈负压，有脊神经根通过。临床上进行硬膜外麻醉术时，即将药物注入此间隙，以达到阻滞脊的神经传导作用(图9-30)。

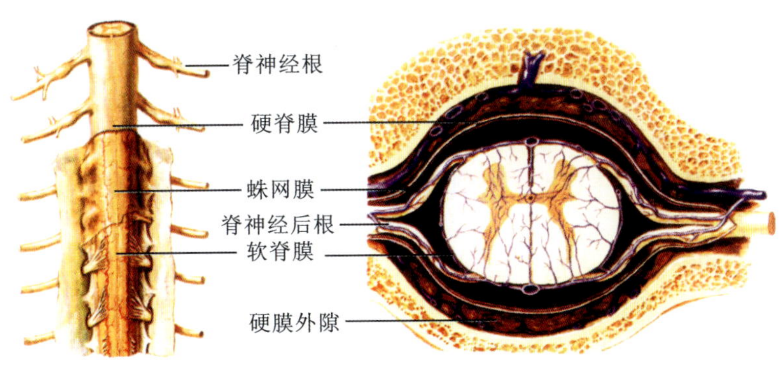

图 9-30　脊髓的被膜

2) 硬脑膜：坚韧而有光泽，与硬脊膜相比有如下特点。

(1) 硬脑膜由外层的颅骨内膜和内层的硬膜合成，两层之间有丰富的血管和神经。硬脑膜与颅盖骨连接疏松，易于分离，当硬脑膜血管损伤时，可在硬脑膜与颅骨之间形成硬膜外血肿。硬脑膜在颅底处与

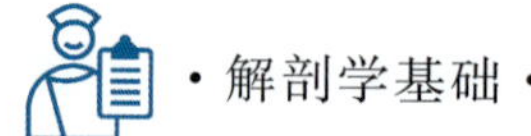

颅骨结合紧密，其深面又与蛛网膜紧密相连，故颅底骨折时，易将硬脑膜与脑蛛网膜同时撕裂，使脑脊液外漏。如颅前窝骨折时，脑脊液可流入鼻腔，形成鼻漏。

（2）硬脑膜在某些部位，其内层折叠形成若干板状突起，伸入脑各部的某些裂隙内，形成的结构主要有：①大脑镰；②小脑幕。

（3）硬脑膜窦（图 9-31）：硬脑膜在某些部位两层分开形成的腔隙，内面衬以内皮细胞，内含静脉血称为硬脑膜窦。主要的硬脑膜窦有：上矢状窦、下矢状窦、直窦、窦汇、横窦、乙状窦和海绵窦等。海绵窦位于蝶骨体的两侧，为硬脑膜间的不规则腔隙。窦腔内侧壁有颈内动脉和展神经通过，在窦的外侧壁内，自上而下有动眼神经、滑车神经、三叉神经的眼神经分支和上颌神经分支通过。海绵窦与周围的静脉有广泛的交通和联系。其中向前借眼静脉与面静脉交通，故面部感染可经上述交通蔓延至海绵窦，造成颅内感染和血栓形成。

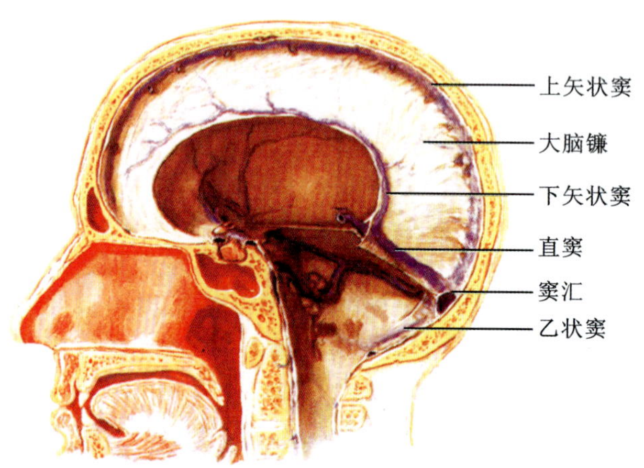

图 9-31　硬脑膜和硬脑膜窦

2. 蛛网膜　蛛网膜为半透明的薄膜，位于硬脊膜与软脊膜之间，向上与脑蛛网膜相延续。脊髓蛛网膜与软脊膜之间有较宽阔的间隙称**蛛网膜下隙**，两层膜之间有许多结缔组织小梁相连，间隙内充满脑脊液。此隙在某些部位扩大，称蛛网膜下池，脊髓蛛网膜下隙的下部，自脊髓下端（第一腰椎水平）至第 2 骶椎水平扩大称终池，在小脑与延髓之间有小脑延髓池，是颅内最大的池。终池内无脊髓，只有马尾泡在脑脊液中。临床上常在终池和小脑延髓池进行穿刺，抽取脑脊液进行检查。

蛛网膜靠近硬脑膜，在上矢状窦处形成许多绒毛状的突起，突入上矢状窦内，称蛛网膜粒。脑脊液通过蛛网膜粒渗入硬脑膜窦内，回流入静脉。

3. 软膜　软膜薄而透明，富含血管。软膜紧贴在脊髓和脑的表面，并延伸至脊髓和脑的沟裂内，分别称软脊膜和软脑膜。在四个脑室的某些部分，软脑膜的血管反复分支形成毛细血管丛。它们被软脑膜的结缔组织及脑室壁上皮包裹突入脑室内，形成脉络丛。脉络丛是产生脑脊液的主要结构。

（二）脑和脊髓的血管

1. 脑的血管　脑的血管包括动脉和静脉。

1）脑的动脉：主要来自颈内动脉和椎动脉（图 9-32）。以顶枕沟为界，大脑半球前 2/3 和部分间脑由颈内动脉供应，大脑半球后 1/3 及部分间脑、脑干和小脑由椎动脉供应。两者都发出皮质支和中央支。前者营养大脑皮质及其深面的髓质，后者深入脑实质，主要供应基底核、内囊及间脑等。

（1）颈内动脉：起自颈总动脉，自颈部向上至颅底，经颈动脉管进入颅内。在颅内的主要分支有大脑前动脉和大脑中动脉。①大脑前动脉：在视神经上方向前内行，进入大脑纵裂，与对侧的同名动脉借前交通动脉相连，然后沿胼胝体沟向后行。皮质支，分布于顶枕沟以前的半球内侧面、额叶底面的一部分和额、顶两叶上外侧面的上部。中央支，供应尾状核、豆状核前部和内囊前肢。②大脑中动脉：为颈内动脉主干的直接延续，向外行进入外侧沟内，分为数条皮质支，营养大脑半球上外侧面的大部分和岛叶。中央支，又称豆纹动脉，进入脑实质，营养尾状核、豆状核、内囊膝和后肢的前部等。患有高血压病或出现动脉硬化时，若供应内囊及附近结构的中央支破裂出血（脑出血），可出现严重的症状。

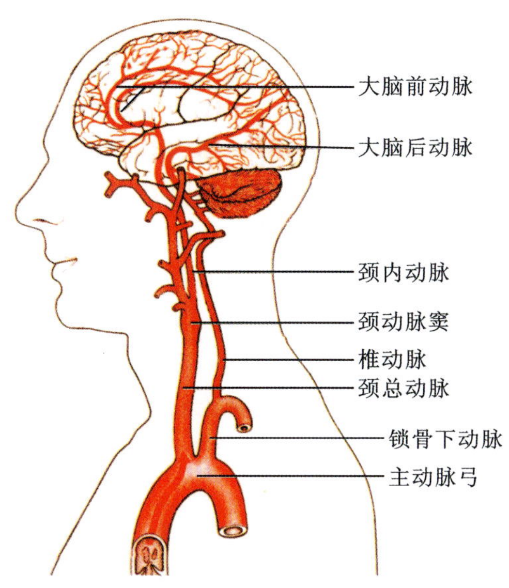

图 9-32 脑的血管

(2) 椎动脉：起自锁骨下动脉，向上穿第 6 至第 1 颈椎横突孔，经枕骨大孔进入颅腔。在脑桥与延髓交界处，左、右椎动脉汇合成一条基底动脉，基底动脉沿脑桥腹侧的基底沟上行，至脑桥上缘分为左、右大脑后动脉两大终支入脑。皮质支分布于颞叶的内侧面、底面及枕叶；中央支供应背侧丘脑、内侧膝状体、下丘脑和底丘脑等。小脑下后动脉是椎动脉的最大分支，该动脉行程弯曲，易发生栓塞而出现同侧面部浅感觉障碍(交叉性麻痹)和小脑共济失调等。

(3) 大脑动脉环(图 9-33)：由两侧大脑前动脉起始段、两侧颈内动脉末段、两侧大脑后动脉借前、后交通动脉共同组成。位于脑底下方，蝶鞍上方，环绕视交叉、灰结节及乳头体周围。此环使两侧颈内动脉系与椎-基底动脉系相交通。在正常情况下，大脑动脉环两侧的血液不相混合，而是作为一种代偿的潜在装置。当此环的某一处发育不良或被阻断时，可在一定程度上通过大脑动脉环使血液重新分配和代偿，以维持脑的血液供应。

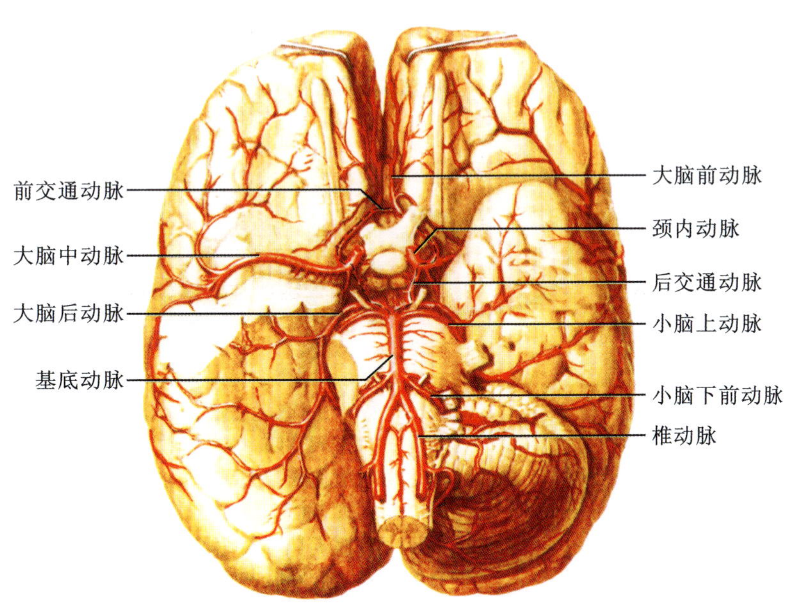

图 9-33 脑底面的动脉

2) 脑的静脉：脑的静脉无瓣膜，不与动脉伴行，可分深、浅两组，两组之间相互吻合。浅组收集脑皮质及皮质下髓质的静脉血，直接注入邻近的静脉窦；深组收集大脑深部的髓质、基底核、间脑、脑室脉络丛等处的静脉血，最后汇成一条大脑大静脉注入直窦。两组静脉最终经硬脑膜窦回流至颈内静脉。

2. 脊髓的血管 脊髓的血管分为动脉和静脉。

（1）脊髓的动脉：脊髓的动脉有两个来源，即椎动脉和节段性动脉（图9-34）。椎动脉发出脊髓前动脉和脊髓后动脉。它们在下行的过程中，不断得到节段性动脉（如肋间后动脉、腰动脉等）分支的增补，以保障脊髓有足够的血液供应。左、右脊髓前动脉在延髓腹侧合成一干，沿前正中裂下行至脊髓末端。脊髓后动脉自椎动脉发出后，绕延髓两侧向后走行，沿脊神经后根基部内侧下行，直至脊髓末端。

（2）脊髓的静脉：脊髓的静脉较动脉多而粗。脊髓前、后静脉由脊髓内的小静脉汇集而成，通过前、后根静脉注入硬膜外隙的椎静脉丛。

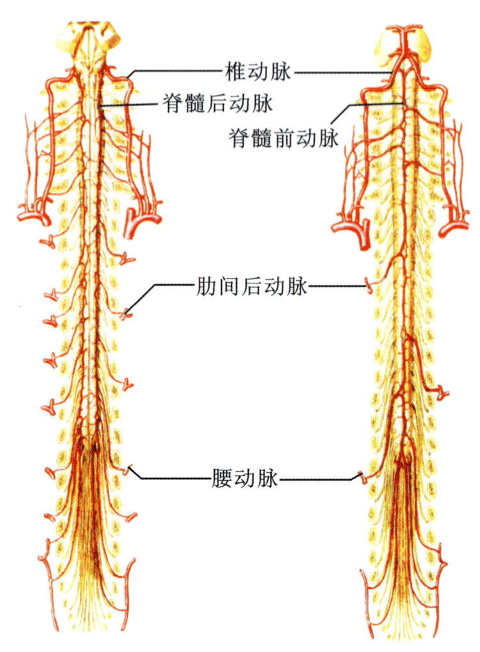

图9-34　脊髓的血管

（三）脑脊液及其循环

脑脊液是由脑室脉络丛产生的无色透明液体，成人总量约150 mL，脑脊液不断产生，在脑室蛛网膜下隙内循环流动，保持动态平衡（图9-35）。

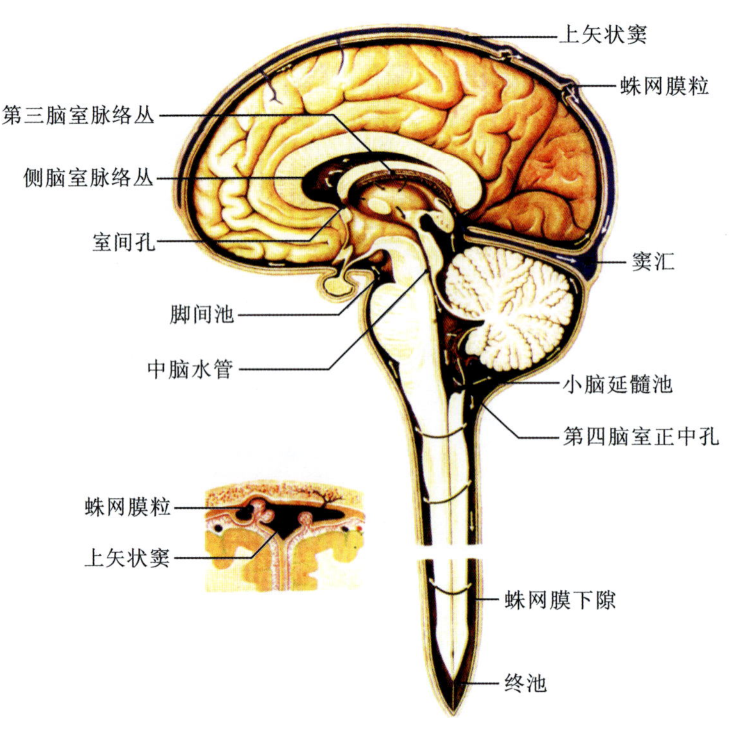

图9-35　脑脊液循环

由侧脑室脉络丛产生的脑脊液经室间孔流至第三脑室，与第三脑室脉络丛产生的脑脊液一起，经中脑水管流入第四脑室，再汇合第四脑室脉络丛产生的脑脊液一起经第四脑室正中孔和两个外侧孔流入蛛网膜下隙，然后脑脊液再沿蛛网膜下隙流向大脑背面，经蛛网膜粒渗透到硬脑膜窦（主要是上矢状窦）内，回流入血液中。

通过脑脊液循环，将营养物质运送到脑和脊髓，并带走代谢产物。脑脊液还具有缓冲震荡、分散压力和调整颅内压等保护功能。当脑或脑膜发生病变时，常在第3、4腰椎棘突之间穿刺到蛛网膜下隙处，抽取脑脊液进行检验。若脑脊液循环途中发生阻塞，可引起脑积水、颅内压增高，导致脑组织受压萎缩或脑组织向下移位，形成脑疝。

脑脊液循环的途径如下：左、右侧脑室→室间孔→第三脑室→中脑水管→第四脑室→正中孔和左、右外侧孔→蛛网膜下隙→蛛网膜粒→上矢状窦→颈内静脉。

（四）血脑屏障

在中枢神经系统内，毛细血管内的血液与脑组织之间具有一层选择性通透作用的结构，称血脑屏障。脑部毛细血管内皮、内皮细胞之间的紧密连接、毛细血管基膜及神经胶质膜等是构成血脑屏障的结构基础。

在正常情况下，血脑屏障可以阻止多种物质进入脑，但营养物质和代谢产物可以顺利通过，以维持脑部神经细胞内环境的相对稳定。当血脑屏障损伤时（如炎症、外伤、血管病等），其通透性可发生改变，从而使脑和脊髓神经细胞受到各种致病因素的影响，因而导致脑水肿、脑出血、免疫异常等严重后果。

钟翠芬

第三节 周围神经系统

周围神经系统包括脊神经、脑神经和内脏神经。脊神经与脊髓相连，主要分布于躯干和四肢；脑神经与脑相连，主要分布于头颈部；内脏神经含有内脏感觉和内脏运动两种纤维，主要分布于心脏、血管和腺体。

一、脊神经

脊神经共31对，从上到下分为颈神经8对、胸神经12对、腰神经5对、骶神经5对、尾神经1对。每条脊神经都由运动性前根和感觉性后根在椎间孔合成。后根在近椎间孔处有一椭圆形膨大，称脊神经节。每条脊神经都是含有感觉纤维和运动纤维的混合性神经（图9-36）。

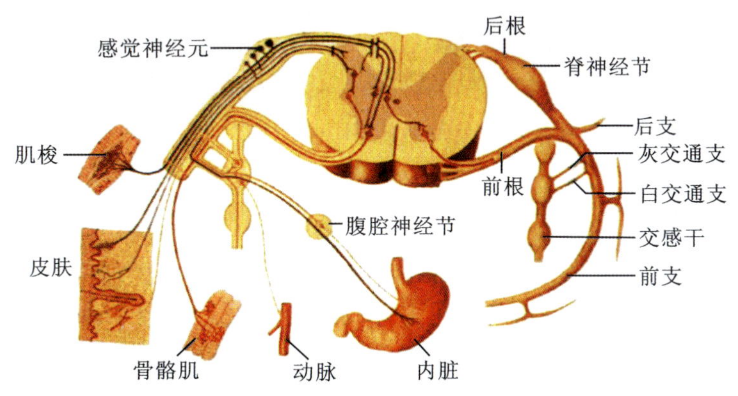

图9-36 脊神经的纤维成分及其分布示意图

脊神经出椎间孔后分为前支和后支。前支粗大，主要分布于躯干前外侧和四肢的肌、关节及皮肤等处，除胸神经的前支外，分别组成颈丛、臂丛、腰丛和骶丛4对神经丛，由丛再发出分支分布于相应区域。后支细短，主要分布于项、背、腰、骶部的深层肌和皮肤。

（一）颈丛

颈丛由第 1～4 颈神经前支组成，位于胸锁乳突肌上部深面。颈丛的分支有皮支和肌支。其分支分布于颈部、肩部、枕部和耳廓的皮肤以及部分颈肌和膈。皮支较粗大，位置表浅，由胸锁乳突肌后缘中点浅出至浅筋膜（图 9-37），分布于耳廓、头后外侧、颈前外侧部和肩部等处的皮肤，其主要分支有枕小神经、耳大神经、颈横神经、锁骨上神经。肌支主要有膈神经。

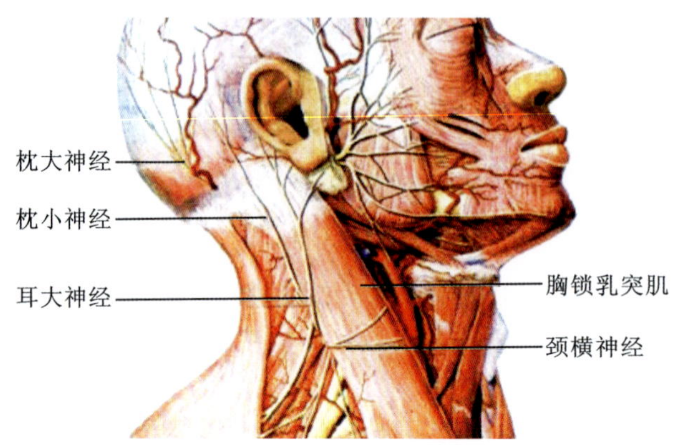

图 9-37　颈丛的皮支分布

膈神经是混合性神经，经锁骨下动、静脉之间入胸腔至膈肌，主要支配膈肌的运动以及心包、部分胸膜和腹膜的感觉（图 9-38），右膈神经的感觉纤维还分布于肝和胆囊表面。膈神经受刺激可出现膈肌痉挛性收缩，产生呃逆。膈神经损伤可致同侧膈肌瘫痪，引起呼吸困难。

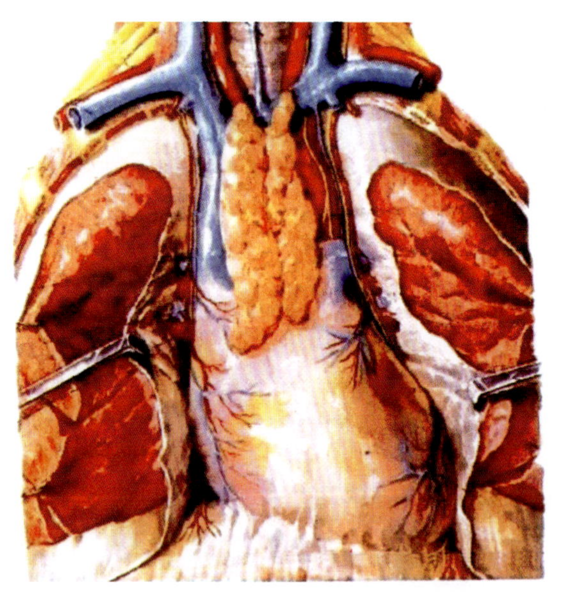

图 9-38　膈神经的分布

（二）臂丛

臂丛由第 5～8 颈神经的前支和第 1 胸神经的部分前支组成，自斜角肌间隙穿出，经锁骨中点后方进入腋窝，围绕腋动脉形成内侧束、外侧束及后束，由此三束再发出若干分支（图 9-39、图 9-40）。在锁骨中点后方，臂丛各分支较集中，位置较浅，此点为进行臂丛阻滞麻醉的部位。臂丛的主要分支如下。

1. 正中神经　从臂丛发出后，沿肱二头肌内侧缘伴肱动脉下行至肘窝内侧，在前臂正中下行于浅、深屈肌之间达手掌。正中神经的分支支配前臂前群肌桡侧大部分、手鱼际肌及手掌面桡侧三个半指的皮肤等。

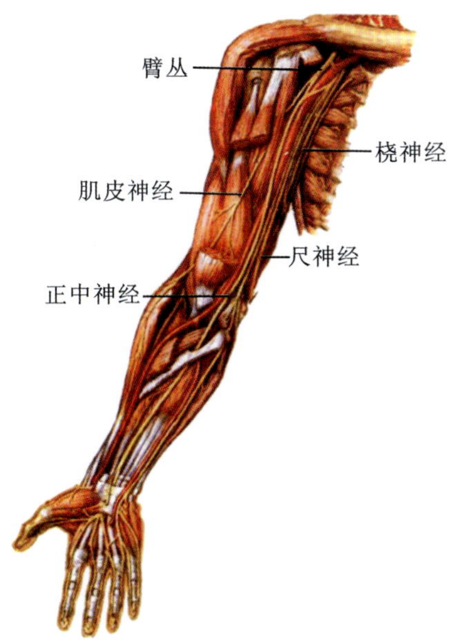

图 9-39 上肢前面的神经

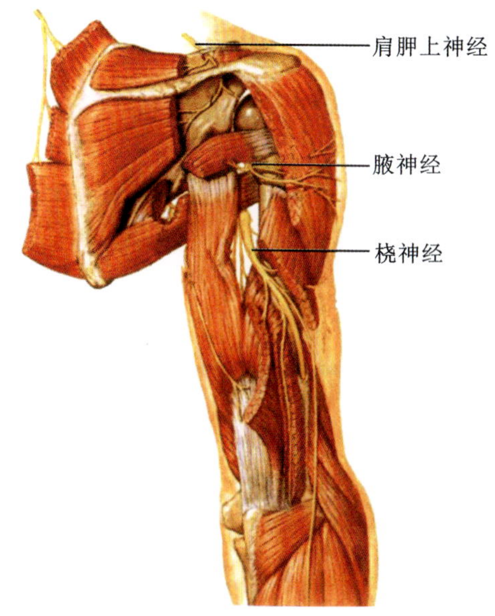

图 9-40 上肢后面的神经

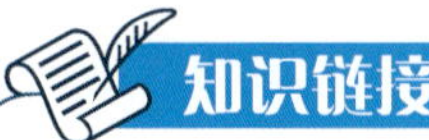

正中神经损伤的临床表现

1. 运动障碍　前臂不能旋前，屈腕力减弱，拇指、示指及中指不能屈曲，拇指不能作对掌动作，不能捏东西。肌肉萎缩：鱼际肌萎缩，手掌变平坦，称为“猿手”。

2. 感觉障碍　上述皮支分布区感觉障碍，尤以拇指、示指、中指远节最为明显。

2. 桡神经　发自臂丛后束的粗大神经，紧贴肱骨桡神经沟向外下行，在肱骨外上髁前方分为浅、深两终支。浅支沿桡动脉外侧下行，在前臂中、下 1/3 交界处转向手背，深支在前臂浅、深层肌之间下行。桡神经支配肱三头肌、前臂后肌群以及手背桡侧两个半指的皮肤等。

桡神经损伤的临床表现

1. 运动障碍　不能伸腕和伸指，拇指不能外展，前臂旋后功能减弱。抬前臂时，出现“垂腕”征。

2. 感觉障碍　前臂背侧皮肤及手背桡侧感觉迟钝，“虎口”区皮肤感觉丧失。

3. 尺神经　发自臂丛内侧束，沿肱动脉内侧下行至臂中部，经肱骨内上髁后方的尺神经沟进入前臂，在前臂伴尺动脉内侧下行至手掌。在尺神经沟中尺神经位置表浅，又紧贴骨面，骨折时易受损伤。尺神经支配前臂前群尺侧小部分肌肉、手小鱼际肌和手肌中间群的大部分以及手掌尺侧一个半指和手背尺侧两个半指的皮肤等。

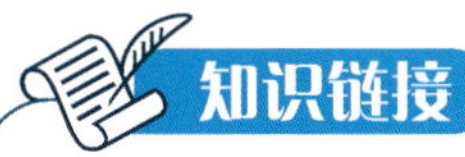

尺神经损伤的临床表现

1. 运动障碍　屈腕力减弱，环指和小指远节指骨间关节不能屈曲。小鱼际肌萎缩，各指不能靠拢，出现“爪形手”。

2. 感觉障碍　手掌、手背内侧缘皮肤感觉丧失。

4. 腋神经 发自臂丛后束，绕肱骨外科颈至三角肌深面。腋神经分支支配三角肌及肩部皮肤等。肱骨外科颈骨折时，可损伤腋神经。

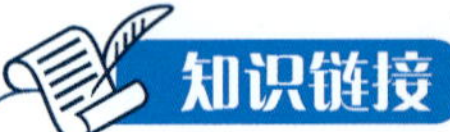

腋神经损伤表现

1. 运动障碍 肩关节外展幅度减小，不能做梳头、戴帽动作。三角肌萎缩，肩部失去圆隆的外形，肩峰突出，形成“方形肩”。

2. 感觉障碍 三角肌皮肤感觉障碍。

5. 肌皮神经 发自臂丛外侧束，发出后沿肱二头肌深面下行，支配臂前群肌和前臂外侧的皮肤。

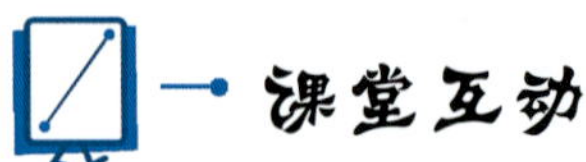

肱骨上、中、下段骨折分别易伤及何神经？为什么？

（三）胸神经的前支

胸神经前支(图 9-41)共 12 对，除第 1 对的大部分和第 12 对的小部分分别参与臂丛和腰丛的组成外，其余均不形成神经丛。第 1～11 对胸神经前支均各自行于相应的肋间隙中，称肋间神经。第 12 胸神经前支的大部分行于第 12 肋下缘，故称肋下神经。胸神经的肌支支配肋间肌和腹肌的前外侧群，皮支分布于胸、腹部的皮肤以及胸膜和腹膜壁层。

胸神经皮支在胸、腹壁的分布有明显的节段性，呈环带状分布。其规律为：T_2 在胸骨角平面，T_4 在乳头平面，T_6 在剑突平面，T_8 在肋弓平面，T_{10} 在脐平面，T_{12} 在脐与耻骨联合上缘连线中点平面。临床上常以节段性分布区来测定麻醉平面的高低和推测脊髓损伤的平面位置。

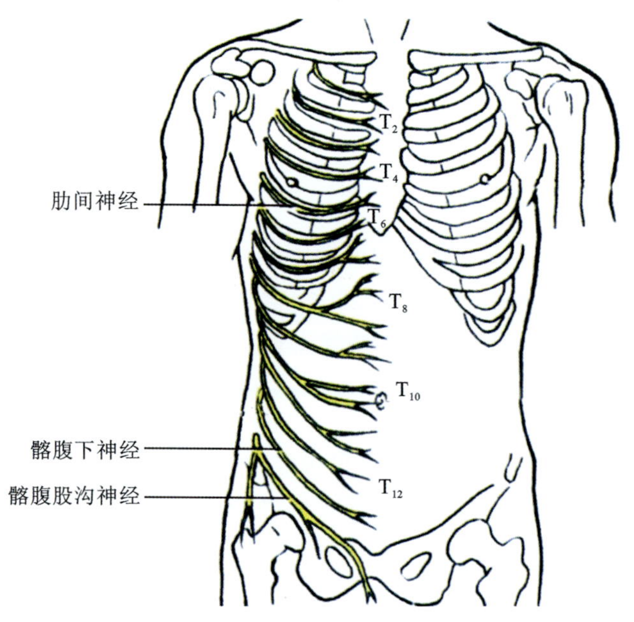

图 9-41 胸神经前支的分布

（四）腰丛

腰丛由第 12 胸神经前支、第 1～3 腰神经前支和第 4 腰神经部分前支组成，位于腹后壁腰大肌深面(图9-42)。腰丛除发出肌支分布于髂腰肌和腰方肌外，还发出分支分布于腹股沟区、大腿前部和内侧部腰丛的分支中最重要的是股神经和闭孔神经。

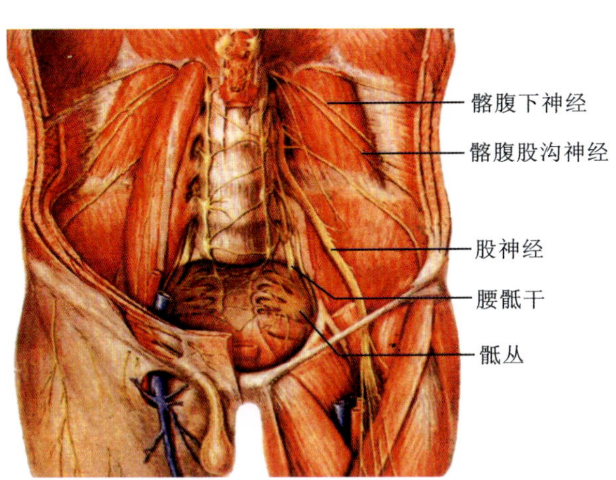

图 9-42 腰丛和骶丛的神经分布

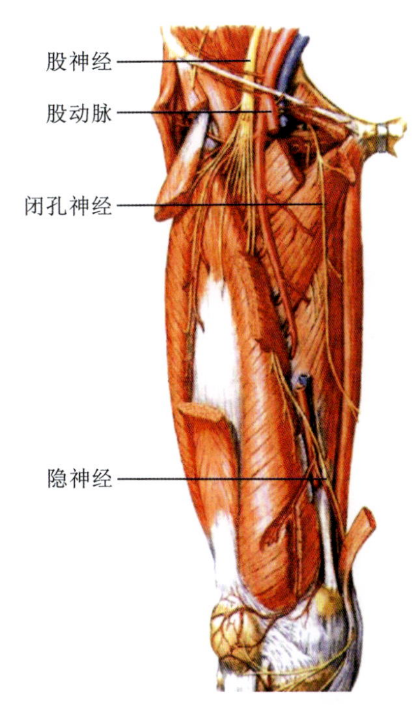

图 9-43 下肢前面的神经

1. 股神经 股神经是腰丛最大分支，在腰大肌与髂肌之间下行。在腹股沟韧带中点稍外侧经韧带深面、股动脉外侧进入股三角。其分支分布于耻骨肌、股四头肌、缝匠肌和大腿前部及膝关节前面的皮肤。股神经最长的皮支为隐神经，经膝关节内侧浅出皮下至足内侧缘，分布于小腿内侧面和足内侧缘皮肤（图9-43）。

2. 闭孔神经 于腰大肌内侧穿出，并沿小骨盆侧壁前行出骨盆腔，支配大腿内侧群肌和大腿内侧的皮肤。

股神经损伤的临床表现

（1）运动障碍：股前肌群瘫痪，行走时抬腿困难，不能伸小腿。

（2）感觉障碍：股前面及小腿内侧面皮肤感觉障碍。

（3）股四头肌萎缩，髌骨突出。

（4）膝反射消失。

（五）骶丛

骶丛由腰骶干（由第4腰神经前支的一部分和第5腰神经前支组成）及骶神经和尾神经的前支组成（图9-44），位于盆腔内骶骨和梨状肌前面。骶丛除发出短支分布于梨状肌、闭孔内肌和股方肌外，还发出以下重要分支。

1. 臀上神经 经梨状肌上孔出骨盆，支配臀中肌、臀小肌等。

2. 臀下神经 经梨状肌下孔出骨盆，支配臀大肌。

3. 阴部神经 经梨状肌下孔出骨盆，分布于会阴部和外生殖器的肌和皮肤。

4. 坐骨神经 坐骨神经是全身最粗、最长的神经，经梨状肌下孔出盆腔后，走行于臀大肌深面，在股骨大转子和坐骨结节之间下行至股后，在股二头肌的深面继续下行，至腘窝上方分为胫神经和腓总神经两大终支。坐骨神经在臀部发出肌支支配大腿肌后群。

（1）胫神经：坐骨神经的直接延续，在腘窝下行至小腿后部，分支支配小腿后群肌、足底肌以及小腿后面和足底的皮肤。

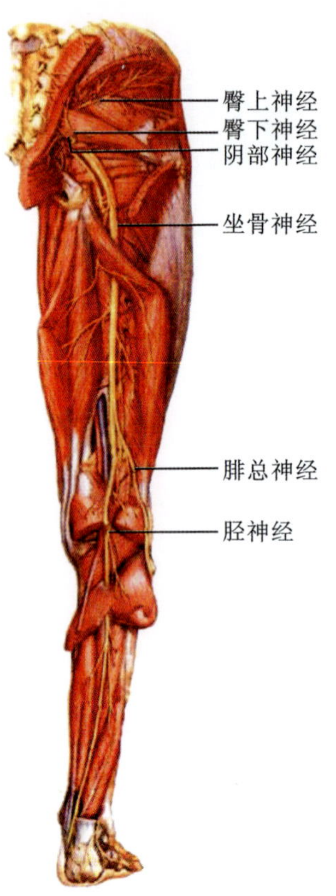

图 9-44　下肢后面的神经

(2) 腓总神经：沿腘窝外侧下行，绕腓骨头外下方达小腿前面分为腓浅神经和腓深神经。腓浅神经分布于小腿外侧群肌、小腿外侧和足背的皮肤；腓深神经穿经小腿肌前群至足背，分布于小腿前群肌、足背肌和第 1 趾间隙的皮肤。

二、脑神经

脑神经是与脑相连的周围神经，共 12 对，一般用罗马数字表示其顺序：Ⅰ嗅神经、Ⅱ视神经、Ⅲ动眼神经、Ⅳ滑车神经、Ⅴ三叉神经、Ⅵ展神经、Ⅶ面神经、Ⅷ前庭蜗神经、Ⅸ舌咽神经、Ⅹ迷走神经、Ⅺ副神经、Ⅻ舌下神经（图 9-45）。

脑神经纤维成分主要有 4 种：躯体感觉纤维、躯体运动纤维、内脏感觉纤维和内脏运动纤维。每对脑神经内所含神经纤维成分多者 4 种，少者 1 种。其中Ⅰ嗅神经、Ⅱ视神经和Ⅷ前庭蜗神经为感觉性神经；Ⅲ动眼神经、Ⅳ滑车神经、Ⅵ展神经、Ⅺ副神经和Ⅻ舌下神经为运动性神经；Ⅴ三叉神经、Ⅶ面神经、Ⅸ舌咽神经和Ⅹ迷走神经为混合性神经。

（一）嗅神经

嗅神经始于鼻腔的嗅区，由嗅细胞中枢突聚集而成，包括 20 多条嗅丝，穿筛孔入颅前窝，进入嗅球。其功能主要是传导嗅觉冲动。

（二）视神经

视神经始于视网膜节细胞的轴突，在视神经盘处聚集后穿过巩膜构成视神经，经视神经管入颅腔，形成视交叉，再经视束止于间脑的外侧膝状体。其功能主要是传导视觉冲动。

（三）动眼神经

动眼神经始于中脑，经眶上裂出颅入眶。其躯体运动纤维发自动眼神经核，支配上直肌、下直肌、内直肌、下斜肌和提上睑肌 5 块眼球外肌；副交感纤维发自动眼神经副核，在睫状神经节内换元后，其节后纤维分布于瞳孔括约肌和睫状肌，完成瞳孔对光反射和调节反射。

（四）滑车神经

滑车神经始于中脑，经眶上裂入眶，支配上斜肌。

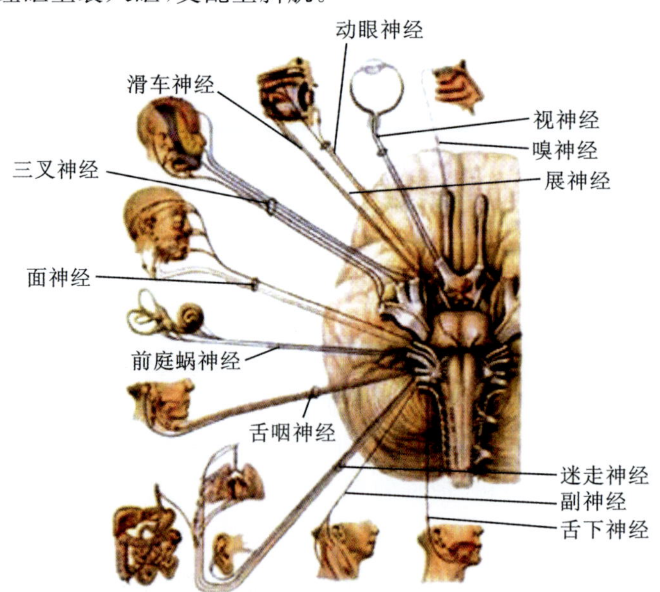

图 9-45　脑神经分布图

（五）三叉神经

三叉神经与脑桥相连，大部分为躯体感觉纤维，胞体位于颞骨岩部的三叉神经节内，其周围突分为3支，即眼神经、上颌神经和下颌神经（图9-46）。三叉神经中小部分纤维为运动纤维，加入下颌神经。

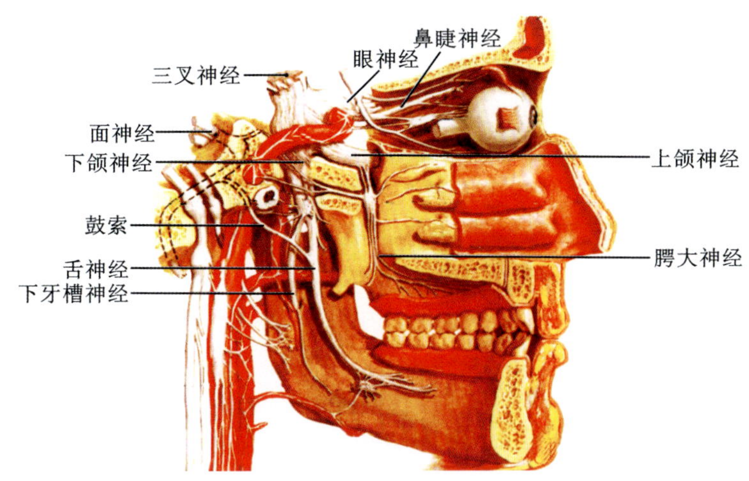

图9-46 三叉神经分布图

1. 眼神经 自三叉神经节发出后，穿行海绵窦外侧壁，经眶上裂入眶，分布于额顶部、上睑和鼻背皮肤以及眼球、泪腺、结膜和部分鼻腔黏膜。眼神经为感觉性神经，其主要分支如下。

（1）泪腺神经：沿外直肌上方前行至泪腺，分布于泪腺、上睑和外眦部皮肤。

（2）额神经：较粗大，在上睑提肌上方前行，分2～3支，其中经眶上切迹（或眶上孔）伴同名血管穿出者称为眶上神经，分布于上睑部、额顶部皮肤等。

（3）鼻睫神经：在上直肌和视神经之间向前内行达眶内侧壁，分布于鼻背和眼睑皮肤、鼻腔黏膜及角膜等。

2. 上颌神经 自三叉神经节发出后，进入海绵窦外侧壁，向前经圆孔出颅，分布于眼裂与口裂之间的皮肤，上颌牙齿、鼻腔和口腔黏膜等处。上颌神经为感觉性神经。

（1）眶下神经：为上颌神经的终支，通过眶下孔到面部，分布于下睑、鼻翼和上唇的皮肤及黏膜。

（2）上牙槽神经：有3支，上牙槽后神经自上颌神经本干发出后，在上颌体后方穿入骨质；上牙槽中、前神经在眶下管内自眶下神经分出，分支分布于上颌牙、颊侧牙龈及上颌窦黏膜等。

3. 下颌神经 下颌神经是三叉神经3大分支中最为粗大的一支，经卵圆孔出颅，为混合性神经。躯体感觉纤维分布于下颌各牙、牙龈、舌前和口腔底黏膜以及口裂以下的面部皮肤；躯体运动纤维支配咀嚼肌。其主要分支如下。

（1）耳颞神经：多为两根，包绕脑膜中动脉向后合成一支，与颞浅血管伴行穿过腮腺，经耳前向上分布于颞部皮肤，并有分支至腮腺。

（2）舌神经：自下颌神经分出后，呈弓形越过下颌下腺上方，前行达口底黏膜深面，分布于口腔底及舌前2/3黏膜。在舌神经行程中有来自面神经的鼓索加入。

（3）下牙槽神经：为混合性神经，在舌神经后方，穿下颌孔入下颌管，在管内发出许多小支分布于下颌牙和牙龈。其终支自颏孔浅出称颏神经，分布于颏部和下唇的皮肤及黏膜。

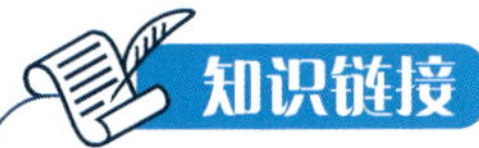

三叉神经痛

三叉神经痛是一种发生于三叉神经分布区域内的短暂的、反复发作的剧烈疼痛。分为原发性和继发性两类。前者病因不明；后者由炎症、外伤、肿瘤、血管病等引起。常于40岁后起病，女性较多。中医学称本病为“偏头风”、“面痛”等。

(六)展神经

展神经始于脑桥,由展神经核发出的躯体运动纤维组成。自延髓脑桥沟两侧出脑,穿入海绵窦,经眶上裂出颅,支配外直肌。

(七)面神经

面神经与脑桥相连,经内耳门入颞骨内的面神经管,从茎乳孔出颅,穿过腮腺达面部。面神经含3种纤维成分:内脏运动纤维起于上泌涎核,分布于泪腺、下颌下腺、舌下腺及鼻腭部的黏膜腺;躯体运动纤维起于面神经核,支配面部表情肌等。内脏感觉纤维(味觉纤维)的胞体位于膝神经节内,其中枢突止于延髓的孤束核,周围突经鼓索加入舌神经,分布于舌前2/3,管理味觉。面神经于脑桥延髓沟的外侧出脑后,行向前外进入内耳道,穿内耳道底进入面神经管,从茎乳孔出颅,向前穿过腮腺达面部。在面神经管的起始部,有膨大的膝神经节,它由内脏感觉神经元的胞体构成。

1. 面神经管外的分支 面神经主干穿过腮腺后内侧面,形成腮腺丛,在腮腺上缘、前缘及下缘呈辐射状发出5组分支分布于面部表情肌,即颞支、颧支、颊支、下颌缘支和颈支。

2. 面神经管内的分支 面神经在颞骨面神经管内发出2个分支。

(1)鼓索:在面神经出茎乳孔上方约6 mm处发出,向前上方进入鼓室,穿出鼓室达颞下窝加入舌神经。味觉纤维随舌神经分布于舌前2/3味蕾,感受味觉。副交感纤维在下颌下神经节换元后,节后纤维分布于舌下腺和下颌下腺,支配其分泌。

(2)岩大神经:主要含副交感节前纤维,自膝神经节处分出后,进入翼腭神经节,在节内换元后,节后纤维随三叉神经的分支分布于泪腺、腭及鼻黏膜的腺体,支配其分泌。

(八)前庭蜗神经

前庭蜗神经起自内耳,经内耳门入颅,在延髓脑桥外侧部入脑干,终于蜗神经核。由前庭神经和蜗神经组成,分别传导平衡觉和听觉冲动。

1. 前庭神经 传导平衡觉,其双极神经元胞体在内耳道底聚集成前庭神经节,其周围突分布于内耳球囊斑、椭圆囊斑和壶腹嵴中的毛细胞,中枢突聚集成前庭神经,经内耳门入颅,与脑干相连,终于前庭神经核。

2. 蜗神经 传导听觉,双极神经元胞体在内耳蜗轴内聚集成蜗神经节(螺旋神经节),其周围突分布于螺旋器上的毛细胞,中枢突在内耳道聚成蜗神经,经内耳门入颅,与脑干相连,终于蜗神经核。

(九)舌咽神经

舌咽神经为混合性神经,连于延髓,经颈静脉孔出颅,有4种纤维成分:内脏运动纤维起于延髓的下泌涎核,管理腮腺的分泌;躯体运动纤维起于疑核,支配咽肌;内脏感觉纤维分布于咽、咽鼓管、鼓室、舌后1/3黏膜、味蕾、颈动脉窦等;躯体感觉纤维很少,分布于耳后皮肤。

(十)迷走神经

迷走神经连于延髓,是行程最长、分布最广的脑神经。迷走神经为混合性神经,含有4种纤维:内脏运动(副交感)纤维主要分布到颈、胸和腹部多种脏器,支配平滑肌、心肌和腺体的活动;躯体运动纤维支配咽喉肌;内脏感觉纤维主要分布到颈、胸和腹部多种脏器,传导内脏感觉冲动;躯体感觉纤维,主要分布到硬脑膜、耳廓和外耳道,传导一般感觉冲动。其主要分支如下。

1. 喉上神经 喉上神经在颈内动脉内侧下行,分布于会厌、舌根及声门裂以上的喉黏膜和喉肌。

2. 喉返神经 右喉返神经发出部位较高,勾绕右锁骨下动脉,返回至颈部;左喉返神经较低,勾绕主动脉弓,返回至颈部。在颈部,两侧的喉返神经均上行于食管气管旁沟内,在甲状腺侧叶深面入喉。喉返神经的运动纤维支配大部喉肌;感觉纤维分布于声门裂以下的喉黏膜(图9-47)。

3. 支气管支、食管支和颈心支 支气管支、食管支和颈心支是迷走神经的若干小分支,与交感神经的分支共同构成肺丛、食管丛和心从。

4. 胃后支 胃后支是迷走神经的终支,分布于胃后壁。

5. 腹腔支 腹腔支较粗大,与交感神经一起构成腹腔丛,伴腹腔干、肠系膜上动脉及肾动脉等血管分

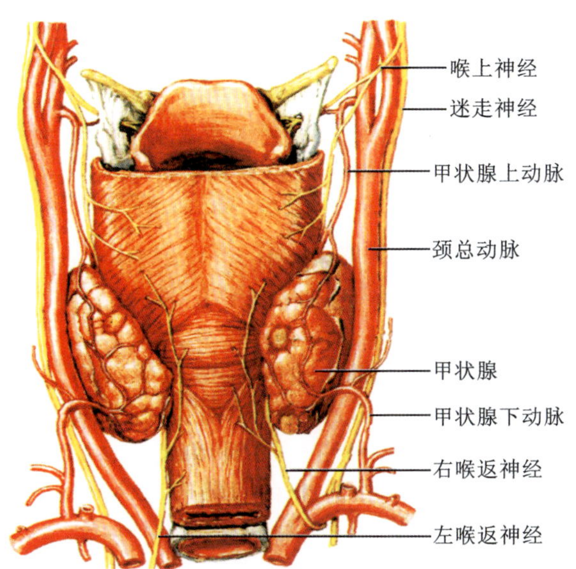

图 9-47 喉上神经和喉返神经示意图

支分布于肝、胆、胰、脾、肾及结肠左曲以上的消化管。

（十一）副神经

副神经为运动性脑神经，起于副神经脊髓核的躯体运动纤维。经颈静脉孔出颅，在颈内动、静脉之间行向后外，支配胸锁乳突肌和斜方肌。

（十二）舌下神经

舌下神经由延髓发出，经舌下神经管出颅，支配舌肌。一侧舌下神经损伤，同侧颏舌肌瘫痪，伸舌时舌尖偏向患侧。

脑神经分布范围及损害后主要表现如表 9-3 所示。

表 9-3 脑神经分布范围及损害后主要表现

名 称	分 布 范 围	损害后主要表现
Ⅰ嗅神经	鼻腔嗅黏膜	嗅觉障碍
Ⅱ视神经	眼球视网膜	视觉障碍
Ⅲ动眼神经	上、下、内直肌，下斜肌、上睑提肌、瞳孔括约肌、睫状肌	眼外下斜视、上睑下垂、对光反射及调节反射消失
Ⅳ滑车神经	上斜肌	眼不能向外下斜视
Ⅴ三叉神经	额、顶及颜面部皮肤，眼球及眶内结构，口、鼻腔黏膜，舌前 2/3 黏膜，牙及牙龈咀嚼肌	头面部皮肤、口腔、鼻腔黏膜感觉障碍，角膜反射消失、咀嚼肌瘫痪
Ⅵ展神经	外直肌	眼内斜视
Ⅶ面神经	面肌、颈阔肌、泪腺、下颌下腺、舌下腺、鼻腔及腭腺体舌前 2/3 味蕾	面肌瘫痪，额纹消失、眼睑不能闭合、口角歪向健侧分泌障碍，角膜干燥、舌前 2/3 味觉障碍
Ⅷ前庭蜗神经	半规管壶腹嵴，球囊斑及椭圆囊斑、螺旋器	眩晕、眼球震颤等；听力障碍
Ⅸ舌咽神经	咽肌、腮腺、咽壁、鼓室黏膜、颈动脉窦、颈动脉小球、耳后皮肤、舌后 1/3 黏膜及味蕾	咽反射消失，腮腺分泌障碍，咽后、舌后 1/3 感觉障碍，耳后皮肤感觉障碍，舌后 1/3 味觉障碍
Ⅹ迷走神经	咽、喉肌、胸腹腔脏器的平滑肌、腺体、心肌、胸腹脏器、咽喉黏膜、耳廓及外耳道皮肤	发音困难，声音嘶哑，吞咽困难、内脏运动障碍、腺体分泌障碍、心率加快、内脏感觉障碍及耳廓、外耳道皮肤感觉障碍

续表

名　称	分 布 范 围	损害后主要表现
Ⅺ副神经	胸锁乳突肌、斜方肌	面不能转向健侧，不能上提患侧肩胛骨
Ⅻ舌下神经	舌内肌和舌外肌	舌肌瘫痪、萎缩，伸舌尖偏向患侧

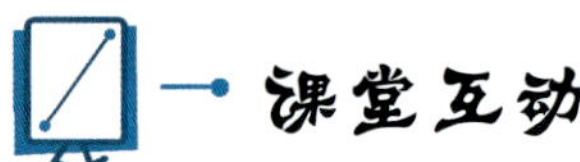

一侧舌下神经损害，伸舌时，舌尖偏向哪侧?

三、内脏神经

内脏神经主要分布于内脏、心血管和腺体。与躯体神经一样，按照纤维的性质，可分为运动纤维成分和感觉纤维成分。内脏运动神经支配心肌平滑肌的运动和腺体的分泌，在一定程度上不受人的意志控制，又称自主神经或植物神经(图 9-48)。内脏感觉神经将来自内脏、心血管等处的感觉冲动传至中枢，反射性调节内脏、心血管活动。

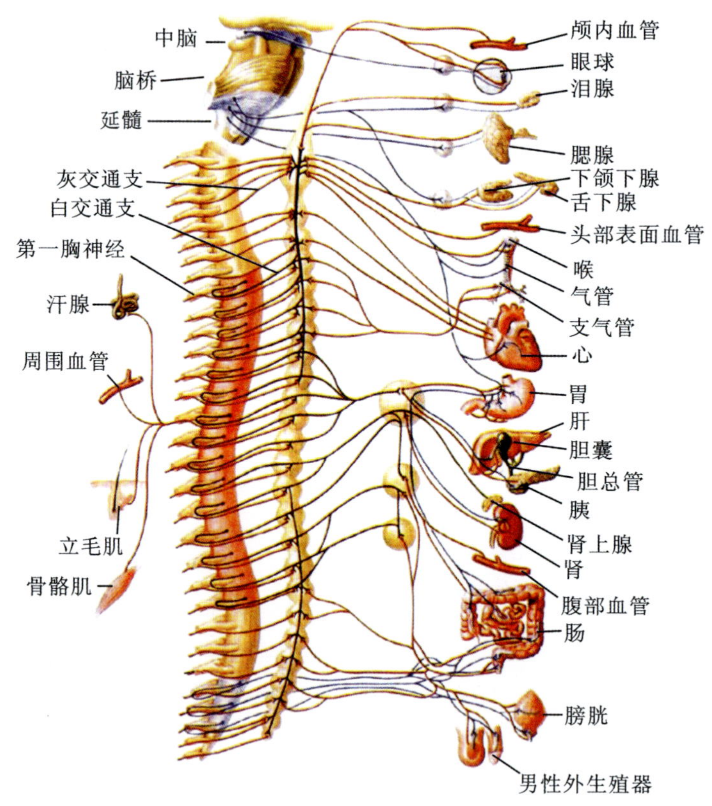

图 9-48　内脏运动神经概观

(一) 内脏运动神经

内脏运动神经与躯体运动神经一样，都受大脑皮质及皮质下各级中枢的控制和调节，互相依存、互相协调、互相制约，以维持机体内环境的相对平衡，但两者在结构与功能上也有较大的差别。

(1) 内脏运动神经支配心肌、平滑肌及腺体等，管理“不随意”运动。躯体运动神经支配骨骼肌，管理“随意”运动。

(2) 内脏运动神经自低级中枢至效应器需要两个神经元。第一个神经元称节前神经元，胞体位于脑干和脊髓内，发出的轴突称节前纤维；第二个神经元称节后神经元，胞体位于周围部的内脏神经节内，发出的轴突称节后纤维。躯体运动神经自中枢至效应器仅需一个神经元。

（3）内脏运动神经可分为交感神经和副交感神经两部分。躯体运动神经只有一种纤维成分。

内脏运动神经根据形态、结构和生理学的特点，分为交感神经和副交感神经两部分。

1. 交感神经 交感神经的低级中枢位于脊髓胸1至腰3节段的灰质侧角；周围部包括交感神经节，交感干和交感神经纤维。

1）交感神经节 交感神经节根据所在位置不同，分为椎旁节和椎前节。

（1）椎旁节：位于脊柱两旁，共有22～24对。借节间支连成两条串珠状的交感干。交感干上至颅底，下至尾骨，两干在尾骨前方合并。交感干分颈节(3对)、胸节(10～12对)、腰节(3～5对)、骶节(2～3对)和尾节(1个，称奇神经节)。

（2）椎前节：位于脊柱前方，腹主动脉脏支的根部，包括腹腔神经节、主动脉肾神经节、肠系膜上神经节及肠系膜下神经节等，分别位于同名动脉根部附近。

2）交感干 位于脊柱两侧，由交感干神经节和节间支组成，上至颅底，下至尾骨，于尾骨的前面两干合并。交感干全程可分为颈部、胸部、腹部、骶部和尾部五部分。

3）交感神经纤维 交感干神经节借交通支与相应的脊神经相连。交通支分白交通支和灰交通支。白交通支主要由具有髓鞘的节前纤维组成，因髓鞘反光发亮，呈白色，故称白交通支；灰交通支由椎旁节细胞发出的节后纤维组成，多无髓鞘，故颜色灰暗，称灰交通支。

（1）节前纤维：由脊髓胸1～腰3节段的灰质侧角细胞发出的轴突构成，经脊神经前根、脊神经、白交通支至交感干神经节。白交通支的节前纤维进入交感干后可有三种去向。①终止于相应的椎旁节并交换神经元；②在交感干内上升或下降，然后终止于上方或下方的椎旁节；③穿过椎旁节，至椎前节换神经元。

（2）节后纤维：发自交感神经节，节后纤维也有三种去向：①经灰交通支返回脊神经，随脊神经分布于躯干及四肢的血管、汗腺和竖毛肌等；②在动脉外膜处形成神经丛，并随动脉分布到支配的器官；③由交感神经节直接发支分布到所支配的脏器。

交感神经的分布概况如表9-4所示。

表9-4 交感神经的分布概况

节前纤维的来源	节后神经元胞体部位	节后纤维的分布
脊髓胸1～4节段的侧角	椎旁节	头、颈、胸腔器官及上肢的血管、汗腺、竖毛肌
脊髓胸5～12节段的侧角	椎旁节或椎前节	肝、胰、脾、肾等腹腔实质器官，结肠左曲以上的消化管
脊髓腰1～3节段的侧角	椎旁节或椎前节	结肠左曲以下的消化管，盆腔脏器和下肢的血管、汗腺、竖毛肌

2. 副交感神经 副交感神经的低级中枢位于脑干的副交感神经核和脊髓骶2～4节段的副交感核；周围部包括副交感神经节和副交感神经纤维。

1）副交感神经节 多位于所支配的器官附近或器官壁内，分别称器官旁节和器官内节。①器官旁节：位于所支配器官附近，多数体积较小，但位于颅部的较大，如睫状神经节，下颌下神经节，翼腭神经节和耳神经节等。②器官内节：散于所支配器官的壁内，又称壁内节。

2）副交感神经纤维 分为脑干副交感神经和骶部副交感神经两个部分。

（1）脑干副交感神经：由脑干动眼神经副核、上泌涎核、下泌涎核和迷走神经背核发出的节前纤维走行在相应的脑神经中。①起自动眼神经副核的节前纤维到达睫状神经节换元，其节后纤维分布于瞳孔括约肌和睫状肌。②起自上泌延核的节前纤维，一部分在翼腭神经节换元，节后纤维分布于泪腺；一部分经鼓索，加入舌神经，到下颌下神经节换元，节后纤维分布于下颌下腺和舌下腺。③起自下泌涎核的节前纤维，到达耳神经节换元，节后纤维分布于腮腺。④起自迷走神经背核的节前纤维，在胸、腹腔器官附近或壁内的副交感神经节换元，节后纤维分布于胸、腹腔器官(降结肠、乙状结肠和盆腔器官除外)。

（2）骶部副交感神经：由脊髓骶2～4节段副交感核发出的节前纤维组成盆内脏神经，在盆腔器官附近或壁内的副交感神经节内交换神经元，节后纤维分布于结肠左曲以下的消化管、盆腔器官及外生殖器的平滑肌和腺体。

3. 交感神经与副交感神经的主要区别 交感神经与副交感神经都是内脏运动神经，共同支配一个器官，形成对器官的双重支配，但在形态结构和功能上，两者各有特点(表9-5)。

表9-5 交感神经和副交感神经的区别

项目	交感神经	副交感神经
低级中枢的部位	脊髓胸1～腰3节段灰质侧角	脑干内脏运动核、脊髓骶副交感核
周围神经节位置	椎旁节和椎前节	器官旁节和器官内节
节前、节后纤维比较	节前纤维短、节后纤维长	节前纤维长、节后纤维短
分布范围	分布广泛，如全身血管和内脏平滑肌、心肌、腺体、竖毛肌、瞳孔开大肌等	不及交感神经分布广泛，大部分的血管、汗腺、立毛肌和肾上腺髓质均无副交感神经支配

二、内脏感觉神经

内脏器官除接受交感神经和副交感神经的支配外，也有内脏感觉纤维分布。内脏感觉神经接受内脏的各种刺激，并传至中枢。中枢可以通过内脏运动神经直接调节内脏活动，也可以通过神经-体液调节间接调节其活动。一般认为，内脏的痛觉主要是伴随交感神经的传入纤维传导，而其他感觉主要是伴随副交感神经传导。

内脏感觉神经虽然在形态结构上与躯体感觉神经大致相同，但仍有许多不同的特点。

(1) 正常的内脏活动一般不引起感觉，较强烈的内脏活动才能引起感觉，如内脏痉挛性收缩可引起剧痛，胃的饥饿性收缩可引起饥饿感等。

(2) 内脏对牵拉、膨胀和痉挛等刺激较敏感，而对切、割等刺激不敏感，因此，临床手术中切、割内脏时，患者无明显感觉，但当牵拉内脏时，患者则有较难忍的感觉。

(3) 内脏感觉的传入途径分散，即一个脏器的感觉冲动，可经几条脊神经同时传入脊髓的几个节段，而一条脊神经可同时含有传导几个脏器的感觉纤维。因此，内脏痛往往是比较弥散的，定位是模糊的，可出现牵涉痛。

■潘 丽■

小结

神经系统在人体各器官系统中占有十分重要的地位，是机体内起主导作用的调节机构。神经系统包括中枢神经系统和周围神经系统两部分，最基本的组成单位是神经元。它的基本活动方式是反射，反射的物质基础是反射弧，由感受器、传入神经、中枢、传出神经和效应器组成。

中枢神经系统由脑和脊髓两部分组成，脊髓位于椎管内，有两个膨大(分别是颈膨大和腰骶膨大)、6条沟裂和31个脊髓节段。上端在枕骨大孔与延髓相续，下端平第一腰椎椎体下缘。

脊髓内部分为灰质和白质。灰质包括前角、后角和侧角。前角内含躯体运动神经元，发出纤维构成脊神经前根；后角内含联络神经元，接受从后根来的感觉纤维；侧角内含交感神经元。白质内有感觉传导束和运动传导束：薄束和楔束传导本体感觉和精细触觉，脊髓丘脑束传导痛觉、温度觉和粗触觉；皮质脊髓束传导运动冲动。

脑位于颅腔内，由脑干、间脑、小脑和端脑四部分组成。脑干包括延髓、脑桥和中脑三部分。与脑干相连的脑神经根共10对。脑干内部结构可分为灰质、白质和网状结构三部分。脑干的白质包含内侧丘系、脊髓丘脑束、锥体束。内侧丘系传导本体感觉和精细触觉，它是薄束和楔束的延伸。脊髓丘脑束传导痛觉、温度觉、粗触觉。锥体束传导运动冲动，在脑干内分为皮质核束和皮质脊髓束，分别支配头面部肌与躯体四肢肌。脑干的网状结构是维持醒觉和睡眠的地方，以及心血管运动中枢，俗称“生命中枢”。

间脑位于脑干和大脑之间，分为背侧丘脑和下丘脑两个部分，背侧丘脑是大脑和其他中枢联系的重要中继站；下丘脑是一些内脏活动的中枢。

小脑位于颅后窝，在脑桥和延髓的后面，三者之间的空腔为第四脑室。小脑可分为前庭小脑、脊髓小脑和皮质小脑三个部分，具有维持身体平衡、调节肌张力和运动的起始、计划和协调等作用。

端脑由两侧大脑半球构成，每侧大脑半球有 3 个面 5 叶，可分为额叶、顶叶、颞叶、枕叶和脑岛。大脑皮质重要的功能中枢包括：躯体运动中枢，位于中央前回和中央旁小叶前部；躯体感觉中枢，位于中央后回和中央旁小叶后部；视觉中枢，位于枕叶内侧距状沟两侧的皮质；听觉中枢，位于颞横回；语言中枢，在左侧大脑半球。基底核包括豆状核、尾状核和杏仁体。端脑深部的白质重要的是内囊，内囊是位于尾状核、背侧丘脑与豆状核之间，含有传导对侧半身感觉和运动的上、下行纤维。一侧内囊损害会导致“三偏”综合征。

传导通路是大脑皮质各中枢与感受器或运动器联系的通路，包括感觉传导通路和运动传导通路。躯体的各种感觉借感觉传导通路向上传递至脑，经过脑对信息进行分析、整合后，经运动传导通路传递至躯体的效应器，完成躯体的各种反射。

脑内共有四个脑室，脑室内的脉络丛产生脑脊液。脑和脊髓的 3 层被膜、血管和脑脊液对脑和脊髓起支持、保护和营养作用。

周围神经系统主要包括脊神经、脑神经和内脏神经。脊神经借前、后根与脊髓相连，共 31 对，主要分布于躯干和四肢；脑神经与脑相连，共 12 对，主要分布于头颈部；内脏神经分别作为脑神经或脊神经的纤维成分，分布于内脏、心血管和腺体等。

脊神经形成颈丛、臂丛、腰丛和骶丛。颈丛主要分布于颈部皮肤和膈；臂丛主要分布于上肢；胸神经前支呈阶段性分布；腰丛主要分布于下肢的前面和内侧；骶丛主要分布于会阴和下肢的后面。

脑神经共 12 对，其排列顺序一般用罗马数字表示：Ⅰ嗅神经、Ⅱ视神经、Ⅲ动眼神经、Ⅳ滑车神经、Ⅴ三叉神经、Ⅵ展神经、Ⅶ面神经、Ⅷ前庭蜗（位听）神经、Ⅸ舌咽神经、Ⅹ迷走神经、Ⅺ副神经、Ⅻ舌下神经，主要分布于头颈部。其中感觉神经包括Ⅰ嗅神经、Ⅱ视神经和Ⅷ前庭蜗神经；运动神经包括Ⅲ动眼神经、Ⅳ滑车神经、Ⅵ展神经、Ⅺ副神经和Ⅻ舌下神经；混合性神经包括Ⅴ三叉神经、Ⅶ面神经、Ⅸ舌咽神经和Ⅹ迷走神经。

内脏神经含有内脏运动和内脏感觉两种纤维成分。内脏运动神经又称自主神经，支配平滑肌、心肌的运动和腺体的分泌，分为交感神经和副交感神经两部分。内脏感觉神经接受来自内脏的刺激，经内脏感觉神经传到中枢，通过内脏运动神经直接调节内脏的活动，也可以通过体液间接调节各内脏器官的活动。

模拟试题

一、名词解释

1. 神经核　2. 内囊　3. 硬膜外隙　4. 大脑动脉环　5. 血脑屏障
6. 脊神经节　7. 交感干

二、填空题

1. 脊髓灰质的前角主要由________构成，后角主要由________构成，侧角含有________神经元。
2. 间脑主要由________和________构成。
3. 端脑可分为________、________、________、________和________五叶。
4. 大脑皮质的视觉中枢位于________，听觉中枢位于________。
5. 基底核包括________、________和________，新纹状体包括________和________，旧纹状体包括________。
6. 脑干由下至上分为________、________和________三部分。
7. 大脑皮质的躯体运动区位于________；大脑皮质的躯体感觉区位于________。
8. 内囊位于________、________和________之间。
9. 脑的血液供应来自________和________。
10. 脑和脊髓的被膜由外向内依次为________、________和________。
11. 膈神经起自________丛，其运动纤维支配________。
12. 分布到胸骨角平面的神经是________，分布到乳头平面的神经是________，分布到脐平面的神经是________。

13. 支配小腿前群肌的神经是________，支配后群肌的神经是________，支配外侧群肌的神经是________。

14. 三叉神经的三个主要分支有________、________和________，其中支配咀嚼肌运动的为________。

15. 内脏运动神经中，从低级中枢发出的纤维称________，从内脏神经节发出的纤维称________。

三、选择题

【A1 型题】

1. 中枢神经系统是指(　　)。
A. 脑神经　B. 脑和脊髓　C. 脊神经　D. 副交感神经　E. 交感神经

2. 对脊髓节段的叙述，错误的是(　　)。
A. 共有 31 节　B. 7 个颈节　C. 12 个胸节　D. 5 个腰节　E. 5 个骶节

3. 脊髓前角的神经元是(　　)。
A. 感觉神经元　B. 交感神经元　C. 联络神经元　D. 运动神经元　E. 副交感神经

4. 脊髓内传导躯干、四肢皮肤精细触觉的纤维束是(　　)。
A. 皮质脊髓侧束　B. 内侧丘系　C. 脊髓丘脑束
D. 薄束和楔束　E. 皮质脊髓前束

5. 连于脑干背面的脑神经为(　　)。
A. 动眼神经　B. 滑车神经　C. 舌下神经　D. 副神经　E. 展神经

6. 传导躯干、四肢随意运动冲动的纤维束是(　　)。
A. 薄束、楔束　B. 脊髓丘脑束　C. 红核脊髓束
D. 皮质脊髓束　E. 前庭脊髓束

7. 与脑桥相连的脑神经是(　　)。
A. 视神经　B. 三叉神经　C. 滑车神经　D. 迷走神经　E. 舌咽神经

8. “生命中枢”位于(　　)。
A. 中脑　B. 间脑　C. 延髓　D. 脑桥　E. 端脑

9. 颅内压增高时易形成枕骨大孔疝的结构是(　　)。
A. 小脑蚓　B. 小脑半球　C. 小脑扁桃体
D. 海马旁回　E. 绒球

10. 不属于间脑的结构是(　　)。
A. 外侧膝状体　B. 内侧膝状体　C. 背侧丘脑
D. 视交叉　E. 尾状核

11. 中央后回位于大脑皮质是(　　)。
A. 额叶　B. 颞叶　C. 枕叶　D. 岛叶　E. 顶叶

12. 大脑皮质的躯体运动区位于(　　)。
A. 中央前回和中央旁小叶的前部　B. 距状沟的两侧
C. 扣带回　D. 中央后回和中央旁小叶的后部
E. 颞横回

13. 大脑皮质的躯体感觉中枢位于(　　)。
A. 中央后回和中央旁小叶后部　B. 海马旁回
C. 中央前回和中央旁小叶前部　D. 顶下小叶
E. 顶上小叶

14. 运动性语言中枢位于(　　)。
A. 中央前回下部　B. 中央后回下部　C. 角回
D. 下回后部　E. 颞上回后部

15. 右侧内囊受损，出现(　　)。
A. 全身瘫痪　B. 左半身瘫痪　C. 右半身瘫痪
D. 头面部全部肌肉瘫痪　E. 左眼全盲
16. 硬膜外麻醉时将药液注入(　　)。
A. 中央管内　B. 硬膜外隙　C. 小脑延髓池
D. 蛛网膜下隙　E. 硬脑膜静脉窦
17. 下列哪个结构不是硬脑膜形成的？(　　)
A. 大脑镰　B. 小脑幕　C. 海绵窦　D. 筛窦　E. 上矢状窦
18. 脑脊液的循环途径中不经过(　　)。
A. 硬膜外隙　B. 蛛网膜下隙　C. 蛛网膜粒　D. 第三脑室　E. 脊髓中央管
19. 关于躯干、四肢本体感觉传导通路，错误的是(　　)。
A. 第一级神经元胞体位于脊神经节　B. 第二级神经元胞体位于脊髓后角
C. 第三级神经元胞体在丘脑腹后外侧核　D. 来自第 5 胸节以下的纤维形成薄束
E. 第二级神经元的纤维在延髓左右交叉后形成内侧丘系
20. 躯干、四肢浅感觉传导通路第二级神经元胞体位于(　　)。
A. 脊神经节　B. 脊髓前角　C. 脊髓后角
D. 丘脑腹后核　E. 薄束核和楔束核
21. 肱骨中段骨折易损伤的神经是(　　)。
A. 肌皮神经　B. 正中神经　C. 尺神经　D. 桡神经　E. 腋神经
22. 哪条神经损伤出现“爪形手”？(　　)
A. 肌皮神经　B. 桡神经　C. 尺神经　D. 正中神经　E. 腋神经
23. 支配大腿内收肌群的神经是(　　)。
A. 闭孔神经　B. 股神经　C. 坐骨神经　D. 阴部神经　E. 隐神经
24. 头、面部皮肤的感觉神经是(　　)。
A. 面神经　B. 视神经　C. 三叉神经　D. 动眼神经　E. 嗅神经
25. 不含副交感纤维的脑神经是(　　)。
A. 动眼神经　B. 面神经　C. 舌咽神经　D. 迷走神经　E. 舌下神经
26. 脐平面的皮肤由哪一对胸神经的前支分布？(　　)
A. 第 4 对　B. 第 6 对　C. 第 8 对　D. 第 10 对　E. 第 12 对
27. 舌下神经损伤时的表现是(　　)。
A. 不能伸舌　B. 舌尖向上卷　C. 伸舌时舌尖居中
D. 伸舌时舌尖偏向健侧　E. 伸舌时舌尖偏向患侧
28. 桡神经损伤可导致(　　)。
A. 翼状肩　B. 方肩　C. 爪形手　D. 垂腕　E. 猿掌
29. 含有副交感纤维的脑神经是(　　)。
A. 视神经　B. 三叉神经　C. 动眼神经　D. 展神经　E. 副神经
30. 关于交感神经的描述正确的是(　　)。
A. 低级中枢位于脊髓胸 1～腰 3 节段的中间外侧核
B. 节前纤维经灰质交通支终于椎旁节
C. 节后纤维仅分布于躯干、四肢的血管、汗腺和竖毛肌
D. 不支配肾上腺
E. 以上都不是

【A2 型题】

31. 患者，女性，68 岁，因颅内压增高，头痛逐渐加重，行腰椎穿刺脑脊液检查后突然呼吸停止，双侧瞳孔直径 2 mm，以后逐渐散大，血压下降，该患者最可能出现了(　　)。

A. 小脑幕切迹疝　　B. 枕骨大孔疝　　C. 大脑镰下疝
D. 脑干缺血　　E. 脑血管意外

32. 患者，男性，35 岁，近半年来额部及两颞部疼痛，用力时加重，晨起及傍晚时较重。常伴有恶心，有时呕吐。体检：神志清楚，视神经乳头边缘模糊，静脉充盈迂曲，视乳头略隆起，肢体运动正常。该患者可能存在(　　)。

A. 视神经炎　　B. 颅内压增高　　C. 神经性头痛
D. 血管性头痛　　E. 脑膜炎

33. 患者，男性，45 岁，3 天前因车祸伤及头部，头痛、呕吐逐渐加重。用力咳嗽后突然不省人事。体检：患者呈昏迷状态，左侧瞳孔散大，对光反应消失，眼底视乳头水肿，右侧肢体瘫痪，呼吸血压不稳。患者最可能出现了(　　)。

A. 枕骨大孔疝　　B. 右侧颞叶疝　　C. 左侧颞叶疝
D. 大脑镰下疝　　E. 原发性脑干损伤

34. 患者，男性，65 岁。有高血压病史 22 年，突然出现剧烈头痛、呕吐，左侧上、下肢瘫痪，随即意识丧失，右侧瞳孔散大，对光反应消失，睑下垂。体检：血压 187.5/120 mmHg，呼吸忽快忽慢。患者可能出现了(　　)。

A. 左侧颞叶疝　　B. 大脑镰下疝　　C. 枕骨大孔疝
D. 高血压危象　　E. 右侧颞叶疝

35. 某患者头部损伤后，球结膜下出血，鼻孔出血且有脑脊液流出，首先考虑为(　　)。

A. 鼻骨骨折　　B. 颅盖骨骨折　　C. 颅前窝骨折
D. 颅中窝骨折　　E. 颅后窝骨折

36. 患者，女性，35 岁，被人用铁棍击伤头部，立即出现昏迷，送医院途中清醒，并可与家人谈话，但头痛、呕吐明显。入院体检时呈昏迷状态，左侧瞳孔直径 0.5 cm，右侧瞳孔直径 0.2 cm，右侧肢体无自主运动。与患者的临床表现特点最符合的是(　　)。

A. 脑挫裂伤　　B. 原发性脑干损伤
C. 急性硬脑膜下血肿　　D. 急性硬脑膜外血肿
E. 急性脑内血肿

37. 患者，男性，38 岁，车祸伤及头部，当即出现右侧鼻唇沟变浅，右外耳道流出淡血性液体，右耳听力下降，CT 示颅内少量积气。考虑患者出现了(　　)。

A. 颅前窝骨折　　B. 颅中窝骨折　　C. 颅后窝骨折
D. 额骨骨折　　E. 脑挫裂伤

38. 患者，女性，18 岁，突然出现剧烈头痛、伴呕吐，体检：颈项强直，克氏征(+)，布氏征(+)，体温室 37.0℃，既往身体健康。CT 检查示双侧裂池及纵裂池内等密集影。首先应考虑(　　)。

A. 脑炎　　B. 脑膜炎　　C. 蛛网膜下腔出血
D. 脑肿瘤　　E. 脑脓肿

39. 患者，男性，45 岁，车祸后被送至医院就诊。体检：胸部压痛，双下肢瘫痪，呼吸困难，大小便失控。X 线摄片提示：$T_4 \sim T_5$ 骨折，合并脱位。患者瘫痪的类型为(　　)。

A. 四肢瘫　　B. 截瘫　　C. 偏瘫　　D. 脑瘫　　E. 痉挛性瘫痪

40. 患者，男性，25 岁，高处坠落后出现严重呼吸困难、四肢不能活动。体检：颈部压痛，四肢瘫痪，高热，有较重痰鸣音。X 线摄片提示：$C_4 \sim C_5$ 骨折，合并脱位。其最可能的诊断为(　　)。

A. 偏瘫　　B. 脑瘫　　C. 截瘫　　D. 高位截瘫　　E. 痉挛性瘫痪

41. 患者，男性，27 岁，因与人斗殴被刺伤肩部。查右侧肩部开放性伤口约 3 cm 长，右臂运动障碍，右上肢呈下垂状，前臂呈旋前位，请问伤者最可能损伤了哪条神经？(　　)

A. 桡神经　　B. 尺神经　　C. 腋神经　　D. 肌皮神经　　E. 正中神经

42. 患者，女性，42 岁，左颈部无痛性肿块 20 年。经确诊为甲状腺癌，行甲状腺切除术，术后患者出现声音嘶哑，请问术中可能损伤了哪条神经？(　　)

A. 喉上神经　B. 舌咽神经　C. 喉返神经　D. 迷走神经　E. 下颌神经

43. 患者，男性，42 岁，近一个月来在刷牙时常出现右上牙部及右面部疼痛，每次持续 5～6 s，神经系统检查无阳性体征。首先考虑的诊断是(　　)。

A. 牙痛　B. 三叉神经痛　C. 颞颌关节病

D. 鼻窦炎　E. 癫痫

钟翠芬　潘　丽

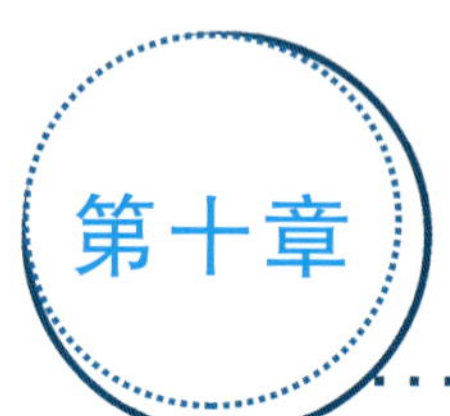

第十章 内分泌系统

学习目标

掌握:内分泌系统的组成,各内分泌腺的位置,甲状腺、肾上腺的形态以及各内分泌腺分泌的激素。

熟悉:垂体、甲状腺、甲状旁腺、肾上腺的微细结构及功能。

了解:垂体的形态特点和垂体门脉系统的特点以及松果体的形态。

第一节 概 述

内分泌系统是神经系统以外的机体的重要调节系统,它与神经系统相辅相成,共同调节机体的生长发育和各种代谢,并调控生殖和影响行为等。

内分泌系统由内分泌腺和内分泌组织组成。内分泌腺在结构上是独立的腺体,包括垂体、松果体、甲状腺、甲状旁腺、肾上腺、胸腺等,内分泌组织是内分泌细胞团块,散在分布于其他器官组织中,如胰腺中的胰岛、睾丸的间质细胞、卵巢内的卵泡细胞和黄体等(图10-1)。内分泌腺在结构上与外分泌腺的区别是无导管,因此又称无管腺,它的结构特点是:腺细胞排列成索状、团状或围成泡状,不具排送分泌物的导管,毛细血管丰富,体积小,其结构和功能活动有显著的年龄变化。

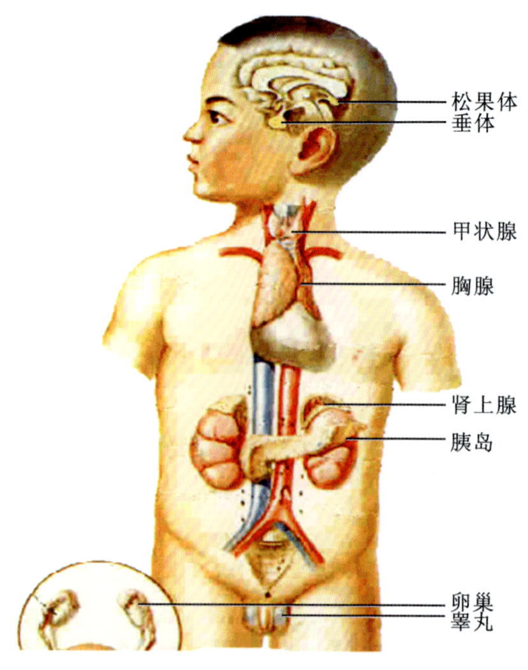

图 10-1 内分泌系统的组成

内分泌细胞的分泌物称激素。激素按其化学性质分为含氮激素(包括氨基酸衍生物、胺类、肽类和蛋白质类激素)和类固醇激素两大类。

内分泌细胞分泌的激素作用的特定细胞或器官称为该激素的靶器官或靶细胞。

大多数激素经血液运输至远距离的靶细胞而发挥作用,这种方式称为远距分泌;某些激素可不经血液运输,仅由组织液扩散而作用于邻近细胞,这种方式称为旁分泌;如果内分泌细胞所分泌的激素在局部扩散而又返回作用于该内分泌细胞而发挥反馈作用,这种方式称为自分泌。另外,下丘脑有许多具有内分泌功能的神经细胞,这类细胞既能产生和传导神经冲动,又能合成和释放激素,故称神经内分泌细胞,它们产生的激素称为神经激素。神经激素可沿神经细胞轴突借轴浆流动运送至末梢而释放,这种方式称为神经分泌。

本章主要介绍的内分泌腺有垂体、甲状腺、甲状旁腺、肾上腺、松果体等,而内分泌组织已经在前面的相关章节逐一讲述。

第二节 垂 体

一、垂体的位置和形态

垂体是人体内最重要的内分泌腺,可分泌多种激素,调控其他多种内分泌腺,如分泌的促甲状腺激素作用于甲状腺,调控甲状腺的活动。垂体呈椭圆形,灰红色,位于颅底垂体窝内,借垂体柄与丘脑下部相连(图 10-2、图 10-3)。

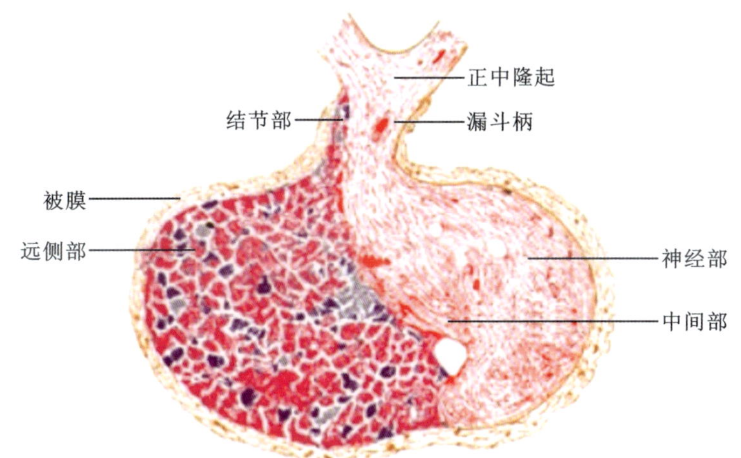

图 10-2 垂体的形态和分部

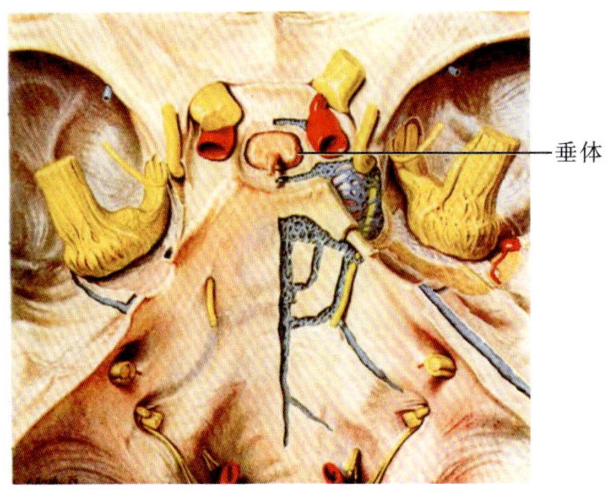

图 10-3 垂体的位置

二、垂体的分部

垂体分为腺垂体和神经垂体。腺垂体可分为远侧部、结节部、中间部(图 10-2)。神经垂体分为神经部和漏斗。神经部和漏斗由神经纤维组成,无内分泌功能。

三、垂体的微细结构和功能

(一)腺垂体的微细结构和功能

腺垂体远侧部的腺细胞大多排列成团状或索状,少数围成小滤泡,其间有丰富的血窦和少量的结缔组织。根据 HE 染色,可将细胞分为嗜酸性细胞、嗜碱性细胞和嫌色细胞三种。

1. 嗜酸性细胞 数量较多,根据分泌激素的不同分为两种细胞。

(1)生长激素细胞:分泌生长激素,主要是促进肌肉、内脏的生长及各种代谢过程,尤其是促进骺软骨生长,使骨长长和长粗。在未成年时期,生长激素分泌不足可导致身材矮小,但智力正常,称为垂体性侏儒症,如分泌过多则导致身材高大,称为巨人症。成年后,若生长素分泌过多会引起肢端肥大症(图 10-4)。

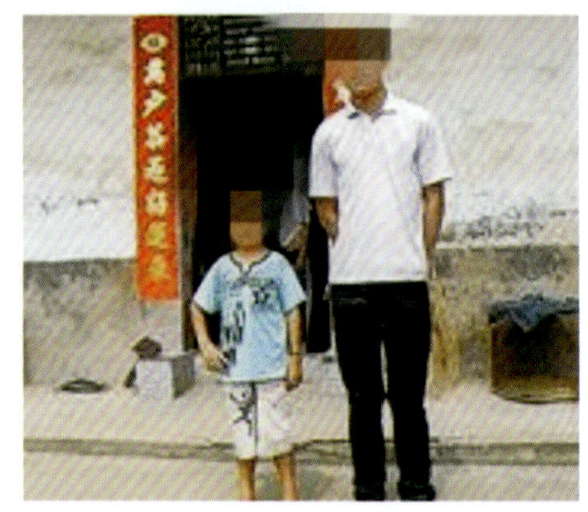

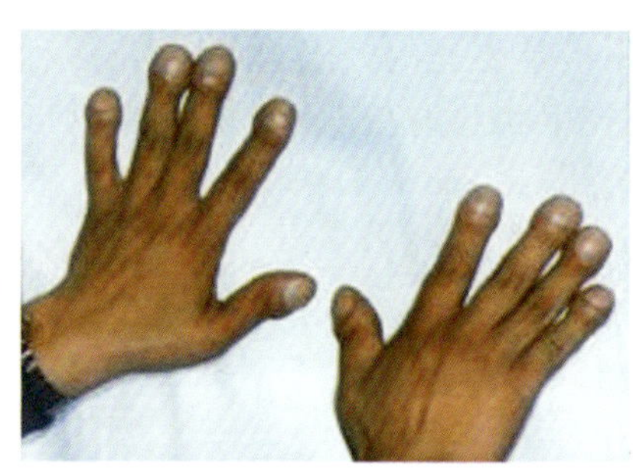

图 10-4 侏儒症、巨人症及肢端肥大症

(2)催乳激素细胞:分泌催乳激素,作用是促进乳腺发育和乳汁分泌。

2. 嗜碱性细胞 数量少,有三种细胞,分泌三种不同的激素。

(1)促甲状腺激素细胞:分泌促甲状腺激素,作用于甲状腺,使甲状腺增大、甲状腺素生成与分泌增多。该激素缺乏,将引起甲状腺功能低下症状。

(2)促肾上腺皮质激素细胞:分泌促肾上腺皮质激素,主要作用于肾上腺皮质的束状带、网状带,促使肾上腺皮质激素的分泌。

(3)促性腺激素细胞:分泌促性腺激素,促性腺激素包括卵泡刺激素和黄体生成素,可促进雄性、雌性激素的分泌,精子和卵泡的成熟。

3. 嫌色细胞 数量最多,目前认为是没有分化的嗜色细胞的初级阶段。

除上述激素外,腺垂体还分泌促甲状旁腺激素、促黑激素等。

垂体分泌的激素及作用的靶器官如图 10-5 所示。

(二)神经垂体的结构和功能及其与下丘脑的关系

神经垂体无内分泌细胞,主要由下丘脑的视上核和室旁核神经内分泌细胞的轴突经漏斗进入神经部构成的无髓神经纤维和具有支持和营养神经纤维的神经胶质细胞组成。

下丘脑的视上核和室旁核的神经内分泌细胞分泌抗利尿激素和催产素。抗利尿激素主要促进肾远曲小管和集合管重吸收水,使尿液浓缩,调节水的代谢。抗利尿激素若分泌减少,会引起尿崩症。若分泌超过生理剂量,能使小动脉的平滑肌收缩,血压升高,故又称血管加压素。催产素能刺激子宫平滑肌收缩,并促进乳腺分泌乳汁。

由此可见,下丘脑的功能与神经垂体的结构和功能是一个整体,神经垂体无内分泌功能,只是储存和释放下丘脑视上核和室旁核分泌的激素。

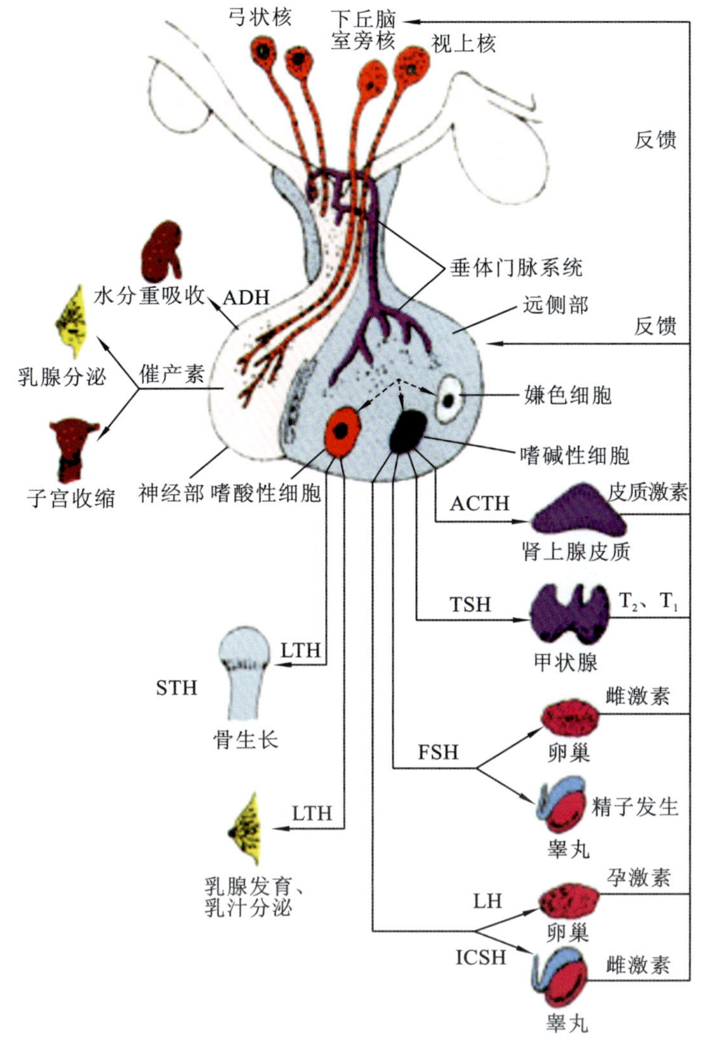

图 10-5 垂体分泌的激素及作用的靶器官

第三节 甲 状 腺

一、甲状腺的位置和形态

甲状腺是人体最大的内分泌腺，平均男性约为 26.71 g，女性约为 25.34 g。甲状腺位于颈前部，气管上端的两侧，呈“H”形。分为左、右两个侧叶，中间以甲状腺峡部相连。甲状腺侧叶位于喉下部与气管上部的侧面，上达甲状软骨中部，下至第 6 气管软骨环；峡部横跨第 2～4 气管软骨环的前方，少数人甲状腺峡缺如。甲状腺侧叶与甲状软骨、环状软骨有韧带相连，故在吞咽时甲状腺随喉上下移动。甲状腺的前面仅有少数肌肉和筋膜覆盖，故稍大时可在体表摸到(图 10-6)。

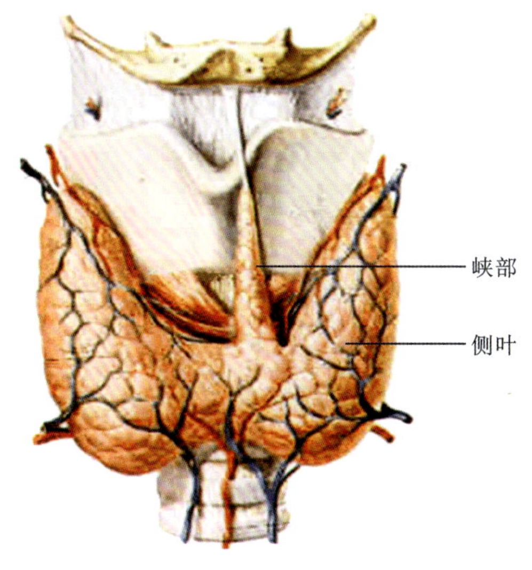

图 10-6 甲状腺的位置和形态

二、甲状腺的微细结构和功能

甲状腺表面的结缔组织伸入腺实质，将甲状腺分成许多小叶。每个小叶内有许多大小不等的甲状腺滤泡和滤泡旁细胞。滤泡之间有丰富的毛细血管和少量结缔组织。

（一）甲状腺滤泡

甲状腺滤泡大小不等，呈圆形或不规则形（图 10-7）。滤泡壁由单层立方滤泡上皮细胞和较大的滤泡旁细胞组成。滤泡腔内充满均质状的嗜酸性物质，是滤泡上皮的分泌物，即碘化的甲状腺球蛋白。甲状腺滤泡上皮分泌甲状腺激素，主要功能是促进机体的新陈代谢，提高神经兴奋性，促进生长发育，尤其对婴幼儿的骨骼发育和中枢神经系统的发育影响显著。若缺乏合成甲状腺激素的原料碘，则导致甲状腺激素分泌不足，在婴幼儿期会引起身材矮小、智力低下，导致呆小症；在成人则引起新陈代谢率下降和中枢神经系统兴奋性降低，出现黏液性水肿。甲状腺激素有提高神经系统兴奋性的作用，特别是对交感神经系统的兴奋作用最为明显，甲状腺激素可直接作用于心肌，使心肌收缩力增强，心率加快。所以甲状腺功能亢进的患者常表现为容易激动、失眠、心动过速和多汗。

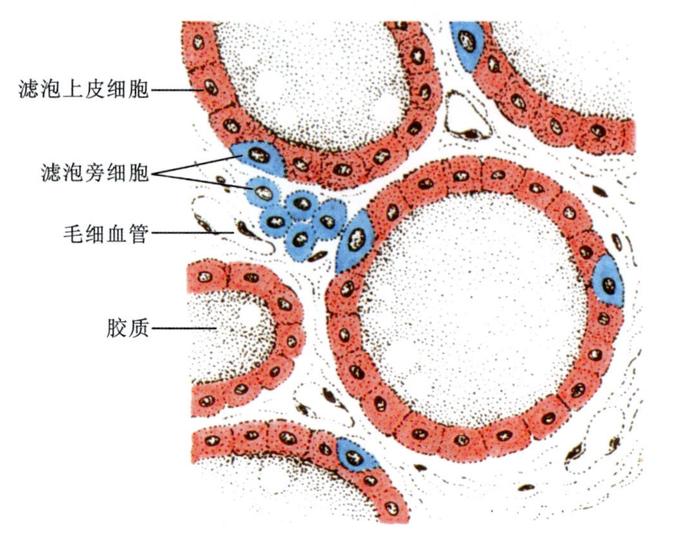

图 10-7 甲状腺模式图

（二）甲状腺滤泡旁细胞

甲状腺滤泡旁细胞位于甲状腺滤泡之间或滤泡上皮细胞之间（图 10-7）。细胞体积较大，分泌降钙素，功能是促进骨细胞的活动，并抑制胃肠道和肾小管对钙的吸收，使血钙浓度降低。

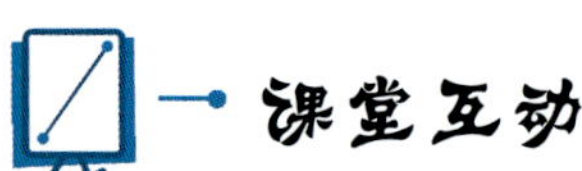

应该在生活中注意哪些方面，才能使自己比遗传身高还要高？

第四节 甲状旁腺

一、甲状旁腺的位置和形态

甲状旁腺位于甲状腺两侧的后缘内，左、右各两个，为棕黄色、扁椭圆形、黄豆大小的腺体，总重量约 100 mg（图 10-8）。有时可埋入甲状腺组织内，而使手术时寻找困难。

二、甲状旁腺的微细结构和功能

甲状旁腺的腺细胞排列成索状或团状，其间有丰富的毛细血管和少量的结缔组织。腺细胞有主细胞和嗜酸性细胞两种。

1. 主细胞 主细胞数量较多，是甲状旁腺的主要腺细胞，细胞呈圆形或多边形，可分泌甲状旁腺素。甲状旁腺素起调节机体钙、磷代谢的作用，使血液中钙与磷保持适宜的比例。甲状旁腺素与甲状腺分泌的

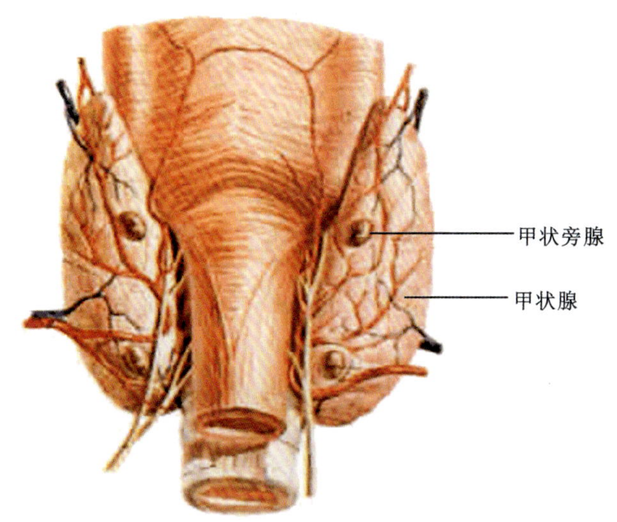

图 10-8 甲状腺和甲状旁腺

降钙素共同调节血钙的浓度。

若甲状旁腺功能亢进时则引起骨质过度吸收，引起骨质疏松并易发生骨折。

2. 嗜酸性细胞 嗜酸性细胞数量少，体积大，主要分布于主细胞之间或单个分布，目前其功能尚不明确。

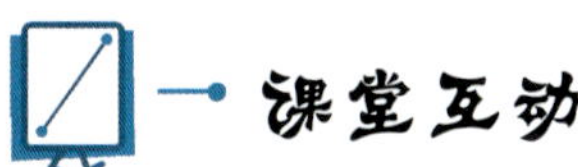

某患者做甲状腺大部分切除手术后出现手足抽搐，可能是什么原因？

第五节 肾 上 腺

一、肾上腺的位置和形态

肾上腺是人体重要的内分泌腺，左、右各一。左肾上腺近似半月形，右肾上腺呈三角形；它们分别位于左、右肾的内上方（图 10-9），与肾共同被包裹在深筋膜内。

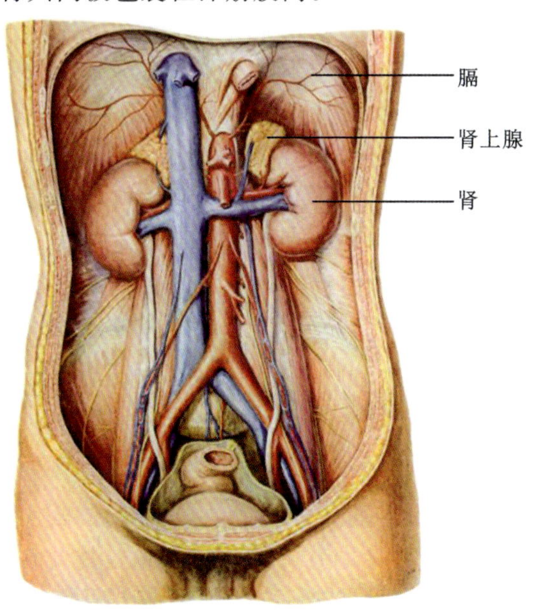

图 10-9 肾上腺的位置和形态

二、肾上腺的微细结构和功能

肾上腺表面包有结缔组织被膜，实质分为两部分：外周部分为皮质，占大部分；中心部为髓质，占小部分。

（一）肾上腺皮质

肾上腺皮质占肾上腺体积的80%～90%。依据皮质的细胞形态和排列方式，皮质由外向内依次分为球状带、束状带和网状带（图10-10）。

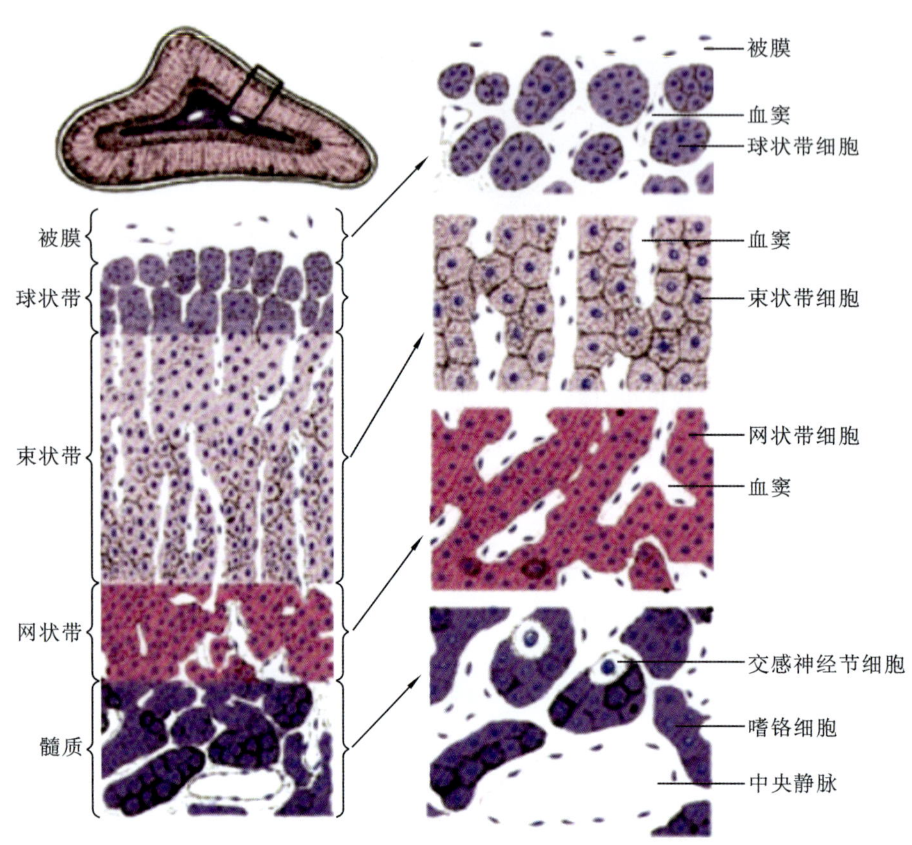

图10-10　肾上腺的微细结构(模式图)

1. 球状带　球状带较薄，位于皮质浅层。腺细胞聚集成许多球团。球状带细胞主要分泌盐皮质激素，如醛固酮，能促进肾远曲小管和集合管重吸收 Na^{+} 和排出 K^{+}，起保钠排钾的作用，调节水盐平衡。

2. 束状带　束状带为最厚的一层，腺细胞排列成单行或双行的细胞索，主要分泌糖皮质激素，主要为皮质醇。肾上腺糖皮质激素对糖代谢的作用：一方面促进蛋白质分解，使氨基酸在肝中转变为糖原；另一方面又有对抗胰岛素的作用，抑制外周组织对葡萄糖的利用，使血糖升高。糖皮质激素对机体不同部位脂肪代谢的作用不同，可促进四肢脂肪组织分解，而使腹、面、两肩及背部脂肪合成增加。因此，肾上腺皮质功能亢进或服用过量的糖皮质激素可出现满月脸、水牛背等“向心性肥胖”体形特征。

3. 网状带　网状带位于皮质的最内层，腺细胞排列成条索状并交织成网状。腺细胞主要分泌雄激素，也分泌少量的雌激素和糖皮质激素。分泌的性激素可促进性成熟。少量的雄激素对妇女的性行为甚为重要。雄激素分泌过量时可使女性男性化。

（二）肾上腺髓质

肾上腺髓质位于肾上腺中心，主要由排列成索状或团状的髓质细胞组成（图10-10）。若用铬盐处理标本，细胞质内可见黄褐色的嗜铬颗粒，故又称为嗜铬细胞。嗜铬细胞根据细胞的形态可分为两种细胞：一种是肾上腺素细胞，分泌肾上腺素，它能使心率加快，临床可用作“强心药”；另一种是去甲肾上腺素细胞，分泌去甲肾上腺素，它能使血管的平滑肌收缩、血压升高，临床用作“升压药”。

第六节 松 果 体

一、松果体的位置和形态

松果体位于背侧丘脑的后上方，为一灰红色椭圆形小体(图 10-11)。松果体在儿童期发达，一般 7 岁开始退化，成年后不断有钙盐沉着形成钙斑。

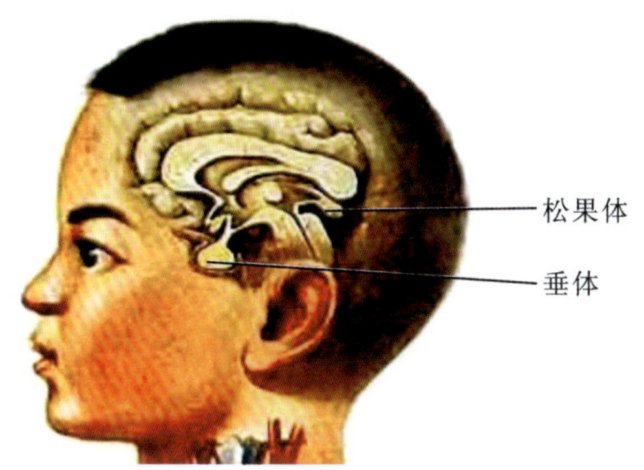

图 10-11 松果体的位置和形态

案例分析

患者，女，9 岁，小学三年级学生，因乳腺过度发育、已经来月经前来就诊，经医生检查，女性生殖器官已发育成熟，其余正常，诊断为性早熟，最有可能是哪个内分泌腺出现问题?

二、松果体的微细结构与功能

松果体主要由松果体细胞、神经胶质细胞和无髓神经纤维等组成，松果体细胞分泌褪黑素，分泌有明显的昼夜节律改变，参与调节机体的昼夜生物节律、睡眠、情绪、性成熟等生理活动。在儿童期，松果体病变引起功能不足时，可出现性早熟或生殖器官过度发育；若分泌功能过盛，可导致青春期延迟。

卢秀真

小 结

人体内的内分泌腺或内分泌组织包括垂体、甲状腺、甲状旁腺、肾上腺、胰岛、松果体、胸腺和性腺等。内分泌细胞的分泌物称为激素。激素直接进入血液循环运送至全身特定的靶器官或靶细胞，对人体的新陈代谢、生长、发育、生殖等发挥重要的调节作用。如生长激素，能促进体内多种代谢过程，尤其刺激骺软骨生长，使骨增长。生长激素幼年时期分泌过多，导致全身长骨发育过盛、身高过高，称为巨人症；反之，该激素分泌过少，导致身材矮小，称为侏儒症。再如在婴幼儿时期甲状腺分泌甲状腺素过少，就会导致身材矮小，智力低下，称为呆小症。总而言之，内分泌系统对人体的正常生长发育、神经系统的发育等起着重要的作用。

模拟试题

一、名词解释

1. 靶器官或靶细胞　　2. 旁分泌

二、填空题

1. 内分泌系统由________和一些散在的________组成，腺细胞的分泌物称________。

2. 激素作用的特定器官或细胞称为该激素的________。

3. 肾上腺皮质由浅到深分为________、________、________三个带，分别分泌________、________、________激素。

三、选择题

【A1 型题】

1. 下列哪项不属于内分泌腺的特点？（　　）

A. 腺细胞的分泌物称激素　　B. 腺体有导管

C. 腺细胞排列成团状、条索状或围成滤泡　　D. 腺细胞间有丰富的毛细血管

E. 激素主要的细胞称靶细胞

2. 甲状旁腺细胞分泌激素的作用是（　　）。

A. 作用于破骨细胞，使血钙升高　　B. 作用于破骨细胞，使血钙下降

C. 作用于成骨细胞，使血钙升高　　D. 作用于成骨细胞，使血钙下降

E. 作用于软骨细胞，使血钙下降

3. 黏液性水肿是由于（　　）。

A. 儿童期生长激素分泌不足　　B. 成年期生长激素分泌不足

C. 儿童期甲状腺激素分泌不足　　D. 成年期甲状腺激素分泌不足

E. 以上都对

4. 肾上腺皮质束状带（　　）

A. 较厚，分泌糖皮质激素　　B. 较厚，分泌盐皮质激素

C. 较厚，分泌性激素　　D. 较薄，分泌糖皮质激素

E. 较薄，分泌盐皮质激素

5. 腺垂体嗜酸性细胞分泌的激素是（　　）。

A. 生长激素和催乳素

B. 促甲状腺激素、促肾上腺激素、促性腺激素

C. 抗利尿激素、催产素

D. 催乳素、催产素

E. 抗利尿激素、促性腺激素

6. 血钙的调节与下列哪两种激素有关？（　　）

A. 降钙素和甲状腺激素　　B. 降钙素和甲状旁腺激素

C. 甲状旁腺激素和褪黑素　　D. 褪黑素和抗利尿激素

E. 甲状腺激素和甲状旁腺激素

7. 儿童甲状腺激素分泌不足可导致（　　）。

A. 侏儒症　　B. 肢端肥大症　　C. 呆小症　　D. 黏液性水肿　　E. 骨质疏松

8. 腺垂体嗜碱性细胞分泌的激素是（　　）。

A. 生长激素和催乳素

B. 促甲状腺激素、促肾上腺皮质激素、促性腺激素

C. 抗利尿激素、催产素

D. 抗利尿激素、催乳素

E. 卵泡刺激素和黄体生成素

9. 儿童期松果体分泌的褪黑素不足时可出现（　　）。

A. 侏儒症　　B. 呆小症　　C. 性早熟　　D. 青春期延迟　　E. 钙代谢障碍

10. 人体最大的内分泌腺是（　　）。

A. 垂体　　B. 甲状腺　　C. 肾上腺　　D. 松果体　　E. 甲状旁腺

【A2 型题】

11. 随着优生优育国策的实施，许多医生建议孕妇在怀孕期间多食海产品，或适当补充一些碘，主要是防止婴幼儿患(　　)。

A. 侏儒症　　B. 呆小症　　C. 性早熟

D. 青春期延迟　　E. 钙代谢障碍

12. 某女，19 岁，身高 143 cm，还没有月经初潮，没有明显的女性第二性征，近期出现颞部双侧偏盲，前来就医。经医生检查发现该女生殖器官还没有发育，给患者做了脑部 CT 检查，发现是垂体瘤，分析该患者没有出现女性第二性征的主要原因是由于垂体分泌的何种激素减少？(　　)

A. 生长激素　　B. 促甲状腺激素　　C. 促性腺激素

D. 催乳素　　E. 促肾上腺皮质激素

13. 某女，40 岁，近期食欲较好但容易饥饿，怕热、易出汗，脾气比以前暴躁，月经不规则，体重减轻，注意力分散，失眠多梦，并出现心动过速，前来就医。检查发现，女性激素正常，最可能的诊断是(　　)。

A. 甲状腺功能低下症　　B. 肢端肥大症　　C. 甲状腺功能亢进症

D. 黏液性水肿　　E. 骨质疏松

14. 患者，张某，甲状腺大部分切除术后第 2 天，患者出现声音嘶哑和手足抽搐等症状，应考虑由下列哪种原因引起的？(　　)

A. 损伤了喉上神经　　B. 损伤了喉返神经

C. 误切了甲状旁腺　　D. 既损伤了喉返神经，又误切了甲状旁腺

E. 既损伤了喉上神经，又误切了甲状旁腺

15. 王某，男性，40 岁，身高 125 cm，大学文化，侏儒症，可能是由于儿童期何种激素分泌不足所引起？(　　)

A. 生长激素　　B. 促甲状腺激素　　C. 甲状腺激素

D. 褪黑素　　E. 甲状旁腺激素

卢秀真

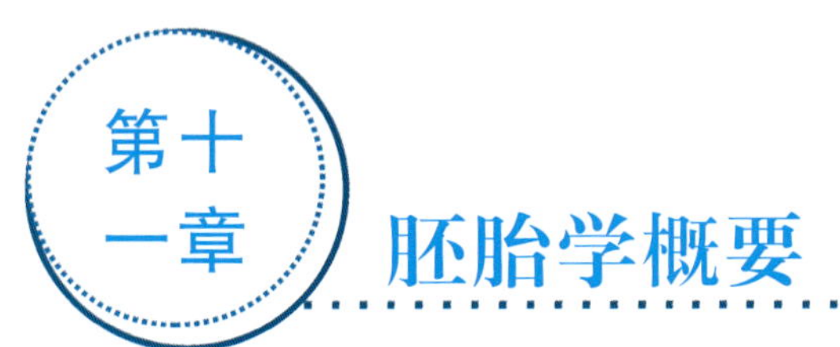

第十一章 胚胎学概要

学习目标

掌握：胚泡形成及植入过程；三个胚层的形成及早期分化；胎儿附属物的构成及功能；胎盘的构成、血液循环及功能；胎盘屏障的概念、构成及功能。

熟悉：绒毛膜、羊膜、卵黄囊、尿囊、脐带的结构特点及相关功能；胎儿血液循环的特点。

了解：生殖细胞的成熟与获能；受精的条件、地点、过程及意义；蜕膜的形成和分部；胚体外形的建立及发育中的变化；孪生与多胎、先天性畸形和致畸因素。

第一节 胚胎发生

一、概述

胚胎学是研究从受精卵发育为新个体的过程及其机制的科学，研究内容包括生殖细胞发生、受精、胚胎发育、胚胎与母体的关系、先天性畸形等。人体的发生是从受精开始的，胚胎在母体子宫内的发育大约经过 38 周（约 266 天），这种按受精时间计算的胚胎龄称受精龄。而从末次月经第一天计算至胎儿娩出约经 40 周，这种计算法称月经龄。胚胎学一般按受精龄来计算胚胎龄。

人胚胎在母体子宫内的发育可分为三个时期：①从受精卵形成到第 2 周末二胚层胚盘形成为胚前期。②从第 3 周末到第 8 周末为胚期。在此二期，受精卵由单个细胞经过迅速而复杂的增殖分化，历经胚的不同阶段，发育为各器官、系统与外形都具雏形的胎儿，此时只有 3 cm 长、2.27 g 重。③从第 9 周到出生为胎期。此期胎儿逐渐长大，各器官、系统继续发育，多数器官出现不同程度的功能活动。胚前期和胚期质变剧烈，胎期以量变为主。

二、生殖细胞与受精

（一）生殖细胞

生殖细胞包括精子和卵子，均为单倍体。

1. 精子的发生、成熟和获能　睾丸曲细精管中的精原细胞，从青春期开始，在垂体促性腺激素的刺激下，经过 2～3 次有丝分裂后，部分细胞演变成初级精母细胞，其染色体组型为 46，XY，初级精母细胞很快进入成熟分裂（又称减数分裂）。初级精母细胞通过第一次成熟分裂形成二个次级精母细胞，在这次分裂中，每对同源染色体（一条来自父亲一条来自母亲）分别进入子细胞，因此次级精母细胞所含染色体数目比正常体细胞减少一半，即只有 23 条，性染色体只有 1 条，X 或 Y。次级精母细胞形成后，未经 DNA 合成和染色体复制，又开始了第二次成熟分裂，这次分裂，每条染色体着丝点分裂，使每条染色体的两个单体分别进入新的子细胞即精子细胞，因此精子细胞仍含 23 条染色体（单体），但其 DNA 含量减少了一半。一个初级精母细胞经过二次成熟分裂，形成 4 个精子细胞，每个精子细胞的染色体数和 DNA 含量均减少一半。精子细胞不再分裂，经过复杂的形态变化形成蝌蚪状的精子，精子半数为 23X，半数为 23Y。精子形成后进入附睾，在附睾液的作用下，最后成熟但尚无受精能力，这是因为精子头部表面有一层来自精囊腺的糖蛋白，可以抑制顶体酶的释放。进入女性生殖管道后，特别是在子宫和输卵管中，其内有解除这种抑制作用的酶，使精子释放顶体酶，溶解放射冠和透明带，从而获得受精能力，此过程称为获能。

2. 卵子的发生和排卵 卵细胞的发生类似精子的发生，也要经过二次成熟分裂，染色体数和DNA含量比正常体细胞减少一半，但尚有下列特点：①卵细胞的两次成熟分裂，胞质分配不均，结果只形成一个大而圆的卵细胞，三个小而圆的极体。②出生后卵巢内不含卵原细胞，只有静息在第一次成熟分裂前期阶段的初级卵母细胞。进入青春期后，初级卵母细胞开始发育，排卵前完成第一次成熟分裂，开始第二次成熟分裂，但停留在分裂中期，排卵后，在精子穿入的激发下，完成第二次成熟分裂，形成成熟的卵细胞。

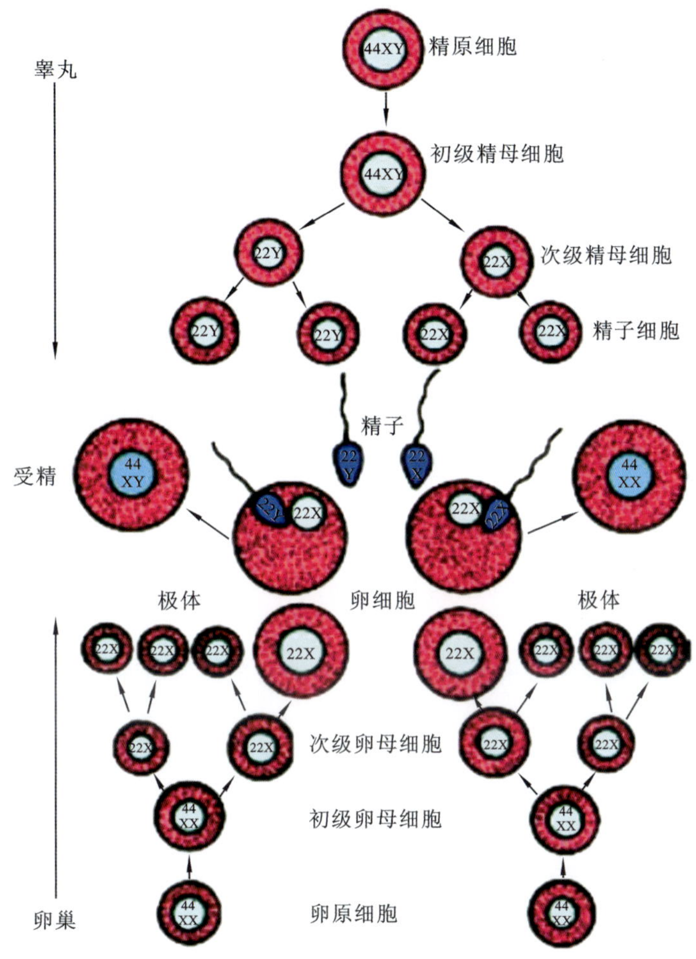

图 11-1 生殖细胞的发生与受精

（二）受精

受精是指成熟的卵细胞与获能的精子结合形成受精卵的过程。受精一般发生于输卵管壶腹部，排精后24 h内。

1. 受精过程 获能精子接触放射冠，顶体释放顶体酶，溶解放射冠与透明带，打开进入卵细胞的通道。精子头部紧贴卵细胞表面，随后二者细胞膜融合，精子全部进入卵细胞内，卵浅层胞质内的皮质颗粒立即释放溶酶体酶样的物质，使透明带结构发生变化，阻止其余精子的进入，这一过程称透明带反应，防止多精受精。同时，进入卵内精子的核膨大变圆，形成雄原核。精子激发卵细胞完成第二次成熟分裂，形成成熟的卵细胞，卵细胞的细胞核为雌原核。雄原核与雌原核相互靠近，核膜消失，二者的染色体混合，重新组合形成二倍体细胞，即为受精卵（图 11-1、图 11-2），又称合子。

2. 受精的必备条件

（1）卵细胞在排卵前必须处于第二次成熟分裂中期。

（2）精子必须成熟和获能。精子除在女性生殖管道获能外，目前也可以用某些物质加入精液内，使精

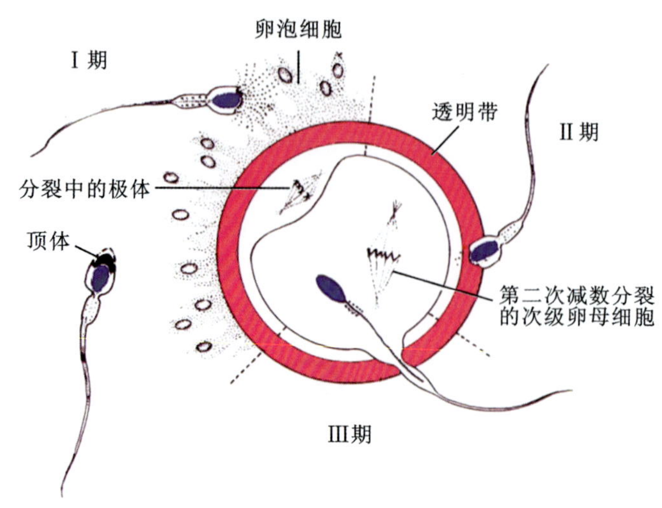

图 11-2　受精示意图

子在体外获能。

(3) 精子必须发育正常和有足够的数量。正常男子每次射精 3～5 mL，每毫升含精子 1 亿个左右。精子数量低于 500 万个/mL 时可造成男性不育，若精液中形态异常的精子较多(占 20%)或活动能力明显减弱，也可引起男性不育。

(4) 精子与卵子必须在限定时间内相遇。精子在女性生殖管道内只能存活一天，卵子在排出后 12～24 h 内死亡。受精一般发生在排卵后 24 h 以内，其余时间精子和卵子即使相遇也难受精。

(5) 男女生殖管道必须畅通。

以上是受精的必备条件。目前许多人工避孕方法，都是根据上述原理而设计的，其目的是干扰精子与卵子的发生，或阻止精子与卵子相遇，从而达到避孕目的。

3. 受精的意义

(1) 恢复染色体数目(23 对)，保持染色体数目恒定，使新个体既有亲代的遗传性，又有不同于亲代的特异性。

(2) 决定性别，含 X 染色体的精子与卵子结合，受精卵核型为 46，XX，发育为女性；含 Y 染色体的精子与卵子结合，受精卵核型为 46，XY，发育为男性。

(3) 激发卵裂：受精前卵细胞代谢缓慢，受精后被激发，具有强大的生命力，能不断地进行细胞分裂和分化，直至发育。

知识链接

人工授精是用人工方法收取精液，在体外使精子获得受精能力后，注入女性生殖道内，精卵自然结合而受孕的生殖技术。人卵体外受精——胚胎移植是用手术取出女性的卵子，在体外与精子受精，受精卵约经 3 天分裂发育成 4 个或 8 个细胞的胚胎后，再移植到母体子宫中继续发育，由此出生的婴儿俗称“试管婴儿”。1978 年英国诞生世界上首例“试管婴儿”，中国大陆首例“试管婴儿”也于 1988 年诞生在北京。

三、人胚早期发育

(一) 卵裂和胚泡形成

1. 卵裂　受精卵进行有丝分裂的过程称为卵裂。卵裂形成的细胞称卵裂球。因受精卵外面仍包有透明带，多次卵裂后，致使细胞数目增加而胞体越来越小。受精后第 3 天形成了由 12～16 个卵裂球构成的实心胚，形似桑葚，称桑葚胚(图 11-3、图 11-4)。在卵裂的同时，由于输卵管平滑肌的节律性收缩、管壁上皮细胞纤毛的摆动，形成管内液体流，使受精卵逐渐向子宫方向移动。受精后 72 h 桑葚胚进入子宫腔（图 11-3、图 11-4）。

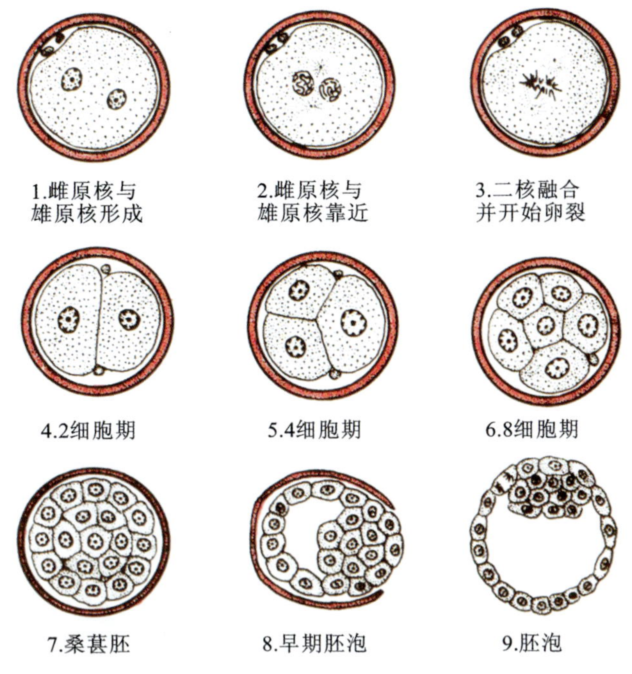

图 11-3 卵裂和胚泡形成

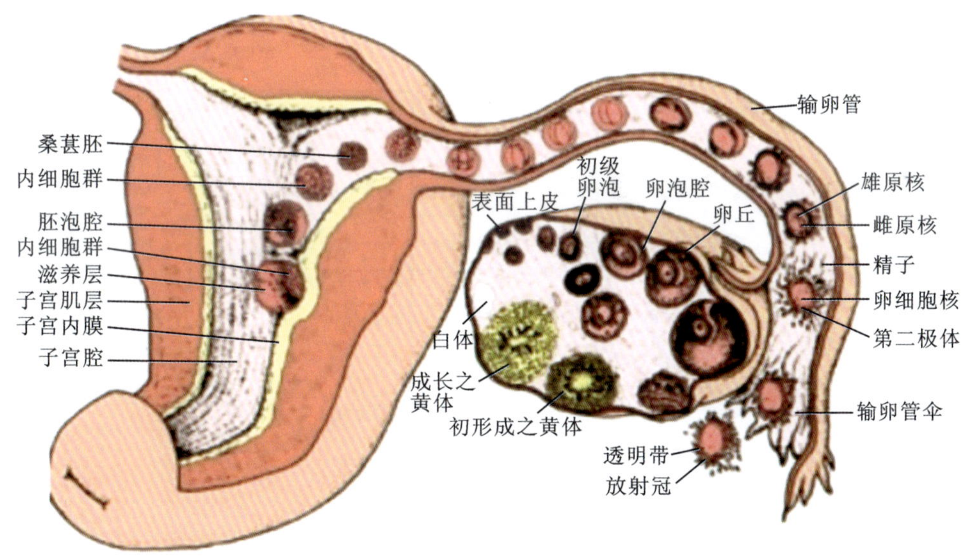

图 11-4 排卵、受精与卵裂过程

2. 胚泡形成 约在受精后第 4 天，桑葚胚进入子宫腔后继续分裂，同时吸收外周液体，形成 100 多个细胞构成的囊泡状结构，称胚泡或囊胚。胚泡由三部分构成（图 11-5）。

（1）滋养层：由单层细胞围成，构成胚泡壁。

（2）胚泡腔：由滋养层围成的腔，内有液体。

（3）内细胞群：胚泡腔一侧的滋养层内面有一团细胞附着，称内细胞群。覆盖在内细胞群外面的滋养层称极端滋养层。胚泡形成后，其外面的透明带变薄，继而溶解消失。

（二）胚泡的植入

胚泡逐渐包埋进入子宫内膜的过程称为植入，也称着床。

1. 植入的过程及部位

（1）植入过程：植入开始于受精后的第 6～7 天，子宫内膜处于分泌期。首先，胚泡的极端滋养层与子

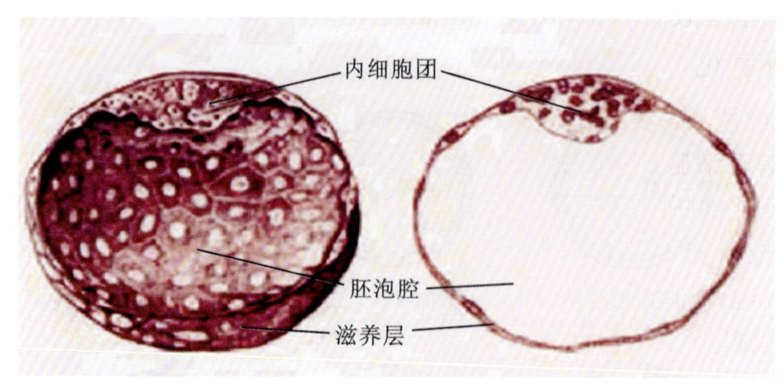

图 11-5 胚泡形成光镜像

宫内膜接触，并分泌蛋白水解酶溶解子宫内膜形成缺口，胚泡由此缺口逐渐埋入子宫内膜，至第 11～12 天整个胚泡全部埋入子宫内膜中。内膜缺口由附近的上皮增殖修复，植入在第 11～12 天完成(图 11-6)。

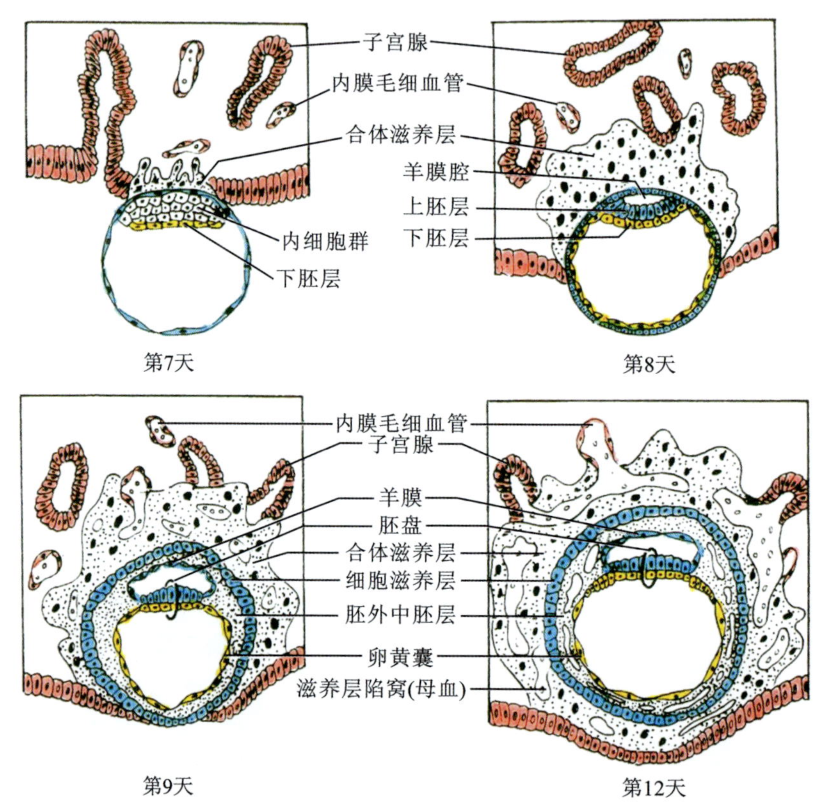

图 11-6 植入过程

在植入过程中，胚泡滋养层细胞增殖，分化为两层：外层为合体滋养层，细胞互相融合，细胞界限消失；内层为细胞滋养层，细胞有明显界限并保持较强的分裂增殖能力，不断产生新细胞加入合体滋养层。稍后合体滋养层向外发出许多指状突起(称初级绒毛)侵入子宫内膜，并互相连接成网，网眼内含母体血液，滋养层可直接从母体血中吸取营养供胚泡发育。

(2) 植入条件：植入需具备一定条件，如需在激素(雌激素、孕激素)协同调节下进行；子宫内环境必须正常；胚泡及时进入子宫腔、透明带及时溶解消失；子宫内膜发育阶段要与胚胎发育同步等，若上述条件之一不正常，植入将告失败。常用的避孕方法如口服避孕药，在宫腔放置节育环等，便是根据这一原理人为地干扰植入而达到避孕目的。

(3) 植入部位：胚泡植入部位常在子宫体前、后壁或子宫底，若在靠近子宫颈处植入，将形成前置胎盘，由于胎盘在子宫颈处生长，妊娠晚期易发生胎盘早期剥离，造成难产和大出血。若植入部位在子宫以外，称宫外孕。其中在输卵管壶腹部妊娠最多见，约占宫外孕的 80%。此外，宫外孕还可发生在卵巢、腹膜腔及肠系膜等处，宫外孕一般在几个月内即发生破裂，引起孕妇大出血，甚至危及生命。

（三）子宫内膜的变化

胚泡植入后的子宫内膜称蜕膜，蜕膜内含蜕膜细胞，来自子宫固有层的前蜕膜细胞（基质细胞），成群地分布于蜕膜中，胞质内含有大量的糖原和脂滴，可提供胚泡的营养。根据胚泡与蜕膜的位置关系，可将蜕膜分为三部分（图 11-7）。

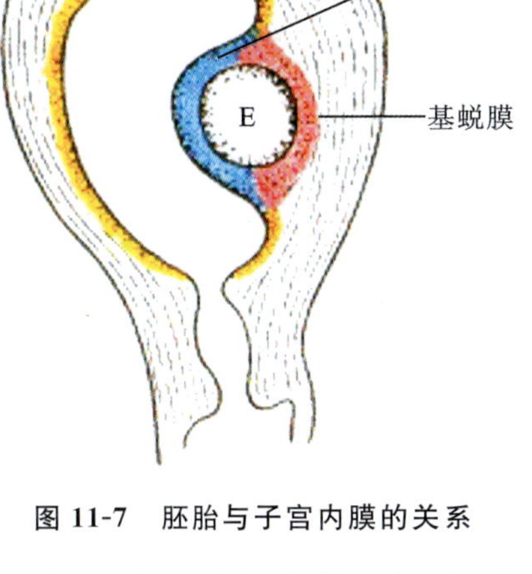

图 11-7　胚胎与子宫内膜的关系

（1）基蜕膜：位于胚泡深部的蜕膜，它随着胚泡的发育而不断扩大，将来参与胎盘的构成。

（2）包蜕膜：覆盖胚泡表面的蜕膜，它随着胚体的长大，将逐渐与壁蜕膜相贴，使子宫腔消失。

（3）壁蜕膜：为其余部分的蜕膜，它与胚泡暂无直接联系，壁蜕膜与包蜕膜之间为子宫腔。

（四）三胚层的形成与分化

1. 二胚层形成期

（1）内胚层和卵黄囊的形成：第 2 周初，内细胞群朝向胚泡腔一侧的细胞分裂、增生，形成一层整齐的立方形细胞，即为内胚层。第二周末，内胚层细胞增生向下生长，围成一小囊称卵黄囊。

（2）外胚层与羊膜囊的形成：胚层形成的同时，内胚层上方其余的内细胞群细胞重新排列，出现一层柱状细胞，即为外胚层。随后，外胚层表面的极端滋养层分化形成一层扁平的羊膜细胞，与外胚层细胞相连续，共同围成一囊称羊膜囊，其内的腔称羊膜腔，内储羊水。

羊膜囊底部的外胚层和卵黄囊顶部的内胚层紧密相贴，形成圆盘状结构称为胚盘（图 11-6）。此期的胚盘为二胚层胚盘，是胚体发生的原始基础。

此时期的胚泡腔内出现松散分布的星状细胞和细胞外基质，充填于细胞滋养层和卵黄囊与羊膜腔之间，形成胚外中胚层（图 11-6）。继而胚外中胚层细胞间出现腔隙，腔隙逐渐汇合扩大，在胚外中胚层内形成一个大腔，称胚外体腔（图 11-8）。胚外中胚层则分别附着于滋养层内面、卵黄囊和羊膜腔的外面。随着胚外体腔的扩大，二胚层胚盘和其背面的羊膜囊、卵黄囊仅由少部分胚外中胚层与滋养层直接相连，这部分胚外中胚层称体蒂，将发育成为脐带的主要成分。

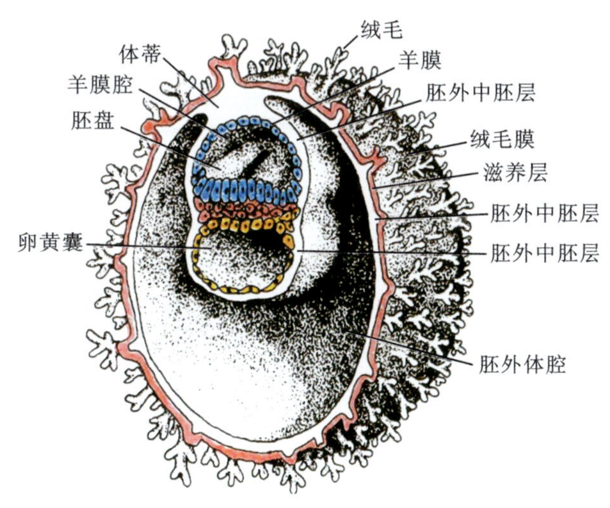

图 11-8　第三周初胚的剖面

2. 三胚层形成期　第 3 周人胚的主要变化是原条的出现及三胚层胚盘的形成。

（1）原条的发生与中胚层的形成：胚胎第 3 周初，胚盘外胚层细胞迅速增生，由胚盘两侧向尾端中线迁移，形成一条增厚的细胞索称原条。原条的出现决定了胚体的头尾方向，即原条出现侧为尾端，其前方为头端。原条头端的细胞增厚形成原结(图 11-9)。原条、原结中央凹陷形成原沟和原凹。原沟底部的细胞在内、外胚层间向胚盘左右两侧及头、尾侧扩展,于是在内、外胚层间形成一层新细胞层,即为胚内中胚层,简称中胚层。在胚盘头端和尾端各有一小区域没有中胚层,致使内外胚层直接相贴,分别构成口咽膜(头端)和泄殖腔膜(尾端)。口咽膜前端的中胚层称生心区,是发生心的部位。

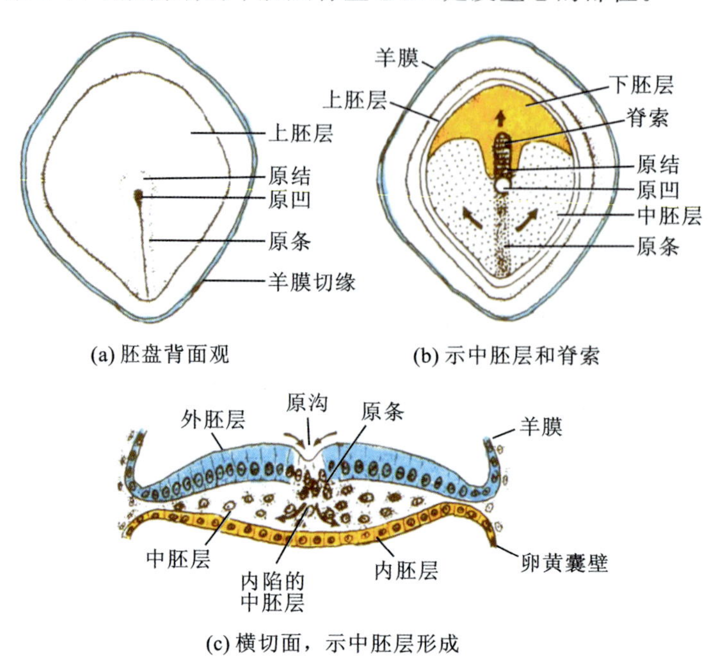

图 11-9 第 16 天胚盘(示三胚层形成)

(2) 脊索的发生与神经管的形成:原结的细胞继续增殖并下陷,同时在内、外胚层间向头端长出一条杆状细胞索,称脊索(图 11-10)。原条和脊索构成了胚盘的中轴,并成为该发育阶段的支持组织,成人椎间盘中央的髓核即为脊索的遗迹。脊索形成后,在其诱导下,脊索背侧的外胚层细胞增生,形成一增厚的细胞层称神经板,不久,神经板两侧隆起构成神经褶,中央凹下为神经沟。第 3 周末,神经褶从胚体中部开始愈合成神经管,并向头、尾两端延长,神经管头、尾两端分别留有前神经孔和后神经孔(图 11-11~图 11-13)。

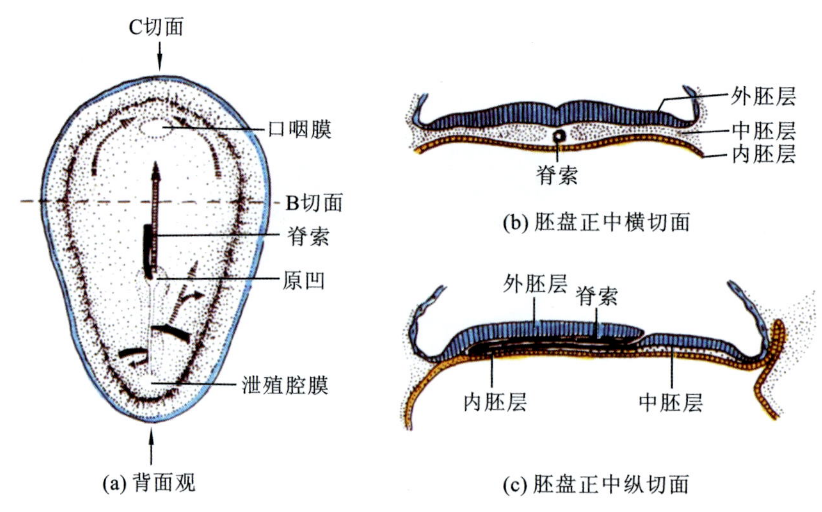

图 11-10 18 天人胚,示中胚层及脊索的形成

3. 体节形成期——胚层分化 第 4 周胚体的主要变化:胚体由鞋底形的胚盘长成了圆柱状的胚体;三个胚层分化形成器官的原基。

(1) 外胚层的分化:

① 神经管的分化:神经管头端膨大形成脑的原基,其余部分较细形成脊髓原基。神经管中央的腔将

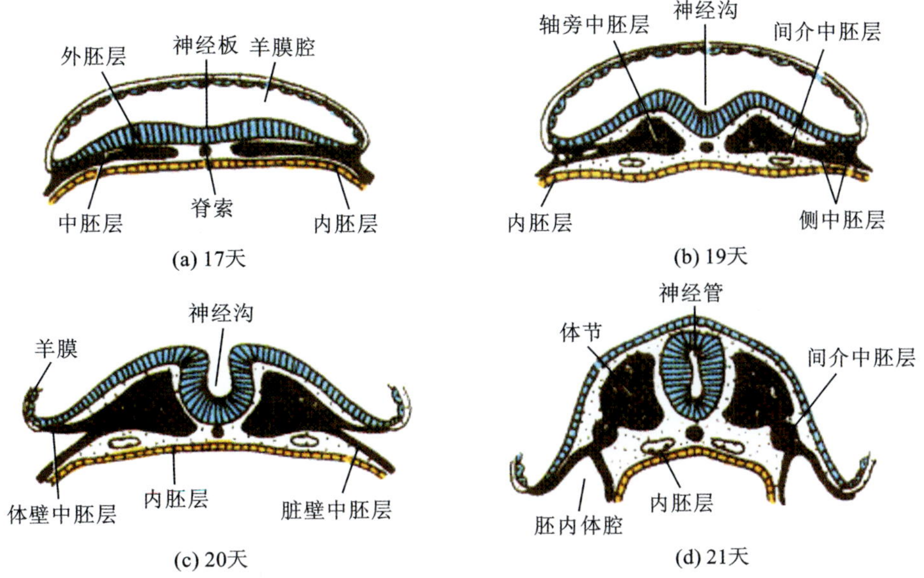

图 11-11 中胚层的早期分化及神经管的形成

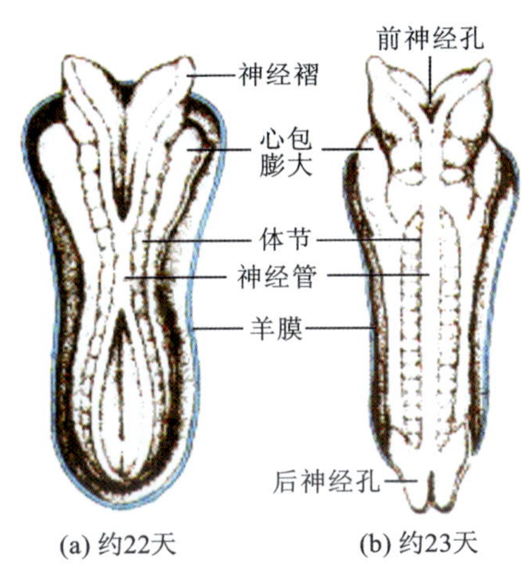

图 11-12 神经管的形成

来分化为脑室和脊髓中央管，前、后神经孔于第 4 周末闭合，若不闭合则形成无脑儿和脊髓裂，后者多兼脊柱裂。外胚层除形成上述结构外，其余部分被覆在整个胚体的外表面，将分化形成皮肤的表皮及其衍生物以及内耳原基、晶状体原基和腺垂体等。中胚层早期分化及神经管形成。

② 神经嵴的形成：当神经沟闭合形成神经管时，沟缘的细胞与神经管分离，附着在神经管背部两侧，形成左、右两条纵行细胞索称神经嵴(图 11-13)。第 4 周末，神经嵴细胞开始迁移分节，分别形成脑、脊神经节、交感神经节、肾上腺髓质的嗜铬细胞、皮肤的黑素细胞及 APUD 系某些细胞等。

课堂互动

人的皮肤、甲状腺、血液分别由哪几个胚层分化而来?

(2) 中胚层的分化：位于脊索两侧的中胚层，起初呈均匀的一层，第 3 周末则分化为三部分，由中轴向两侧依次为轴旁中胚层、间介中胚层和侧中胚层(图 11-14)。

① 轴旁中胚层：第 3 周末，轴旁中胚层细胞增殖呈分节状，称体节，又称体节中胚层。第 3 周末体节先在颈部发生，向尾端逐渐发展，每天出现 3～4 对，至第 5 周初，体节可达40～44 对，在胚体表面即可分辨，是推测胚龄的重要标志之一，体节是形成脊柱、肌肉及真皮的原基。

② 间介中胚层：体节与侧中胚层之间的细窄区域。间介中胚层细胞不断增殖并向体腔突出，形成两

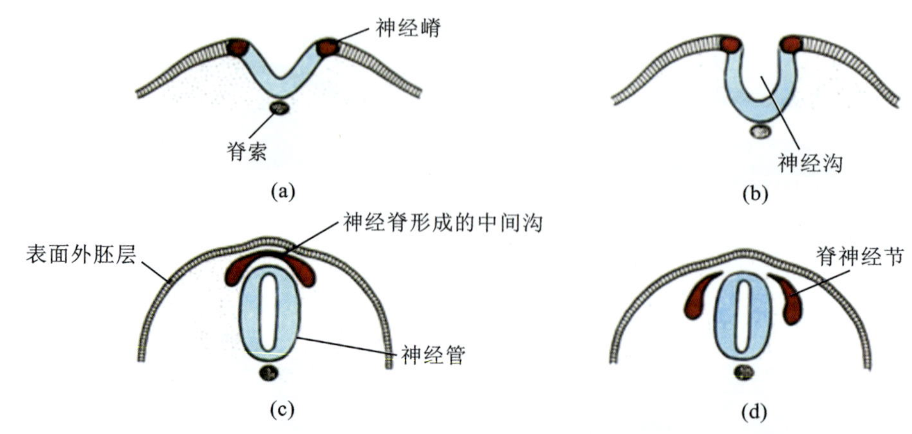

图 11-13　神经嵴的早期演变

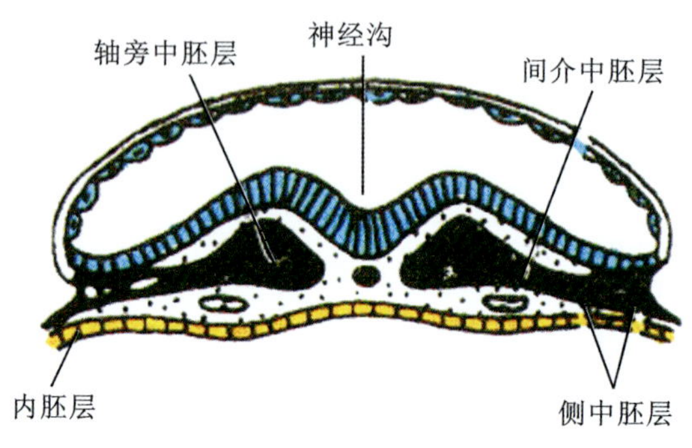

图 11-14　中胚层的分化

条纵行的细胞索，该细胞索是形成泌尿、生殖器官的主要原基。

③侧中胚层：又称侧板，初为单一的薄板状结构，随着胚体的发育，在侧板中出现了裂腔称胚内体腔，它将侧板分为两层，与外胚层相贴者称体壁中胚层；与内胚层相贴者称脏壁中胚层。体壁中胚层是形成体腔壁层及体壁骨骼与肌肉的原基；脏壁中胚层是形成体腔脏层及内脏平滑肌与结缔组织的原基。胚内体腔将来分化为心包腔、胸膜腔及腹膜腔。此外，中胚层还分化出一些星形细胞，充填在各个胚层之间称间充质，将来分化为各种结缔组织、肌组织和心血管等。

(3) 内胚层的分化：随着胚体由扁平状向圆柱状变化，致使卵黄囊顶壁的内胚层卷入胚体内形成一条位于神经管和脊索腹侧方的纵行管，称原始消化管。原始消化管头端部分为前肠，由口咽膜封闭；尾端部分为后肠，由泄殖腔膜封闭；位于前后肠之间与卵黄囊相连的部分为中肠。原始消化管是消化系统和呼吸系统上皮发生的原基。

4. 胚体形成期　早期胚盘为扁平鞋底状，第 4 周初，由于胚盘各处生长不平衡，特别是体节及神经管的迅速生长，使胚盘中轴比边缘增殖快，并向羊膜腔内隆起，同时形成头褶、尾褶和侧褶。随着胚体的生长，头、尾及侧褶逐渐进一步发展，中胚层和外胚层在腹侧愈合，结果胚体由扁平状变为圆柱状（图 11-15）。

圆柱形胚体形成的结果：胚体凸入羊膜腔，浸泡于羊水中；体蒂和卵黄囊于胚体腹侧中心合并，形成原始脐带；口咽膜和泄殖腔膜分别转到胚体头和尾的腹侧；外胚层包于胚体内部，形成头尾方向的原始消化管，其中段的腹侧与卵黄囊相通，头端由口咽膜封闭，尾端由泄殖腔膜封闭。至第 8 周末，胚体外表已可见眼、耳和鼻的原基及发育中的四肢，初具人形（图 11-16）。

知识链接

预产期的推算

从末次月经第 1 天算起，减去 3 个月加 7 天再加 1 年，可概括为年份加 1，月份减 3，天数加 7。例如，某孕妇，30 岁，末次月经是 2011 年 8 月 23 日，其预产期为 2012 年（年加 1）5 月（月减 3）30 日（天加 7）。

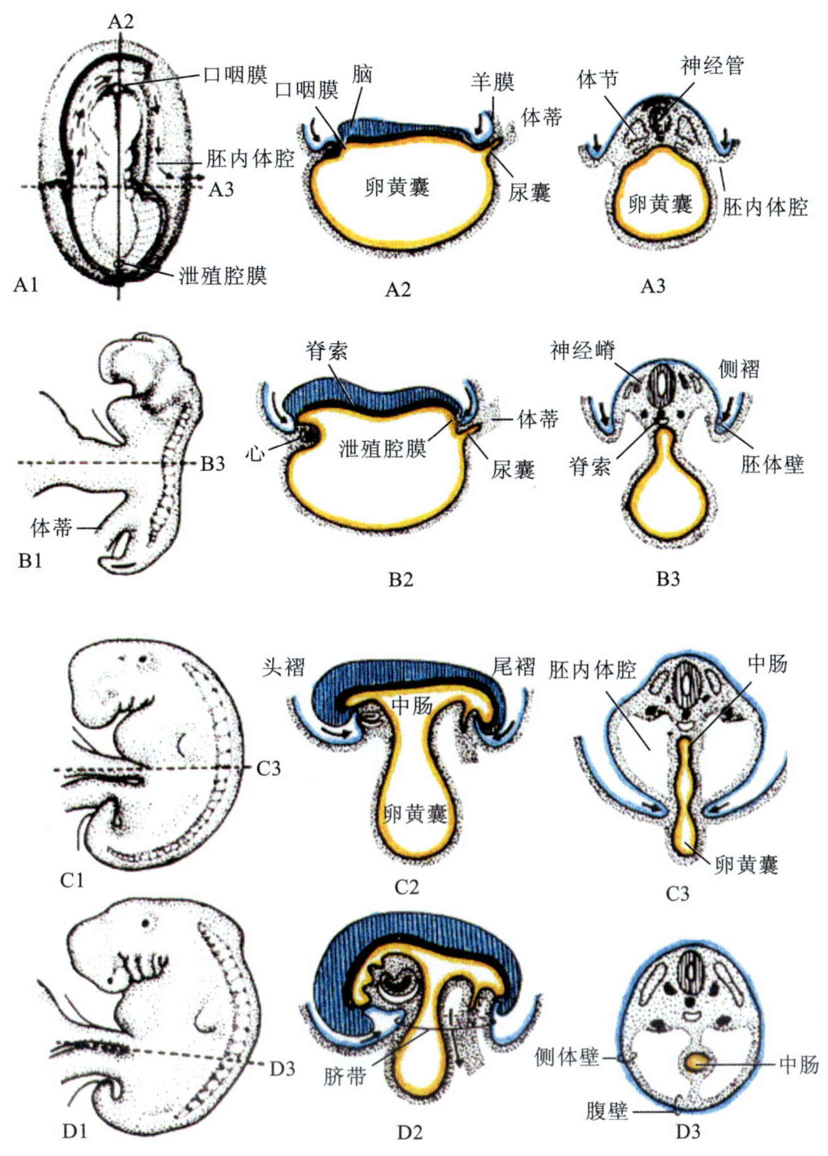

图 11-15　胚体外形的形成

A1 为 20 天人胚背面观；B1 为 23 天人胚侧面观；C1 为 26 天人胚侧面观；D1 为 20 天人胚侧面观；
A2～D2 为 A1～D1 纵断面；A3～D3 为 A1～D1 相应横断面

第二节　胎膜与胎盘

胎儿娩出后，胎膜、胎盘和子宫蜕膜一并排出，合称为衣胞。胎膜和胎盘是对胚胎起保护、物质交换等功能的附属结构。

一、胎膜

胎膜包括绒毛膜、羊膜、卵黄囊、尿囊和脐带，是胎儿的附属结构（图 11-17）。胎膜发育异常会严重地影响胎儿的正常发育，甚至引起先天性畸形。

（一）绒毛膜

1. 绒毛膜的形成　在卵黄囊和羊膜囊形成的同时，胚泡滋养层向胚泡腔内分化出一些排列疏松的细胞构成胚外中胚层。第 2 周末，在胚外中胚层内出现一腔，称胚外体腔，胚外体腔将胚外中胚层分为两层：衬在羊膜表面和滋养层内面的称胚外中胚层壁层；覆盖于卵黄囊表面的称胚外中胚层脏层。胚外中胚层壁层与滋养层紧密相贴共同构成绒毛膜，第 3 周初，绒毛膜表面长出许多绒毛。绒毛之间的腔隙称绒毛间

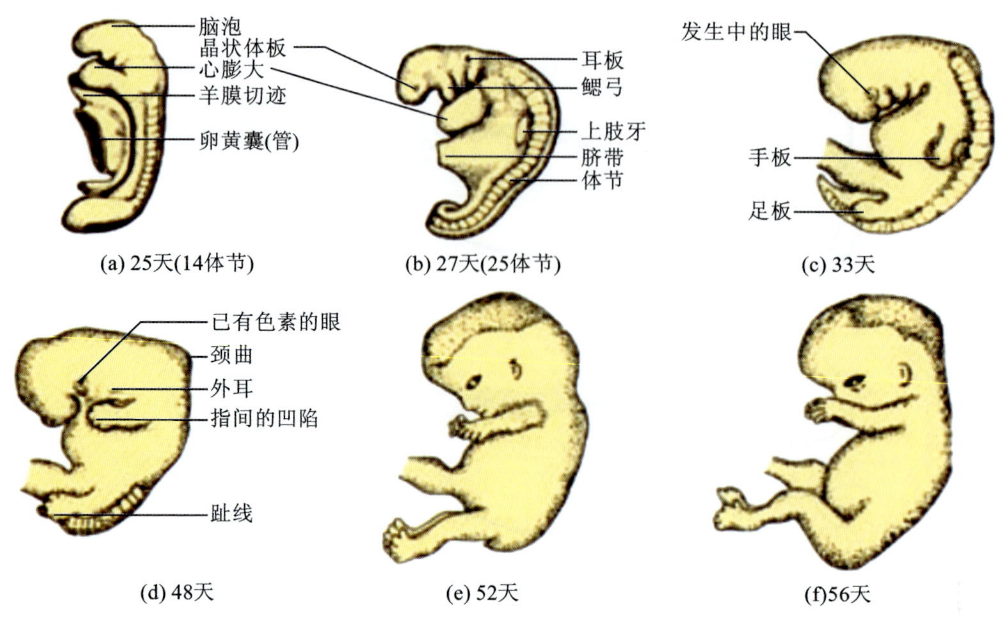

图 11-16　4～8 周人胚外形

隙，含有母体血液。根据绒毛发育的先后可分为三级：①初级绒毛：以细胞滋养层为中轴，外包合体滋养层。②次级绒毛：胚外中胚层壁层长入绒毛内成为中轴，外包细胞滋养层和合体滋养层。③三级绒毛：绒毛中轴的胚外中胚层出现了血管(图 11-18)。

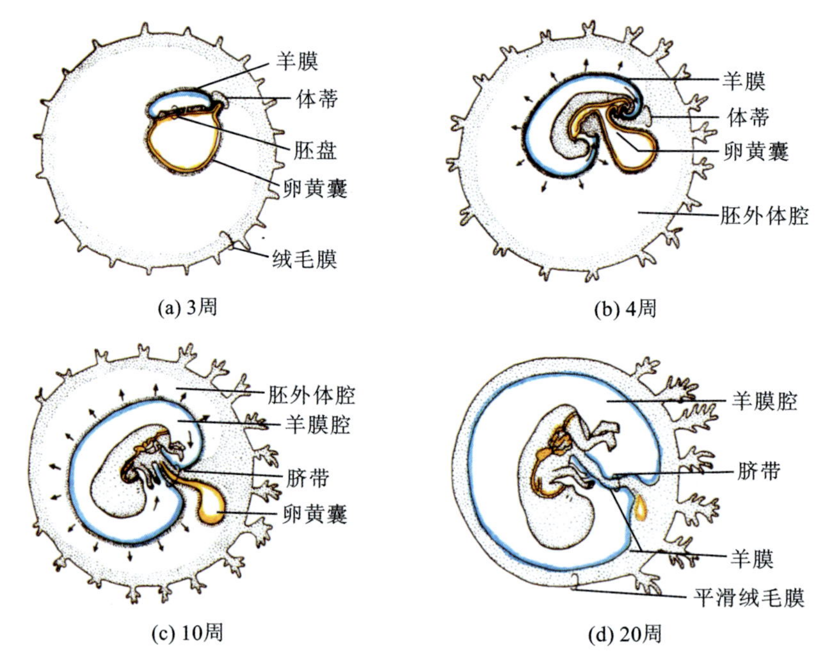

图 11-17　胎膜变化示意图

2. 绒毛膜的演变　早期绒毛膜的绒毛分布均匀。第 8 周后，基蜕膜侧的绒毛因营养丰富而生长茂盛，形成丛密绒毛膜，将来参与构成胎盘；包蜕膜侧的绒毛因营养不良而逐渐退化形成平滑绒毛膜，将来参与构成衣胞。随着胚胎的发育增长与羊膜腔的不断扩大，羊膜、平滑绒毛膜和包蜕膜进一步凸向子宫腔，最终与壁蜕膜融合，子宫腔消失(图 11-17、图 11-19)。在绒毛膜的发育过程中，如果绒毛表面的滋养层细胞过度增生，绒毛变成囊泡状，绒毛中轴部分的间质水肿，血管消失，形成很多大小不等的葡萄状水泡样结构，形似葡萄，称葡萄胎或水泡状胎块；如果滋养层细胞恶性变则为绒毛膜上皮癌。

(二) 羊膜

羊膜是一层半透明的薄膜，由羊膜上皮和胚外中胚层构成。第 2 个月末，由于羊膜腔的迅速扩大，羊

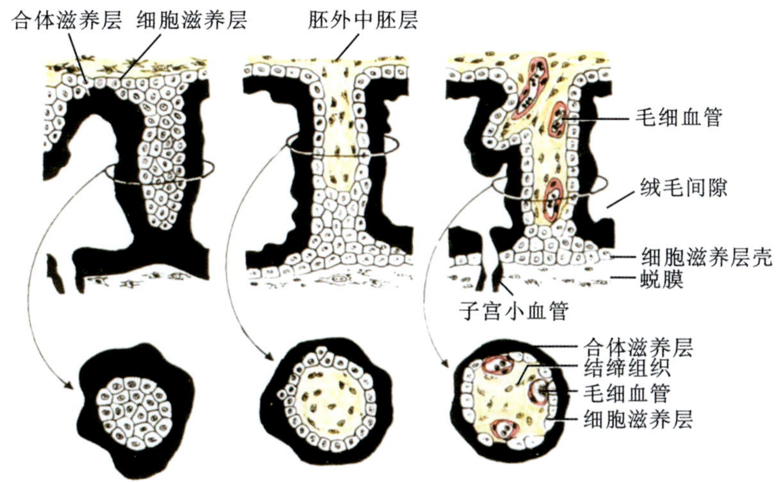

图 11-18 绒毛干的分化发育

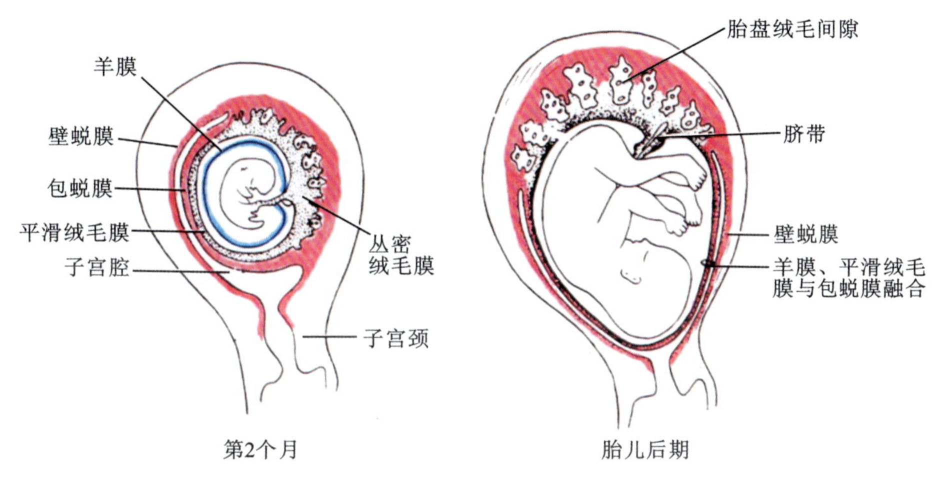

图 11-19 胎膜、蜕膜与胎盘

膜已与绒毛膜相贴，胚外体腔消失。随着胚体圆柱状变化，早期附着于胚盘边缘的羊膜也随之向胚胎腹侧移动，将卵黄囊、体蒂、尿囊等包围形成短粗的脐带。羊膜腔内充满羊水。羊水来自羊膜上皮细胞的分泌物和胚胎的排泄物。羊水内含有胎儿的脱落上皮细胞、无机盐、蛋白质、糖类、脂肪、酶与激素等，98%～99%为水分，胎儿能吞咽羊水，经肠吸收，其代谢产物由胎儿血循环运至胎盘由母体排出，使羊水不断更新。胚体浸浴在羊水中，足月胎儿的羊水约有 1000 mL，若羊水少于 500 mL 为羊水过少，易发生羊膜与胚体粘连出现畸形，若羊水多于 2000 mL 为羊水过多，可使子宫异常增大，羊水的过多或过少，常伴有胎儿发育异常。如羊水过多常见于消化管闭锁、无脑儿和脑积水等；羊水过少常见于胎儿无肾或尿道闭锁等。羊水具有保护作用，可防止胎儿肢体粘连，能缓冲外部对胎儿的震动和压迫，在分娩时还有扩张宫颈和冲洗产道的作用。此外，通过羊膜穿刺术吸取羊水进行细胞学检查或测定某种物质的含量，可确定胎儿染色体有无异常、胎儿的性别以及代谢异常等，为优生工作提供科学根据。

（三）卵黄囊

人胚卵黄囊小，内无卵黄。第 4 周，卵黄囊顶壁的内胚层随着胚盘向腹侧包卷形成原始消化管，其余部分留在胚外。第 5 周时，卵黄囊缩小呈梨形，仅以卵黄蒂与原始消化管相连(图 11-15)。第 6 周末，逐渐与原始消化管脱离并入脐带中，残存于脐带根部(胎盘侧)。如果卵黄蒂基部没有退化消失，则在成人回肠壁上(距回盲部约 1 米以内的部位)保留一段盲囊，称为麦克尔憩室或回肠憩室，大约有 2%的成人有此畸形。如果卵黄蒂与中肠在出生后仍保持通畅，则中肠在脐部与外界相通，肠内容物即可由此溢出，称脐粪瘘。第 3～6 周，卵黄囊外面的胚外中胚层多处形成血岛，是最早形成血细胞和血管的部位，第 5 周时，近尿囊起始部的卵黄囊背侧内胚层分化形成原始生殖细胞。第 6 周，原始生殖细胞移向正在发育的生殖腺，将形成精原细胞或卵原细胞。

（四）尿囊

尿囊发生于第3周，卵黄囊顶部尾侧的内胚层向体蒂内长出的盲管，即为尿囊。尿囊壁的胚外中胚层分化形成尿囊动脉和静脉。随着圆柱状胚体的形成，尿囊根部纳入胚体内将来形成膀胱顶部及脐尿管，其余部分逐渐退化并卷入脐带内。尿囊动、静脉保留，将来成为脐动脉和脐静脉。

（五）脐带

脐带是羊膜将体蒂、尿囊及卵黄蒂等结构包围到胚体腹侧而形成的一条圆柱状索，它是胎儿与胎盘间物质运输的通道，早期脐带表面包有羊膜，内有卵黄囊、尿囊、两条脐动脉、一条脐静脉，以及胶样结缔组织（图11-20）。以后卵黄囊和尿囊闭锁消失，脐带内仅有脐动、静脉及胶样结缔组织，后者是一种未分化的结缔组织，由细胞和细胞间质构成，细胞间质呈胶状，内有较细的胶原纤维和黏多糖。脐带长平均为55 cm，直径1～2 cm，脐带过短可影响胎儿娩出或分娩时引起胎盘早期剥离而出血过多。脐带过长可发生缠绕胎儿颈部或其他部位，甚至打结而影响胎儿发育，严重时可导致胎儿死亡。

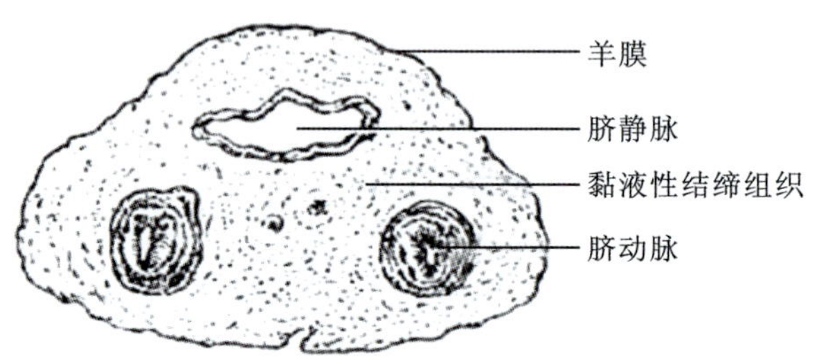

图11-20　脐带模式图

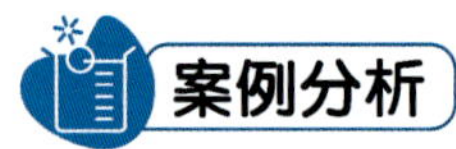

案例分析

28岁女性，月经规律，6个月前因“巨大儿”行剖宫产术，手术顺利，母儿平安如期出院。母乳哺养至今。因产后3个月恶露未干净，来院就诊，给予益母草3盒，服后血止一周后，又出现阴道不规则出血，少至中量，未再就诊。3天前有咳嗽、头痛症状，自服感冒药不见好转。3 h前同房后阴道大量出血，伴有大血块，自觉头晕，故急诊来院。体检：BP 60/40 mmHg，P 120次/分，R 20次/分，T 37.2 ℃。急性面容，肺呼吸音粗，未闻啰音，余未见明显异常。妇科检查：（消毒后）外阴，已婚未产型；阴道，畅，有大量血块，且阴道前壁可见紫蓝色结节直径2.0 cm、破溃、有明显活跃出血；宫颈，光滑，无明显异常；子宫，前位，如孕6^{+}周大小，软，活动可，压痛（—）；附件，未见明显异常。血HCG 130000 IU/mL，血Hb 4.4 g/dL，胸片右下肺纹理增粗，呈棉絮状。B超检查：子宫前位，8.6 cm×7.0 cm×5.0 cm，肌层不均，下段可见1.8 cm×1.2 cm×1.0 cm结节。整个肌层呈弥漫性增高回声。周边有低阻血流信号，双卵巢未探及异常。

提示：绒毛膜上皮癌。

二、胎盘

在胚胎发育过程中，胎儿从母体吸取营养的方式不断变化。早期是通过滋养层从子宫蜕膜中吸取营养（称组织营养），随后是通过绒毛膜的绒毛从绒毛间隙中吸取营养，最后是通过脐带从胎盘中吸取营养。

（一）胎盘的结构

足月胎盘呈圆盘状（图11-21），重约500 g，直径15～20 cm，平均厚2～3 cm，胎盘的胎儿面被覆羊膜而光滑，中央或近中央处有脐带附着，透过羊膜可见下方的血管从脐带附着处向周围呈放射状行走。胎盘母体面粗糙，由不规则浅沟将其分为15～20个胎盘小叶。胎盘由两部分构成，即胎儿部分和母体部分（图11-21、图11-22）。

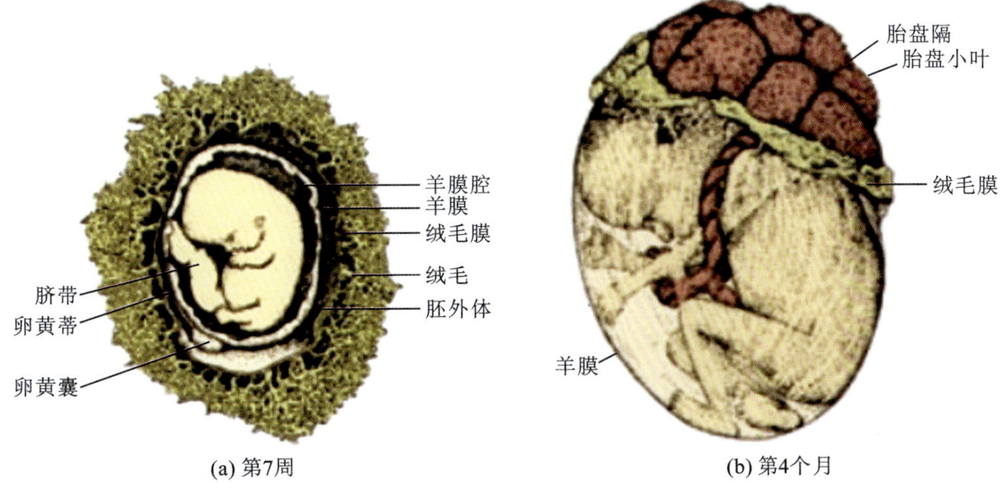

(a) 第7周　　(b) 第4个月

图 11-21　胚胎与胎盘

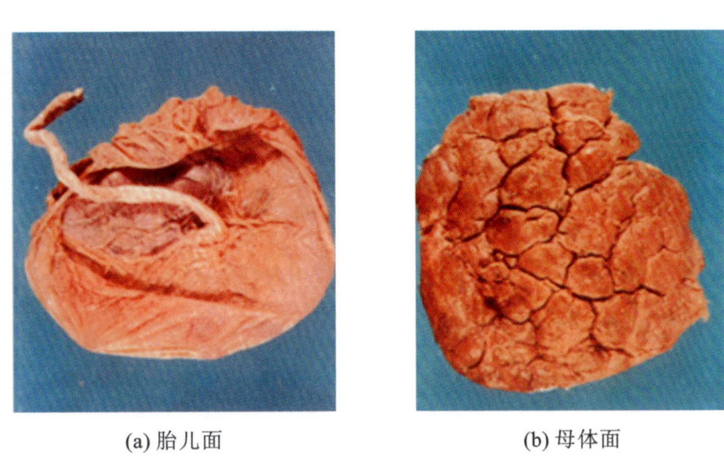

(a) 胎儿面　　(b) 母体面

图 11-22　胎盘实物图

1. 胎儿部分　胎儿部分由丛密绒毛膜构成，胎儿面被覆羊膜。在绒毛膜上有 60 个左右的绒毛干，各呈树状分支，绒毛干末端的细胞滋养层细胞增生，并穿出于末端的合体滋养层细胞，伸抵蜕膜组织，形成细胞滋养层壳，将绒毛干固定于基蜕膜称固定绒毛，周围的绒毛则游离于绒毛间隙内浸浴于母血之中，称游离绒毛。每 1～4 个绒毛干及其所属分支形成胎盘的 1 个胎盘小叶。绒毛的合体滋养层细胞游离面具有微绒毛，可增加表面积，有利于与母体间的物质交换。合体滋养层细胞具有吸收营养、排除废物与合成激素的功能。

2. 母体部分　母体部分由基蜕膜构成，基蜕膜朝向绒毛一侧有细胞滋养层壳被覆，起固定绒毛作用，基蜕膜间隔一定距离向绒毛间隙发出胎盘隔，胎盘隔不完全分隔绒毛间隙，所以绒毛间隙互相连通，子宫动脉和静脉穿过基蜕膜开口于绒毛间隙。

（二）胎盘的功能

1. 物质交换　胎儿与母体间的物质交换是在绒毛间隙中通过胎盘屏障完成的，胎儿发育所需要的氧、营养物质以及代谢产物的排出都必须通过胎盘。因此，胎盘既是胎儿的营养器官，又是胎儿进行呼吸和排泄的器官。

2. 内分泌功能　胎盘能分泌多种激素，对维持妊娠、保证胎儿正常发育起着极为重要的作用，胎盘的各种激素均由合体滋养层细胞分泌。

（1）人绒毛膜促性腺激素：该激素在受精后第 2 周即可从孕妇尿中测出，第 8 周达高峰，以后逐渐减少，第 4 个月降到最低水平，产后数天内消失。绒毛膜促性腺激素可使月经黄体发育成妊娠黄体，从而维持妊娠。此外，因该激素在受孕早期可从孕妇尿中检出，所以临床上常用来作为早孕诊断的指标之一。

(2) 人胎盘催乳素:该激素于受精后 2 个月开始出现,第 8 个月达高峰,直至分娩。催乳素能促进母体乳腺生长、发育。

(3) 孕激素:妊娠第 4 个月开始分泌,此时卵巢内妊娠黄体退化,孕激素可继续维持妊娠。

(4) 雌激素:与孕激素一样有维持妊娠的作用。

(三) 胎盘的血液循环

胎盘内有母体和胎儿两套血液循环系统(图 11-23)。母体血由子宫螺旋动脉注入绒毛间隙,经物质交换后,由子宫内膜小静脉返回子宫静脉。胎儿血来自脐动脉,脐动脉分支进入绒毛中轴形成毛细血管网,然后汇入脐静脉返回胎儿,两套血管各自循环互不相通,但可进行物质交换,两者间隔以胎盘膜又称胎盘屏障。胎盘屏障是胎儿血和母体血在胎盘内进行物质交换所通过的结构,由合体滋养层、细胞滋养层、基膜、绒毛膜内结缔组织、毛细血管基膜及内皮构成。随着妊娠的发展,绒毛内的结缔组织逐渐减少,细胞滋养层退化,因此,胎盘屏障越来越薄,最后绒毛内的毛细血管直接与合体滋养层相贴,两者间仅隔一层基膜,这种结构更有利于物质交换。胎盘屏障在正常情况下,能阻挡母血内大分子物质进入胎体,对胎儿具有保护作用,但是大部分药物和激素可以通过胎盘屏障进入胎体;某些病毒(如风疹、麻疹、水痘、脊髓灰质炎及艾滋病毒)也可通过胎盘屏障进入胎体使胎儿感染,有些病毒(如风疹)和药物(反应停)还可引起先天性畸形,故孕妇用药应慎重。

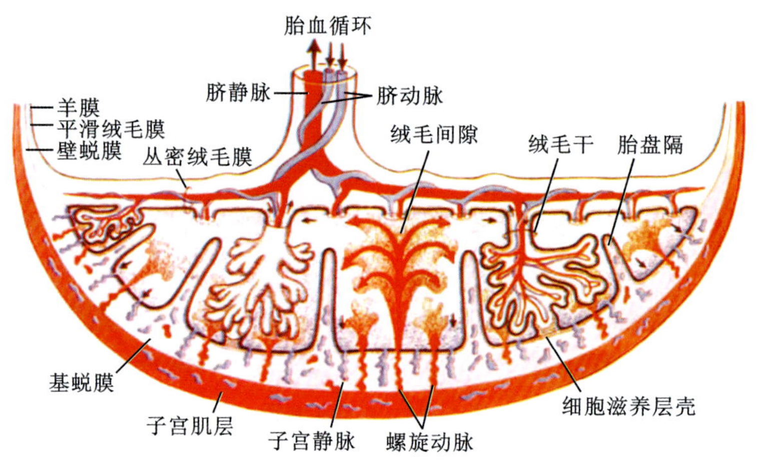

图 11-23　胎盘结构与胎盘血液循环模式图

第三节　胎儿血液循环

一、胎儿血液循环的途径

胎儿的血液在胎盘内与母体血液进行物质交换后,经脐动脉流入肝脏,大部分经静脉导管直接注入下腔静脉,小部分通过肝血窦,与肝门静脉的血液相混,经肝静脉注入下腔静脉。下腔静脉还汇集来自下肢、盆部、腹部的静脉血,故下腔静脉血是混合的血。下腔静脉的血液进入右心房后,大部分经卵圆孔流入左心房,再经左心室流入主动脉。主动脉中的大部分血液经主动脉弓的分支流入头颈部和上肢,只有少量血液流入降主动脉。上腔静脉的血液流入右心房,与少量来自下腔静脉的血液一起流入右心室,再流入肺动脉干。因胎儿肺尚处于静息状态,所以肺动脉干的血液大部分经动脉导管流入降主动脉。降主动脉中的血液一部分供应躯干和下肢;另一部分经脐动脉流入胎盘,再与母体进行物质交换(图 11-24)。

胎儿血液循环的特点:①两条脐动脉和一条脐静脉通向胎盘。脐动脉将胎儿的静脉血运送到胎盘,经物质交换后,又经脐静脉把动脉血运送回胎儿体内。②连接脐静脉与下腔静脉的静脉导管,使一部分动脉血进入下腔静脉。③连接肺动脉和主动脉的动脉导管,使大部分静脉血进入降主动脉。④下腔静脉来的动脉血经卵圆孔进入左心房,再进入左心室,最后流入主动脉。

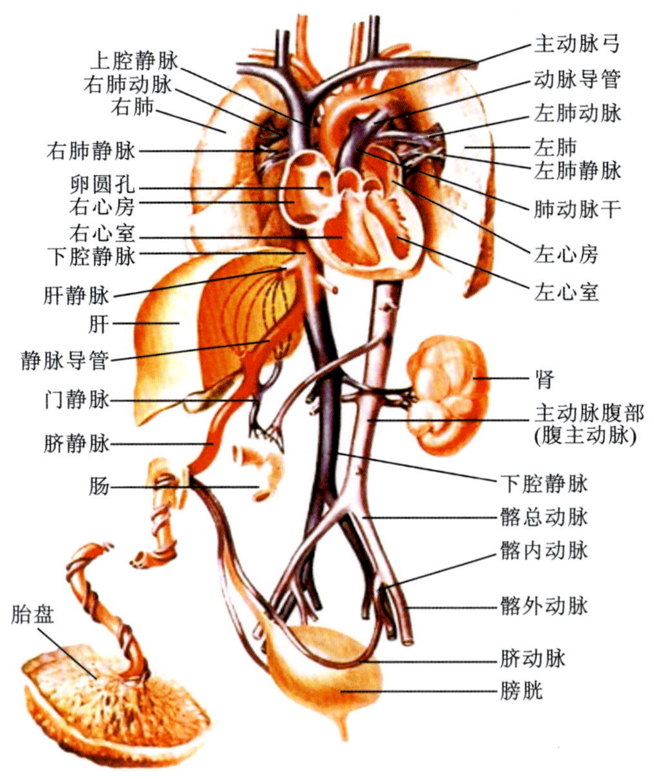

图 11-24 胎儿血液循环特点

知识链接

脐带血是指胎儿娩出后可从脐静脉抽出的血液，主要来自胎盘，已成为替代骨髓移植的造血干细胞的重要来源。20 世纪 70 年代，Moore 等人报告人脐带血中含有丰富的造血干细胞。1988 年在巴黎，Gluckman 和他的同事首先用脐带血细胞移植治疗贫血患儿，获得成功。

二、胎儿出生后血液循环的变化

胎儿出生后，胎盘循环停止，肺开始呼吸，使血液循环发生如下变化。

1. 脐动脉、脐静脉和静脉导管闭锁 这三个结构闭锁后分别形成脐外侧韧带、肝圆韧带和静脉韧带。

2. 卵圆孔封闭 胎儿出生后，肺静脉回心量增多，左心房内压力高于右心房，使卵圆孔封闭。

3. 动脉导管闭锁 肺呼吸开始后，肺循环血液流量增大，肺动脉血不再向主动脉分流，使动脉导管闭锁，形成动脉韧带。

案例分析

患儿半岁，胸骨左缘 2 肋间收缩期吹风样杂音伴震颤，P_2 亢进分裂，水冲脉不明显，胸片示左心室扩大。

提示：动脉导管未闭。

第四节 双胎、多胎与联体双胎

一、双胎

一次分娩娩出两个胎儿称双胎，又称孪生，双胎可以来自两个受精卵，也可来自一个受精卵，双胎发生率约占新生儿的1%。

（一）双卵双胎

双卵双胎是一次排出二个卵细胞分别受精后发育而成，每个胚胎都有独立的绒毛膜、脐带、胎盘和衣胞，如果两个胚胎植入部位靠近，绒毛膜和胎盘可以融合，两个胎儿的性别、容貌及生理特性的差异犹如普通兄弟姐妹；双卵双胎有家族性双胎史，其发生率随母亲年龄的增长而增高。

（二）单卵双胎

单卵双胎是由单个卵细胞受精后发育成两个胎儿。单卵双胎性别相同，容貌性格极为相似，遗传基因型完全相同，两个个体之间可以互相进行组织和器官移植而不引起免疫排斥反应。单卵双胎的发生可以有下列几种情况（图11-25）。

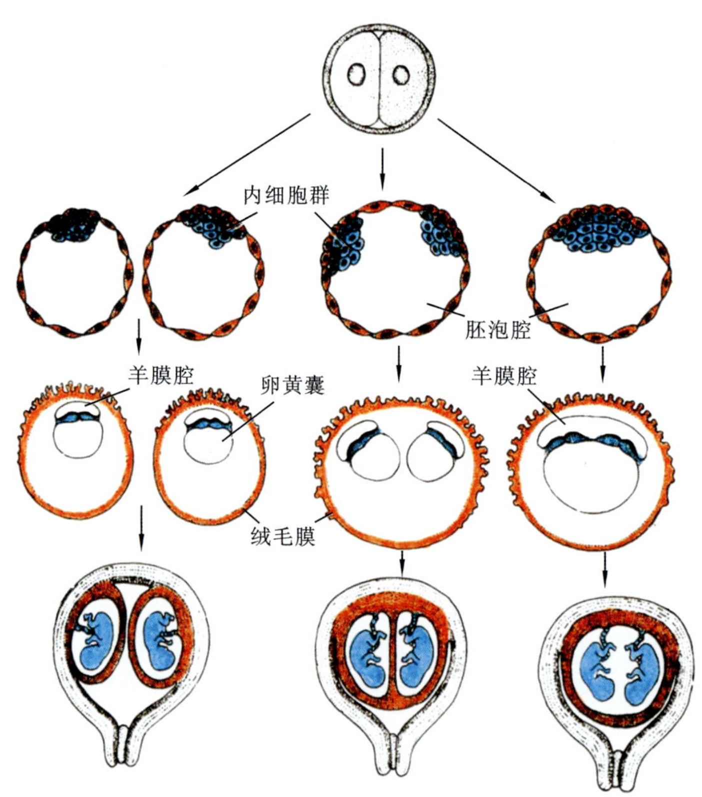

图11-25 单卵双胎形成机制

1. 卵裂球分离 当两个卵裂球时期，两者分开，各自发育成一个胎儿，有各自的胎盘，绒毛膜、羊膜腔和脐带。

2. 形成两个内细胞群 在胚泡时期形成两个内细胞群，各自形成一个胎儿，它们具有共同的绒毛膜和胎盘，但各有自己的羊膜囊和脐带。

3. 形成两个原条 在一个胚盘上形成两个原条，各自诱导周围组织细胞形成一个完整的胎儿，两个胎儿共用一个绒毛膜、羊膜囊和胎盘，各有一条脐带，这种双胎如果原条分离不全易形成联胎。

（三）联体双胎

两个双胎胚体的局部相联称联体双胎，又称联胎或联体畸胎（图11-26、图11-27）。常见的有胸腹联胎、颜面胸腹联胎及臀部联胎等。联体畸胎实际上是单卵双胎，当一个胚盘形成两个原条而分离不全时则形成联体，若联体中两个个体一大一小时，小者称寄生胎；若一个胎儿在另一个胎儿体内时称胎内胎。

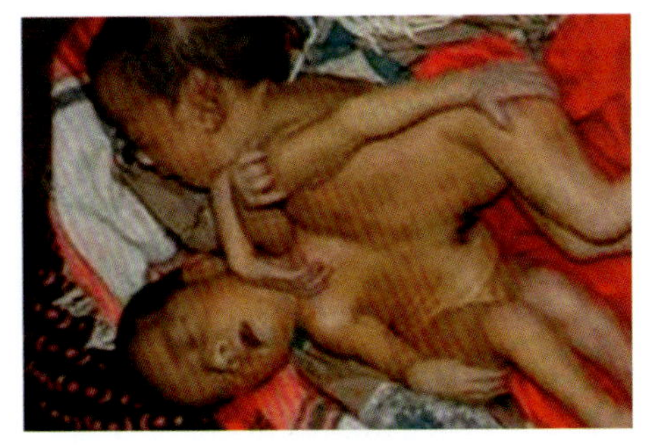

图 11-26 腹部联体

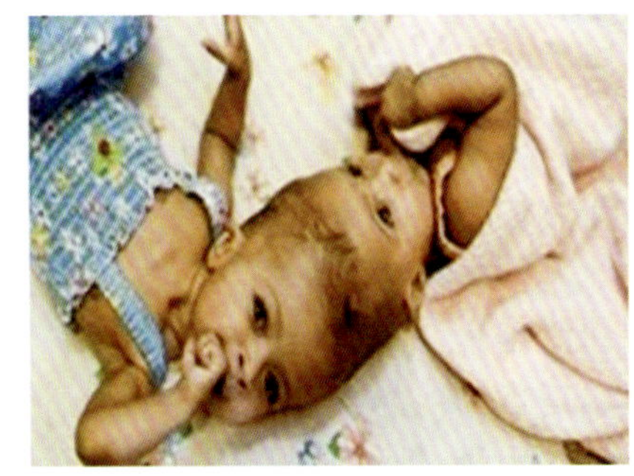

图 11-27 头颅联体

二、多胎

一次分娩出两个以上胎儿称多胎。多胎形成的原因与双胎相同，有多卵多胎、单卵多胎和混合性多胎几种类型。

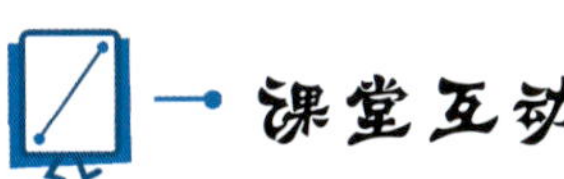

"龙凤胎"是单卵双胎还是双卵双胎?

第五节 先天性畸形与致畸因素

先天性畸形是胎儿死亡的主要原因，先天性畸形一般是指胎儿在器官形成过程中，由于某些因素所导致的形态结构异常。

一、先天性畸形发生概况

先天性畸形的发生率一般为1%～2%，在新生儿死亡中先天性畸形占更大的比例，可达20%～30%。在人类的各种先天性畸形中，20%～25%主要由遗传因素导致，65%～70%病因不明。

二、常见畸形

1. 唇裂 常发生于上唇，多偏于人中一侧，也有双侧唇裂。

2. 腭裂 常与唇裂同时存在，发生在硬腭部位。

3. 脐粪瘘 发生在脐部，卵黄蒂未退化与脐孔之间留有管道，形成瘘管，肠腔粪便可以从脐孔溢出。

4. 房间隔缺损 发生在房间隔上，使左心房血液可倒回右心房。

5. 法洛四联症 法洛四联症包括四种缺陷：室间隔缺损（在室间隔上）、肺动脉狭窄、主动脉跨位和右心室肥大。它是儿童一种常见的先天性畸形。

6. 动脉导管未闭 常见的畸形，多见于女性患者。它是由于主动脉和肺动脉之间的通道未闭合所致。

三、先天性畸形的原因

引起先天性畸变的原因可分两大类。

（一）遗传因素

1. 基因突变 DNA 分子碱基组成或排列顺序改变，染色体外形见不到异常。主要引起微观结构和

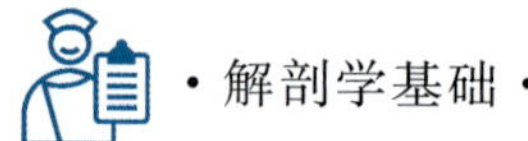

功能方面的遗传性疾病，例如苯丙酮尿症、镰状细胞贫血等。

2. 染色体畸变 染色体畸变包括染色体数目的改变和结构的异常，可由生殖细胞的异常发育引起，也可由亲代遗传。例如 Turner 综合征(45,X0)、先天性愚型(21-三体综合征)等。

(二) 环境因素

引起畸形的环境因素种类很多，归纳起来可分为三大类。

1. 生物因素 如风疹病毒可使胚胎发生先天性耳聋、小眼、动脉导管未闭、房间隔和室间隔缺损等畸形。

2. 化学因素 如反应停(一种药物)可使胚胎发生无肢或短肢、小肠闭锁及心等畸形。

3. 物理因素 如大剂量 X 射线的照射，可引起基因突变而发生畸形。

4. 其他因素 吸烟、酗酒、缺氧甚至严重营养不良均有致畸作用。孕妇吸烟严重可导致流产。孕妇过量饮酒也可引起胎儿多种畸形，表现为发育迟缓、小头、小眼等，称为胎儿酒精综合征。

四、胎儿致畸易感期

胚胎各个器官在发育的一定时期内，对某些致畸因素最为敏感，此期称为该器官的致畸易感期或临界期，大多数器官的致畸易感期在第 3～8 周，此期正是主要器官发生及形态形成期，该期若受致畸因素的作用，往往产生较严重的畸形，甚至引起死亡。由于各器官发生时期不同，所以致畸易感期的先后与长短也不相同。

五、先天性畸形的预防与产前检查

婚前应进行遗传咨询，对不适宜生育的夫妇可建议采取他精授精等生殖工程学措施，以避免亲代畸形的血缘遗传。在妊娠期要避免接触上述各种环境致畸因素。要进行妊娠监护，对有遗传性疾病家族史的夫妇要进行仔细的产前检查，尽早发现畸形胚胎，以便采取相应对策。常用的产前检查方法如下。

(一) 羊水检查

在妊娠 15 周以后用羊膜穿刺法抽取羊水，对羊水中的脱落细胞进行检查，可诊断各种染色体异常疾病、遗传代谢病、神经管发育异常等，并可判断胎儿性别，以避免性连锁隐性遗传病患儿的出生。

(二) 绒毛膜活检

在妊娠第 8 周即可进行绒毛膜活检，用以检查绒毛膜细胞的染色体组型，也可做 DNA 分析。

(三) DNA 探针

用已知的 DNA 探针与羊水细胞的 DNA 杂交，用放射自显影术诊断胎儿的遗传性疾病。

(四) 胎儿胎盘功能测定

测定孕妇血、尿中的雌三醇水平，以测定胎儿胎盘的功能状态，预测胎儿发育的情况。

(五) 仪器检查

B 型超声波、胎儿镜、胎儿心电图等已经应用于产前检查。

小 结

胚胎学是研究从受精卵发育为新个体的过程及其机制的科学，研究生殖细胞发生、受精、胚胎发育、胚胎与母体的关系、先天性畸形等内容。精子和卵子结合形成受精卵的过程称为受精。受精卵形成后不断地进行有丝分裂的过程称为卵裂，卵裂形成的细胞称卵裂球。受精后第 3 天形成由 12～16 个卵裂球构成的实心胚称桑葚胚。约在受精后第 4 天，桑葚胚进入子宫腔后继续分裂，形成由 100 多个细胞构成的囊泡状结构胚泡。胚泡形成后，逐渐包埋进入子宫内膜的过程称为植入，也称着床。胚泡植入后，子宫内膜细胞胞质内含有大量的糖原和脂滴形成蜕膜，包括基蜕膜、壁蜕膜和包蜕膜。胚胎第 2 周，二胚层胚盘形成，构成人体发生的原基。胚胎第 3 周原条出现及三胚层胚盘的形成。第 4 周初，由于胚盘各处生长不平衡，胚体由扁平状卷曲成圆柱状。至第 8 周末初具人形。胚胎在母体子宫内大约经过 38 周的发育后，从母体娩出。胎儿娩出后，胎膜、胎盘和子宫蜕膜一并排出。胎膜和胎盘是对胚胎起保护、物质交换等功能的附属结构。胎膜包括绒毛膜、羊膜、卵黄囊、尿囊和脐带。一次分娩娩出两个胎儿称双胎，包括双卵双胎和单卵双胎。一次分娩娩出两个以上胎儿称多胎。在胚胎发育过程中由于遗传因素和环境因素等原因引起的先天性畸形，可通过羊水检查、绒毛膜活检、DNA 探针、胎儿胎盘功能测定、B 型超声波检查、胎儿镜检查、胎儿心电图检查等常用的产前检查方法，早发现、早诊断、早预防，以提高新生儿的生存率和生命质量。

陈俊群

模拟试题

一、名词解释

1. 顶体反应　2. 透明带反应　3. 胚泡　4. 植入　5. 受精
6. 胚盘　7. 胎盘屏障

二、填空题

1. 人体胚胎第 1～8 周称________期，第 9～38 周称________期。
2. 每个初级精母细胞经过两次分裂形成________个精子，其中一半精子的性染色体为________，另一半精子的性染色体为________。
3. 蜕膜可分为________、________和________。
4. 绒毛膜包括________和________。
5. 胎盘由胎儿的________和母体的________组成。
6. 衣胞包括胎膜和________。其中胎膜由________、________、________、________和________组成。
7. 胎盘有________和________的功能。

三、选择题

【A1 型题】

1. 精子获能是指(　　)。
A. 在生精小管发生过程中获得受精能力
B. 在附睾才具有受精能力
C. 输卵管上皮分泌的某些化学物质使精子具有受精能力
D. 精子释放顶体酶的反应
E. 透明带和放射冠被分解的过程

2. 受精的部位是在(　　)。
A. 输卵管壶腹部　B. 输卵管峡部　C. 输卵管漏斗部
D. 子宫底、体部　E. 子宫颈部

3. 从精子与卵细胞膜接触至卵裂开始，哪一项不发生？(　　)
A. 精原核形成　B. 卵细胞完成第二次成熟分裂
C. 雄原核和雌原核的核膜消失　D. 顶体反应
E. 精子与卵子染色体相混，恢复二倍体

4. 胚泡植入的正常部位是(　　)。
A. 子宫底和体部内膜的功能层　B. 子宫颈部黏膜
C. 子宫内膜基底层与肌层之间　D. 子宫内膜基底层
E. 输卵管黏膜

5. 关于胚泡的描述，哪一项错误？(　　)
A. 像被透明带包绕着的一个囊泡　B. 周边的扁平细胞是滋养层
C. 胚泡内为含液体的胚泡腔　D. 胚泡一端内面的细胞称极端滋养层
E. 胚泡一端内面的细胞称内细胞群

6. 参与形成胎盘的结构是(　　)。
A. 底蜕膜　B. 包蜕膜　C. 壁蜕膜
D. 平滑绒毛膜　E. 羊膜
7. 下列哪一项不参与构成胚泡?(　　)
A. 极端滋养层　B. 滋养层　C. 内细胞群
D. 胚泡腔　E. 放射冠
8. 诱导神经管发育的是(　　)。
A. 原条　B. 原结　C. 原凹　D. 原沟　E. 脊索
9. 自三胚层胚盘中轴向外侧依次为(　　)。
A. 间介中胚层、轴旁中胚层、侧中胚层　B. 轴旁中胚层、侧中胚层、间介中胚层
C. 轴旁中胚层、间介中胚层、侧中胚层　D. 侧中胚层、间介中胚层、轴旁中胚层
E. 侧中胚层、轴旁中胚层、间介中胚层
10. 胚内体腔位于哪两个胚层之间?(　　)
A. 外胚层和内胚层　B. 外胚层和中胚层
C. 内胚层和胚外中胚层　D. 胚外中胚层壁层与脏层
E. 侧中胚层壁层与脏层
11. 下列哪一项参与绒毛膜的形成?(　　)
A. 外胚层　B. 内胚层　C. 中胚层
D. 胚外中胚层　E. 侧中胚层
12. 与中胚层形成有关的是(　　)。
A. 原条的出现　B. 脊索的出现
C. 上胚层迁出的一部分细胞　D. 下胚层迁出的一部分细胞
E. 上、下胚层的一部分细胞
13. 后神经孔未闭合可形成(　　)。
A. 无脑畸形　B. 独眼畸形　C. 无眼
D. 无耳　E. 脊髓裂和脊柱裂
14. 属于胎膜的结构是(　　)。
A. 绒毛膜、羊膜、卵黄囊、尿囊和脐带　B. 绒毛膜、羊膜、卵黄囊、尿囊和胎盘
C. 绒毛膜、羊膜、卵黄囊、体蒂和脐带　D. 绒毛膜、羊膜、包蜕膜、尿囊和脐带
E. 绒毛膜、壁蜕膜、卵黄囊、尿囊和脐带
15. 关于三级绒毛的描述,哪一项错误?(　　)
A. 表面为合体滋养层　B. 合体滋养层内面为细胞滋养层
C. 中轴为胚外中胚层　D. 中轴中含小动、静脉
E. 借助合体滋养层壳固定于子宫蜕膜上
16. 对于卵黄囊与尿囊的描述,哪一项正确?(　　)
A. 卵黄囊与尿囊的胚层来源相同
B. 卵黄囊与尿囊均是造血干细胞的发源地
C. 尿囊构成脐带的胶质
D. 卵黄囊的胚外中胚层是原始生殖细胞的发源地
E. 卵黄囊动、静脉演变成脐动、静脉
17. 临床上作早期妊娠诊断时,通常是检测孕妇尿中的(　　)。
A. 雌激素　B. 孕激素
C. 人绒毛膜促性腺激素　D. 人绒毛膜促乳腺生长激素
E. 黄体生成素
18. 关于双卵双胎的描述,哪一项错误?(　　)

A. 1 个精子使 2 个卵子受精
B. 2 个精子分别使 2 个卵子受精
C. 2 个胎儿的性别相同或不同
D. 2 个胎儿有各自的胎膜和胎盘
E. 出生后 2 个婴儿的相貌特征如同一般兄弟姐妹

19. 关于单卵双胎结果的描述，哪一项不可能？（　　）
A. 均为男性
B. 均为女性
C. 性别各异
D. 可能发生联体畸胎
E. 可能发生寄生胎

【A2 型题】

20. 女性，30 岁，于 28 岁结婚，平时月经规律，末次月经是 2007 年 3 月 25 日，预产期应是（　　）。
A. 2007 年 12 月 2 日
B. 2008 年元月 2 日
C. 2008 年元月 11 日
D. 2008 年 2 月 21 日
E. 2007 年 12 月 30 日

21. 女性，32 岁，月经周期为 30 天，末次月经是 2012 年 3 月 25 日，结婚一年未受孕，为指导其受孕，推算其可能的排卵时间为（　　）。
A. 2012 年 3 月 29 日
B. 2012 年 4 月 25 日
C. 2012 年 3 月 25 日
D. 2012 年 4 月 11 日
E. 2012 年 4 月 20 日

22. 38 岁，停经 3 个月，突然剧烈下腹疼 2 h，腹腔内出血伴休克，即开腹探查，见子宫左角破口有水疱状物，出血活跃，镜下见子宫肌壁深层及浆膜下有增生活跃的滋养层细胞，并见绒毛结构，正确的诊断是（　　）。
A. 宫角妊娠
B. 葡萄胎
C. 侵蚀性葡萄胎
D. 绒毛膜
E. 子宫内膜炎

陈俊群

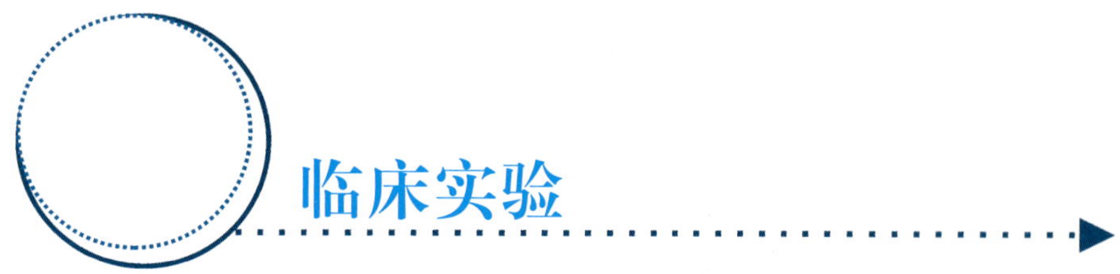

临床实验

实验1　运动系统(骨及骨连结)

（一）实验准备

（1）人体骨骼标本及模型；全身散骨标本及模型；股骨剖面标本；脱钙骨及煅烧骨标本。

（2）颅的水平切及矢状切标本、模型，新生儿颅标本及模型。

（3）切开关节囊的肩关节、肘关节、髋关节、膝关节、桡腕关节、距小腿关节标本及模型。

（4）胸廓标本及模型，椎骨连结，脊柱标本及模型。

（二）实践过程

1. 骨的分类和构造　在人体骨骼标本及模型上，辨认各类骨的形态及构造。取股骨及纵切标本，辨认长骨的骨干和两端以及骨髓腔、关节面。

2. 骨连结的分类和构造

（1）直接连结：取脊柱腰段矢状面标本辨认椎间盘。

（2）关节：①基本构造：取肩关节标本观察关节的组成、关节面的形状、关节囊的结构、关节腔的构成。②辅助构造：取膝关节标本观察关节韧带的外形、纤维排列及其与关节囊的关系；观察膝关节两块半月板的位置、形态。

3. 躯干骨及其连结

（1）脊柱：在人体骨架标本上观察脊柱外形和组成。①椎骨：取各部位椎骨，观察椎骨的组成及形态特点。②椎骨的连结：取切除1～3个椎弓的脊柱腰段标本，观察椎间盘及各韧带的外形、位置和结构。

（2）胸廓：在人体骨架标本上观察胸廓的外形和组成。①胸骨：取胸骨标本，观察其组成和形态特点，并在活体上触摸胸骨角、剑突，了解其临床意义。②肋：取肋标本观察形态特点，并在活体上触摸第7颈椎棘突、肋弓等，了解其临床意义。

4. 四肢骨及其连结　观察四肢骨及其连结的形态、位置。

（1）上肢骨及其连结：

① 上肢骨：取肩胛骨、锁骨、肱骨、桡骨、尺骨、手骨标本，观察各骨的重要形态特点。在活体上触摸上肢骨的重要体表标志(如肩峰、肩胛下角、尺骨鹰嘴、肱骨内、外上髁等)。

② 上肢骨的连结：取肩关节、肘关节、桡腕关节切开标本，观察各关节的组成和结构特点，并在活体上验证各关节的运动。

（2）下肢骨及其连结：

① 下肢骨：取髋骨、股骨、髌骨、胫骨、腓骨、足骨标本，观察各骨的重要形态特点。在活体上触摸下肢骨的重要体表标志(如髂嵴、髂前上棘、坐骨结节等)。

② 下肢骨的连结：取骨盆、髋关节、膝关节、距小腿关节切开标本，观察骨盆及各关节的组成和构造特点，在活体上验证各关节的运动，注意女性骨盆的特点。

5. 颅骨及其连结　取颅骨正中矢状切面和水平切面的标本和模型，观察颅各面的主要结构标志及鼻旁窦的形态位置。比较新生儿颅与成人颅各自的特点。

（三）注意事项

(1) 在辨认任何一个标本时，首先要确认该标本在人体的位置，同时要分清身体的左右侧及该标本的前后面、上下端、内外侧缘。

(2) 在实验观察的时候，一定要结合活体、图谱和所学内容，边观察边看书，达到理论和实际相结合，融会贯通。

(3) 在观察标本和模型时，注意轻拿轻放，以防损坏。

（四）结果与讨论

通过实践达到以下目的：

(1) 掌握脊柱的组成、连结和形态，胸廓的组成和形态，骨盆的组成和分部，男、女性骨盆的差异，肩关节、肘关节、桡腕关节、髋关节、膝关节、距小腿关节的组成和结构特点。

(2) 熟悉关节的基本结构和辅助结构，上、下肢骨的组成和各骨的位置、形态，各部椎骨、骶骨、胸骨和肋的形态、位置。

(3) 了解颅各面主要结构及新生儿颅的特点。

(4) 了解骨的形态、分类及构造。

(5) 在活体上能触摸到全身主要骨性标志，并了解其临床意义。

实验 2　运动系统（骨骼肌）

（一）实验准备

(1) 已解剖好的全身肌标本。

(2) 游离的四肢肌标本。

(3) 会阴肌解剖标本或模型。

（二）实践过程

1. 肌的分类和构造　在全身肌标本上观察长肌、短肌、扁肌和轮匝肌的形态，辨认腹肌、肌腱和腱膜。

2. 全身重要肌的辨认　在尸体上辨认胸锁乳突肌、斜方肌、背阔肌、竖嵴肌、胸大肌、前锯肌、肋间肌、三角肌、肱二头肌、肱三头肌、臀大肌、梨状肌、股四头肌、缝匠肌、小腿三头肌位置和起止点，并在活体上验证它们的功能。

3. 膈　观察膈的位置及中心腱各个裂孔通过的结构。

4. 腹肌　观察各层腹肌的位置和肌束走行方向，辨认腹直肌鞘，并检查其组成情况，辨认腹股沟管的位置、形态、内外口的部位。

（三）注意事项

(1) 在操作过程中，要按身体的部位，分群、分层逐块辨认，以免误辨。

(2) 在操作过程中，动作要轻柔，以免损伤肌纤维，观察后要逐层复位。

(3) 要克服恐惧心理，亲自动手操作，才能观察仔细，记忆深刻。

(4) 因为标本和尸体是用甲醛浸泡的，所以要注意自身保护，以免损伤眼、鼻和口腔黏膜等部位。

（四）结果与讨论

通过实践达到以下目的：

(1) 了解及肌的分类、构造和辅助结构。

(2) 熟悉胸锁乳突肌、斜方肌、背阔肌、竖嵴肌、胸大肌、肋间肌的位置和功能。

(3) 观察膈的位置、形态和功能。

(4) 观察腹前外侧壁各肌的位置、功能及形成的主要结构。

(5) 熟悉三角肌、肱二头肌、肱三头肌、臀大肌、梨状肌、股四头肌、缝匠肌、小腿三头肌的位置和功能。

(6) 了解腋窝、肘窝、腘窝和股三角的位置、境界和内容。

实验3　呼吸系统的大体解剖

（一）实验准备

（1）呼吸系统概观标本、模型。

（2）头颈部正中矢状切面标本、模型。

（3）鼻窦标本、模型。

（4）喉标本、模型。

（5）气管与主支气管标本、模型。

（6）左、右肺标本、模型。

（7）胸腔标本、模型。

（8）纵隔标本、模型。

（二）实践过程

1. 呼吸系统概观　取呼吸系统概观标本，观察呼吸系统的组成及各器官之间的连通关系。

2. 鼻　在活体观察外鼻的形态，指认外鼻各部分名称。在头颈正中矢状面标本上，观察鼻腔的位置、形态及内、外侧壁结构，指出鼻前庭、固有鼻腔、鼻甲、鼻道、鼻中隔。在鼻旁窦标本上，观察鼻旁窦的位置，指认名称及开口部位。

3. 喉　在活体上观察喉的位置及吞咽时喉的运动。在喉标本上观察喉软骨的位置、连接关系，喉口的形态与开口方向，喉腔的空间形态、前庭襞与声襞的位置及喉腔的分部，比较前庭裂与声门裂的大小。最后在活体上摸辨甲状软骨、喉结、环状软骨弓。

4. 气管与主支气管　在气管与主支气管标本上观察气管壁形态与结构，比较左、右主支气管的走行及形态差异。在活体触摸第1～4气管软骨环。

5. 肺　在肺标本上，比较两肺的形态、裂隙及分叶，辨认出入肺门的主支气管及血管等重要结构。在胸腔解剖标本上观察肺尖、两肺前缘的形态差异及毗邻关系。

6. 胸膜与纵隔　在胸腔解剖标本或模型上观察胸膜配布，注意观察肋胸膜与膈胸膜转折形成的肋膈隐窝，肋胸膜与膈胸膜的返折线即胸膜下界，观察胸膜下界与肺下缘的位置关系。在纵隔标本或模型上观察纵隔的境界、分部和内容物。

（三）注意事项

（1）观察标本时切忌用力牵拉标本。

（2）标本上观察不清楚的结构，请结合模型观察。

（3）观察完毕后按老师要求将标本妥善存放。

（四）结果与讨论

通过实践达到以下目的：

（1）通过标本、模型、活体观察，掌握鼻、咽、喉、气管与主支气管、肺的位置和形态特点。

（2）熟悉鼻旁窦、肺尖、心切迹的位置，胸膜下界和肺下缘的体表投影。

实验4　呼吸系统的微细结构

（一）实验准备

气管横切片、肺切片（HE染色）。

（二）实践过程

1. 气管横切片（HE染色）

（1）肉眼观察：对光观察，标本呈环形，管壁中可见淡蓝色的软骨。

(2) 低倍镜观察：由管壁的管腔面向外依次是黏膜层、黏膜下层和外膜，外膜层可见淡蓝色的软骨组织。

(3) 高倍镜观察：

① 黏膜层：管腔内为假复层纤毛柱状上皮，染成淡紫红色，游离面的纤毛清晰可见，上皮细胞间有空泡状的杯形细胞。固有层红染。

② 黏膜下层：位于黏膜外周，与固有层无明显界限。黏膜下层内，可见腺体和血管。

③ 外膜：可见淡蓝色的透明软骨，软骨缺口处有横行平滑肌束。

2. 肺切片(HE 染色)

(1) 肉眼观察：对光观察，组织疏松，其内有血管和支气管形成的空隙。

(2) 低倍镜观察：视野中有许多染色浅淡、大小不等、形态不规则的空泡状结构，为肺泡。肺泡之间的薄层结缔组织为肺泡隔。肺泡之间还可见细支气管、呼吸性细支气管和肺泡管。

(3) 高倍镜观察：视野中，细支气管管壁无软骨，上皮为单层柱状上皮，有或无纤毛，平滑肌呈完整的环形。呼吸性细支气管管壁不完整，管腔与肺泡相连，上皮为单层立方上皮，管壁内有少量平滑肌。肺泡管呈不规则的弯曲状，连有较多肺泡，管壁结构已较少。肺泡壁极薄，管壁内有平滑肌，在相邻肺泡开口处呈结节状膨大。上皮细胞不易辨认。相邻两肺泡之间可见薄层肺泡隔，肺泡隔内有巨噬细胞，细胞质内含有黑色颗粒者为尘细胞。

(三) 注意事项

在显微镜操作中应注意熟练掌握使用高低倍镜，认真观察镜下组织结构特点，认真与教材相关图片对比各自结构特点。

(四) 结果与讨论

通过实践达到以下目的：

光镜下辨认气管的三层壁、肺导气部和呼吸部的各段结构特点。

实验 5　消化系统大体解剖实习

(一) 实验准备

(1) 消化系统大体标本、模型及挂图。
(2) 腹腔解剖标本。
(3) 人体半身模型。
(4) 各类牙标本、模型及挂图。
(5) 头颈部正中矢状切面标本。
(6) 咽腔标本。
(7) 消化管各段离体切开标本。
(8) 男、女性骨盆腔正中矢状切面标本、模型及挂图。
(9) 头面部解剖示唾液腺标本。
(10) 消化腺离体标本。
(11) 肝的离体标本。
(12) 肝、胆、胰和十二指肠标本。
(13) 腹膜标本、模型及挂图。
(14) 男、女性骨盆腔正中矢状切面标本。

(二) 实践过程

1. 消化道　分别在消化系统大体标本和人体半身模型上结合挂图，观察消化系统的组成及上、下消化道的范围，注意消化道各段的连续关系。

（1）口腔：对照标本、模型，采用一次性压舌板或一次性口腔包对镜自照或互相观察、比较口腔结构。

① 口唇和颊：在活体上辨认人中和鼻唇沟，对比两侧鼻唇沟的位置、深浅；在颊黏膜上寻找腮腺管的开口。

② 腭：观察腭的位置，区别硬腭与软腭；观察软腭游离缘及腭垂、腭舌弓、腭咽弓的形态，查看咽峡的围成；确认腭扁桃体的位置。

③ 舌：相互或对镜观察舌的形态、分部和色泽。观察舌背的黏膜时，注意舌乳头、舌扁桃体和舌苔的分布与色泽；在舌的下面与口腔底部，观察舌系带、舌下阜和舌下襞。

④ 牙：在活体上观察牙的排列，牙冠的形态，牙龈的位置、色泽和形态；计数牙的总数和各类牙的数目。在牙标本上观察各类牙的形态及牙根的数目。在牙的构造模型上观察釉质、牙质、牙骨质、牙腔、牙根管和牙髓等结构。

（2）咽：在头颈部正中矢状切面标本和咽腔标本上确认咽的位置、分部及咽与鼻腔、口腔、喉腔的连通关系。观察咽各部的结构；在鼻咽，观察咽鼓管咽口和咽隐窝；在口咽，观察腭扁桃体的位置和形态；在喉咽，观察梨状隐窝及咽与食管的连续关系。

（3）食管：取离体食管标本，观察食管的形态和三个狭窄，测量食管的长度。在颈部和纵隔标本上观察食管颈部的位置及毗邻；在胸部的位置，确认食管与主动脉、左主支气管、心包的位置关系。

（4）胃：观察胃的位置，胃与食管、十二指肠的续接；取离体胃标本，观察胃的形态、角切迹及胃的分部。在胃的切开标本上观察胃的黏膜、皱襞和胃小凹等结构，胃壁肌的分层及幽门括约肌的形态。

（5）小肠：观察小肠的位置、分部。

① 十二指肠：在腹腔解剖标本上，观察十二指肠的分部及各部的位置，确认十二指肠与胰头的关系，约在第 2 腰椎平面高度，辨认十二指肠空肠曲。取十二指肠的切开标本，寻认十二指肠纵襞、十二指肠大乳头和胆总管的开口。

② 空肠与回肠：观察空肠和回肠在腹腔内的位置，回肠与盲肠的续接。从十二指肠空肠曲开始，将全部空肠、回肠推向一侧，观察肠系膜根的走向。取空肠、回肠的切开标本，比较环状襞的形态与疏密状况。

（6）大肠：观察大肠的位置和分部。

① 盲肠和阑尾：观察盲肠的位置、形态及与回肠的续接，观察阑尾的形态、位置，确认阑尾根部与三条结肠带的关系。取回盲部的切开标本，观察回盲瓣的形态及阑尾在盲肠的开口。在活体上比画阑尾根部的体表投影。

② 结肠：先观察盲肠和结肠表面的特征性结构，即结肠带、结肠袋和肠脂垂，观察各段结肠的形态、位置和活动度，确定结肠右曲与肝、结肠左曲与脾的位置关系；取结肠的切开标本，观察结肠黏膜皱襞的形态特点，并与小肠黏膜的形态相比较。

③ 直肠和肛管：在骨盆腔正中矢状切面标本和直肠、肛管的切开标本或模型上，观察直肠的位置及其在矢状面上的弯曲，注意直肠周围邻接器官的性别差异；观察直肠横襞的位置并测量其与肛门的距离；观察肛柱、肛瓣、肛窦、齿状线的形态和肛门内、外括约肌的位置。

2. 消化腺

（1）口腔腺：在头面部解剖标本上，观察三对大唾液腺的位置和形态，腮腺管从腮腺伸出的部位、行程和开口位置。

（2）肝和胆囊：在腹腔解剖标本或人体半身模型上观察肝和胆囊的位置；取肝的离体标本，观察肝的形态以及冠状韧带、镰状韧带等，观察肝脏面的形态，辨认出入肝门的结构，观察胆囊的位置和形态，确定其分部。取肝、胆、胰和十二指肠标本，观察肝外胆道的组成及其连属，查看胆总管穿经十二指肠壁的部位，再次寻认胆总管的开口。对照标本，在活体上比画肝和胆囊底的体表投影。

（3）胰：观察胰的位置及与腹膜的关系。在肝、胆、胰和十二指肠标本上，观察胰的形态和分部，确认胰头与十二指肠的关系，检查胰管的位置及与胆总管的关系。

3. 腹膜

(1) 腹膜概观:取腹膜标本或模型,翻开腹前壁,观察脏腹膜、壁腹膜的分布和腹膜腔的形成。

(2) 大网膜与小网膜:观察大网膜的形态、位置和附着部位,小网膜的位置和组成,了解小网膜游离缘内通过的主要结构。

(3) 系膜:观察肠系膜的形态及肠系膜根的附着部位,横结肠系膜、乙状结肠系膜、阑尾系膜的形态,注意在系膜的两层腹膜之间包含的血管等结构。

(4) 陷凹:结合男、女性骨盆腔正中矢状切面标本,观察腹膜在骨盆腔器官之间的移行关系,确认直肠膀胱陷凹、直肠子宫陷凹和膀胱子宫陷凹的位置。

(5) 腹膜与腹腔器官的关系:在腹膜模型上观察胃、空肠、回肠、盲肠、阑尾、升结肠、横结肠、降结肠、乙状结肠、肝、脾、子宫等器官被腹膜覆盖的范围,并根据覆盖范围确定这些器官的类型。

(三) 注意事项

(1) 注意口腔与咽的关系,活体口腔观察能见到的主要结构。

(2) 掌握各主要脏器与体表的投影部位及临床意义。

(3) 紧密联系活体,认真观察标本模型,提高理解能力。

(四) 结果与讨论

通过实践达到以下目的:

(1) 掌握消化系统的组成,各器官的位置和毗邻关系。

(2) 掌握从口腔到肛门各段消化管的位置、结构、特点。

(3) 掌握各消化腺的位置及腺管开口部位。

(4) 掌握胆囊体表投影及胆道分布和开口。

(5) 熟悉肝的位置和体表投影。

(6) 熟悉胰腺的位置分布及导管开口部位。

(7) 熟悉腹膜的配布与腹膜腔的形成,腹膜与腹、盆腔脏器的关系。

实验 6　消化系统的微细结构

(一) 实验准备

(1) 食管横切片(HE 染色)。

(2) 胃底切片(HE 染色)。

(3) 空肠或回肠横切片(HE 染色)。

(4) 肝切片(HE 染色)。

(5) 胰切片(HE 染色)。

(二) 实践过程

1. 食管切片(HE 染色)

(1) 肉眼观察:管腔呈不规则的缝隙状,管壁近腔面染成紫蓝色的部分为黏膜,其深部由内向外浅红色的部分为黏膜下层;染红色的为肌层,肌层外为外膜。

(2) 低倍镜观察:从腔面逐渐向外,边看边移动切片,分清管壁的四层结构。

① 黏膜:

a. 上皮:较厚,在管壁的最内层,为复层扁平上皮。

b. 固有层:位于上皮的外周,为疏松结缔组织,内含小血管。

c. 黏膜肌层:较发达,为纵行平滑肌,在切片上呈横断面。

② 黏膜下层:为疏松结缔组织,内含血管和食管腺。

③ 肌层:分为内环行、外纵行两层。

④ 外膜:为纤维膜,由结缔组织构成。

2. 胃底切片(HE 染色)

(1) 肉眼观察:表面不光滑并染成紫蓝色的部分为黏膜,深部染成红色的部分依次是黏膜下层、肌层和外膜。

(2) 低倍镜观察:移动切片,分辨胃壁的四层结构。

① 黏膜:表面的凹陷是胃小凹。黏膜上皮为单层柱状上皮,细胞界限清晰,细胞核呈卵圆形,位于细胞的基底部,固有层内含有大量的胃底腺。

② 黏膜下层:染色较浅,为疏松结缔组织,内有血管和神经。

③ 肌层:较厚,由三层平滑肌构成。

④ 外膜:为浆膜,是一层薄的结缔组织。

(3) 高倍镜观察:仔细观察胃底腺结构,辨认主细胞和壁细胞。

① 主细胞:多见于腺的中、下部,数量较多。细胞呈柱状,细胞核圆形,位于细胞的基底部,细胞质呈淡蓝色。

② 壁细胞:多分布于腺的上、中部。细胞较大,呈圆形或锥体形,圆形的细胞核位于细胞中央,细胞质染成红色。

3. 空肠或回肠横切片(HE 染色)

(1) 肉眼观察:凹凸不平染成淡紫红色的部分是黏膜,由此向外依次是黏膜下层、肌层和外膜。

(2) 低倍镜观察:选一肠绒毛进行观察。

① 黏膜:表面细小的指状突起为肠绒毛,为小肠的特征性结构。肠绒毛的浅层为单层柱状上皮,柱状细胞之间有许多呈空泡状的杯形细胞。

② 黏膜下层:为疏松结缔组织,内有小血管和神经。

③ 肌层:为平滑肌,分为内环行、外纵行,排列整齐。

④ 外膜:为浆膜。

(3) 高倍镜观察:绒毛表面由单层柱状上皮细胞和少量杯形细胞构成,上皮细胞游离面可见带状红色的纹状缘。肠绒毛的中轴由结缔组织构成,内含毛细血管和平滑肌纤维。在肠绒毛中央可见较大而不规则的管腔,管壁由内皮构成,管内无血细胞,为中央乳糜管。

4. 肝切片(HE 染色)

(1) 低倍镜观察:肝组织被结缔组织分隔成许多多边形的肝小叶(人肝的小叶间结缔组织很少,肝小叶界限不清楚;猪肝的肝小叶周围结缔组织较多,界限明显)。中央静脉的横断面为大小不等的不规则腔隙,中央静脉周围呈放射状排列的细胞索是肝板的断面,肝板之间的腔隙为肝窦。数个相邻肝小叶之间,结缔组织较多,内含有三种不同结构的管腔,此即门管区。

(2) 高倍镜观察:

① 肝小叶:

a. 中央静脉:为肝小叶中央的腔隙,管壁不完整,与肝窦相通,有的腔内可见红细胞。

b. 肝板:由肝细胞构成,呈索条状。肝细胞的体积较大,呈多边形。多数肝细胞为一个核,有时可见到两个核,细胞核呈圆形,位于细胞的中央,核仁明显。

c. 肝窦:为肝板之间的不规则腔隙。

② 门管区:有三种管腔。

a. 小叶间胆管:管腔小,管壁由单层立方上皮构成,细胞核呈圆形,排列整齐,染成紫蓝色。

b. 小叶间动脉:管腔小而圆,管壁厚,有少量环行平滑肌,染成红色。

c. 小叶间静脉:管腔大而不规则,管壁薄,着色较浅。

5. 胰切片(HE 染色)

(1) 低倍镜观察:胰的外分泌部主要由胰腺泡构成,胰腺泡为浆液性腺泡。内分泌部为胰岛,是一些染色较淡的细胞团。

(2) 高倍镜观察:腺泡细胞呈锥体形,细胞核呈圆形,位于细胞的基底部。胰岛细胞染色淡,排列不规则,细胞之间有较丰富的毛细血管,在腺泡和胰岛之间有时可见有腔的导管,管壁上皮为单层上皮。

（三）注意事项

（1）以教材、图谱为准，注意观察消化管壁各段各层的镜下不同结构特点，区分胃和小肠的主要不同特点。

（2）观察肝镜下结构，主要区分肝小叶和肝门管区的镜下结构。

（四）结果与讨论

通过实践达到以下目的：

（1）在光镜下能准确指出食管、胃、小肠、大肠壁的四层结构。重点指出各段每层的典型特点。

（2）在镜下指出肝小叶和肝门管区的特征。

（3）在镜下辨认胰的内分泌部和外分泌部。

实验7　泌尿系统主要器官的位置、形态及肾的微细结构

（一）实验准备

（1）腹后壁示肾的被膜及肾蒂的标本。

（2）男、女性盆腔标本（显示男性输尿管与输精管，女性输尿管与子宫动脉的关系）。

（3）男、女性盆腔正中矢状切面标本及模型。

（4）肾的额状切面标本与模型。

（5）男性泌尿生殖器模型。

（6）肾组织切片（HE染色）。

（二）实践过程

1. 肾

（1）位置：取腹膜后隙标本观察，肾贴靠腹后壁的上部，仅前面盖有腹膜。左肾的上端平第12胸椎上缘，下端平第3腰椎上缘；右肾上端平第12胸椎下缘，下端平第3腰椎下缘。第12肋分别斜过左肾后方的中部和右肾后方的上部。

（2）毗邻：两肾上端均紧邻肾上腺；肾后面上1/3借膈与肋膈隐窝相邻；肾后面下2/3与腰大肌、腰方肌和腹横肌相邻。左肾前面邻胃、胰、空肠、脾和结肠左曲；右肾前面邻十二指肠、肝右叶和结肠右曲。竖脊肌外侧缘与第12肋下缘之间的交点称为肾区（脊肋角）。

（3）形态：取离体肾观察，肾分上、下两端，前、后两面，内、外两缘。内侧缘中部凹陷称肾门。出、入肾门的结构被结缔组织包裹在一起，合称肾蒂。注意肾蒂内结构的排列关系。

（4）结构：取肾冠状剖面标本观察。

① 肾门向肾实质凹陷，称肾窦，它由周围的肾实质围成，其内容纳肾小盏、肾大盏、肾盂、肾动脉的分支、肾静脉的属支以及淋巴管、神经和脂肪组织等。

② 肾实质可分为皮质和髓质两部分。肾皮质主要位于肾实质的表层。肾髓质位于肾实质的内层，约占肾实质厚度的2/3，由15～20个锥形的肾锥体构成，肾锥体的底部朝向肾皮质，尖端朝向肾窦，称为肾乳头。肾皮质嵌入两个肾锥体之间的部分，称为肾柱。肾小盏位于肾窦内，为漏斗形膜状结构，有7～8个。肾小盏的边缘包绕肾乳头，以承接排出的尿液。2～3个肾小盏汇合成一个膜管状结构，即肾大盏。肾大盏有2～3个，它们彼此汇合成肾盂。肾盂离开肾门后向内下走行，在第2腰椎体上缘移行为输尿管。

（5）被膜：取带有肾被膜的标本或经过肾门的腹腔水平断面标本观察，肾的表面自内向外依次有三层被膜。纤维囊为紧贴肾实质表面的一层由致密结缔组织构成的薄膜；脂肪囊位于纤维囊外面，为包绕于肾及肾上腺周围的脂肪组织；肾筋膜位于脂肪囊的外周，分前、后两层包裹在肾、肾上腺及脂肪囊的周围，肾筋膜的前、后层在外侧和上方相互融合，下方两层分开，输尿管走行于两层之间。

2. 输尿管　取腹膜后隙标本配合男、女性盆腔正中矢状切面标本观察，输尿管为一对扁而细长的肌性管道，仅前面盖有腹膜，起自肾盂下端，终于膀胱。输尿管按行径可分为腹段、盆段和壁内段三部分。

（1）腹段：在腹膜后隙标本观察，自肾盂至小骨盆入口处，在小骨盆入口处，左输尿管越过左髂总动脉

末端、右输尿管越过右髂外动脉起始部的前面。

(2) 盆段：在男、女性盆腔正中矢状切面标本上观察，自小骨盆入口处至膀胱底，在女性经过子宫颈的两侧，阴道侧穹的上方，距子宫颈外侧 1.5～2.0 cm 处，有子宫动脉跨过其前上方，在男性有输精管越过输尿管下端的前方。

(3) 壁内段：为斜穿膀胱壁的部分。

输尿管的全长有三处狭窄：①肾盂与输尿管移行处；②与髂血管交叉处；③斜穿膀胱壁处。这些狭窄处常是输尿管结石滞留的部位。

3. 膀胱

(1) 位置：在男、女性盆腔正中矢状切面标本上观察，成人排空的膀胱位于小骨盆腔的前部，膀胱的前方邻耻骨联合，膀胱底的后方在男性邻精囊腺、输精管壶腹和直肠，在女性后方邻子宫和阴道。膀胱颈在男性下方邻前列腺，在女性下方直接邻接尿生殖膈。膀胱上面有腹膜覆盖，隔腹膜与乙状结肠和回肠相邻。腹膜在男性向后延续为直肠膀胱陷凹，在女性向后延续为膀胱子宫陷凹。

(2) 形态：取离体的膀胱观察，膀胱空虚时呈锥体形，可分为尖、体、底和颈四部，各部之间没有明显的界限，膀胱尖朝向小骨盆前上方，膀胱底呈三角形，朝向后下方，尖与底之间的大部分称膀胱体，膀胱体的下部有尿道内口，围绕尿道内口部分称膀胱颈。

(3) 膀胱三角：取剖开膀胱下外侧壁的标本观察，在膀胱底的内面两输尿管口与尿道内口之间有一光滑无皱襞的三角形区域为膀胱三角。注意其结构特点及意义。

4. 尿道 取女性盆腔正中矢状切面标本配合女性外生殖器标本观察：女性尿道起于膀胱的尿道内口，经阴道前方行向前下，穿经尿生殖膈，开口于阴道前庭阴道口前方的尿道外口。与男性尿道相比女性尿道具有短、宽、直的特点。

5. 肾组织切片(HE 染色)显微镜观察

(1) 肉眼观察：切片上染色深的部分为皮质，染色较浅的部分为髓质。

(2) 低倍镜观察：被膜位于皮质的表面，肾皮质位于被膜深方，可见肾小体、近端小管曲部、远端小管曲部的断面。髓质位于皮质的深方，可见髓质内无肾小体，只有近、远端小管直部，集合小管、细段等结构的断面。

(3) 高倍镜观察：可见皮质内肾小体的致密斑，观察肾小体囊腔的特点、近端小管和远端小管壁的立方上皮的胞体和胞质的不同特点。髓质内集合小管上皮细胞为立方形或低柱状上皮，细段壁的上皮为单层扁平上皮。

(三) 注意事项

(1) 泌尿系统男、女性结构差异较大，注意其主要区别及临床意义。

(2) 对于不易观察的细微结构，可结合模型进行区分。

(3) 要分清肾脏的上下两端、两侧的位置关系以及与其他脏器的毗邻。

(四) 结果与讨论

通过实践达到以下目的：

(1) 掌握肾的位置、形态及被膜。

(2) 掌握输尿管的分部与狭窄。

(3) 理解膀胱的位置、形态和分部，掌握膀胱三角的位置、结构特征和意义。

(4) 了解女性尿道的形态特点以及开口位置。

(5) 了解肾切片(HE 染色)镜下结构的一般特点。

实验 8 生 殖 系 统

(一) 实验准备

(1) 男、女生殖系统概观标本、模型。

(2) 男、女生殖系统局部解剖标本、模型。

(3) 睾丸、附睾和阴茎剖开标本。

(4) 男、女性盆腔正中矢状切面标本及模型。

(5) 女性内生殖器解剖标本。

(6) 女阴标本。

(7) 女性乳房解剖标本。

(8) 男、女会阴肌及会阴标本、模型。

(二) 实践过程

(1) 在男性生殖器官的概观标本和局部标本上观察睾丸、附睾的形态和位置。

(2) 在男性生殖器官的概观标本和局部标本上观察射精管、精囊、前列腺、尿道球腺的形态、位置及相互关系。

(3) 在男性盆腔正中矢状切面标本和离体标本上观察阴茎阴囊构成,男性尿道的分部、弯曲及狭窄部位。

(4) 在女性内生殖器解剖标本上观察卵巢、输卵管、子宫和阴道的形态与位置。

(5) 观察阴道的位置、毗邻,阴道穹的构成及与直肠子宫陷凹的关系。

(6) 观察会阴标本,观察会阴的范围,狭义会阴与广义会阴的结构。

(三) 注意事项

(1) 在辨认标本时,要注意男、女内外生殖器的位置及形态。

(2) 在进行实验观察时,要把理论知识与实验标本和模型相结合,融会贯通。

(3) 在观察标本和模型时,注意轻拿轻放,以防损坏。

(四) 结果与讨论

通过实践达到以下目的:

(1) 掌握生殖腺(睾丸、卵巢)的形态、位置、功能。

(2) 熟悉男性生殖管道(附睾、输精管、射精管及男性尿道)及女性生殖管道(输卵管、子宫、阴道)的形态和位置。

(3) 了解男女外生殖器、乳房的形态结构。

实验 9　脉管系统(心)

(一) 实验准备

(1) 胸腔解剖标本(切开心包)。

(2) 离体心的解剖标本。

(3) 心的血管标本。

(4) 心的放大模型。

(5) 心传导系统模型和挂图。

(6) 心血液循环模型和挂图。

(二) 实践过程

(1) 在胸腔切开标本上寻找心包,示教心脏的位置和体表投影,指出心尖的体表投影。在心脏表面寻找心尖、心底、胸肋面、膈面、左缘、右缘、下缘、冠状沟、前室间沟、后室间沟、房室交点。

(2) 取离体心脏或模型示教心脏的形态,心的各腔如下。

① 右心房:右心耳、梳状肌、上腔静脉口、下腔静脉口、冠状窦口、卵圆窝、右房室口。

② 右心室:室上嵴、肉柱、右房室口、右房室瓣(三尖瓣)、腱索、动脉圆锥、肺动脉口、肺动脉瓣。

③ 左心房:左心耳、左房室口、肺静脉口。

④ 左心室:左房室口、左房室瓣(二尖瓣)、主动脉口、主动脉瓣。

(3) 用心传导系统模型或挂图示教:窦房结、结间束、房室结、房室束。

(4) 用离体心脏示教心的血管:

① 动脉:右冠状动脉—后室间支、窦房结支;左冠状动脉—前室间支、旋支。

② 静脉:冠状窦、心大静脉、心中静脉、心小静脉。

(三) 注意事项

(1) 在辨认任何一个标本时,首先要确认该标本,同时要分清身体的左右侧及该标本的前后面、上下端、内外侧缘。

(2) 在进行实验观察时,一定要结合图谱和所学内容,边观察边看书,达到理论和实际相结合,融会贯通。

(3) 在观察标本和模型时,注意轻拿轻放,以防损坏。

(四) 结果与讨论

通过实践达到以下目的:

(1) 在心标本的表面区分两侧心房、心室的大致界限。

(2) 对照心解剖标本,说明血液在心腔内流动的路径及各瓣膜的活动状况。

(3) 对照胸腔解剖标本,在活体上确定心的体表投影,正确指出心尖的位置。

(4) 对照标本,描述心传导系统的组成及位置。

(5) 对照标本辨认下列结构:心的前面,心尖,右心房,右心室,左心房,左心室,二尖瓣,三尖瓣,主动脉瓣,肺动脉瓣,左冠状动脉,右冠状动脉,冠状窦和心包腔。

实验 10　脉管系统(动脉与静脉)

(一) 实验准备

(1) 躯干后壁的动脉标本。

(2) 头颈、上肢动脉标本。

(3) 胸、腹部动脉标本。

(4) 盆部及下肢动脉标本。

(5) 胸腔解剖标本及离体心标本。

(6) 躯干后壁的静脉标本。

(7) 头颈部的静脉标本、上肢的静脉标本。

(8) 腹部的静脉标本,肝标本。

(9) 盆部及下肢的静脉标本。

(10) 门、腔静脉吻合模型。

(11) 完整人体解剖尸体标本(示血管)。

(二) 实践过程

1. 体循环的动脉

(1) 取躯干后壁标本或模型演示动脉,指认升主动脉、主动脉弓、头臂干、颈总动脉、颈动脉窦、颈动脉小球、锁骨下动脉。

(2) 取头颈部标本演示:

① 颈外动脉:甲状腺上动脉、面动脉、颞浅动脉、上颌动脉(脑膜中动脉)。

② 颈内动脉。

(3) 在完整解剖尸体或模型上指认锁骨下动脉及其分支:椎动脉、胸廓内动脉、甲状颈干(甲状腺下动脉)。在上肢寻找:腋动脉(胸肩峰动脉、胸外侧动脉、肩胛下动脉);肱动脉(肱深动脉)、桡动脉、尺动脉、掌浅弓(指掌侧总动脉)、掌深弓。

（4）在完整尸体或模型上观察胸主动脉及其属支：肋间后动脉、肋下动脉、支气管支、食管支、心包支。

（5）观察腹主动脉及其分支：

① 壁支：膈下动脉、腰动脉。

② 脏支：成对的脏支，包括肾上腺中动脉、肾动脉、睾丸动脉（卵巢动脉）；不成对的脏支，包括腹腔干、肠系膜上动脉、肠系膜下动脉。

a. 腹腔干—胃左动脉；肝总动脉—肝固有动脉（胆囊动脉、胃右动脉）、胃十二指肠动脉（胃网膜右动脉、胰十二指肠上动脉）；脾动脉（胃短动脉、胃网膜左动脉）。

b. 肠系膜上动脉—胰十二指肠下动脉、空肠动脉、回肠动脉、回结肠动脉（阑尾动脉）、右结肠动脉、中结肠动脉。

c. 肠系膜下动脉：左结肠动脉、乙状结肠动脉、直肠上动脉。

（6）在骨盆侧壁及盆腔内寻找：髂总动脉、髂内动脉（闭孔动脉、臀上动脉、臀下动脉、膀胱上动脉、膀胱下动脉、子宫动脉、直肠下动脉、阴部内动脉）。

（7）在下肢上寻找：髂外动脉（腹壁下动脉）、股动脉（股深动脉）、腘动脉（胫前动脉、足背动脉）、胫后动脉（足底内侧动脉、足底外侧动脉）、足底弓。

2. 体循环的静脉

（1）上腔静脉：在完整尸体或模型上寻找。

① 头臂静脉（无名静脉）、静脉角、颈内静脉（面静脉、下颌后静脉）、锁骨下静脉、颈外静脉。

② 上肢的静脉：浅静脉，如头静脉、贵要静脉、肘正中静脉。

③ 胸壁的静脉：奇静脉、半奇静脉、副半奇静脉。

（2）下腔静脉：

① 髂总静脉：a. 髂内静脉、直肠静脉丛。b. 髂外静脉。c. 下肢静脉。d. 浅静脉：大隐静脉（腹壁浅静脉、阴部外静脉、旋髂浅静脉、股外侧浅静脉、股内侧浅静脉）、小隐静脉。

② 下腔静脉的属支：

a. 壁支：膈下静脉，腰静脉，左、右腰升静脉。

b. 脏支：睾丸静脉（蔓状静脉丛）、卵巢静脉、肾静脉、肾上腺静脉、肝静脉。

③ 门静脉：肠系膜上静脉、脾静脉、肠系膜下静脉、胃左静脉、胃右静脉、胆囊静脉、附脐静脉。

（三）注意事项

（1）在辨认任何一个标本时，首先要确认该标本，同时要分清身体的左右侧及该标本的前后面、上下端、内外侧缘。

（2）在进行实验观察时，一定要结合图谱和所学内容，边观察边看书，达到理论和实际相结合，融会贯通。

（3）在观察标本和模型时，注意轻拿轻放，以防损坏。

（四）结果与讨论

通过实践达到以下目的：

（1）在标本上正确地指出全身各部动脉主干的名称、行走、主要分支以及它们的分布范围。

（2）根据对动脉系的观察，总结动脉的分布规律。

（3）以左心室为出发点，设想流向全身各部的血液所经过的主要动脉。

（4）结合活体，指出位置较表浅动脉的名称和它们的具体部位。

（5）在活体上结合观察标本，描述主要动脉的体表投影及压迫止血点的具体部位。

（6）自己设计一个图表，概括大循环动脉的主要分支情况。

（7）根据标本观察、总结某些重要器官的供血来源，如甲状腺、胃、肾上腺和直肠等。

（8）在标本上指出上腔静脉及上腔静脉的主要属支，指出下腔静脉及下腔静脉的主要属支。

（9）在体表辨认以下浅静脉：颈外静脉、头静脉、贵要静脉、肘正中静脉、大隐静脉及小隐静脉。

（10）通过实验，总结静脉的配布规律。

(11) 对照模型描述门静脉系与上、下腔静脉系之间的吻合及门静脉的侧支循环。

实验 11　脉管系统(淋巴系统)

(一) 实验准备

(1) 离体淋巴结标本及放大模型。
(2) 全身的浅淋巴结标本、模型。
(3) 胸导管及右淋巴导管标本、模型。
(4) 胸、腹、盆腔的淋巴结标本、模型。
(5) 小儿胸腺的解剖标本或模型。
(6) 腹腔的解剖标本。
(7) 离体脾标本或模型。
(8) 全身淋巴结、脾和胸腺大体解剖挂图。

(二) 实践过程

(1) 取胸导管和右淋巴导管标本,配合挂图、模型观察两大淋巴导管和 9 条淋巴干。在着色标本中,淋巴管常被染成绿色。在脊柱胸、腰段前方寻认胸导管。辨认下端于第 1 腰椎体前方的膨大,即乳糜池,检查左、右腰干和肠干的汇入情况。确认其向上穿膈主动脉裂孔后,逐渐转向左上,注入左静脉角。检查胸导管末端接受左颈干、左锁骨下干和支气管纵隔干的汇入情况。

在右静脉角附近寻认右淋巴导管,以及汇入右淋巴导管的右颈干、右锁骨下干和右支气管纵隔干。

回顾各条淋巴干的收集范围。

(2) 观察淋巴结的形态。取离体淋巴结(正常大小)标本,结合模型,观察其大小、形态、质地等,仔细辨认输入淋巴管、淋巴结门及输出淋巴管等结构。

绘制淋巴结大体形态图,标明相应结构的名称。

(3) 观察和触摸重要的淋巴结群。取全身浅淋巴结标本和胸、腹、盆腔的淋巴结标本进行观察。在下颌下腺周围寻认:下颌下淋巴结;沿颈外、内静脉排列的颈外侧浅、深淋巴结;腋窝内的腋淋巴结;沿胸廓内动脉排列的胸骨旁淋巴结,肺门处的支气管肺淋巴结;在腹主动脉和下腔静脉周围的腰淋巴结;沿胃血管排列的胃淋巴结和沿肠系膜上、下血管排列的肠系膜上、下淋巴结;沿髂血管排列的髂总淋巴结和髂内、外淋巴结;在腹股沟韧带下方,大隐静脉根部周围的腹股沟浅淋巴结;股静脉周围的腹股沟深淋巴结等。

活体触摸以上浅淋巴结群,指导学生确定左锁骨上淋巴结的触诊部位,并说明其临床意义。

结合标本,师生共同描述乳房的淋巴流注关系,教师指出其临床意义。

(4) 在腹腔解剖标本上,探查脾在腹腔内位于左季肋区,注意脾和左侧肋弓的位置关系。取离体脾标本配合脾模型,观察其形态,辨认其脏面的脾门和上缘的脾切迹。强调脾切迹是临床上触诊脾的重要标志。

(5) 在小儿胸腺的解剖标本上,确认胸腺位于胸骨后方,辨认胸腺的分叶。

思考:为何在成人尸体标本上找不到胸腺?

(三) 注意事项

(1) 在辨认任何一个标本时,首先要确认该标本,同时要分清身体的左右侧及该标本的前后面、上下端、内外侧缘。

(2) 在进行实验观察时,一定要结合图谱和所学内容,边观察边看书,达到理论和实际相结合。

(3) 在观察标本和模型时,注意轻拿轻放,以防损坏。

(四) 结果与讨论

通过实践达到以下目的:

(1) 掌握胸导管、右淋巴导管的汇入情况,淋巴结的形态。

(2) 熟悉全身淋巴结群的部位。

(3) 了解脾、胸腺的形态和位置。

实验 12 感觉器官(视器)

(一) 实验准备

(1) 眼球放大模型、眼外肌放大模型。
(2) 人体头面部标本。
(3) 猪眼标本。

(二) 实践过程

眼球

(1) 眼球壁:外膜,角膜、巩膜;中膜,虹膜、睫状体、脉络膜;内膜,视网膜。
(2) 眼球内容物:房水、晶状体、玻璃体。
(3) 眼副器:眼睑、结膜、泪器、眼球外肌。

(三) 注意事项

(1) 眼球层次结构及内容物观察完毕后,请放回原有结构。
(2) 克服对标本的畏惧心理,亲自动手操作,认真观察。
(3) 分清眼球壁标本的外膜、中膜、内膜的名称及相互关系。

(四) 结果与讨论

通过实践达到以下目的:
(1) 掌握眼球壁的分部及层次结构。
(2) 熟悉眼球的位置与外形。
(3) 熟悉眼球内容物的组成、位置及形态结构。
(4) 通过掌握眼球结构,了解房水循环。

实验 13 感觉器官(前庭蜗器)

(一) 实验准备

(1) 耳的放大模型。
(2) 内耳放大模型。
(3) 听小骨的放大模型。
(4) 颞骨标本。
(5) 前庭蜗器挂图。

(二) 实践过程

(1) 在前庭蜗器的模型上观察外耳、中耳、内耳的结构及其相互关系。
(2) 在外耳的模型上观察耳廓的形态结构。
(3) 在外耳的模型上观察外耳道的分布及走行。
(4) 在中耳的模型上,理解鼓室的六壁及与周围结构的关系。
(5) 在内耳的模型上观察骨迷路和膜迷路的组成及形态结构。

(三) 注意事项

(1) 观察前庭蜗器标本时,注意保护标本,防止损坏。
(2) 克服对标本的畏惧心理,亲自动手操作,认真观察。
(3) 要分清该标本的相互关系,将局部与整体统一起来。

（四）结果与讨论

通过实践达到以下目的：

(1) 掌握外耳位置及结构。

(2) 掌握中耳的六个壁。

(3) 掌握听觉感受器。

(4) 熟悉位置觉感受器。

(5) 熟悉骨迷路及膜迷路。

(6) 了解鼓室的交通。

实验 14　神经系统(中枢神经系统)

（一）实验准备

(1) 离体脊髓标本。

(2) 切除椎管后壁的脊髓标本。

(3) 脊髓横切面模型。

(4) 整脑标本。

(5) 脑正中矢状切面标本。

(6) 脑干和间脑标本。

(7) 电动脑干模型或脑神经核模型。

(8) 小脑水平切面标本。

(9) 大脑水平切面标本。

(10) 基底核模型。

(11) 脑室标本或模型。

(12) 硬脑膜标本。

(13) 包有蛛网膜的整脑标本。

（二）实践过程

1. 脊髓

(1) 脊髓的外形：取离体脊髓标本，自上而下观察颈膨大、腰骶膨大、脊髓圆锥及终丝。

(2) 脊髓的位置和脊髓节段：各对脊神经的根丝连接一段脊髓，称一个脊髓节段，故脊髓分为 31 个节段。

(3) 脊髓的内部结构：脊髓中央管的位置，灰质、白质的分部。

2. 脑

(1) 概况观察：分脑干、间脑、小脑和端脑。端脑掩盖间脑。

(2) 脑干外形：自下而上分为延髓、脑桥、中脑三个部分。

腹侧面观察：

① 延髓：前正中裂，前外侧沟，沟内有舌下神经相连，椎体和锥体交叉。

② 脑桥：基底沟，桥臂上连三叉神经。

③ 中脑：大脑脚，脚间窝，窝内有动眼神经穿出。

背侧面观察：

① 延髓：后正中沟，后外侧沟。后外侧沟内有舌咽、迷走神经和副神经连脑；楔束结节、薄束结节。

② 脑桥：菱形窝。

③ 中脑：上、下丘；下丘下方有滑车神经连脑。

(3) 脑干内部结构：用脑干神经核电动模型显示脑干内神经核团及上、下行纤维束。

(4) 小脑：观察小脑外形，寻认小脑蚓、小脑半球、小脑扁桃体。

(5) 脑室:观察脑室模型,注意其沟通关系。

(6) 间脑:位于中脑上方,主要包括丘脑和下丘脑,观察其外形。

(7) 端脑:在整脑标本上观察两大脑半球之间的大脑纵裂及其裂底的胼胝体,大脑半球和小脑之间的大脑纵横裂。

① 大脑半球外形:取大脑半球标本,首先辨认其上外侧面、内侧面和下面。然后依次观察:大脑半球的叶间沟和分叶、大脑半球各面的主要沟和回。

② 大脑半球的内部结构:在大脑水平切面标本上,自浅入深观察大脑皮质、基底核、内囊、联络纤维和侧脑室。

3. 脑和脊髓的被膜、血管

(1) 脑和脊髓的被膜:取切除椎管后壁的脊髓标本,由外向内逐层观察硬膜、蛛网膜和软膜 3 层被膜。注意硬脑膜形成的特殊结构。

(2) 脑和脊髓的血管:在下丘脑周围观察大脑动脉环的组成和位置。

(三) 注意事项

(1) 神经系统标本较软脆,注意保护标本,防止损坏。

(2) 克服对标本的畏惧心理,亲自动手操作,认真观察。

(3) 要分清该标本的上下端、前后面等方位关系。

(四) 结果与讨论

通过实践达到以下目的:

(1) 熟悉脊髓的位置与外形;掌握脊髓灰质、白质的分部。

(2) 熟悉脑的分部、脑干的组成、外形及与有关脑神经的连接关系。

(3) 了解小脑和第四脑室的位置及外形。

(4) 了解间脑的位置、分部及第三脑室的位置。

(5) 观察大脑半球各面的主要沟、回和分叶,内囊的位置分部。

(6) 了解脑和脊髓被膜的配布及硬膜外隙、蛛网膜下隙的位置。

(7) 了解颈内动脉和椎动脉在颅内行程、分支、分布以及大脑动脉环的位置和组成。

实验 15　神经系统(周围神经系统和脑、脊髓传导通路)

(一) 实验准备

(1) 全身脊神经的模型与标本,骨架上神经的模型。

(2) 脑神经的模型与标本。

(3) 内脏神经的标本及模型。

(4) 各种传导通路模型。

(5) 各种传导通路挂图。

(二) 实践过程

1. 脊神经

(1) 颈丛:在胸锁乳突肌深面寻认颈神经前支,可见颈丛由第 1~4 颈神经前支组成,皮支自胸锁乳突肌后缘中点浅出,呈放射状分布于枕、耳后、颈侧和颈前部。颈丛最重要的分支是膈神经,观察其走行。

(2) 臂丛:由第 5~8 颈神经前支和第 1 胸神经前支组成。观察其走行及主要分支,注意其起源和特殊的行程并加以区分。

① 尺神经:在肱骨内上髁的上方,寻认尺神经。

② 正中神经:在臂下部,肱动脉和尺神经之间,寻认粗大的正中神经。

③ 肌皮神经:在肱二头肌的深面寻认肌皮神经。

④ 桡神经:在腋动脉的后方寻查桡神经,注意其与桡神经沟的关系。

⑤ 腋神经：在肱骨外髁颈的后方寻查腋神经。

(3) 胸神经前支：除第 1 对胸神经前支的大部和第 12 对胸神经前支的小部分分别加入臂丛和腰丛外，其余均不形成丛，第 1～11 对胸神经前支各自位于相应的肋间隙内，肋间神经第 12 对胸神经的前支行走于第 12 肋的下方，称肋下神经。各神经沿途发肌支，观察并总结其分布规律。

(4) 腰丛：由第 12 胸神经前支小部分，第 1～3 腰神经前支全部及第 4 腰神经前支一部分组成，其主要分支：髂腹下神经、髂腹股沟神经、闭孔神经、股神经。观察各神经分布及走行。

(5) 骶丛：由第 4 腰神经前支一部分和第 5 腰神经前支组成的腰骶干及所有骶、尾神经前支组成。其主要分支：臀上神经、臀下神经、阴部内神经、坐骨神经。重点观察坐骨神经。坐骨神经又分为胫神经和腓总神经，观察各神经分布及走行。

① 坐骨神经与梨状肌的位置关系。

② 坐骨神经的体表投影。

③ 坐骨神经的分支和分布。

④ 坐骨神经分成终支的部位。

2. 脑神经

(1) 观察十二对脑神经的名称、排列顺序，连接脑的部位、进出颅的部位。

(2) 观察视神经的行程和入颅部位。

(3) 观察三叉神经的三大分支的行程及支配范围，并理解其纤维成分及三大主支在头面部皮肤的分布区域，上颌神经主干的行程及分布概况，下颌神经主干及其分支(耳颞神经、舌神经、下齿槽神经)的行径及其分布概况。

(4) 观察面神经及其主要分支和分布概况。

(5) 观察舌咽神经及其主要分支，着重观察颈动脉窦支的行径及分布概况。

(6) 观察迷走神经及其主要分支(喉上神经、喉返神经)分布概况。

3. 内脏神经丛

(1) 交感神经和副交感神经的低级中枢。

(2) 交感干的组成和位置。

(3) 内脏运动神经节前、节后纤维的分布。

参照传导通路模型和挂图，依次对深、浅感觉传导通路，运动、视觉传导通路进行观察。着重观察各传导通路与脊髓纤维束的关系，整个传导通路的神经元及其胞体所在的位置、纤维交叉部位及其与效应器或感受器的关系等。

(三) 注意事项

(1) 操作过程中，动作要轻柔，防止将模型损坏。

(2) 观察标本时一定要结合图谱和所学内容，达到理论和实际相结合。

(3) 学习过程中，结合教材的文字描述，与挂图、模型相对照认真观察。

(四) 结果与讨论

通过实践达到以下目的：

(1) 了解浅感觉、深感觉、运动和视觉传导通路的走行和投射部位。

(2) 掌握各对脑神经的连脑部位、行程和分布。

(3) 熟悉脊神经、脑神经损伤的临床表现，熟悉交感干的组成及位置。

(4) 掌握脊神经各丛的组成位置及主要分支。

(5) 了解主要内脏神经丛的位置、分布。

实验 16　内分泌系统的大体解剖及微细结构

(一) 实验准备

(1) 内分泌系统大体解剖：童尸标本解剖出全身内分泌腺；颅底内面标本(垂体的位置)、脑标本保留脑垂体和松果体；附有甲状腺和甲状旁腺的喉模型；腹膜后间隙器官标本。

（2）内分泌系统的切片：甲状腺组织切片、肾上腺组织切片及垂体切片。

（二）实践过程

1. 内分泌系统的大体解剖 各内分泌腺的位置：在内分泌腺的童尸标本上，辨认甲状腺、胸腺、肾上腺的位置和形态；在颅底内面标本上辨认脑垂体的位置、垂体窝以及垂体的毗邻；在脑标本上间脑的下方辨认脑垂体并观察其形态，在上丘脑缰连合处辨认松果体、观察松果体的形态；在喉模型上观察甲状腺和甲状旁腺的位置、甲状腺的形态（侧叶和峡部），在腹膜后间隙器官标本左、右肾的内上方观察肾上腺的位置以及左、右肾上腺的形态，左肾上腺呈月牙形，右肾上腺呈三角形。

2. 内分泌系统的微细结构

（1）甲状腺组织切片（HE 染色）：

① 肉眼观察：可见大小不等的圆形或椭圆形的滤泡。

② 低倍镜观察：可见许多大小不等的甲状腺滤泡的断面，滤泡腔内有染色深红色的胶状物质。滤泡之间为甲状腺的间质。

③ 高倍镜观察：滤泡壁为单层上皮构成，大部分为立方形细胞。在甲状腺间质内和滤泡壁上，注意辨认滤泡旁细胞。滤泡旁细胞较甲状腺滤泡上皮细胞稍大，呈卵圆形，胞质染色浅。

（2）肾上腺组织切片（HE 染色）：

① 肉眼观察：外周局部染为深红色，为皮质；中央部染为紫蓝色，为髓质。

② 低倍镜观察：表面为结缔组织构成的被膜，染成红色，其外附有大量脂肪组织和疏松结缔组织；被膜深面为皮质，由浅入深，依次寻认球状带、束状带和网状带；皮质的深面为髓质，内有较大的静脉。

③ 高倍镜观察：球状带，此带较窄，位于皮质浅层，细胞体积较小，呈低柱状或多边形，排列成团，胞质染成紫蓝色，核大呈圆形，位于细胞中央；束状带，此带占皮质的大部分，细胞排列成束状，细胞体积大，形状不规则，染色较浅，由于胞质内的脂滴在制片时已被溶解，故胞质呈海绵状；网状带，此带也较窄，细胞呈索状排列，各束连接成网状，细胞呈多边形，胞质染色较红，核圆形；髓质，主要由髓质细胞构成，细胞呈多边形，胞质染成紫蓝色，核圆形，位于细胞的中央，髓质细胞排列成索状、团状或连接成网状，细胞之间有血窦。

（3）垂体切片（HE 染色）示教，区分腺垂体和神经垂体镜下结构特点。

（三）注意事项

（1）在辨认各腺体大体形态时，一定要注意周围各结构与腺体的毗邻关系，用以区别对照。

（2）镜下观察组织切片时，要结合教材、图谱区分各种腺体的细胞排列和各自形态特点。

（3）注意保护标本和显微镜。

（四）结果与讨论

通过实践达到以下目的：

（1）掌握甲状腺、肾上腺的位置和形态以及微细结构。

（2）熟悉甲状旁腺、垂体、松果体的位置。

（3）了解垂体的分部、松果体的形态。

实验 17　胚胎学概要

（一）实验准备

（1）卵裂及桑葚胚模型。

（2）胚泡模型。

（3）胎膜与蜕膜模型。

（4）胚盘模型。

（5）内、外胚层形成模型。

(6) 中胚层形成模型。

(7) 第 2～4 周的胚胎模型。

(8) 脐带及胎盘的标本。

(9) 双胎标本。

(10) 各种畸胎标本。

(11) 各种不同胎龄标本。

(二) 实践过程

1. 卵裂　在卵裂和桑葚胚模型上,观察卵裂形态、数量及大小变化,并观察桑葚胚的形成。

2. 胚泡　取胚泡剖面模型,观察胚泡滋养层、内细胞群的位置,以及它们之间的关系。

3. 蜕膜　取妊娠子宫剖面模型,辨认蜕膜的组成部分,观察子宫与胚胎的关系。

4. 三胚层的形成及分化

(1) 取内、外胚层形成模型观察:绒毛膜、羊膜腔和卵黄囊、内胚层和外胚层、胚外中胚层和胚外体腔等结构。

(2) 在胚盘模型上观察三胚层的形成。

(3) 观察第 3～4 周胚胎模型,了解三胚层的早期分化过程。

(4) 胎盘和胎膜:取胎盘标本和模型,观察胎盘的结构;在胎膜模型上辨认胎膜的组成。

5. 双胎　观察双胎的特点及其与胎儿附属物的关系。

(三) 注意事项

(1) 在操作过程中,要按照由里至外、由简单到复杂、由先到后的顺序,避免遗漏。

(2) 在操作过程中,动作应轻柔,以免损伤标本、模型。

(3) 克服恐惧心理,亲自动手操作,才能观察仔细、记忆深刻。

(4) 因为标本是由甲醛浸泡的,所以要注意自身保护,以免损伤眼、鼻和口腔黏膜等部位。

(四) 结果与讨论

通过实践达到以下目的:

(1) 了解受精和卵裂的过程,熟悉胚泡的结构特点。

(2) 掌握蜕膜的概念和分部。

(3) 熟悉胚盘的结构、三胚层的形成及早期分化。

(4) 掌握胎膜的分类。

(5) 熟悉脐带和胎盘的结构特点及相互关系。

参考文献

[1] 柏树令.系统解剖学[M].7版.北京:人民卫生出版社,2009.
[2] 邹锦慧,刘树元.人体解剖学[M].3版.上海:科学教育出版社,2009.
[3] 刘文庆,吴国平.系统解剖学及组织胚胎学[M].2版.北京:人民卫生出版社,2010.
[4] 王怀生,李召.解剖学基础[M].2版.北京:人民卫生出版社,2009.
[5] 邹仲之.组织学与胚胎学[M].7版.北京:人民卫生出版社,2009.
[6] 窦肇华,吴建清.人体解剖学和组织胚胎学[M].6版.北京:人民卫生出版社,2009.
[7] 王之一,刘志哲.解剖学与组织胚胎学基础[M].西安:第四军医大学出版社,2010.
[8] 王滨,甘泉涌.解剖组胚学[M].北京:科学出版社,2008.
[9] 文乐军.人体解剖学[M].北京:北京大学医学出版社,2004.
[10] 涂腊根,夏克言,郑德宇.人体解剖学[M].武汉:华中科技大学出版社,2010.
[11] 李根源.解剖组胚学[M].北京:科学出版社,2003.